临床护理常规

李淑迦　应岚　主　　编
北京医师协会　组织编写

中国医药科技出版社

《临床医疗护理常规》

编委会

《临床护理常规》

编委会

主　审　张黎明（中国人民解放军总医院）

主　编　李淑迦（首都医科大学宣武医院）　应　岚（北京护理学会）

副主编　吴欣娟（中国医学科学院北京协和医院）　郑一宁（首都医科大学附属北京友谊医院）

杨　莘（首都医科大学宣武医院）　吴金凤（首都医科大学附属妇产医院）

编　委（按姓氏笔画为序）：

丁迎新（北京大学第三医院）　于江丽（中国人民解放军总医院）

马　云（首都医科大学附属北京友谊医院）　马晓静（首都医科大学附属北京地坛医院）

马晓薇（首都医科大学附属北京同仁医院）　王文欣（首都医科大学附属北京同仁医院）

王文鲜（首都医科大学附属北京同仁医院）　王庆玲（首都医科大学宣武医院）

王欣然（首都医科大学宣武医院）　王春立（首都医科大学附属北京儿童医院）

井　卉（首都医科大学附属北京同仁医院）　左　力（首都医科大学附属北京友谊医院）

卢　絮（北京大学第三医院）　田　丽（首都医科大学附属北京友谊医院）

付凤齐（首都医科大学附属北京友谊医院）　包　琦（首都医科大学附属北京同仁医院）

朴玉粉（北京大学第三医院）　吕　薇（首都医科大学附属北京同仁医院）

任珧波（首都医科大学附属北京同仁医院）　刘　芳（首都医科大学附属北京口腔医院）

刘　彤（中国中医科学院北京协和医院）　刘　琳（首都医科大学附属北京同仁医院）

刘小冬（首都医科大学附属北京地坛医院）　刘亚丽（北京大学第三医院）

刘淑贤（首都医科大学附属北京同仁医院）　刘敬楠（首都医科大学附属北京同仁医院）

刘燕平（首都医科大学宣武医院）　刘鹭燕（北京大学第三医院）

孙　萌（首都医科大学附属北京友谊医院）　孙　燕（首都医科大学附属北京友谊医院）

孙巧玲（北京大学第三医院）　杜晓霞（首都医科大学附属北京同仁医院）

杨　慧（首都医科大学附属北京同仁医院）　李　颖（中国中医科学院北京协和医院）

李冬竹（中国中医科学院北京协和医院）　李秀雅（首都医科大学附属北京同仁医院）

李建菊（首都医科大学附属北京地坛医院）　李春梅（首都医科大学附属北京地坛医院）

李惠娥（首都医科大学附属北京友谊医院）　吴　宏（首都医科大学附属北京口腔医院）

何　云（首都医科大学附属北京同仁医院）　余旻虹（中国中医科学院北京协和医院）

宋东红（北京大学第三医院）　许冬梅（北京回龙观医院）

许蕊凤（北京大学第三医院）　张　育（首都医科大学宣武医院）

张　颖（首都医科大学附属北京同仁医院）　张宛侠（首都医科大学附属北京同仁医院）

张春燕（中国中医科学院北京协和医院）　陆欣欣（中国中医科学院北京协和医院）

陆建英（首都医科大学附属北京友谊医院）　邵　静（北京回龙观医院）

金艳鸿（首都医科大学附属北京友谊医院）　金晓婷（首都医科大学附属北京同仁医院）

周　红（首都医科大学附属北京儿童医院）　周玉洁（北京大学第三医院）

周丽娟（首都医科大学附属北京同仁医院）　周健萍（首都医科大学附属北京友谊医院）

屈文妍（首都医科大学附属北京地坛医院）　赵　娟（北京大学第三医院）

赵　雁（首都医科大学附属北京同仁医院）　胡　颖（首都医科大学附属北京同仁医院）

倪国玉（首都医科大学附属北京友谊医院）　顾　晴（中国中医科学院北京协和医院）

徐　滔（中国中医科学院北京协和医院）　徐　琨（首都医科大学附属北京口腔医院）

殷淑珍（北京大学第三医院）　郭立花（北京大学第三医院）

唐　丹（首都医科大学附属北京同仁医院）　梁　潇（首都医科大学宣武医院）

黄　英（首都医科大学宣武医院）　董　燕（中国中医科学院北京协和医院）

韩　杰（首都医科大学附属北京同仁医院）　韩　梅（首都医科大学附属北京同仁医院）

潘瑞丽（中国中医科学院北京协和医院）　薄　琳（中国中医科学院北京协和医院）

薄惠云（首都医科大学附属北京友谊医院）

序 言

我非常高兴地向各位推荐北京医师协会亲力亲为与北京地区35个医学专科的专家们具有历史意义合作的一个象征——北京市《临床医疗护理常规》正式出版。其宗旨仍然是致力于全市医疗质量与患者安全的持续性改进和提高。

提高质量的医疗服务，需要有效的领导，这种领导支持来自于医疗机构的许多方面，包括治理层领导们、临床与管理部门的负责人，以及其他处于领导职位的人的支持；质量与安全更扎根于每位医务人员和其他工作人员的日常工作生活中，当医生与护士评估患者的需要并提供医疗服务的时候，本书的内容毫无疑问有助于帮助他们理解和如何做到切实改进质量，以帮助患者并降低风险。同样，管理者、辅助人员，以及其他人员通过北京市《临床医疗护理常规》的学习并应用于日常工作中，也有助于提高工作效率，改善资源利用率，从而达到质量持续改进与医疗安全的目的。

我们热切地展望未来，与我们的医学同道们一起合作，在朝着医疗护理质量持续改进的历程中互相学习，为首都乃至中国的医药卫生体制改革和促进人民的健康，不失时机地做出我们的努力！

金大鹏

2012年4月

编写说明

10年前，北京医师协会受北京市卫生局委托，组织北京地区几十家医院的数百名医学专家、学科带头人及中青年业务骨干，以现代医学理论为指导，参考国内外相关版本，结合临床实践经验，编写了北京市《临床医疗护理常规》，并于2002年正式出版。

10年来，《临床医疗护理常规》对规范各级各类医院的医疗质量，规范医护人员在医疗护理实践中的诊疗行为，保障患者的健康产生了重要的作用。但是随着医疗卫生改革的深化和临床医学的发展、临床学科的细化，北京市《临床医疗护理常规》已经不能充分体现北京地区的医疗水平。

北京医师协会根据卫生部有关专业分类的规定，组织本协会内34个专科的专家委员会对北京市《临床医疗护理常规》进行修编。在编写过程中，力求体现北京地区的医疗水平，尽量保持原来的体例和风格，经反复修改定稿。

尚需说明：

1. 北京市《临床医疗护理常规》修编是根据卫生部颁布的18个普通专科和16个亚专科分类，加上临床护理专业。18个普通专科是：内科、外科、妇产科、儿科、急诊科、神经内科、皮肤科、眼科、耳鼻咽喉科、精神科、小儿外科、康复医学科、麻醉科、医学检验科、临床病理科、口腔科、全科医学科、医学影像科。16个亚专科是：心血管内科、呼吸内科、消化内科、内分泌科、血液内科、肾脏内科、感染科、风湿免疫科、普通外科、骨科、心血管外科、胸外科、泌尿外科、整形外科、烧伤科、神经外科。

2. 北京市《临床医疗护理常规》的本次修编有较大幅度的调整，由2002版的11个分册调整为现行版的35个分册。其中由于外科与普通外科、儿科与小儿外科相通颇多故各自合并为一个分册，医学影像科以放射科、超声科和放射治疗三个分册分别论述。

3. 为进一步完善我市医师定期考核工作，保证医师定期考核取得实效，2012年，北京市卫生局将根据专科医师发展情况试点开展按专科进行业务水平测试的考核方式。修编后的北京市《临床医疗护理常规》旨在积极配合专科医师制度的建设，各专科分册独立程度高、专科性强，为各专科医师应知应会的基本知识和技能。

《临床医疗护理常规》将成为在各专科领域内执业的临床医师“定期考核”业务水平测试的内容。

4. 北京市《临床医疗护理常规》的修编出版仍然是一项基础性的工作，目的在于为各级医护人员在诊疗护理工作中提供应参照的基本程序和方法，有利于临床路径工作的开展，并不妨碍促进医学进展的学术探讨和技术改选。

5. 本次修编仍不含中医专业。

北京医师协会

2012年3月

Preface

前 言

随着科学技术的飞速发展和医学科学的不断进步，护理学科发生了根本性的变化。特别是医药卫生体制改革方案中提出，护理工作要坚持“以患者为中心”，以患者安全为重点，护理服务让患者满意、让社会满意。为了实现这一目标，护理人员要掌握扎实的医学护理基础知识、熟练的专业技能、规范的技术操作，做到默契的医护配合，这是保证患者安全和医疗护理质量的关键。编写《临床护理常规》一书，是为了进一步规范诊疗护理程序，制定护理专业操作规范，提高护理质量，保障医疗安全，改善护理服务，努力为人民群众提供安全、优质、满意的护理服务。

参加本书编写人员均为工作在临床和教学一线的护理专家，他们具有丰富的临床和教学经验，在编写过程中力求以现代医学护理理论为引导，结合临床实践工作，客观地反映出国内外护理学的最新进展。在内容的取舍上，主要介绍目前广泛应用于临床并为临床护士必须掌握的护理内容，体现护理的“基本理论、基本知识、基本技能”的“三基”原则，实现本书的科学性、实用性、先进性，以适合于临床各级护理人员学习使用。

本书编写过程中得到各级领导的多方指导和鼓励，以及各学科专家的指点和帮助，在此对大家辛勤地付出表示衷心的感谢。

编写人员在编写过程中非常认真、严谨，但由于水平和能力有限，本书难免有疏漏之处，敬请使用本书的各位护理界同仁及读者不吝指正，以使本书能够日臻完善。

北京护理工作者协会
李淑迦
2013 年 5 月

Contents

目 录

第一章　内科疾病护理常规

第一节　一般护理常规

（1）患者入院时测量生命体征、身高、体重。必要时每日测量体重。

（2）体温　入院后测量体温，每日3次，连续3日，不发热者以后每日1次，发热者按规定时间测体温如下。

① 37℃～37.4℃，一日2次。

② 37.5℃～37.9℃，一日3次。

③ 38℃以上，一日4次。

④ 39℃以上，每4小时测1次，并给予物理降温。

（3）保持病室温湿度适宜，每日通风；保持床单位干净、整洁。

（4）给予患者基础护理，做到“六洁”（床单位、皮肤、头发、口腔、指甲、会阴）、“四无”（压疮、烫伤、坠床、交叉感染）。

（5）给予患者健康教育、饮食指导。

（6）按等级护理要求定时巡视患者，严密观察病情变化。

（7）危重患者监测生命体征，做好各种管路护理、皮肤护理、生活护理，监测24小时出入量，做好护理记录。

（8）及时与患者进行有效的沟通，做好心理护理。

第二节　呼吸系统疾病护理常规

一、一般护理

【护理评估】

（一）生理功能方面

1. 健康史

（1）发病情况　了解患者患病的年龄、发生时间、诱因，主要症状的发生频度、性质、严重程度、持续时间、加剧或缓解因素及并发症等。了解患者有关的检查结果和治疗经过，有无过敏史，询问具体的过敏原（药物、食物或其他物质）及过敏反应的表现。

（2）生活史和家族史　了解有无接触过敏原，是否长期在污染的空气、拥挤的环境中生活、工作；有无职业性尘埃、石棉等接触史。有无吸烟史。了解有无鱼、虾、蛋等食物过敏史等。了解有无相关疾病家族史。

2. 身体评估

（1）咳嗽与咳痰　咳嗽是一种保护性反射动作，通过咳嗽可清除呼吸道分泌物和进入呼吸道内的异物。咳嗽无痰或痰量甚少，称为干性咳嗽；有痰则称湿性咳嗽，也称咳痰，痰可分为黏液性、浆液性、黏液脓性、脓性、血性等。

临床上呼吸系统疾病引起的咳嗽、咳痰症状常见于以下几种情况。

①呼吸道疾病　感染、炎症、出血、寄生虫、肿瘤等。以病毒、细菌感染最常见，如支气管炎、肺炎、肺结核等。

②胸膜疾病　如胸膜炎、自发性气胸等。

③理化刺激　异物、灰尘、刺激性气体、过冷或过热空气等吸入或刺激。评估时应注意：咳嗽的性质、时间与节律、音色，痰的色、质、量、气味及伴随症状等。

（2）肺源性呼吸困难　是由于呼吸系统疾病引起肺通气和（或）肺换气功能障碍，导致缺氧和（或）二氧化碳潴留。

临床上分 3 种类型。

①吸气性呼吸困难　吸气困难，吸气时间延长，可表现为“三凹征”，见于喉头水肿、痉挛、气管异物、肿瘤等引起的上呼吸道机械性梗阻。

②呼气性呼吸困难　呼气费力，呼气时间延长，对见于支气管哮喘、喘息型慢性支气管炎、慢性阻塞性肺气肿等。

③混合性呼吸困难　吸气与呼气均费力，由于肺部组织广泛病变，呼吸面积减少，影响换气功能所致。评估时应注意：呼吸困难的类型、呼吸困难发作缓急及严重程度、有无诱因、有无发绀及发绀的程度、伴随症状和心理反应等。

（3）咯血　是指喉以下呼吸道和肺部病变出血经口咳出者。临床上呼吸系统疾病引起的咯血常见于支气管扩张、支气管肺癌、肺结核、肺炎、慢性支气管炎及肺脓肿等。青壮年咯血多见于肺结核、支气管扩张症；40 岁以上有长期大量吸烟史者，要高度警惕支气管肺癌。评估时应注意：咯血量、伴随症状及心理反应等。

除以上症状体征外，还应注意评估患者的营养状况、体形、声音、面容、体位和皮肤等；有无颈部淋巴结肿大、气管移位、颈静脉怒张、皮下气肿、胸壁静脉曲张等；观察呼吸运动是否对称，要注意慢性阻塞性肺气肿患者胸廓呈桶状胸、触觉语颤减弱、叩诊呈过清音；肺组织发生实变时患侧呼吸运动减弱、触觉语颤增强、叩诊呈浊音或实音；肺不张或胸腔积液可出现浊音或实音；肺部听诊有无呼吸音异常和干性或湿性啰音，如肺炎吸气时出现水泡音。

（二）心理社会方面

呼吸系统疾病多慢性、反复发作，对患者的学习、工作和日常生活造成不同程度的影响。需要了解患者能否适应因疾病带来的角色转变及能否采用有效的应对方式等；了解患者对疾病的过程、性质、防治和预后的认知程度。注意观察患者的性格特征、心理活动和情绪反应。患者面对突发的咯血、呼吸困难等症状，常表现出情绪紧张、焦虑不安，甚至恐惧；有些呼吸系统症状可能与情绪有关，如支气管哮喘、过度换气等；慢性呼吸系统疾病患者，由于长期生活、工作受限，经济负担，角色或地位的改变等因素，常表现为自卑、悲观、抑郁；呼吸系统的恶性肿瘤，由于治疗费用大、疗效不佳、预后差，给患者带来巨大的精神压力，甚至绝望。

社会支持系统的评估，包括患者家庭成员的组成、文化、教育背景、经济收入、关系是否和睦，对患者病情的了解、关心和支持程度；评估患者的工作单位或社会所能提供的帮助或支持程度；慢性患者出院后继续就医的条件；居住地的初级卫生保健或社区保健设施等资源。

（三）**实验室检查**

1. 血液检查

血液检查有白细胞及其分类计数、红细胞沉降率、血清学检查等。不同的疾病检查项目不同，护士应按医嘱及时准确采集血标本，及时送检。

2. 抗原皮肤试验

哮喘患者过敏原皮肤试验阳性，有助于确定过敏原和进行抗原脱敏治疗，但需排除假阳性或假阴性。对结核菌素试验呈阳性者仅说明已受过结核菌感染，并不能肯定患病。

3. 痰液检查

痰液检查的目的是协助诊断病因、观察疗效和判断预后。检查内容包括一般性状检查、显微镜检查及痰培养。

4. 血气分析。

（四）**辅助检查**

1. 胸腔积液检查和胸膜活检

胸腔积液检查可明确积液是渗出液或漏出液。

2. 影像学检查

影像学检查对呼吸系统疾病的诊断有很大帮助。

3. 纤维支气管镜和胸腔镜镜检。

4. 放射性核素扫描

对肺区域性通气/灌注情况、肺血栓栓塞症和血流缺损，以及占位性病变的诊断有帮助；正电子发射计算机体层扫描技术（PET）可以较准确地对 <1cm 的肺部阴影及肺癌纵隔淋巴结有无转移进行鉴别诊断。

5. 肺活体组织检查

有利于诊断和随访疗效。

6. 呼吸功能测定

通过测定肺活量、残气量、肺总量、第一秒用力呼气量及血气分析等可了解肺功能损害的程度和性质，能早期诊断部分肺部疾病。

【护理措施】

（一）**症状护理**

1. 咳嗽、咳痰的护理

（1）避免诱因，注意保暖。避免尘埃与烟雾等刺激，避免剧烈运动、进出空气污染的公共场所等。避免应用引起咳嗽的药品及物品，如出现症状应立即停用。

（2）保持室内空气新鲜流通。维持室温在 18℃ ~20℃ 和湿度 50% ~60%，以充分发挥呼吸道的自然防御功能。

（3）给予高蛋白、高维生素、足够热量的饮食。避免油腻、辛辣等刺激性食物，少食多餐。多饮水，每日饮水量保持在1500ml以上，利于痰液稀释和排出。

（4）观察咳嗽、咳痰情况，详细记录痰液的色、量、性状，以及正确收集痰标本，及时送检，为诊断和治疗提供可靠的依据。

（5）促进排痰　遵医嘱用祛痰药，还可应用以下措施。

①自行咳痰　适用于神志清醒并能咳嗽的患者。取舒适体位，先行5～6次深呼吸，然后于深吸气末保持张口状，连续咳嗽数次，将痰咳到咽部附近，再用力咳嗽将痰排出；或患者取坐位，双脚着地，双手环抱一枕头顶住腹部（促使膈肌上升），咳嗽时身体前倾，头颈屈曲，张口咳嗽将痰液排出。

②拍背与胸壁震荡　适用于长期卧床、排痰无力患者。患者取侧卧位，护士指关节微屈，手呈杯状，从肺底由外向内、由下向上轻拍胸壁，震动气道，边拍边鼓励患者咳嗽，以利痰液排出。

③湿化呼吸道　适用于痰液黏稠不易咳出者。常用蒸气吸入或超声雾化吸入，气管切开者可于插管内滴液，达到湿化气管、稀释痰液的目的。

④体位引流　适用于痰量较多、呼吸功能尚好的支气管扩张、肺脓肿等患者。

⑤机械吸痰　适用于痰量较多、排痰困难、无力咳痰的患者，尤其是昏迷或已行气管切开、气管插管的患者。

（6）预防并发症，密切观察患者的表情、神志、生命体征，加强口腔护理，餐前及排痰后应充分漱口；长期卧床、昏迷患者，每2小时翻身1次，每次翻身前后注意拍背、吸痰，以免口腔分泌物进入支气管造成窒息。如患者突然出现烦躁不安、神志不清，面色明显苍白或发绀、出冷汗、呼吸急促、咽喉部明显的痰鸣音，应考虑窒息的发生。及时采用机械吸痰，作好抢救准备，如准备气管切开物品，积极配合抢救工作。

（7）缓解焦虑情绪　帮助患者熟悉、适应医院环境和生活特点，放松紧张情绪。帮助患者了解咳嗽、咳痰的病因、诱因及治疗方法，避免诱因，掌握有效咳嗽、定期翻身、体位引流等方法和注意事项，合理用药，缓解症状，增强战胜疾病的信心。

2. 咯血的护理

（1）心理护理　患者咯血时护士应给予细致观察与护理，使之有安全感，并作必要的解释，取得患者配合治疗。

（2）安静休息　避免不必要的交谈，一般静卧休息能使小量咯血自行停止。大咯血患者应绝对卧床休息，减少翻动。协助患者取患侧卧位，有利于健侧通气，对肺结核患者还可防止病灶扩散。

（3）药物应用

①止血药物　咯血量较大者常用垂体后叶素5～10U加入10%葡萄糖溶液40ml缓慢静脉推注，或继续用垂体后叶素10～20U加入10%葡萄糖溶液250ml静脉滴注。但该药有收缩血管和子宫平滑肌的作用，因此冠心病、高血压患者及妊娠者禁用。

②镇静剂　对烦躁不安者可用镇静剂，如地西泮5～10mg肌内注射。禁用吗啡、哌替啶，以免抑制呼吸。

③镇咳剂　咯血伴剧烈咳嗽时可用镇咳剂，必要时可用可待因口服或皮下注射，但年老体弱、肺功能不全者慎用。

（4）饮食　大咯血者暂禁食。小量咯血者宜进少量凉或温的流质饮食，避免饮用浓茶、咖啡、酒等刺激性饮料。多饮水及多食富含纤维素食物，以保持大便通畅。

（5）窒息的预防及抢救配合

①预防　保持患者正常的咳嗽反射。使用镇静剂或镇咳药要恰当。当患者大口咯血时，宜取患侧卧位，以充分发挥健侧呼吸功能。劝告患者身体放松，防止声门痉挛或屏气。充分吸氧，保持呼吸道通畅，加强病情观察，并备好抢救物品，如吸痰器、气管插管、气管镜、鼻导管及气管切开用具等。

②紧急处理　体位引流，立即置患者于俯卧头低脚高位，并拍其背部，使气管内淤血排出；负压抽吸，迅速用鼻导管经口或鼻腔盲插抽吸，以清除呼吸道出血块；气管插管或气管镜吸引，必要时可进行气管插管或用气管镜在直视下吸出潴留血块；高流量输氧，以改善组织缺氧，如呼吸表浅，按医嘱应用呼吸兴奋剂或其他辅助呼吸措施。

③窒息后护理　患者呼吸恢复，由于体力和肺功能均受影响，若继续咯血有再窒息可能，仍需严密观察病情变化，监测血气分析和凝血机制。

3. 肺源性呼吸困难的护理

（1）保持室内空气新鲜，温、湿度适宜，哮喘患者室内避免有过敏原，如尘螨、花粉、刺激性气体等。严重呼吸困难者取半坐位或端坐位，设置跨床小桌，以便患者伏桌休息，避免紧身衣服或过厚的被盖，防止加重患者胸部压迫感。减少不必要的谈话，以减少耗氧量。

（2）每日摄入高热量、高维生素、易消化的饮食，避免刺激性强、易于产气的食物，防止便秘、腹胀影响呼吸。补充足够水分，防止痰液黏稠。

（3）及时清除呼吸道分泌物，保持呼吸道通畅。并作好口腔护理，每日清洁口腔2～3次。

（4）增加对因呼吸困难可引起烦躁不安、恐惧的患者巡视次数，倾听患者的诉说，适当安慰，以缓和其紧张情绪，增强安全感。

（5）氧气疗法是纠正缺氧、缓解呼吸困难最有效的方法。可根据病情及血气分析结果合理用氧，如缺氧严重而无二氧化碳潴留者，可用面罩给氧。应了解氧疗效果，密切监测血气分析指标的变化，以防止氧中毒和二氧化碳麻醉的发生。

（6）对于轻、中度的患者应合理安排休息和活动量，有计划地增加运动量和改变运动方式，如散步、慢跑、太极拳、体操等，提高肺活量，逐渐恢复正常活动。

3. 胸痛的护理

（1）注意休息，调整情绪，转移注意力，可减轻疼痛。

（2）调整体位　采取舒适的体位，如半坐位、坐位，以防止疼痛加重。胸膜炎患者取患侧卧位，以减少局部胸壁与肺的活动，缓解疼痛。

（3）止痛　如因胸部活动引起剧烈疼痛者，可在呼气末用15cm宽胶布固定患侧胸廓（胶布长度超过前后正中线），以降低呼吸幅度，达到缓解疼痛的目的。亦可采用局部热湿敷、冷湿敷或肋间神经封闭疗法止痛。

（4）疼痛剧烈影响休息时，可按医嘱适当使用镇痛剂和镇静剂。

（二）**心理护理**

1. 入院时的心理护理

（1）患者刚入院，心理负担往往较重，主要因为：

①患者认为反复发病、难治愈，病程较长。如有明显的呼吸困难，使患者产生恐惧紧张心理，视为死亡的先兆。

②对工作、家庭放心不下，心事重重。

③受医院各项制度的约束，生活不习惯，给患者带来孤独、不安和烦躁的感觉。

④担心治疗效果，过大的心理负担可加重患者的症状，护士必须及时给予调节、护理。

（2）要帮助患者尽快适应医院的环境。主动热情护送患者到病房，进行更衣和各项处置细心介绍医院的有关情况和作息时间及管床医生、责任护士的姓名，以热情、真诚、亲切的态度使患者产生至医院如归家的感觉，有利于沟通医患感情，并迅速配合药物治疗，减轻患者的紧张心理，消除顾虑。

（3）要从理论上说明呼吸系统症状是疾病发展的过程，只要配合治疗，症状就会缓解。患者有了生的希望，也就精神放松，情绪稳定了，自觉症状很快减轻。

2. 紧张、急躁的心理护理

呼吸内科患者有时病情变化快，使慢性病急性发作，呼吸困难使患者坐卧不安，大汗淋漓，全身不适出现烦躁，易怒甚至将氧气拔掉，不配合治疗，情绪极不稳定。这时，护理人员要及时给予精神安慰和耐心细致的劝导，并说明心理上的平静是病情好转的开始，急躁只能加重呼吸困难，增加耗氧量；另一方面，在操作时表现出沉着、熟练、迅速以取得患者信任，才能消除他们的焦躁情绪。

3. 忧虑、抑郁心理护理

多见于女性患者及久病缺少家人照顾的患者，他们表情淡漠，孤独怯懦，对外界不感兴趣。因此，护士要多给予鼓励、劝慰、开导，以免导致神经官能症，要及时向他们反馈效果，为促进病情好转创造条件。

4. 特殊检查时的心理护理

在进行胸穿、支气管镜检查前，应向患者解释检查的必要性、目的和注意事项，使其消除顾虑、畏惧和不必要的思想负担，以便更好地配合检查。进行检查时，即使发现异常情况也要镇静及时处理，以免使患者产生怀疑、焦虑和恐惧心理。

【健康指导】

（1）环境适宜，经常通风，保持室内空气新鲜。

（2）疾病流行季节尽量少去公共场所。

（3）积极参加体育锻炼，增强机体抵抗力及耐寒能力，适时注射流感疫苗。

（4）避免过度劳累，养成规律的作息时间，保持身心愉快。

二、肺炎

【护理评估】

（一）**生理功能方面**

1. 健康史

（1）起病时间　小儿肺炎大多起病较急，成人肺炎中的肺炎球菌性肺炎大多起病急。

（2）新生儿要询问产史，注意是否有胎膜早破、宫内窘迫史；小儿要询问是否合并营养不良、维生素D缺乏症及先天性心脏病。对成人要询问有无肺癌、慢性阻塞性肺气肿；吸烟史；糖尿病；中毒、过敏等。

（3）药物史　询问有无使用过抗生素；激素；化疗。

（4）外科或其他治疗　近期有无腹部或胸部外科手术治疗，是否接受过硬膜外或其他的一般麻醉。

2. 临床表现

（1）细菌性肺炎　起病多急骤，高热、寒战，全身肌肉酸痛，可有患侧胸部疼痛，咳嗽或深呼吸时加剧。痰少，可带血或呈铁锈色，偶有恶心、呕吐、腹痛或腹泻。

（2）病毒性肺炎　各种病毒感染起始症状各异，而临床表现一般较轻，与支原体肺炎的症状相似，起病缓慢，有头痛、乏力、发热、咳嗽，并咳少量黏痰或血痰。

（3）肺炎支原体肺炎　大多数感染者仅累及上呼吸道。潜伏期2～3周，潜伏期后可表现为畏寒、发热，伴有乏力、头痛、咽痛、咳嗽、食欲减退、腹泻、肌肉酸痛、全身不适及耳痛等症状。偶伴胸骨后疼痛，少数有关节痛和关节炎症状。

（4）肺炎衣原体肺炎　轻症可无明显症状。青少年常有声音嘶哑、干咳伴发热、咽痛等症状，可持续数周之久，成年人肺炎多较严重，老年人往往必须住院和给予呼吸支持治疗。持续性咳嗽是本病的主要特点。

（5）肺脓肿　急性肺脓肿患者，发病急骤，畏寒、高热，伴有咳嗽、咳少量黏液痰或黏液脓性痰，典型痰液呈黄绿色、脓性，有时带血，厌氧菌感染时痰带腥臭味。炎症累及胸膜，可出现患侧胸痛。病变范围大时，可有气急伴精神不振、全身乏力和食欲减退。约1/3患者有不同程度的咯血。

（二）心理社会方面

评估患者的心理情绪变化，以及家庭社会支持情况，包括患者家庭成员的组成、文化、教育背景、经济收入、关系是否和睦，对患者病情的了解、关心和支持程度；评估患者的工作单位或社会所能提供的帮助或支持程度；慢性病患者出院后继续就医的条件；居住地的初级卫生保健或社区保健设施等资源。

（三）相关检查

1. 细菌性肺炎

（1）周围血象　血白细胞计数（10～20）$\times 10^{12}$/L，中性粒细胞多在80%以上，并有核左移，细胞内可见中毒颗粒。

（2）痰液检查　痰培养24～48小时可以确定病原体。

（3）X线检查。

2. 病毒性肺炎

（1）实验室检查　包括血、尿常规等。

（2）病原学检查　血清学检测是目前临床诊断病毒感染的重要方法。

（3）胸部X线检查　病毒性肺炎的致病原不同，其X线征象亦有不同的特征。

3. 肺炎支原体肺炎

（1）X线胸片　约1/5有少量胸腔积液。

(2) 病原学检查　肺炎支原体的分离，难以广泛应用，无助于早期诊断。

(3) 实验室检查　包括血、尿常规，肝功能、肾功能及血清学检查。

(4) 其他　冷凝集实验、单克隆抗体免疫印迹法、多克隆抗体间接免疫荧光测定、固相酶免疫技术 ELISA 法等。

4. 肺炎衣原体肺炎

(1) X 线胸片　无特异性。

(2) 实验室检查　血白细胞计数正常或稍高，红细胞沉降率加快。

(3) 病原学检查　以气管或鼻咽吸取物做细胞培养，肺炎衣原体阳性。微量免疫荧光试验是国际上最常用的肺炎衣原体血清学方法。

5. 肺脓肿

(1) 实验室检查　包括血、尿常规等。

(2) 痰细菌学检查　气管深部痰标本细菌培养可有厌氧菌和/或需氧菌存在。

(3) 影像学检查　X 线胸片早期可见大片浓密模糊浸润阴影，边缘不清或团片状浓密阴影。CT 能更准确定位及发现体积较小的脓肿。

(4) 纤维支气管镜检查　有助于明确病因、病原学诊断及治疗。

【护理措施】

(一) **基础护理**

1. 环境要求

环境清洁安静，室内每日通风，保持适宜的温度、湿度。

2. 休息与活动

急性期患者卧床休息，缓解后逐渐增加机体活动量，以活动后不感心慌、气急、劳累为原则。

3. 饮食护理

提供高蛋白、高热量、高维生素、易消化的流质或半流质饮食。嘱患者多饮水，注意出入量保持平衡。进食困难或有吞咽功能障碍者，尽早给予鼻饲，进食时注意防止发生吸入性肺炎。

4. 心理护理

多与患者沟通，鼓励其说出心理感受，给予关心和尊重；操作沉着冷静，给患者以安全感和信任感。

(二) **专科护理**

1. 高热护理

(1) 观察病情　观察体温、脉搏、呼吸、血压变化情况，尤其是儿童、老年人、久病体弱者。

(2) 保暖　寒战时予以保暖，注意患者安全，避免烫伤；遵医嘱使用异丙嗪及地塞米松等药物，观察药物疗效。

(3) 降温护理　高热时可物理降温或遵医嘱给退热药。

(4) 及时补充营养及水分　鼓励患者多饮水，失水明显或暂不能进食者遵医嘱静脉补液。

2. 口腔清洁

保持口腔湿润，舒适。

3. 皮肤清洁

大量出汗者协助患者温水擦浴，及时更换衣服和被褥。

4. 促进排痰

采取有效咳嗽、翻身、拍背、雾化吸入，遵医嘱予祛痰剂等方法促进排痰。

5. 改善呼吸

有低氧血症的患者给予氧气吸入。

6. 胸痛的护理

评估疼痛的部位、性质、程度等，患者胸痛常随呼吸、咳嗽而加重，可采取患侧卧位，或用多头带固定胸廓减轻疼痛，必要时予止痛药。

7. 用药的护理

遵医嘱早期、足量应用有效抗感染药物，并注意观察疗效及毒副作用。

8. 重症肺炎出现中毒性休克时

（1）严密观察病情，及早发现休克征象，及时抢救。

（2）迅速给予高流量吸氧，改善组织缺氧状态。

（3）建立两条静脉通道，保持通畅，遵医嘱给予扩容剂、血管活性药物等。

9. 呼吸道隔离

交叉感染是造成病情恶化或死亡的重要原因之一。机体抵抗力低的患者极易继发细菌感染，应注意隔离。

10. 心理护理

在肺炎急性发作时，患者紧张可使症状加较重；反之，保持良好心理状态的患者，病情缓解较快。因此在肺炎患者治疗护理中必须高度重视心理护理，使患者保持良好的心理状态。应建立良好的护患关系，加强护理人员与患者之间的感情交流，及时向患者宣教卫生常识与相关疾病的知识，自我护理知识，讲解哮喘给健康带来的危害性、严重性，并告之如何预防、积极治疗的重要性，使患者对自己所患疾病有一定的认识，了解自我保健知识，积极主动的配合医护人员的治疗。

【健康指导】

1. 预防指导

向患者宣传肺炎的基本知识，告知避免受凉、淋雨、吸烟、酗酒及过度劳累，注意休息，保持呼吸道通畅。流感高发季节减少公共场所活动；发病期间注意隔离，以防传染给他人。

2. 生活指导

适当参加体育锻炼，增强机体抵抗力。慢性病、长期卧床、年老体弱者，注意改变体位、翻身拍背，痰液引流，并注射流感疫苗。

3. 月药指导

告知肺炎治疗药物的疗效、用法、疗程、副作用，指导患者遵医嘱按时服药，定期随访。

三、自发性气胸

【护理评估】

（一）**生理功能方面**

1. 健康史

仔细询问患者是否合并慢性阻塞性肺疾病及肺结核，日常生活中有无抬举重物、高喊大笑、屏气等情况，有无胸部外伤情况，既往有无肺部疾病，女性患者还要考虑有无子宫内膜异位的情况。对于无特殊病史的青年患者，可进行 CT、胸腔镜检查，多可发现胸膜下肺大疱。

2. 身体评估和临床表现

（1）症状　起病急骤，一部分患者发病前常有剧咳、用力、剧烈体力活动等诱因，但多数患者是在日常生活或休息时，突感一侧胸痛，如刀割样或针刺样，随即胸闷、气促、呼吸困难，可伴有刺激性咳嗽。若原已有严重肺气肿或积气量大者，却可引起严重呼吸困难与发绀，患者不能平卧，如果侧卧，则被迫使气胸患侧在上，以减轻呼吸困难。尤其是引力性气胸时，患者可表现出烦躁不安、表情紧张、胸闷、挣扎坐起、发绀、冷汗、脉速、虚脱、心律失常，甚至发生意识不清、呼吸衰竭。血气胸时，如失血量多，可使血压下降，甚至发生失血性休克。

（2）体征　少量气胸的体征不明显，听诊可有呼吸音减弱。大量气胸时，气管向健侧移位，患侧胸部膨隆，肋间隙增宽，呼吸运动和语颤减弱，叩诊呈过清音或鼓音；右侧气胸可使肝浊音界下降。并发纵隔气肿时可在左心缘处听到与心脏搏动相一致的气泡破碎音。有液气胸时，可闻及胸内振水声。血气胸如失血过多可使血压下降，甚至发生休克。

（3）并发症　有脓气胸、血气胸、纵隔气肿、皮下气肿及呼吸衰竭等。

（二）**心理社会方面**

评估患者有无不良的心理反应，以及家属的关心支持情况，包括患者家庭成员的组成、文化、教育背景、经济收入、关系是否和睦，对患者病情的了解、关心和支持程度；评估患者的工作单位或社会所能提供的帮助或支持程度；慢性病患者出院后继续就医的条件；居住地的初级卫生保健或社区保健设施等资源。

（三）**辅助检查**

1. X 线检查

是诊断气胸的重要方法。X 线胸片可见患侧透光度增强，内无肺纹理，肺被压向肺门，呈高密度影，外缘呈弧形或分叶状。如胸腔有积液或积血，可见气液平面。

2. CT

比 X 线检查更敏感、准确，表现为胸膜腔内出现极低密度的气体影，伴有肺组织不同程度的萎缩改变。

3. 胸腔内压测定

将气胸分为 3 种类型：闭合性气胸、交通性气胸、张力性气胸。

（四）**实验室检查**

血气分析可提示不同程度低氧血症。

【护理措施】

1. 休息

应绝对卧床休息，每2小时协助患者翻身1次，如有胸腔引流管，翻身时应注意防止引流管脱落。教会患者床上活动的方法，如体位改变或活动时，可用枕头或手护住胸部及引流管，避免其移动而刺激胸膜。引起疼痛。减少活动、深呼吸、咳嗽等，以免胸廓扩张，胸膜受牵拉，而导致胸痛。

2. 吸氧

给予鼻导管或鼻塞，必要时面罩吸氧。氧流量控制在2～5L/min。

3. 病情观察

重视患者的主诉，严密观察呼吸频率与深度、呼吸困难是否加重及血氧饱和度变化，必要时监测血气。大量气胸，尤其是张力性气胸时，注意观察心律、血压变化，如患者心率加快、血压下降、发绀、冷汗、心律失常等情况，要及时通知医生并配合抢救。

4. 排气疗法的护理

（1）术前向患者说明排气疗法的目的、意义、过程及注意事项，以获得患者的理解与配合。

（2）行胸腔闭式引流术，术前需要严格检查引流管是否通畅和整套胸腔闭式引流装置是否密闭。引流瓶内放入适量无菌蒸馏水或生理盐水；标记液面水平。将连接胸腔引流管的玻璃管一端置于水面下1～2cm，引流瓶塞上的另一短玻璃管为排气管，其下端应在液面以上。

（3）为保证有效的引流，妥善放置引流瓶，防止被踢倒或打破。引流瓶应放在低于患者胸部的地方，其液平面应低于引流管胸腔出口平面60cm，以防瓶内的液体反流进入胸腔。保持引流管通畅，观察有无气体自液面逸出。必要时，可请患者做深呼吸或咳嗽，观察水柱有无波动。同时注意观察引流液的量、色、性状和水柱波动范围，并准确记录。

（4）正确固定引流管于床旁，留出适宜长度的引流管，既要便于患者翻身活动，又要避免过长扭曲受压。

（5）在插管、伤口护理、每日更换引流瓶时，严格执行无菌操作。引流瓶上的排气管外端应用1～2层纱布包扎好，避免空气中尘埃或脏物进入引流瓶内。伤口敷料每1～2日更换1次，如敷料有分泌物渗湿或污染，应及时更换。

（6）更换引流瓶或搬动患者时需要用2把血管钳将引流管双重夹紧，防止在更换、搬动过程中发生引流管滑脱、漏气或引流液反流等意外情况。若胸腔引流管不慎滑出胸腔时，应嘱患者呼气，同时迅速用凡士林纱布及胶布封闭引流口，并立即通知医生进行处理。

（7）鼓励患者每2小时进行一次深呼吸、咳嗽练习或吹气球，以促进受压萎缩的肺组织扩张，加速胸腔内气体排出，促进肺尽早复张。但尽量避免用力咳嗽。

（8）引流管无气体逸出1～2日后，再夹闭引流管1日，患者无气急、呼吸困难，胸片提示肺已全部复张时，应作好拔管的准备。拔管后注意观察有无胸闷、呼吸困难、切口处漏气、渗出、出血及皮下气肿等情况，如发现异常应及时处理。

5. 预防感染

注意患者保暖，防止受凉，以免上呼吸道感染。

6. 保持大便通畅

防止用力引起的胸痛或伤口疼痛，以及气胸的复发。

7. 心理护理

自发性气胸可反复发作，因此患者心理负担大，易焦虑、恐惧，顾虑较多，会造成治疗效果不佳。还有的患者担心治疗费用较高，因此情绪不稳定。针对其心理特点，制定出相应的护理措施。在建立良好信任的基础上，给患者诚挚的安慰和鼓励。同时，介绍同类患者与其认识，谈体会，消除顾虑，坚定信心，使其愉快地接受治疗，以取得最佳配合。做好家属的工作，帮助其解决经济负担，给予心理支持。

【健康指导】

为患者及其家属讲解有关气胸的知识，让其了解气胸的发病情况，能分辨气胸的类型、发生气胸时的症状及如何避免诱发因素预防气胸的发生。同时根据患者的理解能力，让其能够说出发生气胸时的急救方法。

四、支气管哮喘

【护理评估】

（一）**生理功能方面**

1. 健康史

应从外源性和内源性两方面寻找，包括个人过敏史及家庭史。外源性哮喘多在童年或青少年发病，有明显的季节性，以春秋多见，这些患者对特定的过敏原会产生过敏反应，起病快，间歇发作；内源性哮喘常在成年发病，无明确过敏原，发作先兆为上呼吸道感染，逐渐起病，呈经常、持续发作，患者全身情况较差。

2. 身体评估与临床表现

典型表现为发作性呼气性呼吸困难或发作性胸闷和咳嗽，伴有哮鸣音。严重者呈强迫坐位或端坐呼吸，甚至出现发绀等；干咳或咳大量白色泡沫样痰。严重者可出现心率加快、奇脉、胸腹反常运动和发绀。

3. 实验室检查

（1）血常规有无嗜酸性粒细胞增高、中性粒细胞增高。

（2）动脉血气分析。

（3）特异性变应原的检测。

（4）痰液检查。

4. 肺功能检查

在哮喘发作时，有关呼气流速的全部指标均显著下降。

（二）**心理社会方面**

哮喘是一种气管慢性炎症性疾病，患者对环境多种激发因子易过敏，发作性症状反复出现，严重时可影响睡眠、体力活动。应注意评估患者有无烦躁、焦虑、恐惧等心理反应。由于哮喘需要长期甚至终身防治，可加重患者及家属的精神、经济负担，所以要注意评估患者有无抑郁、悲观情绪，以及对疾病治疗失去信心等。评估家属对疾病知识的了解程度、对患者关心程度、经济情况和社区医疗服务状况等。

【护理措施】

（一）基础护理

1. 环境与体位

有明确过敏原者，应尽快脱离。保持室内清洁、空气流通。病室不宜摆放花草，避免使用皮毛、羽绒或蚕丝织物。

2. 缓解紧张情绪

多巡视患者，给予心理疏导和安慰，对减轻哮喘发作的症状和控制病情有重要意义。

3. 病情观察

观察哮喘发作的前驱症状，哮喘发作时，观察患者意识状态、呼吸频率、节律及深度等，监测呼吸音、哮鸣音变化，严重发作时，如经治疗病情无缓解，做好机械通气准备工作。

4. 保持呼吸道通畅

（1）补充水分　哮喘急性发作时，患者呼吸增快，常伴脱水、痰液黏稠，应鼓励患者每日饮水 2500～3000ml，以补充丢失的水分，稀释痰液。重症者应建立静脉通道，遵医嘱及时、充分补液，纠正水及电解质和酸碱平衡紊乱。

（2）促进排痰　痰液黏稠者可定时给予雾化吸入。指导患者进行有效咳嗽、协助叩背有利于痰液排出。无效者可用负压吸引器吸痰。

5. 饮食护理

大约 20% 的成年患者和 50% 的患儿可因不适当饮食而诱发或加重哮喘。应提供清淡、易消化、足够热量的饮食。若能找出与哮喘发作有关的食物，如鱼、虾、蟹、蛋类、牛奶等，应避免食用。某些食物添加剂如酒石酸、亚硝酸盐（制作糖果、糕点中用于漂白或防腐）也可诱发哮喘发作，应当引起注意。戒酒、戒烟。

6. 口腔与皮肤护理

哮喘发作时，患者常会大量出汗，应每天以温水擦浴，勤换衣服和床单，保持皮肤的清洁、干燥和舒适。协助并鼓励患者咳嗽后用温水漱口，保持口腔清洁。

（二）专科护理

1. 氧疗护理

重症哮喘患者常伴有不同程度的低氧血症，应遵医嘱给予鼻导管或面罩吸氧，哮喘严重发作药物治疗无效时可行机械通气。

2. 用药护理

观察药物疗效和不良反应。

（1）β_2 受体激动剂　指导患者按医嘱用药，避免出现耐药性。指导患者正确使用雾化吸入器，以保证药物的疗效。用药过程观察有无心悸、骨骼肌震颤、低血钾等不良反应。

（2）糖皮质激素　吸入药物治疗，少数患者可出现口腔念珠菌感染、声音嘶哑或呼吸道不适，指导患者喷药后必须立即用清水充分漱口以减轻局部反应和胃肠吸收。口服用药宜在饭后服用，以减少对胃肠道黏膜的刺激。指导患者遵医嘱用药，不得自行减量或停药。

（3）茶碱类　静脉滴注时浓度不宜过高，速度不宜过快，注射时间宜在 10 分钟以上，以防中毒症状发生。其不良反应有恶心、呕吐等胃肠道症状、心律失常、血压下降和兴奋呼吸中枢作用，严重者可致抽搐，甚至死亡。用药时监测血药浓度可减少不良反应的发生。合用西咪替丁（甲氰米胍）、喹诺酮类等可影响茶碱代谢而使其排泄减慢，应加强观察。茶碱缓（控）释片有控释材料，不能嚼服，必须整片吞服。

（4）其他　色苷酸钠及尼多酸钠，少数患者吸入后可有咽喉不适、胸闷，偶见皮疹，孕妇慎用。抗胆碱药吸入后，少数患者可有口苦或口干感。酮替芬有镇静、头晕、口干、嗜睡等不良反应，对高空作业人员、驾驶员、操纵精密仪器者应予以强调。

3. 知识缺乏

定量雾化吸入器（MDI）及干粉吸入器的使用需要患者协调呼吸动作，正确使用是保证吸入治疗成功的关键。应向患者介绍雾化吸入器具及干粉吸入器的使用方法，医护人员演示后，指导患者反复练习，直至患者完全掌握。对不易掌握 MDI 吸入方法的儿童或重症患者，可在 MDI 上加储药罐，可以简化操作。

（三）**心理护理**

哮喘反复发作的患者饱受了哮喘发作的痛苦。每次发作时，患者都感到十分恐惧和紧张。这种心理负担能加重哮喘的症状和体征。因此，要给患者创造一个良好的人际关系氛围，以减轻患者的心理负担。因此，我们可以采用放松呼吸的技巧，即通过让患者看电视、听音乐以及和患者聊天，分散患者的注意力，减轻患者烦躁、不安与忧虑心情，使哮喘症状得到缓解。应端正患者、家属对疾病的态度，并更好地关心、体贴和安慰患者，取得患者的信任，使患者有温暖的感觉，解除其紧张心理因素，使其心理上产生安全感。对仍有严重恐惧和紧张情绪的患者，有时还可以给予少量镇静药物。出院前护士应向患者做好解释工作，即表明患者病情已好转，缓解期只要耐心坚持治疗，定期随诊，保持精神轻松愉悦，避免接触过敏原，就可减少或不再发作。

【健康指导】

1. 疾病知识指导

指导患者增加对哮喘的激发因素、发病机制、控制目的和效果的认识，以提高患者在治疗中的依从性。通过教育可以有效地控制哮喘的发作，能坚持日常工作和学习。

2. 避免诱发因素

针对个体情况，指导患者有效控制可诱发哮喘发作的各种因素，如避免摄入引起过敏的食物；避免强烈的精神刺激和剧烈运动；避免持续的喊叫等过度换气动作；不养宠物；避免接触刺激性气体及预防呼吸道感染；戴围巾或口罩避免冷空气刺激；在缓解期应加强体育锻炼、耐寒锻炼及耐力训练，以增强体质。

3. 自我监测病情

指导患者识别哮喘发作的先兆表现和病情加重的征象，学会哮喘发作时进行简单的紧急自我处理方法。

4. 用药指导

哮喘患者应了解自己所用各种药物的名称、用法、用量及注意事项，了解药物的主要不良反应及如何采取相应的措施来避免。指导患者或家属掌握正确的药物吸入技术，与患者共同制定长期管理、防止复发的计划。

5. 心理社会指导

精神心理因素在哮喘的发生发展过程中起重要作用，培养良好的情绪和战胜疾病的信心是哮喘治疗和护理的重要内容。应给予心理疏导，使患者保持有规律的生活和乐观情绪，积极参加体育锻炼，最大程度地保持劳动能力，可有效减轻患者的不良心理反应。

五、支气管扩张

【护理评估】

（一）生理功能方面

1. 健康史

（1）是否有先天性的支气管发育缺损以及肺囊性纤维化的家族史。

（2）有关支气管扩张的记录，包括发病的程度和近期治疗的情况。

（3）受损器官的病史或损伤史。

（4）支气管部分阻塞的因素，如痰液、脓液、异物的吸入，支气管受阻及支气管肿瘤等。

（5）呼吸系统疾病的症状，如慢性鼻窦炎、过敏、肺气肿、肺间质纤维化、百日咳、肺炎、肺结核及肺脓肿等。

（6）是否有与支气管扩张有关的其他危险因素，如吸烟及职业的性质。

（7）环境因素，如空气污染、尘埃或排放工业废气等。

2. 临床表现

多数患者多于青年、幼年期发病，病程呈慢性过程。常在童年时期有麻疹、百日咳或支气管肺炎迁延不愈病史，以后伴有反复发作的下呼吸道感染。

（1）慢性咳嗽、咳大量脓痰，与体位有关，常在晨起和夜间卧床时加重，痰量每日可达数百毫升，痰液静置后可分 3 层：上层为泡沫、中层为黏液、下层为脓性物和坏死组织，伴有厌氧菌感染时痰液恶臭。

（2）约 50% ~70% 的患者有不同程度的反复咯血，从痰中带血到大量咯血，咯血量与病情严重程度有时不一致。部分患者以反复咯血为惟一症状，临床称之为“干性支气管扩张”。

（3）继发肺部感染特点是同一部位反复发生肺炎。

（4）可出现发热、食欲下降、乏力、消瘦等全身症状。儿童可影响发育。

（二）心理社会方面

患者因反复大量咳嗽咳痰，加之常会出现不同程度的咯血，严重者有呼吸困难及喘鸣，因此会给患者生活带来一定的影响。心理压抑、焦虑、恐惧也会使病情加重。

（三）实验室检查

痰涂片或细菌培养可发现致病菌，继发急性感染时白细胞计数和中性粒细胞数可增多。

（四）辅助检查

1. 胸部 X 线检查

可见下肺纹理增多或增粗，典型者可见多个不规则的蜂窝状透亮阴影或沿支气管的卷发状阴影，感染时阴影内可有液平面。体层摄片还可见不张肺内支气管扩张和变形的支气管充气征。

2. CT 检查

显示管壁增厚的柱状扩张和成串成簇的囊样改变。

3. 纤维支气管镜检查

有助于鉴别肿瘤、管腔内异物或其他阻塞性因素引起的支气管扩张，还可进行局部灌洗、活检等检查。

4. 支气管造影

是诊断支气管扩张的主要依据，可确诊本病，确定病变部位、性质、范围、严重程度，为治疗或手术切除提供重要参考依据。

【护理措施】

1. 休息

急性感染或病情严重者应卧床休息。患者取舒适体位，指导其进行有效咳嗽。先行5～6次深呼吸，而后于深吸气末保持张口状，连续咳嗽数次使痰到咽部附近，再用力咳嗽将痰排出；或患者取坐位，两腿上置一枕顶住腹部，咳嗽时身体前倾，头颈屈曲，张口咳嗽将痰液排出。

2. 饮食护理

保证患者每日饮水量应在 1500ml 以上。充足的水分有利于痰液稀释，易于咳出。提供高热量、高蛋白质、富含维生素饮食，避免冰冷食物诱发咳嗽，少食多餐。

3. 病情观察

观察咳嗽、痰液的量、颜色和黏稠度，与体位的关系，痰液是否有臭味。观察咯血程度，发热、消瘦、贫血等全身症状，患者有无胸闷、气急、烦躁不安、面色苍白、神色紧张、出冷汗等异常表现，定时测量呼吸、心率、体温、血压，记录咯血量、痰量及其性质。

4. 用药护理

遵医嘱用敏感的抗生素或黏液溶解剂加生理盐水做超声雾化吸入，使呼吸道湿润，痰液稀释，以利排痰。

5. 机械排痰

痰液黏稠无力咳出者，可经鼻腔吸痰以保持呼吸道通畅。重症患者在吸痰前后应提高吸氧浓度，以防吸痰引起低氧血症。

6. 大咯血出现窒息征象者

取头低足高俯卧位，轻拍背部以利血块排出，并将头偏向一侧，防止窒息或误吸。迅速清除口鼻腔血凝块，鼓励其将血吐出。无效时行气管插管或气管切开解除呼吸道阻塞。

7. 指导患者做体位引流

（1）引流前向患者说明体位引流的目的及操作过程，消除顾虑，以取得患者的合作。使病变部位处于高处，引流支气管开口向下。同时辅以拍背，以借重力作用使痰液流出。每次 15～20 分钟，每日 2～3 次。

（2）引流过程中应注意观察病情变化，如出现咯血、呼吸困难、头晕、发绀、出汗、疲劳等情况及时停止。

(3) 引流完毕，擦净口周，漱口，并记录排出的痰量和性质，必要时送检。

8. 器械准备

准备好吸引器、氧气、气管插管、鼻导管、气管切开包、喉镜、呼吸兴奋剂、止血药、升压药及备血等抢救设备和物品。

9. 心理护理

医护人员要守护咯血患者，进行心理护理，劝告患者身心放松，防止声门痉挛和屏气，应将气管内痰液和积血轻轻咳出，保证呼吸道通畅。如果患者过度紧张，可遵医嘱给予镇静剂。

【健康指导】

对住院患者进行卫生宣教包括让患者充分了解自己的疾病，并让患者参与处理疾病的计划，包括戒烟饮食及保暖等。支气管扩张重在控制和预防，护士应向患者介绍相关知识。

(1) 向患者介绍支气管扩张的病因及症状。

(2) 教会患者预防感染的方法，如预防感冒、保暖、增加机体抵抗力等。

(3) 教会患者及家属简单的处理方法，如大量咳痰、咯血的患者头应偏向一侧防止窒息。

(4) 使患者识别不良症状，如发热、咳嗽、咳痰、咯血、体重减轻及疲乏等。

(5) 让患者知道如何避免疾病再发，如何防止病情恶化。

①避免上呼吸道的刺激　教导患者不要吸烟或处在烟尘多的环境。

②补充营养增强体力　予患者高蛋白、高热量、高维生素的饮食，鼓励患者多饮水，饮食应少量多餐，避免过冷的食物，以免刺激咳嗽。

③告诉患者应避免着凉，避免上呼吸道感染，告诉患者减少与患流感的人接触，一旦症状出现，应积极治疗。

④告诉患者早期治疗的重要性，防止病情恶化或产生并发症。

六、肺结核

【护理评估】

(一) 身体评估

1. 症状

(1) 全身症状　多数患者起病缓慢，表现为午后低热、乏力、食欲减退、体重减轻、盗汗等全身毒性症状。当肺部病灶急剧进展播散时，可有高热、畏寒，女性患者可有月经失调或闭经。

(2) 呼吸系统症状　咳嗽多为干咳或有少量黏液痰，继发感染时痰液呈黏液脓性且量增多；约 1/3 患者有不同程度咯血。

根据咯血量可分：小量咯血，24 小时咯血量在 100ml 以内；中等量咯血，24 小时咯血量为 100 ~ 500ml；大量咯血，24 小时咯血量在 500ml 以上，或一次咯血量大于 300ml。

本病咯血多为小量多次或大咯血，甚至发生失血性休克；病变累及层胸膜时有胸痛，并随呼吸和咳嗽而加重；大咯血时，若血块阻塞大呼吸道可引起窒息；重症肺结核或病变范围较大时，可出现渐进性呼吸困难甚至发绀，如并发气胸、肺心病、心衰、呼吸衰竭或大量胸腔积液可急骤出现呼吸困难，明显发绀。

2. 体征

可无任何阳性体征或仅在肩胛间区可闻湿性啰音。病变范围大而浅表者或干酪样坏死可有实变体征，如患侧呼吸运动减弱、语颤增强、叩诊呈浊音、听诊呼吸音减弱等。慢性纤维空洞型肺结核可有胸廓塌陷，纵隔、气管向患侧移位。结核性胸膜炎早期有局限性胸膜摩擦音，有渗出后出现典型胸腔积液体征。

（二）心理社会方面

肺结核患者由于病程长，在某些阶段又具有传染性，患者心态常复杂多变。患者可能因怕传染给他人或他人对其有畏惧心理，而与社会隔离开来。患者感觉自卑、孤独无助，因而会产生悲观厌世情绪，不愿意与医护人员合作，但同时又强烈渴望与人的交流，希望得到别人的关怀与照顾。由于长期疾病的困扰，可能会影响患者的学习、工作，甚至婚姻，这也是患者顾虑最多的。在收集资料时，应注意评估其学习、工作、家庭、经济能力及社会支持状况，以及疾病所带来的改变。

【护理措施】

（1）肺结核活动期的患者应注意休息，避免疲劳，戒酒及维持良好营养，有高热等明显中毒症状及咯血者应卧床休息；轻症及恢复期患者，不必限制活动。肺结核病程长、恢复慢，且病情易反复，使患者产生急躁、惧怕心理，护士应做好心理护理，耐心向患者讲解疾病的知识，并给予帮助与支持。

（2）化疗是结核病的关键治疗，护士要向患者及其家人解释化疗的意义，用药时的注意事项，同时注意观察患者服药情况，及时发现药物的副作用，如利福平可出现黄疸、转氨酶一过性升高及变态反应；链霉素可出现耳聋和肾功能损害；对氨水杨酸可有胃肠道刺激、变态反应；异烟肼可有周围神经炎、中毒性反应；乙胺丁醇可以出现球后视神经炎，一旦出现副作用及时就诊。

（3）肺结核是一种慢性消耗性疾病。饮食宜高热量、富含维生素、高蛋白质，多食牛奶、豆浆、鸡蛋、鱼、肉、水果及蔬菜等。以增强抵抗力，促进病灶愈合。

①蛋白质的补充，成人每日蛋白质总量为 90 ~ 120g。因蛋白质除产生热量外，还能增加机体的抗病能力及机体修复能力。

②每天摄入一定量的新鲜蔬菜和水果以补充维生素，食物中的维生素 C 有减轻血管渗透性的作用，可以保证渗出病灶的吸收；B 族维生素对神经系统及胃肠神经有调节作用。

③为增加进食的兴趣及促进消化液的分泌，注意食物合理搭配，保证色、香、味俱佳，保证摄入足够的营养。

④创造一个整洁、安静、舒适的进餐环境，消除疼痛、焦虑等干扰因素，去除不良因素，使患者在轻松、愉快的气氛中享受进食的乐趣。必要时遵医嘱给予静脉补充足够的营养。

⑤患者如无心、肾功能障碍，应补充足够的水分，鼓励患者多饮水，每日不少于 1.5 ~ 2L，既保证机体代谢的需要，又有利于体内毒素的排泄。

（4）做好高热患者护理，对于出汗多的患者，及时用温毛巾擦干身体和更换衣被，以防感冒。咯血护理见本章概述“咯血护理”。

（5）做好隔离，预防传染。

①有条件者患者应单居一室，进行呼吸道隔离，室内保持通风，每日用紫外线消毒。患者外出时应戴口罩。密切接触者应及早去医院进行有关检查。

②嘱患者在咳嗽或打喷嚏时，用双层纸巾遮住口鼻，防飞沫传染。不要随地吐痰，将痰吐在纸上用火焚烧。或痰液须经灭菌处理，如用5%苯酚溶液或1.5%煤酚皂溶液浸泡2小时以上再弃去。接触痰液后用流水清洗双手。

③患者餐具需煮沸消毒或用消毒液浸泡消毒，同桌共餐时使用公筷，以预防传染。

④接种卡介苗可以使人体产生针对结核菌的特异性免疫力，减少肺结核的发生。

（6）心理护理　治疗结核病需要长达半年以上的时间，是相当漫长的过程。于是患者不可避免地会出现许多心理上的问题，如疑虑心理、孤独心理、恐惧和害怕心理、悲观与抑郁心理、情绪不稳定及易冲动等不良心理状态，从而影响疾病的治疗和康复。因此，家属和家庭护士应重视肺结核患者的心理护理。

让患者了解结核病是一种病因明确、可防可治的疾病，绝大多数患者只要坚持合理的治疗，一般都能治愈，所以不是什么不治之症。家人和朋友都应当了解结核病的预防、治疗和康复知识，提高对结核病的认识，消除社会偏见，尊重患者，不要厌烦，经常与患者谈心，以同情心和爱心，唤起患者战胜疾病的勇气和信心。患者日常生活中遇到的困难，要积极帮助解决。

【健康教育】

肺结核活动期的患者应注意休息，避免疲劳，戒酒及维持良好营养。为获得疾病的彻底治愈，督促患者坚持规则用药、全程化疗是最重要的教育内容，不规则用药或过早停药是治疗失败的主要原因。患者必须备有足够的药物，并将每日服药纳入日常生活中。用药过程中注意药物副作用，一旦出现副作用能及时就诊。指导患者和家属掌握消毒隔离的意义、方法及注意事项，防止传播，了解可能出现的并发症及相应急救处置。嘱患者定期复查，彻底治愈肺结核。

七、肺癌

【护理评估】

（一）**身体评估**

1. 呼吸系统症状

（1）咳嗽　约3/4患者有咳嗽，常为阵发性刺激性干咳或少量黏痰，当肿瘤阻塞支气管引起管腔狭窄时，咳嗽加重，多为持续性，且呈高音调金属音。继发感染时痰量增多，呈黏液脓性。

（2）咯血　部分患者以咯血为首发症状，多为痰中带血或少量咯血，若癌肿侵蚀大血管则有大咯血。

（3）胸痛　病变累及胸膜或胸壁时，患者出现持续、固定、剧烈的胸痛。

（4）呼吸困难　多与癌肿阻塞呼吸道及并发肺炎、肺不张或胸腔积液等有关。

（5）喘鸣　肿瘤引起支气管部分阻塞，部分患者在吸气时可闻及局限性喘鸣音及肺气肿。

2. 全身症状

（1）发热　多由继发感染引起，肿瘤坏死也可引起。

（2）食欲减退、消瘦、明显乏力。体重下降，肿瘤发展到晚期，患者可表现明显消瘦或呈恶病质。

（3）癌肿压迫并侵犯邻近组织的征象　声音嘶哑，多系肿瘤压迫喉返神经引起；膈肌麻痹，因膈神经受压引起同侧膈肌麻痹；上腔静脉综合征：系上腔静脉受压所致；Horner 综合征，由于颈交感神经受压引起，多见于肺尖癌。表现为患侧眼睑下垂，瞳孔缩小，眼球内陷，球结膜充血及额部少汗等；臂丛神经受压引起同侧臂痛、麻痹或肌萎缩；压迫食管造成咽下困难。

（4）由肿瘤远处转移引起的症状　脑转移：表现头痛、眩晕、呕吐、共济失调、复视、颅内高压、半身不遂等。肝转移：表现黄疸、食欲减退、肝大、肝区疼痛、腹水等。骨转移：常见肋骨、骨盆、脊椎骨等，表现局部疼痛和压痛。皮下转移：可触及皮下结节。其他：如异位内分泌综合征、肥大性骨关节病、高钙血症、低血磷等。

3. 体征

早期可无阳性体征。肿瘤致部分支气管阻塞时，有局限性哮鸣音，随病情进展患者出现消瘦，有气管移位、肺炎、肺不张及胸腔积液体征。肺癌晚期患者可有声音嘶哑、锁骨上及腋下淋巴结肿大，前胸浅静脉怒张，部分患者有杵状指（趾）、Cushing 综合征等体征。

（二）心理社会方面

肿瘤患者自确诊之日起，情绪在希望和绝望中波动，而疾病本身和化疗所致的各种不适易使患者出现消极、悲观、恐惧、焦虑、抑郁的心理，采取怀疑或对抗的态度，护士应针对患者的情况做好心理护理。

【护理措施】

1. 基础护理

（1）环境要安静舒适，晚期患者需卧床休息，呼吸困难者取半坐位。

（2）给予高蛋白、高热量、高维生素、易消化饮食。注意食物色、香、味以增进食欲。化疗期间可给予清淡饮食。

（3）病情观察　密切观察患者生命体征，注意观察化疗、放疗的副作用，如出现声音嘶哑、食欲不振、恶心、呕吐、头晕、白细胞减少及血小板减少等，应通知医师及时处理。白细胞减少者，注意防止交叉感染。

2. 专科护理

（1）护理操作　静脉注射化疗药物，注意用药剂量、方法，选择适宜的血管，避免药液外渗，造成组织坏死。

（2）做纤维支气管镜和活组织检查、胸腔穿刺、胸腔积液离心沉淀脱落细胞检查等检查时，护士应向患者做好宣教，做好术前准备及术中配合工作，标本及时送检。

（3）咳嗽、胸痛可适当镇咳、镇痛；憋喘伴胸腔积液者可抽胸腔积液，给氧缓解症状；咯血者保持呼吸道通畅，适当使用止血药；全身乏力、食欲不振、消瘦、恶病质可给予支持疗法；化疗反应需对症处理。

3. 心理护理

肺癌的患者会有焦虑、恐惧、悲伤等心理，也常出现冷漠、孤独，我们要有高度的同情心和责任心，鼓励患者树立战胜疾病的信心，配合化疗、放疗或手术治疗，努力为患者创造一个温暖和谐的休养环境，安置于单人病房，语言亲切，态度诚恳，鼓励患者说出自己的心理感受，及时开导，主动向患者介绍病情好转的信息。随时了解患者思想情况，严格交接班，以防患者发生意外。

【健康指导】

（1）休养环境要舒适安静，避免空气污染。宣传吸烟对健康的危害，提倡不吸烟或戒烟，并注意避免被动吸烟。对肺癌高危人群要定期进行体检，早期发现肿瘤，早期治疗。

（2）指导患者加强营养支持，注意饮食搭配，科学进餐。多食新鲜水果及蔬菜，保证足够热量，保持排便通畅，每日饮水不少于1500ml。

（3）合理安排休息，适当活动，以调整机体免疫力，增强抗病能力。根据气候变化及时增减衣服，避免上呼吸道感染。

（4）督促患者坚持化疗或放射治疗，讲解化疗药的副作用，嘱患者定期检测血象。若患者出现呼吸困难、疼痛等症状加重或不缓解时应及时到医院诊治。

（5）给予患者及家属心理上的支持，使之正确认识肺癌，保持身心轻松，增强治疗信心，更好地配合治疗，维持生命质量。

八、慢性阻塞性肺疾病

【护理评估】

（一）身体评估

1. 症状

起病缓慢，病程较长，咳嗽、咳痰、喘息为主要症状。

（1）咳嗽、咳痰　初期症状仅在寒冷季节出现，重症患者四季发作，在冬春季加剧，早晚加重。支气管黏膜充血、水肿、异物刺激，分泌物积聚于气管内，引起咳嗽。痰液多为白色黏痰，细菌感染时呈脓痰，若咳嗽剧烈使支气管黏膜微血管破裂则出现血痰。痰量以夜间或清晨较多。

（2）喘息　由支气管痉挛、支气管黏膜水肿、管壁肥厚和痰液阻塞引起。

2. 体征

早期多无异常体征，急性发作期可在肺底闻及散在的干性或湿性啰音，咳嗽、咳痰后啰音可消失。喘息型患者呼气延长，伴哮鸣音。

3. 分型

慢性支气管炎分为2型。

（1）单纯型　仅有咳嗽、咳痰。

（2）喘息型　除咳嗽、咳痰外，还有喘息和哮鸣音，哮鸣音在阵咳时加剧，睡眠时明显。

4. 分期

（1）急性发作期　指1周内咳、痰、喘症状中任何1项明显加剧。

（2）慢性迁延期　指咳、痰、喘症状迁延1个月以上者。

（3）临床缓解期　经治疗或自然缓解，症状基本消失或偶有轻微咳嗽和少量痰液，保持2个月以上者。

（二）心理社会方面

患者往往因长期患病而产生焦虑和压抑的心理障碍，对呼吸困难有恐惧心理，护士应详细了解患者及家庭对疾病的态度，了解疾病对患者的影响，如心情、性格、生活方式的改变，是否感到焦急、忧虑、恐惧、痛苦，是否悲观失望，是否失去自信自尊、退出社会和躲避生活。

【护理措施】

（一）基础护理

（1）保持室内空气新鲜，温、湿度适宜。冬季注意保暖，避免直接吸入冷空气。

（2）饮食以高热量、高蛋白、易消化、丰富维生素的流食、半流食为宜，少食多餐，避免辛辣刺激，少吃产气食品。鼓励患者多饮水。必要时静脉补液。

（3）急性期卧床休息，呼吸困难时抬高床头，取半卧位或坐位。恢复期可适当增加活动量。

（二）专科护理

1. 维持呼吸道通畅

（1）评估呼吸状态，指导患者采取合适体位，以利于肺的扩张。

（2）指导患者有效咳嗽，没有控制的咳嗽会导致疲倦、胸痛、呼吸困难、支气管痉挛加重。

（3）体位引流　根据病情选择合适时间及引流部位，一般以清晨醒后引流效果最佳。为防止胃食管反流、恶心、呕吐，头低位引流应在饭后1～2小时进行。

（4）胸部叩拍　将手掌微曲呈碗口状在吸气和呼气时延支气管走向叩击胸壁，从下往上或从外向里（脊柱）拍，拍1～5分钟。高龄或皮肤易破者可用薄毛巾或其他保护物包盖在叩拍部位。

（5）气管湿化　COPD患者痰液黏稠度明显高于正常而难于咳出，可采用雾化器湿化。另外，鼓励患者每天液体入量2000～2500ml，保持分泌物稀薄。

2. 保证有效气体交换

（1）药物治疗　可遵医嘱使用如支气管扩张剂、茶碱类、β受体激动剂、胆碱受体拮抗剂、祛痰药等，并积极控制感。COPD急性加重期多与细菌或病毒感染有关，可对症抗感染治疗。密切观察药物疗效及副作用。

（2）氧疗　指导患者持续低流量吸氧，吸入氧浓度为25%～30%，吸氧流量为1～2L/min，每日持续15小时以上。告知患者氧疗的重要性，鼓励患者坚持氧疗，密切观察氧疗后患者症状有无改善。

3. 控制性呼吸技术训练

控制性呼吸技术训练可帮助恢复膈肌正常位置和功能，从而减轻呼吸困难和焦虑，包括缩唇呼吸、腹式呼吸等方法。

4. 促进活动耐力

帮助患者逐渐适应日常活动，以便完成日常动作。合理安排每日活动时间，活动时用腹式呼吸或缩唇呼吸，保证氧气供应，活动后充分休息。

5. 心理护理

护理人员向患者讲解慢性阻塞性肺部疾病的相关知识，对疾病的预后给予积极的瞻望，告知可能出现的症状和体征，让患者在心理上有充分的准备，并告知积极情绪有利于疾病的康复。讲解疾病的防治知识，告知患者积极配合治疗、积极功能锻炼，可延缓病情进展，症状缓解后不影响正常交往。做好家属解释工作，正确认识本病，支持患者，维护患者自尊。另外，护士应密切观察患者病情，多与其沟通，了解其心理状态。在生活上予以关心照顾，在护理过程中实施高质量的技术服务，对患者起着潜移默化的作用。

【健康指导】

(1) 根据气候的变化随时增减衣服，避免受寒，避免接触感冒人员，积极预防上呼吸道感染，戒烟，并应避免烟尘吸入。

(2) 多食高维生素（如绿叶蔬菜、水果）、高蛋白（如瘦肉、豆制品、蛋类）、粗纤维（如芹菜、韭菜）的食物，少食动物脂肪及胆固醇含量高的食物（如动物内脏）。

(3) 选择适合自己的运动，以不感到疲劳为宜，注意劳逸结合。

(4) 坚持呼吸锻炼，配备家庭氧疗设施，必要时低流量吸氧。

九、上呼吸道感染

【护理评估】

1. 生理功能方面

(1) 评估患者发病史，既往有无反复上呼吸道感染发病前，有无相关疾病接触史。

(2) 评估患者有无鼻塞、流鼻涕、喷嚏、咽痛、发热等情况。

2. 心理社会方面

(1) 评估患者对疾病的认识能力，患者有无不良的心理反应，以及家属的关心支持情况，包括患者家庭成员的组成、文化、教育背景、经济收入、关系是否和睦，对患者病情的了解、关心和支持程度。

(2) 评估患者的工作单位或社会所能提供的帮助或支持程度；慢性患者出院后继续就医的条件。

(3) 居住地的初级卫生保健或社区保健设施等资源。

3. 实验室检查

(1) 血常规　病毒性感染白细胞计数可正常或偏低，淋巴细胞比例升高。细菌感染有白细胞计数与中性粒细胞增多和核左移现象。

(2) 病毒和病毒抗原的测定　视需要可用免疫荧光法、酶联免疫吸附检测法、血清学诊断法和病毒分离与鉴定，以判断病毒的类型，区别病毒和细菌感染。细菌培养判断细菌类型和药敏试验。

【护理措施】

(1) 各种治疗护理集中完成，保证患者有足够的休息时间。

(2) 及时清理鼻腔及咽部分泌物，保证呼吸道通畅，如果分泌物过多，可取侧卧位。

(3) 鼻塞严重时，用0.5%麻黄素液滴鼻，每日2~3次，每次1~2滴。

(4) 咽部护理；注意观察咽部的充血、水肿、化脓等情况，及时发现病情变化。

(5) 注意呼吸道隔离，保持室内空气流通。定时开窗通风，每日3次，尽量减少外出。

(6) 做好对症护理，督促患者多饮水，维持水及电解质平衡。注意保暖，高热时给予物理降温，咽痛、声音嘶哑、痰多黏稠时给予雾化吸入，有痰及时咳出，防止痰液淤积。

(7) 防止并发症。如减退、外耳道流脓或头痛加重、脓涕、鼻窦有压痛等，应警惕中耳炎和鼻窦炎。发现有关症状应给予高度重视，以防转为慢性疾病。

(8) 感冒症状消退后，进行功能锻炼。吸烟者应忌烟，随季节变换调整衣着，适时注射流感疫苗，注意营养摄入，增强机体抗病能力。

(9) 预防心肌炎发生，病毒性上呼吸道感染及易导致病毒性心肌炎，儿童多见，应加强护理，做好预防。

①注意休息以减轻心脏负荷，改善主肌代谢及心脏功能，促进心肌修复。

②注意合理饮食避免暴饮暴食，禁止食辛辣、有刺激性和过于肥腻的食物，预防便秘，以免用力排便，增加心脏负担。保证进食质量，保证营养充足。

③严密观察病情变化心肌损害较重者表现为心律失常、早搏、传导阻滞者，注意经常评估生命体征、面色神志的变化，对有胸部不适、心悸、腹痛等症状的患者应警惕。

④对有上述症状者要及时检查心电图和心肌酶谱，并注意其动态变化。

⑤注意药物护理控制输液速度和液体入量，以免增加心脏负担，输液时要注意使心率保持在正常范围。输入营养心肌药物时，会引起穿刺部位疼痛，做好心理护理。

(10) 心理护理　上呼吸道感染常会合并咳嗽、发热，会影响患者的休息、睡眠，进而影响工作和学习，久而久之出现焦虑情绪，护理人员应进行耐心细致的沟通，解答患者的心理顾虑，去除不良的心理反应。

【健康指导】

(1) 加强社区居民的疾病相关知识的教育，广泛开展预防疾病的科普宣传，提高全民的疾病防治意识。

(2) 讲解药物预防和接种疫苗的重要意义，指导正确使用流感疫苗。

(3) 强调遵医嘱用药及用药注意事项；介绍多饮水和物理降温的意义；指导正确使用雾化吸入。

(4) 指导患者发病期间合理休息，疾病恢复后加强锻炼，增强个体抗病能力。

十、呼吸衰竭

【护理评估】

(一) 身体评估

1. 呼吸困难

(1) 胸闷、憋发、呼吸费力、喘息等是患者最常见的主诉。

(2) 呼吸频率、节律和幅度均可发生变化。

（3）上呼吸道梗阻呈现吸气性呼吸困难，伴“三凹征”，同时伴有干咳及高调吸气相哮鸣音。

（4）慢性阻塞性肺疾病为呼气性呼吸困难，出现点头或提肩呼吸等伴有辅助呼吸肌参与呼吸系运动的体征。

（5）肺实质炎症、胸廓运动受限时，表现为混合性呼吸困难，即吸气和呼气同样费力，呼吸浅快。严重者二氧化碳麻醉可引起呼吸停止。

（6）中枢性呼吸衰竭呈现潮式、间歇或抽泣样呼吸。

2. 发绀

（1）以低氧血症为主，是呼吸衰竭的典型表现，因血中还原血红蛋白的增加所致。

（2）当 SaO_2 低于85%时可在血流丰富的口唇、指甲等处出现发绀。

（3）因通气不足或通气与血流比例失调所引起的发绀，吸氧数分钟后口唇可转红。

（4）影响发绀的因素有以下几点。

①红细胞增多时发绀明显，贫血者不明显或不出现。

②严重休克者即使 PaO_2 正常，也可出现发绀。

③皮肤色素和心功能等。

3. 精神、神经症状

（1）急性缺氧可出现精神错乱、躁狂、昏迷、抽搐等症状。

（2）慢性缺氧出现智力或定向障碍。

（3）轻度二氧化碳潴留表现为多汗、烦躁、白天嗜睡、夜间失眠等兴奋症状。

（4）随着二氧化碳潴留的加重导致二氧化碳麻醉发生肺性脑病，则表现神志淡漠，甚至谵妄、间歇抽搐、扑翼样震颤、视乳头水肿、昏睡、昏迷等，重者可因肺水肿、脑疝，累及脑干时抑制呼吸而死亡。

4. 血液循环系统症状

（1）早期心率增快、血压升高；中期因脑血管扩张产生搏动性头痛；晚期严重缺氧，酸中毒时，引起循环衰竭、血压下降、心律缓慢、心律失常及心脏停搏。

（2）二氧化碳潴留出现皮肤潮红、湿暖多汗；慢性缺氧和二氧化碳潴留引起肺动脉高压，可发生右心衰竭，出现体循环淤血体征。

5. 其他器官、系统损害

严重呼吸衰竭对肝、肾功能和消化系统都有影响。如上消化道出血、黄疸、谷丙转氨酶升高、蛋白尿、红细胞尿、尿素氮升高，上述症状随着缺氧和二氧化碳潴留的纠正可消失。

（二）**心理社会方面**

呼吸衰竭患者常因呼吸困难产生焦虑、恐惧，由于治疗的需要，患者可能需要接受气管插管、气管切开，进行机械通气治疗，由此加重的焦虑情绪、各种监测及治疗仪器的使用也可能加重患者的心理负担，因此应该了解患者以及家属对治疗的信心和对疾病的认知程度。

【护理措施】

1. 一般护理

（1）休息与活动　根据病情，指导患者安排适当的活动量。指导患者在活动时尽量节省体力，帮助患者制定减轻呼吸困难。同时增强生活自理能力的计划。

（2）协助和指导患者取半卧位或坐位，促进和指导患者进行有效的呼吸，如趴伏在床上桌，借此增加辅助吸气肌的效能，促进肺膨胀。指导、教会病情稳定的患者缩唇和腹式呼吸，通过腹式呼吸时膈肌的运动和缩唇呼吸促使气体均匀而缓慢地呼出，增加肺的有效通气量，以减少肺内残气量，改善通气功能。

2. 病情观察与抢救

（1）密切观察患者呼吸困难的程度，评估的呼吸频率、节律和深度及使用辅助呼吸机的情况。

（2）定时听诊肺部，监测生命体征，评估有无异常呼吸音、有无咳嗽及能否有效的咳痰，并记录痰的色、质、量。

（3）正确留取痰液检查标本，发现痰液出现特殊气味、痰液量、色及黏稠度等发生变化时，应及时与医生联系，以便调整治疗方案。

（4）监测动脉血气。

（5）评估意识状况及神经、精神症状，观察缺氧及二氧化碳潴留的症状和体征，观察有无肺性脑病症状，如有异常应及时与医生联系。

（6）昏迷患者还要检查瞳孔大小及对光反射、肌张力、腱反射及病理征。

（7）根据血气分析及发绀程度、神志改变，可将呼吸衰竭分为下列 3 种程度（表 1－1）。

表 1－1　呼吸衰竭程度

	轻度	中度	重度
氧饱和度（动脉血）	>85%	75%～85%	<75%
PaO_2（mmHg）	>50	40～50	<40
$PaCO_2$（mmHg）	<50	>70	90
发绀	无	有或明显	严重
神志	清醒	嗜睡、谵妄	昏迷

3. 氧疗的护理

对Ⅱ型呼吸衰竭患者应给予低浓度（25%～29%）、低流量（1～2L/min）鼻导管持续吸氧，以免缺氧纠正过快引起呼吸中枢抑制。如配合使用呼吸机和呼吸中枢兴奋剂可稍提高给氧浓度。若呼吸过缓或意识障碍严重，须警惕二氧化碳潴留加重（护理措施参见慢性阻塞性肺气肿）。

4. 心理护理

护士在解除患者疾苦的同时，要多了解和关心患者的心理状况，教会患者自我放松等各种缓解焦虑的办法，让患者说出或写出引起或加剧焦虑的因素，以缓解呼吸困难，改善通气。特别是对建立人工气管和使用呼吸机治疗的患者要应经常做床旁巡视、照料，通过语言或非语言交流抚慰患者，在采用各项医疗护理措施前，应向患者作简要说明，并以同情、关切的态度和有条不紊的工作作风给患者以安全感，取得患者信任和合作。

5. 用药护理

（1）按医嘱正确给药，并密切观察其不良反应。

①茶碱类、β_2受体兴奋剂等药物能松弛支气管平滑肌，改善通气功能，减少呼吸道阻力，缓解呼吸困难。指导、教会患者正确使用支气管解痉气雾剂，以减轻支气管痉挛。

②呼吸兴奋剂如尼可刹米，能改善通气，减轻二氧化碳潴留。使用此类药物时应注意保持呼吸道通畅，原因是呼吸中枢兴奋剂在改善通气的同时可增加呼吸功能、增加氧耗量和二氧化碳的产生量，所以，静脉滴注时速度不宜过快，适当提高吸入氧浓度，及时观察神志及呼吸频率、幅度的变化，若出现恶心、呕吐、烦躁、面色潮红、肌肉颤动及皮肤瘙痒等现象，应减慢滴速并及时通知医生减量，严重者应立即停药。

③Ⅱ型呼吸衰竭患者常因呼吸困难、痰液稠、痰多等导致夜间失眠，缺氧或二氧化碳潴留会引起烦躁不安，所以护士在执行医嘱时应结合临床表现给予判断，以防止导致呼吸抑制的严重后果。故Ⅱ型呼吸衰竭患者禁用对呼吸有抑制作用的药物，如吗啡等；慎用其他镇静剂，如地西泮等。

（2）按医嘱正确使用抗生素，以控制肺部感染。密切注意观察疗效与副作用。

【健康指导】

（1）减少能量消耗　解除支气管痉挛，消除支气管黏膜水肿，减少支气管分泌物，排除顽痰，降低气道阻力，减少能量消耗。

（2）改善机体的营养状况　增强营养提高糖、蛋白及各种维生素的摄入量，必要时可静脉滴注复合氨基酸、血浆、白蛋白。

（3）坚持每天做呼吸体操，增强呼吸肌的活动功能。

（4）使用体外膈肌起搏器　呼吸肌疲劳时，可以使用体外膈肌起搏器，改善肺泡通气，锻炼膈肌，增强膈肌的活动功能。

第三节　心血管系统疾病护理常规

一、一般护理

【护理评估】

1. 身体评估

患者的生命体征是否正常；意识是否清楚；饮食、营养状况，有无营养失调；睡眠情况，有无入睡困难等；大小便情况，有无便秘等。根据患者的实际情况应用日常生活能力评定指数量表评估患者。评估患者潜在的风险。有无心功能不全、心律失常、心绞痛等。

2. 心理社会方面

评估患者的精神状态，评估患者对疾病的认识能力，评估患者的社会支持系统及利用情况。

【护理措施】

1. 基础护理

（1）休息　如出现心力衰竭、严重心律失常、心肌梗死等病情变化时，应绝对卧床休息，长期卧床者每2小时更换体位，病情稳定者逐渐鼓励床上或床旁活动。

（2）生活护理　根据护理级别定时巡视患者给予生活护理。

（3）卧位　呼吸困难者应给予半卧位，下肢水肿抬高患肢，必要时吸氧。

（4）环境　保持病室安静清洁，空气流通减少探视，预防受凉和感染。

2. 专科护理

（1）饮食　低脂、低盐/无盐饮食，禁食刺激性食物，少食多餐，避免过饱。

（2）根据病情需要测量体温（T）、脉率（P）、呼吸频率（R）、血压（BP）　每次测脉搏应测1分钟。同时观察速率、节律、强度。如脉律不整应测心律对照，脉率突然变化如＞120次/分或＜50次/分，或波动＞20次/分应立即报告医生。

（3）洋地黄制剂　必须在医生指导下使用，同时注意观察中毒症状。每次发药前应先测脉搏，如有节律不整或速率减慢＜60次/分应停止发药。静脉注射洋地黄制剂，要缓慢推注，除注射过程中，进行心率、心律的监测外，还应在注射前后半小时测脉搏进行对照比较。

（4）出入量　如有水肿和急性心力衰竭时应限制水分摄入量，一般每日不超过1500ml，并记录24小时出入量。同时加强皮肤护理防止压疮的发生。

（5）活动原则

①心功能1级　避免重体力活动，一般体力活动不受限制。

②心功能2级　避免较重体力活动，一般体力活动适当限制。

③心功能3级　严格限制体力活动。

④心功能4级　绝对卧床，随着病情好转逐渐增加，以活动后不出现不适为宜。

（6）保持大便通畅　排便时不可用力，必要时遵医嘱给予缓泻剂。

3. 安全护理

防跌倒。做好入院患者宣教穿合体衣裤，保持地面干净无障碍物。评估患者情况：年龄、视力、活动情况、服药情况，根据情况给予个体指导并每周进行评估。防跌倒标识清楚。卧床患者加床档，防坠床。

4. 心理护理

避免激动、烦躁。

【健康教育】

加强保健指导，嘱患者避免过劳、情绪激动受凉、感冒。出院后遵照医嘱服药并定时随访。

二、原发性高血压

【护理评估】

1. 疾病相关因素

（1）确认患者血压长期升高及其血压水平，尽可能寻找引起血压升高的原因，以排除继发性高血压；了解患者靶器官损伤的状况及其对预后的影响，评估其他心血管的危险因素和并发症。

（2）详细询问病史，包括家族史、生活方式、心理社会因素等容易忽略的有关内容。着重了解高血压发生的时间、血压水平及其变化，既往和当前服用的减压药物的种类、剂量及疗效与副作用。

（3）全面查体，测量患者体重、身高和腰围，并计算出其体重指数（BMI）。

2. 身体评估

评估患者有无头痛、头晕、颈项板紧、疲劳及心悸，劳累、紧张后加重，急性或急进型高血压，舒张压持续≥130mmHg，头痛、视力模糊、眼底出血渗出或乳头水肿，肾脏损害突出，持续蛋白尿、血尿、管型尿。

3. 实验室检查

查尿常规、肝肾功能、血脂、血糖、电解质等。

4. 辅助检查

心电图。24 小时动态血压监测有助于判断血压升高的严重程度，了解血压昼夜节律，指导用药。

5. 心理社会方面

评估患者的精神状态，评估患者对疾病的认识能力，评估患者的社会支持系统及利用情况。

【护理措施】

（一）基础护理

1. 监测血压的动态变化

了解患者头痛、头晕、失眠等症状有无减轻，密切观察、及早发现高血压危象和心、脑、肾等靶器官受累的现象。

2. 患者血压高时应卧床休息

保证充足的睡眠时间和病房安静，谢绝探视。

（二）专科护理

1. 监测血压的动态变化

同上。

2. 患者血压高时应卧床休息

（1）告诉患者睡眠对保持血压稳定的重要性，并提供舒适、安静的睡眠环境，必要时使用镇静剂。

（2）午后控制水分的摄入，以减少夜尿次数。

（3）科学地安排治疗、检查的时间，避免干扰睡眠。

（4）血压太高时应减少活动，最好绝对卧床休息以免血压继续升高。

（5）坚持体育活动可预防和控制高血压。

3. 适量运动

为取得运动训练的良好效果，以确定运动的方式、强度、时间和频率。应从轻度或中等强度的运动开始，逐渐增加运动量。

4. 饮食护理

限制钠盐摄入，世界卫生组织建议正常人每人每日食盐量不超过 6g。高血压患者每日摄入量应不超过4g，减少膳食脂肪，补充适量优质蛋白质；维持足够的钾、钙的摄入；避免食用刺激性饮料，如咖啡、浓茶、可乐等；限制饮酒。

5. 并发症的护理

（1）头痛、头晕　除因高血压疾病本身所致的头痛外，部分患者在接受扩血管治疗后会产生头痛和直立性低血压的副作用：评估患者头痛的情况，如头痛程度、持续时间，是否伴有恶心、呕吐、视物模糊等伴随症状；改变体位时动作要缓慢，从卧位到站位前先坐一会儿。卧床休息时将头部抬高。如起床活动时头晕应立即坐下或躺下；血压不稳定或症状加重时必须卧床休息；尽量减少或避免引起或加重头痛的因素，保持环境安静，减少探视，护理人员做到操作轻、说话轻、走路轻、关门轻，保证患者有充足的睡眠；监测血压，发现血压变化时立即同医生联系及时给予处理。

（2）恶心、呕吐　创造安静环境，减少精神、心理刺激；充分休息，保证睡眠；协助患者采取坐位或侧卧位，头偏向一侧，避免呕吐物呛入呼吸道而发生窒息。保持床单位整洁。呕吐后协助患者清洁口腔；按医嘱使用止吐药物。

（3）意识紊乱　严格规定患者卧床，及时遵医嘱给予扩血管、脱水、降压等处理；密切监测心电图、生命体征及神志，备好抢救药物；建立静脉通道并保持通畅；监测尿量，必要时留置导尿管以监测每小时的尿量；提供保护性措施，如上床档防止患者跌落、备好压舌板以防止患者抽搐时咬伤舌头，必要时使用约束带加以约束。

（4）乏力　告知患者引起乏力的原因，尽量减少增加心脏负担的因素，如剧烈活动等；评估患者心功能状态，评估患者活动情况，根据患者心功能情况制定合理的活动计划，督促患者坚持动静结合，循序渐进地增加活动量；嘱患者一旦出现心慌、呼吸困难、胸闷等情况应立即停止活动，保证休息，并一次作为最大活动量的指征。

（5）高血压危象　绝对卧床休息，避免一切不良刺激，保证良好的休息环境，持续监测血压和尽快应用适合的降压药；安抚患者，做好心理护理，严密观察患者病情变化；遵医嘱予药物降压治疗，注意监测血压，防止血压过度降低引起肾、脑或冠脉缺血；多巡视，协助患者做好生活护理；嘱患者定时服用降压药，保证血药浓度。

【健康指导】

1. 保持规律的生活方式和稳定的情绪

规律的生活方式有助于血压的稳定。高血压患者的生活可制定生活程序表，活动时间要相对固定。睡眠要充足，进餐要节制，服药要按时，劳逸要结合。避免情绪激动，指导患者用松弛的方法平息激动的情绪。

2. 注意适度保暖

因为寒冷可使血管收缩，导致血压升高，所以冬天应适当保暖。

3. 指导患者学会观察血压

教会家属或患者正确使用血压计测量血压——选择符合计量标准的水银柱血压计或国际标准检验合格的电子血压计。使用大小合适的袖带，固定体位测量血压（肱动脉平心脏）。测量前患者至少安静休息5分钟，30分钟内无剧烈活动。以便及时掌握患者血压的动态变化，正确判断降压效果，及时调整用药，合理安排生活方式，提高高血压患者的自我保健能力。

4. 适量运动

运动可以促进血液循环，降低胆固醇，促进肠蠕动，预防便秘，改善睡眠。根据不同年龄、体质的患者制定不同的运动方案。常用运动强度指标可用运动时最大心率达到180次/分（或170次/分）减去年龄。

5. 指导患者合理用药

指导患者熟悉降压药物的治疗效果，辨别其副作用，便于及时调整用药剂量或变更用药。为了用药安全，嘱咐患者定期复诊，在医生的指导下合理用药。

6. 预防便秘

用力排便会使会厌关闭，胸腹腔内压上升，极易诱使收缩压上升，甚至导致血管破裂。因此嘱咐患者养成每日大便的习惯，每次排便应有充分的时间。增加蔬菜、水果、高纤维食物的摄取量。每日施行腹部肌肉收缩运动，促进肠蠕动，使大便能定时排出。必要时给予通便药物。

7. 急症处理

突发血压升高时，应全身放松，静卧休息，立即舌下含服硝苯地平10mg或其他降压药物，稍觉缓解后即到医院就诊。如出现心前区疼痛或一侧肢体麻木、无力、口角歪斜，以及夜尿增多、少尿等，均应及时就诊。

三、急性心功能不全

【护理评估】

1. 疾病相关因素

（1）急性弥漫性心肌损害引起心肌收缩无力，如急性心肌炎、广泛性心肌梗死等。

（2）急起的机械性阻塞引起心脏阻力负荷加重，排血受阻，如严重的瓣膜狭窄、心室流出道梗阻、心房内球瓣样血栓或黏液瘤嵌顿，动脉总干或大分支栓塞等。

（3）急起的心脏容量负荷加重，如外伤、急性心肌梗死或感染性心内膜炎引起的瓣膜损害，腱索断裂，心室乳头肌功能不全，间隔穿孔，主动脉窦动脉瘤破裂入心腔，以及静脉输血或输入含钠液体过快或过多。

（4）急起的心室舒张受限制，如急性大量心包积液或积血、快速的异位心律等。

（5）严重的心律失常，如心室颤动（简称室颤）和其他严重的室性心律失常、心室暂停、显著的心动过缓等，使心脏暂停排血或排血量显著减少。

2. 身体评估

（1）突发严重的呼吸困难，呼吸频率常达每分钟30～40次。

（2）强迫体位，面色灰白、发绀、大汗、烦躁，同时频繁咳嗽，咳粉红色泡沫样痰。

（3）极重者可因脑缺氧而致神志模糊。

（4）听诊时两肺满布湿性啰音和哮鸣音，心尖部第一心音减弱，频率快，同时有舒张早期第三心音而构成奔马律。肺动脉瓣第二心音亢进。

（5）血压测定可发现患者可有一过性的高血压，病情如不缓解，血压可持续下降直至休克。

3. 辅助检查

（1）体格检查　呼吸频率常达每分钟30～40次。听诊时两肺满布湿性啰音和哮鸣音，心尖部第一心音减弱，频率快，同时有舒张早期第三心音而构成奔马律。肺动脉瓣第二心音亢进。血压测定可发现患者可有一过性的高血压，病情如不缓解，血压可持续下降直至休克。

（2）心电图　可显示出患者有心律失常的表现。

（3）X线检查　可显示出心影的大小及外形，根据心脏扩大的程度和动态变化可间接反映心脏的功能，也可以诊断有无肺淤血。

（4）超声心动图检查　可比X线检查提供更准确的各心腔大小变化、心瓣膜结构及功能情况，还可以用于估计心脏的收缩和舒张功能。

4. 心理社会方面

评估患者的精神状态，评估患者对疾病的认识能力，评估患者的社会支持系统及利用情况。

【护理措施】

（1）安置于危重监护病房，立即予持续心电、呼吸、血压等监护，关注心率、心律、心音强弱变化，详细记录护理内容。

（2）高流量鼻管吸氧，对病情严重者予面罩或麻醉机吸氧，湿化瓶中可加入50%酒精，以利用酒精的作用消除泡沫。

（3）取坐位，双腿下垂，可采用四肢轮扎，减少回心血量，改善肺充血，同时注意患者安全，防止坠床。

（4）迅速建立静脉通道　保证静脉给药和采集电解质、肾功能等血标本，尽快送检血气标本。

（5）观察患者神志、尿量、出汗等变化。

（6）协助患者咳嗽，保持呼吸道的通畅。

（7）遵医嘱予快速、强效的强心、利尿、镇静剂，准确记录出入量。

（8）严格控制输液速度。

（9）加强皮肤及口腔的护理。

（10）心理护理　护士应保持良好工作情绪，关心、体贴、鼓励患者，做好充分的解释、安慰工作，避免他人谈论任何令患者烦恼、激动的事情，协助患者克服各种不利于疾病治疗的生活习惯和嗜好。

【健康指导】

（1）心理指导　解释精神应激可加重心理负担，有时甚至诱发肺水肿，因此，需要保持情绪稳定，避免持续紧张和过度兴奋。

（2）休息　需要绝对卧床休息，注意保暖，避免感冒。

（3）饮食指导　控制钠盐的摄入，低胆固醇、低动物脂肪、高热量、高维生素、清淡易消化的饮食。

（4）限制水分摄入，准确记录出入量，根据患者情况保持出入量平衡。

（5）用药指导

①强心药物　如洋地黄等，其作用是增强心肌收缩力，减慢心率，但急性心肌梗

死、心肌炎、肺心病引起的心衰，因心肌缺血严重，对洋地黄耐受性低，应谨慎且小剂量用药。严重低钾、室上性心动过速、房室传导阻滞忌用或慎用。洋地黄毒性反应最常见的是恶心、呕吐、黄视、心率加快或减慢等，应用洋地黄期间，应严密观察心率、心律、尿量变化及胃肠道症状。

②血管扩张剂　如硝普钠、硝酸酯类等，是通过扩张周围血管而轻心脏前或后负荷，减少心肌耗氧量，改善心脏功能。静脉滴注硝普钠时应用避光纸包裹，其扩张血管作用强而快，静脉滴注 2 ~3 分钟即发生作用，有恶心、不安、头痛及低血压等副作用。因此，在输液过程中，要严格控制输液速度，切忌自行调节滴数，持续用药超 24 小时，应重新配制，以防药物分解物产生，影响治疗效果。

③输液过程中不能突然坐起或站立，以防出现低血压而晕倒。如果出现低血压表现时，应立即平卧，减慢或停止输液。硝普钠在体内代谢较快，所以，休息片刻可迅速缓解。当停止使用硝普钠时，应更换输液装置，以免输入其他液体后，遗留在管道内的硝普钠残液再次输入，引起低血压及心跳骤停。

④快速利尿　静脉注射呋塞米。一方面呋塞米的高效能利尿作用使血容量及细胞外液明显减少，足以降低回心血量，减少左心室充盈压；另一方面，它还能舒张小动脉，降低外周阻力，进一步减轻左心负荷，因而解除急性肺水肿。

（6）注意保护皮肤，穿柔软衣裤，定时更换体位，预防压疮发生。

（7）告知家属与之相关知识，取得配合治疗患者的工作。

（8）告知患者配合医务人员治疗的重要性，有利于自身健康的恢复。

四、慢性心功能不全

【护理评估】

（一）疾病相关因素

（1）心肌损害　冠心病心肌缺血、心肌梗死、心肌炎、心肌病（主要以病毒性心肌炎和原发性扩张性心肌病最为常见）、心肌代谢障碍性疾病如糖尿病性心肌病、维生素 B_1 缺乏及心肌淀粉样变性等。

（2）心脏压力负荷（后负荷）过重　高血压、主动脉瓣膜狭窄、肺动脉高压及肺动脉瓣狭窄。

（3）心脏容量负荷（前负荷）过重　心脏瓣膜关闭不全、间隔缺损、动脉导管未闭、慢性贫血及甲状腺功能亢进。

（4）感染　尤其呼吸道感染是心衰最常见的诱因，其次是风湿活动、泌尿系统感染及消化系统感染。感染性心内膜炎是导致心脏病病情迅速恶化的重要原因。

（5）过度体力活动导致的疲劳、情绪激动和紧张。

（6）妊娠和分娩。

（7）心律失常　特别是快速心律失常，如阵发性房颤、阵发性室性或室上性心动过速严重心动过缓，如完全性房室传导阻滞等。

（8）输血或输液（尤其含钠液体）过多、过快。

（9）电解质紊乱和酸碱失衡。

（10）药物作用　如使用负性肌力药或抑制心肌收缩力药、水钠制剂潴留，以及洋地黄类正性肌力药用量不足或应用不当等。

（二）**身体评估**

1. 左心衰竭的症状

主要表现为肺循环淤血。

（1）疲劳、乏力。

（2）劳力性呼吸困难　是左心衰竭时较早出现和最常见的症状。

（3）端坐呼吸。

（4）夜间阵发性呼吸困难。

（5）急性肺水肿。

（6）咳嗽、咳痰、咯血。

（7）少尿。

（8）肺部湿性啰音。

（9）心脏扩大、肺动脉瓣区第二心音亢进、舒张期奔马律。

2. 右心衰竭症状体征

（1）消化道症状　胃肠道及肝淤血引起食欲不振、恶心、呕吐、腹胀等是最常见的症状。

（2）呼吸困难。

（3）下垂性水肿。

（4）肝－颈回流征　平卧触压肝脏，颈静脉充盈搏动明显。

（5）肝大　常伴压痛，晚期可出现黄疸和大量腹水。

（6）心脏体征　若有三尖瓣关闭不全时在三尖瓣听诊区可闻及收缩期吹风样杂音。若有相对性三尖瓣狭窄时，在三尖瓣听诊区可闻及舒张早期杂音。

（三）**辅助检查**

1. X 线检查

（1）左心衰竭时可发现左心室或左心房扩大，可见肺叶间胸膜增厚，或有少量胸腔积液。

（2）右心衰竭继发于左心衰竭者，X 线检查显示心脏向两侧扩大；单纯右心衰竭者，可见右心房及右心室扩大，肺野清晰。

（3）上腔静脉阴影增宽，可伴有两侧或单侧胸腔积液由慢性肺心病引起的右心衰竭，有肺气肿、肺纹理粗乱及支气管感染征象。

2. 超声心动图

比 X 线更准确地提供各心脏大小的变化与心脏瓣膜结构及功能情况。

3. 放射性核素检查

判断心脏大小、EF 值及反映心脏舒张功能。

4. 有创性血流动力学检差

漂浮导管，直接反映左心功能。

（四）心理社会方面

评估患者的精神状态。评估患者对疾病的认识能力。评估患者的社会支持系统及利用情况。

【护理措施】

（1）环境　尽量安排住单人房间，床上加护栏，并保持室内空气新鲜及适宜的温湿度，以利患者休息。

（2）体位　半卧位或端坐位，注意患者安全，防止坠床。

（3）皮肤情况　要保持床铺整洁，无渣滓，骨隆凸处垫褥疮垫，每 2 小时翻身 1 次，水肿部位应轻握轻碰。

（4）病情观察　随时观察病情变化，及时处理，并做好记录。

（5）出入量　严格记录 24 小时出入量。摄入量包括由口服液、静脉输液；排出量包括尿量、呕吐物与引流液，必要时限制入量，输液可采用混合浓缩法以减少摄入量。并可每日测量腹围及定时测体重，以了解体内液体滞留情况，摄入量过多或过少均应通知医生。

（6）镇静　心衰患者多有烦躁不安，要经常巡视患者，安慰患者，减轻患者的焦虑。必要时遵医嘱予地西泮或吗啡等镇静剂，以减少心肌耗氧量，缓解症状（但应注意吗啡会引起呼吸抑制，应监测患者呼吸状况）。

（7）用药护理

①利尿剂　尽量在白天用，防止夜尿过多，影响睡眠。用强利尿剂时注意电解质情况，并定期复查，防止低钾等电解质紊乱的发生。肌内注射应避开水肿部位。

②洋地黄类　定期复查药物浓度，用药前先数心率，少于 60 次/分时应停药并通知医生。静脉推注去乙酰毛花苷注射液时，速度要慢，并有第二人听心率，观察用药反应。

③血管扩张剂　应用硝普钠时应避光，每 4 ~ 6 小时换药 1 次，以免影响疗效。同时监测血压变化，防止低血压的发生。

（8）吸氧　用鼻导管或面罩给氧，急性期 4 ~ 6L/min，在湿化瓶中加入 50% 酒精，以利用酒精的作用消除泡沫。慢性心衰 2 ~ 3L/min，以改善缺氧，并监测血氧浓度及血气变化。

（9）输液速度　注意输液时速度不可过快（20 ~ 30 滴/分），不可过多。防止发生急性肺水肿。

（10）饮食　饮食宜清淡、低盐（每日限盐 2g），低热量、易消化，高维生素、富含钾、镁及适量纤维素的食物，少食多餐，避免进食腌渍类、罐头、乳酪、刺激性等食品。

（11）休息　卧床期间应协助并满足患者的生活需要。

（12）活动　每日进行适量的活动，开始在室内活动，逐渐到病房内活动，循序渐进，以不引起心率加快、血压升高、呼吸困难、疲乏等不适为准。

（13）心理护理　患者常因病情反复而表现烦躁不安、紧张恐惧、悲观、失望等以致病情加重，因此要给予患者鼓励、支持，讲明心理因素对疾病的影响，增强治疗信心。

【健康指导】

（1）积极治疗各种原发病，避免各种诱因，如感染、心律失常、体力过劳、情绪激动、饮食不当等，以免诱发或加重心衰，保持稳定的情绪，注意保暖，避免感冒。

（2）活动指导　合理休息与活动，心功能1级患者应适当休息，保证睡眠，注意劳逸结合；心功能2级患者应增加休息，但能起床活动；心功能3级患者应限制活动，增加卧床休息时间；心功能4级患者绝对卧床休息。

（3）给予患者及家属饮食指导　低盐、低热量、高维生素易消化饮食，避免产气的食物及浓茶、咖啡机辛辣等刺激性食物，戒烟酒，少食多餐，不易过饱。

（4）适当限制水分，控制食盐量，心功能2级患者食盐量<4g/d，心功能3级患者<2.5g/d，心功能4级患者<1g/d或忌盐，但应用强效利尿剂时不应严格限盐，以免引起低钠血症。

（5）长期卧床易引起静脉血栓、体位性低血压，在恢复时鼓励适当活动。

（6）养成每天排便习惯，预防便秘，排便时不要过度用力，以免加重心脏负担。

（7）指导自我检测脉搏，观察病情变化，如足部出现浮肿，突然气急，夜尿增加，体重增加，厌食等提示心衰复发，及时就诊。

五、心律失常

【护理评估】

1. 疾病相关因素

（1）各种器质性心脏病　如先天性心脏病、冠心病、心脏瓣膜病、心肌炎、心包炎、心肌病及心内膜炎等，心脏的窦房结和传导系统受病变的侵害导致心律失常。

（2）神经－内分泌系统调节紊乱，水及电解质失衡　心脏的神经和内分泌系统调节紊乱、心脏的离子平衡失调等；除心脏因素外其他各种原因引起的低氧血症导致的心肌乏氧、全身及心脏局部酸碱平衡的调节障碍等。

（3）药物的影响　多种药物可以引起心律失常，比如非保钾利尿药、洋地黄类药物、肾上腺素、去甲肾上腺素、异丙肾上腺素、多巴胺、多巴酚丁胺、氨力农和米力农等。

（4）全身性或其他系统疾病　如神经系统疾病、内分泌系统疾病、代谢疾病、创伤、手术及心脏导管检查等都可以引起心律失常的发生。

（5）正常人　在情绪激动、惊吓、忧郁、饮酒、饮浓咖啡等会发生窦性心动过速或期前收缩。

2. 身体评估

（1）心悸，心跳脱漏感。

（2）头晕，乏力，黑曚，晕厥。

（3）胸闷，胸痛，心绞痛。

（4）呼吸困难。

（5）脉搏短绌。

（6）摸不到脉搏，心脏停跳，意识丧失。

3. 辅助检查

（1）心电图检查。

（2）持续心电监测。

（3）特殊检查　Holter，经食管超声，电生理检查，运动试验。

（4）实验室检查　血气分析，血清电解质，血清药物浓度，风湿因子，心肌酶的测定。

4. 心理社会方面

评估患者的精神状态，评估患者对疾病的认识能力，评估患者的社会支持系统及利用情况。

【护理措施】

1. 一般护理

（1）注意休息，轻者可做适当活动，严重者需绝对卧床静养，室内光线一般不宜过强。

（2）保持环境清静，禁止喧哗、嘈杂，尤其对严重心律失常的患者更应注意。嘈杂声音的刺激可以加重病情。

（3）避免喜、怒、忧、思等精神刺激，要善于做患者的思想工作，使之配合治疗，以利于康复。

（4）心律失常发作时引起的心悸、胸闷、头晕等症状时应保证患者充足的休息和睡眠，休息时避免左侧卧位，以防左侧卧位时感觉到心脏搏动而加重不适。

（5）饮食给予富含纤维素的食物，以防便秘；避免饱餐及摄入刺激性食物，如咖啡、浓茶等。

2. 病情观察

连接心电监护仪，连续监测心率、心律变化，及早发现危险征兆。及时测量生命体征，测脉搏时间为1分钟，同时听心率。患者出现频发多源性室性期前收缩、Ron－T室性期前收缩、室性心动过速、Ⅱ度Ⅱ型及Ⅲ度房室传导阻滞时，及时通知医生并配合处理。监测电解质变化，尤其是血钾变化。

3. 抢救配合

准备好抢救仪器（如除颤器、心电图机、心电监护仪、临时心脏起搏器等）及各种抗心律失常药物和其他抢救药品，做好抢救准备。

4. 用药护理

应用抗心律失常药物时，密切观察药物的效果及不良反应，防止毒副作用的发生。

5. 介入治疗的护理

向患者介绍介入治疗如心导管射频消融术或心脏起搏器安置术的目的及方法，以消除患者的紧张心理，使患者主动配合治疗。并做好介入治疗的相应护理。

6. 心理护理

某些心律失常可引起胸闷、心悸和周身不适，易反复发作，患者有焦虑、恐惧和烦躁心理。应对患者做好健康教育，正确看待疾病，对治疗树立信心。

【健康指导】

（1）向患者讲解心律失常的原因及常见诱发因素，如情绪紧张、过度劳累、急性感染、寒冷刺激及不良生活习惯（吸烟、饮浓茶和咖啡）等。

（2）指导患者劳逸结合，有规律生活。无器质性心脏病者应积极参加体育锻炼。保持情绪稳定，避免精神紧张、激动。改变不良饮食习惯，戒烟、酒，避免浓茶、咖啡、可乐等刺激性食物。保持大便通畅，避免排便用力而加重心律失常。

（3）告知患者所用药物的名称、剂量、用法、作用及不良反应，嘱患者坚持服药，不得随意增减药物的剂量或种类。

（4）教会患者及家属测量脉搏的方法，心律失常发作时的应对措施及心肺复苏术，以便于自我监测病情和自救。对安置心脏起搏器患者讲解自我监测与家庭护理方法。

（5）定期复查心电图和随访，发现异常及时就诊。

六、冠心病

【护理评估】

（一）疾病相关因素

1. 高血压

血压升高是冠心病发病的独立危险因素。大量研究表明，血压升高可导致血管壁结构的改变，引发并加速动脉粥样硬化过程。高血压患者血管腔的阻滞和斑块的破溃较血压正常者可能提早 20 年。无论收缩压或舒张压升高都会显著增加冠心病发病和死亡的危险。

2. 血脂异常

（1）血清总胆固醇（TC）和低密度脂蛋白胆固醇（LDL－C）与冠心病发病的关系　TC 水平与冠心病的发生呈强大的正相关关系。LDL－C 是 TC 最主要的组成成分，其与冠心病事件危险有同样甚至更强的正相关关系。越来越多的研究资料证实，TC 主要通过 LDL－C 对冠心病发病起作用。这一关系在没有冠心病的个体和已患冠心病的患者中均存在，同样也适用于男性和女性。因此，降低 LDL－C 水平应是进行冠心病一级和二级预防首先应考虑的。

（2）血清高密度脂蛋白胆固醇与冠心病的关系　血清高密度脂蛋白胆固醇（HDL－C）与冠心病发病危险之间存在强负相关关系。这种关联在男性和女性、无症状人群和患者中均存在。HDL－C 浓度越低，冠心病发病危险越大，但 HDL－C 的作用机制还未完全探明。低浓度血清 HDL－C 与人们的致动脉粥样硬化行为方式相一致，因为吸烟、肥胖和缺乏体育锻炼等均可降低 HDL－C 的水平。

（3）血清甘油三酯（TG）与冠心病的关系　降低 TG 能减少急性冠状动脉事件的发生。

3. 糖尿病

糖尿病（DM）的 2 种主要类型，1 型和 2 型糖尿病均能使冠心病的发病危险增加。1 型糖尿病患者患冠心病和其他动脉粥样硬化性疾病的超额危险在 30 岁以后变得明显，在血糖控制不良和/或有糖尿病肾病的患者中尤其高。2 型糖尿病能导致比 1 型更严重的心血管病危险因子的异常。临床确诊的冠心病患者中有近 20% 合并有糖尿病。流行病学证据表明，传统的心血管病危险因子对糖尿病患者的影响等同于对非糖尿病患者的影响。但由于在任一给定的危险因子水平下，糖尿病患者发生严重心血管病事件的绝对危险大大高于非糖尿病患者，在糖尿病患者中降低危险因子水平得到的期望效益将更大。

4. 超重/肥胖

冠心病的危险在体重中度增加和超重时即已开始增加，超重还可增加脑卒中的危险。同时，身体脂肪分布不同，危险亦不同，无论男女，向心性肥胖者心血管疾病危险都要高得多。

5. 膳食因素

膳食因素是冠心病发病危险的一个重要决定因素，其对动脉粥样硬化和冠心病发生发展的影响主要是通过其对低密度脂蛋白胆固醇、高密度脂蛋白胆固醇、血压及肥胖等生物学危险因素的影响而间接发挥作用的。

有证据表明，低钠膳食能使血压降低并防止血压随年龄增高。在中国人群中动物蛋白质及有关的氨基酸如牛磺酸、赖氨酸等为血压的保护因素。含水果和蔬菜丰富的膳食可防止冠心病的发生。国家“九五”攻关课题研究表明，摄入鱼类、奶类、豆类和蔬菜水果较多的人群平均收缩压和舒张压较低，血清总胆固醇和甘油三酯较低，血清高密度脂蛋白胆固醇较高。提出改善膳食结构，适当增加鱼类和水果的摄入，减少食盐摄入是预防人群血压升高的重要措施之一。因此提倡冠心患者应多吃新鲜蔬菜、水果和鱼、奶、豆类食品。

6. 吸烟

现已有可靠证据表明，吸烟对冠心病和其他动脉粥样硬化性疾病有严重的负面影响。而且这种负面效应与每天的吸烟量和烟龄长短有关。如果吸烟开始于 15 岁以前，则日后发展成心血管疾病的危险尤其高，这种效应在男性和女性中均存在。前瞻性流行病学研究和临床病例对照试验均证明吸烟是冠心病的主要危险因素之一。弗明翰研究证实，男性吸烟者冠心病猝死的相对危险较不吸烟者高 10 倍，女性高 4.5 倍。吸烟与其他危险因素同时存在时，其致病作用可以叠加。

（二）身体评估

1. 心绞痛

（1）表现为胸骨后的压榨感、闷胀感，伴随明显的焦虑，持续 3～5 分钟，常发散到左侧臂部、肩部、下颌、咽喉部、背部，也可放射到右臂。有时可累及这些部位而不影响胸骨后区。

（2）用力、情绪激动、受寒、饱餐等增加心肌耗氧情况下发作的称为劳力性心绞痛，休息和含化硝酸甘油缓解。有时候心绞痛不典型，可表现为气紧、晕厥、虚弱、嗳气，尤其在老年人。

（3）根据发作的频率和严重程度分为稳定型和不稳定型心绞痛。

①稳定型心绞痛　指的是发作 1 个月以上的劳力性心绞痛，其发作部位、频率、严重程度、持续时间、诱使发作的劳力大小及能缓解疼痛的硝酸甘油用量基本稳定。

②不稳定型心绞痛　指的使原来的稳定型心绞痛发作频率，持续时间，严重程度增加，或者新发作的劳力性心绞痛（发生 1 个月以内），或静息时发作的心绞痛。不稳定型心绞痛是急性心肌梗死的前兆，所以一旦发现应立即到医院就诊。

2. 心肌梗死

（1）梗死发生前 1 周左右常有前驱症状，如静息和轻微体力活动时发作的心绞痛，伴有明显的不适和疲惫。

（2）梗死时表现为持续性剧烈压迫感、闷塞感，甚至刀割样疼痛，位于胸骨后，常波及整个前胸，以左侧为重。部分患者可延左臂尺侧向下放射，引起左侧腕部、手掌和手指麻刺感，部分患者可放射至上肢、肩部、颈部、下颌，以左侧为主。

（3）疼痛部位与以前心绞痛部位一致，但持续更久，疼痛更重，休息和含化硝酸甘油不能缓解。

（4）有时候表现为上腹部疼痛，容易与腹部疾病混淆。

（5）伴有低热、烦躁不安、多汗和冷汗、恶心、呕吐、心悸、头晕、极度乏力、呼吸困难及濒死感，持续30分钟以上，常达数小时。发现这种情况应立即就诊。

3. 无症状型心肌缺血

（1）很多患者有广泛的冠状动脉阻塞却没有感到过心绞痛，甚至有些患者在心肌梗死时也没感到心绞痛。

（2）部分患者在发生了心脏性猝死，常规体检时发现心肌梗死后才被发现；部分患者由于心电图有缺血表现，发生了心律失常，或因为运动试验阳性而做冠脉造影才发现。

（3）此类患者发生心脏性猝死和心肌梗死的机会和有心绞痛的患者一样，所以应注意平时的心脏保健。

4. 心力衰竭和心律失常

部分患者原有心绞痛发作，以后由于病变广泛，心肌广泛纤维化，心绞痛逐渐减少到消失，却出现心力衰竭的表现，如气紧、水肿、乏力等，还有各种心律失常，表现为心悸。还有部分患者从来没有心绞痛，而直接表现为心力衰竭和心律失常。

5. 猝死型冠心病

指由于冠心病引起的不可预测的突然死亡，在急性症状出现以后6小时内发生心脏骤停所致。主要是由于缺血造成心肌细胞电生理活动异常，而发生严重心律失常导致。一般早期无明确的阳性体征，较重者可有心界向左下扩大，第一心音减弱，有心律失常时可闻及早搏、心房纤颤等，合并心衰时两下肺可闻及湿性啰音，心尖部可闻及奔马律等。

（三）辅助检查

1. 普通心电图

（1）大部分冠心病患者，没有症状发作时的心电图都是正常的或基本正常。所以，心电图正常不能排除冠心病。

（2）当出现心绞痛症状时，发生暂时的T波倒置或ST段压低（下移）；当症状消失后（经过休息或含化硝酸甘油片），心电图恢复正常。

（3）少数情况下发生较严重的缺血（如时间超过15分钟），心电图异常可以持续较长时间（数天）。

（4）患者没有明显的症状，而心电图长期的异常（多数为T波倒置或伴ST段压低），多数不是冠心病，可能为心肌病，高血压性心脏病或其他情况。

2. 平板运动试验（心电图运动试验）

诊断冠心病的准确性在70%左右。有严格的适应证和禁忌证，如急性心肌梗死、不稳定型心绞痛、没有控制的高血压、心力衰竭、急性心肺疾病等属于运动试验的绝对禁忌证。

3. 心肌核素灌注扫描（核医学）

诊断冠心病（心绞痛）的准确性也是70%。但确诊心肌梗死的准确性接近100%。

4. 冠状动脉 CTA

诊断冠心病的准确性达90%以上，可以检测出其他检查无法发现的早期动脉硬化症。

5. 动态心电图（Holter）

（1）记录各种心律失常。

（2）十二导联 Holter 记录无痛性心肌缺血；比较胸痛时有无 ST 段压低，以明确胸痛的性质。

（3）胸痛时伴 ST 段抬高，有助于确诊冠状动脉痉挛（变异型心绞痛）。

6. 超声心动图

超声心动图是诊断心脏疾病极有价值的一项检查。

（1）确诊或排除多种器质性心脏病（先心病，风心病，心肌病）。

（2）冠心病心绞痛 绝大多数患者超声心动图是正常的。

（3）急性心肌梗死、陈旧性心肌梗死 有明确的室壁运动异常，超声心动图可以确诊这两类疾病。

（四）心理社会因素

心理社会因素包括环境应激源和个性特征模式两方面。暴露于应激源可以指急性的一次应激，也可以指工作条件下的长期慢性紧张。特定的紧张工作环境通常以高要求和时间紧迫感，以及控制和决策水平低为特征。这种模式在低收入工作中常见，可以部分地解释冠心病发病中的社会经济差别。个人对紧张环境的行为反应不仅包括敌意和沮丧，还包括不健康的生活方式，如吸烟、不合理膳食和缺乏体育锻炼等。

在面对一个个体或治疗一个患者时，要从整体的观点出发来看待他，其存在的问题可能包括社会环境、工作状况、个人情绪反应及生活方式等多方面。成功改善这些效应可增加危险因素控制的有效性。

【护理措施】

（1）心绞痛发作时要绝对卧床休息，同时舌下含服硝酸甘油。观察抗心绞痛类药物的不良反应。如亚硝酸类用药后常有头痛、头胀、面红、头晕等血管扩张作用的表现。对此药物敏感者易发生直立性低血压。严密监护，应保持环境安静。

（2）了解患者心理状态，性格特征、喜恶嗜好等，让患者保持乐观、松弛的精神状态，避免紧张、焦虑，情绪激动或发怒。

（3）给予低脂、低胆固醇、高维生素、易消化的清淡饮食，少量多餐，不宜过饱，禁烟酒。

（4）室温不宜过冷过热，因过冷与过热会增加心脏负担，心绞痛易发作。

（5）给予氧气吸入，2～3L/min。

（6）药物治疗是促使冠心病康复的重要手段，但是在用药过程中会有许多因素影响到药物的疗效。但在执行医嘱的同时，护理人员应努力观察和避免其他因素对用药过程的干扰。

（7）严密观察并注意下列各项

①心率、心律，疼痛部位、性质、持续时间及用药后是否好转。

②夜间应加强巡视，因心绞痛常在夜间及清晨发作。

③疼痛性质发生变化或心绞痛增频、加重，若患者疼痛持续 15 分钟以上或服药不缓解，应及时通知医生。

（8）疼痛稳定后，可做适当的体力活动。恢复期进行适当运动。在护理中应根据患者的不同情况，对其运动的方法和运动量加以指导。根据患者的体质、病情以不感过度疲劳为宜。

【健康指导】

1. 一般指导

指长期服用阿司匹林和血管紧张素转换酶抑制剂（ACEI）。前者具有抗血小板凝集作用，可减少冠脉内血栓形成；后者可改善心脏功能，减少心脏重塑、变形，对合并有高血压、心功能不全者更有帮助。

2. 应用 β 受体阻滞剂和控制血压

目前已证实，若无禁忌证的心肌梗死后患者使用 β 受体阻滞剂，可明显降低心肌梗死复发率、改善心功能和减少猝死的发生。控制高血压，对防治冠心病的重要性是众所周知的，一般来讲，血压控制在 130/85mmHg 以下，可减少冠心病的急性事件，且可减少高血压的并发症，如中风、肾功能损害和眼底病变等。

3. 降低胆固醇和戒烟

众所周知，胆固醇增高是引起冠心病的罪魁祸首，血清胆固醇增高应通过饮食控制和适当服用降脂药如他汀类药（如辛伐他汀、氟伐他汀钠、普伐他汀钠等），把胆固醇降到 4. 6mmol/L（180mg/dl）以下，这样可大大降低心肌梗死的再发率。最近通过循证医学研究证实，心肌梗死后患者即使血清胆固醇正常也要服降脂药，尤其是他汀类药，这样就能大大降低急性冠脉事件的发生率。因此，凡是心肌梗死患者无论血清胆固醇增高还是正常，都要长期服用降脂药。

4. 控制饮食和治疗糖尿病

每天进食过多富含胆固醇的食物如肥肉、动物内脏、蛋黄等，是促发冠心病的最大危险因素。因此，心肌梗死后的患者应当远离这些高胆固醇食物，提倡饮食清淡，多吃鱼和蔬菜，少吃肉和蛋。

糖尿病不仅可以引起血糖增高，也是引起脂质紊乱的重要原因。在同等条件下，糖尿病患者的冠心病患病率比血糖正常者要高出 2～5 倍。由此可见，控制糖尿病对冠心病患者是何等重要。

5. 教育和体育锻炼

冠心病患者应学会一些有关心绞痛、心肌梗死等急性冠脉事件的急救知识，如发生心绞痛或出现心肌梗死症状时可含服硝酸甘油和口服阿司匹林等，这可大大减轻病情和降低病死率。心肌梗死后随着患者身体的逐渐康复，可根据各自条件在医生指导下，适当参加体育锻炼及减少体重。这样不仅可增强体质，也是减少冠心病再发心肌梗死的重要举措。

七、心绞痛

【护理评估】

（1）评估诱发心绞痛的因素，了解疼痛的部位、性质及持续时间，观察抗心绞痛药物的疗效及不良反应，警惕心肌梗死的发生。

（2）监测患者的血压、脉搏、呼吸变化。

（3）监测心电图变化，注意有无形态、节律等变化，评估有无心肌缺血、心律失常。

（4）评估患者对疾病的认知程度和心理状态。评估患者的精神状态、患者对疾病的认识能力、患者的社会支持系统及利用情况。

【护理措施】

（1）根据患者病情合理安排休息和活动，充分保证足够的睡眠。心绞痛发作频繁时，应卧床休息，保持环境安静，严格控制探视。疼痛发作时，立即停止活动，就地休息。

（2）合理饮食，给予低脂肪、低胆固醇、低热量、适量纤维素的饮食。进食不宜过饱，避免暴饮暴食，控制食盐摄入量 $<5g/d$。戒烟酒，不饮浓茶和咖啡。

（3）患者胸痛时给予中等流量的间断吸氧。

（4）心绞痛严重时，遵医嘱舌下含服或静脉滴注硝酸甘油等，用药时注意滴速和血压的变化。

（5）保持大便通畅，避免用力大便。必要时使用缓泻剂或开塞露塞肛。

（6）给予患者安抚和心理支持，指导患者放松、缓解和消除紧张情绪。

【健康指导】

（1）指导患者避免诱发心绞痛的因素，纠正不良的生活方式，如避免高脂肪、高胆固醇、高盐饮食；避免情绪过度激动和精神高度紧张；戒烟酒，不饮浓茶和咖啡；避免寒冷刺激；避免长时间洗澡或淋浴等。

（2）告诉患者疼痛发作时的处理方法，随身携带“保健盒”，学会正确服药和疗效的观察。

（3）指导患者识别心肌梗死的先兆症状，如心绞痛发作频繁或程度加重、含服硝酸甘油无效时应立即护送就医。

（4）去除危险因素，积极治疗高脂血症、高血压病、糖尿病等。

（5）严格遵医嘱服药，定期复查。

八、急性心肌梗死

【护理评估】

（1）病情长短，诱发因素。

（2）心前区疼痛的性质、程度、持续时间，有无放射到其他部位。

（3）血压、脉搏、心率、心律的变化。

（4）关注心电图缺血的程度及心肌酶动态的变化。

（5）患者对疾病的认知程度及心理承受能力。

【护理措施】

1. 病情观察

（1）严密观察心肌梗死的前驱症状，如烦躁不安、皮肤湿冷、尿量减少等。

（2）严密监测心电示波的改变，及时发现波段及心律的异常表现。

（3）观察有否心源性休克的表现，如急性重病容、烦躁不安、气促、脉搏细速、皮肤湿冷、面色苍白、血压下降及脉压变小等。

（4）注意有无呼吸困难、烦躁、咳嗽、紫绀、心率加快，舒张期奔马律等心力衰竭的早期症状。

（5）使用镇静止痛药如吗啡、哌替啶时要注意观察有否呼吸抑制及血压变化，使用肝素钠、华法令等抗凝后观察皮肤黏膜有无出血点及穿刺点的出血情况等。

（6）经皮腔内冠脉成形术（PTCA）及支架植入术后观察患者神志、心率、心律、体温、血压的变化，二便的颜色。术后按要求保持恰当体位，观察术口有无渗血、出血，桡动脉及下肢动脉搏动、皮肤温度、颜色的变化等。

2. 基础护理

（1）病室内经常通风换气，保持安静、空气新鲜，注意保暖，防外感风寒。

（2）饮食给予半量清淡流质或半流质，伴心功能不全者应适当限制钠盐。

（3）卧床休息，协助日常生活，避免不必要的翻动，并限制探视，防止情绪波动。病情稳定时，鼓励患者床上做肢体活动。并发症者应适当延长卧床休息时间。

（4）保持情绪稳定，及时消除各种不良刺激。

（5）保持大便通畅，切忌大便用力，必要时可予缓泻药。卧床期间应在床上排大小便。

（6）使用抗凝药物期间，注意观察有无出血倾向。嘱患者不要用硬、尖物剔牙、耳道，各种操作要轻柔，穿刺部位应延长按压 5 ~ 10 分钟，防止皮下淤血。

（7）如病情需要行介入手术治疗，则按介入手术围手术期护理。

3. 对症护理

（1）疼痛　患者绝对卧床休息，注意保暖。并遵医嘱给予解除疼痛的药物，观察药物的反应，疼痛缓解程度。

（2）心源性休克　应将患者头部及下肢分别抬高 30° ~ 40°，高流量吸氧，密切观察生命体征、神志、尿量，必要时留置导尿管观察每小时尿量，保证静脉输液通畅。

（3）经 PCI 术后又再梗死者，或虽再通但仍有其他血管重度狭窄者，可紧急再行 PCI 扩张病变血管。

（4）心律失常　要密切观察心电图的变化，及时用药，必要时给予电除颤。

（5）心力衰竭　严密控制入量，嘱患者卧床休息，给予强心利尿药，做好抢救措施。

【健康指导】

（1）保持良好情绪，树立战胜疾病信心，避免各种诱发因素，如紧张、劳累、情绪激动、便秘、感染等。

（2）促进身心休息　患者能列举活动的限制，调整生活方式，缓和工作压力，保证充足睡眠，使心脏能充分恢复。

（3）合理饮食　原则上应选择低胆固醇、低动物脂肪、低热量、低糖类饮食，多吃蔬菜、水果，保持大便通畅。

（4）防治与冠心病有关的危险因素　患者能认识有关危险因素，积极治疗高血压、糖尿病、高脂血症等，自觉戒烟，避免肥胖及缺乏运动等不良因素。

（5）康复锻炼　注意劳逸结合，适当锻炼。

（6）嘱患者随身携带保健盒，并告知应用方法，以便紧急时应用。

（7）定期复查，坚持治疗　出院后继续常规用药，每月定期复查 1 次，并教会患者和家属发现病情变化及自救紧急措施。

九、心包炎

【护理评估】

（一）疾病相关因素

大都继发于全身性疾病，临床上以非特异性、结核性、风湿性，以及心肌梗死、尿毒症和肿瘤等引起者较为多见。

（二）身体评估

1. 心包摩擦音

急性纤维蛋白性心包炎的典型体征，两层心包膜因发炎表面粗糙并有纤维蛋白渗出，心脏搏动时，互相摩擦而产生，摩擦音常出现于胸骨左缘第三至五肋间隙，也可满布心前区，坐位、深吸气后屏息时较易听到。响的摩擦音在心前区扪诊可有摩擦感。通常持续时间短暂，它可存在数小时、数天，少数可达数周，当心包积液增多，使两层心包分开时，摩擦音可减弱甚至消失。

2. 心包积液

心包积液量超过 300ml 或积液发生较迅速时，可出现下列体征。

（1）心包积液本身体征　心浊音界向两侧迅速扩大，并可随体位改变，如坐位时下界增宽，平卧时心底部第二、三肋间增宽，心尖搏动位于心浊音界内减弱或消失。心音遥远，心率增快。有时在胸骨左缘第三、四肋间隙听到舒张早期附加音，亦称心包叩击音，与第一、二心音构成三音心律，此因心室舒张受限，进入心室血流突然受阻，形成漩涡冲击心室壁所产生。

（2）心包填塞征　急性心包填塞时，心搏出量明显下降，心率加快，脉搏细弱，动脉收缩压下降，脉压减少，严重者可出现休克。慢性心包填塞时，静脉淤血征象明显，可有颈静脉怒张而搏动不显，且在吸气期更明显（Kussmaul 征），肝颈静脉回流征阳性，肝脏肿大伴压痛及腹水，下肢浮肿；可发现奇脉，即吸气时脉搏减弱或消失，呼气时脉搏增强或重视，听诊血压时，可发现呼气期收缩压较吸气期高出 10mmHg 以上。

（3）左肺受压征　心包积液多从横膈上的心包腔先开始积聚，而后充满胸骨后的心包腔大量心包积液时，膨胀的心包腔可压迫肺及支气管，体检时可发现左肩胛的内下方有一浊音区，并伴有语颤增强及支气管性呼吸音，亦称 Ewart 征。

（三）实验室检查

白细胞计数增加与否，视病因而定，化脓性心包炎者白细胞计数及中性粒细胞明显增高，心包穿刺抽液，可进一步明确心包液体为渗出性、脓性或血性，并可涂片及培养可能查出感染原，肿瘤性心包积液可查出瘤细胞。

（四）辅助检查

1. X 线检查

成人心包积液少于 300ml 时，X 线征象不多，难以发现，积液达 300～500ml 或更多时，心脏阴影才出现普遍性的向两侧扩大，心影形态可因体位不同而改变。并有上腔静脉明显扩张及心膈角变钝的表现。当心包积液超过 1000ml 时，心影明显扩张，外形呈三角形或烧瓶状，各心缘弓的正常界限消失，透视可见心脏搏动减弱或消失，肺野常清晰。X 线计波摄影或心脏电记波描记可见心脏搏动减弱或消失。

2. 超声心动图检查

当心包积液量超过 50ml 时，M 型超声心动图即显示在心室收缩时，左心室后壁与后心包壁层间有液性暗区；如该暗区在舒张期亦可见，表明积液量在 400～500ml，二维超声心动图，在心包内有中等积液量时，可见液性暗区较均匀地分布在心脏外周，超声心动图检查迅速可靠，简单易行，无创伤性，可在床旁反复进行。

3. 心电图检查

急性心包炎时，由于炎症常波及心外膜下心肌，而出现广泛的心肌损伤型心电图改变，典型者早期，除 AVR 导联外。各导联 ST 段普遍抬高，弓背向下，经数日至数周后恢复。继之 T 波低平或倒置，可持续数周或数日，至心包炎消失后可恢复。发生心包积液后，除 T 变化外，还可有肢导联 QRS 波群低电压，此可能与心包液体引起心电“短路”有关，大量心包积液时，还可出现“电交替”现象。多与心脏悬浮在心包腔中致机械活动度加大有关。此外，常有窦性心动过速。

4. 核素扫描

静脉注射 125 标记的白蛋白进行血池扫描。核素可示真正的心腔大小，X 线片中心脏影如大于扫描图，则表示增大的部分系渗液。

（五）心理社会方面

评估患者的精神状态，评估患者对疾病的认识能力，评估患者的社会支持系统及利用情况。

【护理措施】

1. 基础护理

（1）急性心包炎患者应卧床休息，给予氧气吸入，并保持情绪稳定，以免因增加心肌耗氧量而加重病情。休息时可采取半卧位以减轻呼吸困难；出现心包填塞的患者往往采取强迫前倾坐位，应给患者提供可趴俯的床尾小桌，并加床档保护患者，以防坠床。

（2）饮食上给予高热量、高蛋白、高维生素、易消化的半流食或软食；如有水肿，应限制钠盐摄入。

2. 专科护理

（1）注意胸痛及心前区疼痛，若症状明显，应及时通知医师，按医嘱给予镇痛剂或镇静剂。注意观察疼痛的性质，疼痛发展快者一般为化脓性心包炎，慢者大都为结核性、肿瘤和非特异性；疼痛较剧烈者多为急性非特异性和化脓性心包炎。如在深吸气、咳嗽、变换体位时疼痛，系心包炎累及胸膜引起。局部可放置冰袋，减少咳嗽和变换体位以使疼痛减轻。干性纤维蛋白性心包炎，可取左侧卧位，减少胸膜摩擦，减轻疼痛。

（2）密切观察呼吸、血压、脉搏、心率、面色等变化。如出现面色苍白、呼吸急促、烦躁不安、紫绀、血压下降、刺激性干咳、心动过速、脉压小、颈静脉怒张加重及静脉压持续上升等心包填塞的症状，应立即帮助患者取坐位，身躯前俯，并及时通知医师，备好心包穿刺用品，协助进行心包穿刺抽液。如不能缓解症状，应考虑心包切开引流。

（3）药物治疗时，观察药物的疗效及可能出现的毒副作用。心包穿刺术既用于诊断，又是一项重要的治疗措施。可以帮助明确心包积液性质及病原，又在大量心包积液时能解除心包填塞症状，在化脓性、结核性或癌性积液时，可向心包腔内注入药物。

①心包穿刺术的术前准备　协助医师做超声波检查，确定积液的多少，并可指导选择穿刺进针的部位、深浅和方向；向患者做好解释，争取患者合作，必要时给予镇静剂；术前准备好各种试管（包括培养皿及酒精灯等），以便留取标本送检，并做好抢救物品的准备。

②术中协助医师完成各项操作，进行持续心电监护，并将穿刺针尾部与心电监护胸前导联连接，如穿刺针触及心肌，心电示波可出现 ST 段上抬，这时可后撤少许穿刺针。

③术后密切观察患者面色、表情、呼吸，嘱患者平卧位或半卧位休息 4 ~ 6 小时，每小时测血压 1 次，直至平稳。进行连续心电监护，密切注意心率、心律变化，并给予氧气吸入，详细记录患者尿量及脉搏（有无奇脉）情况。术后常规应用抗生素 3 ~ 5 日，以预防感染。

3. 心理护理

（1）患者气急发生后，常常精神紧张，甚至是恐惧心理，陪护人员应守护在旁，给予解释和安慰，消除不良心理因素，取得患者的配合。

（2）在行心包穿刺抽液治疗前，向患者做好解释工作，通过讲解此项治疗的意义、过程、术中配合事项等，减轻恐惧不安情绪。护士可在手术中陪伴患者，给予支持、安慰。

【健康指导】

（1）心包炎患者的机体抵抗力减弱，应注意充分休息，加强营养，预防各类感染。

（2）继续进行药物治疗，教会患者如何正确服药及观察疗效、副作用。

（3）大多数心包炎可以治愈。结核性心包炎病程较长，鼓励患者坚持治疗；而急性非特异性心包炎则易复发，部分患者可演变为慢性缩窄性心包炎。

（4）定期复查。

十、心肌炎

【护理评估】

1. 疾病相关因素

以引起肠道、上呼吸道感染的各种病毒最多见。绝大多数病毒性心肌炎是由柯萨奇病、艾柯病毒和脊髓灰质炎病毒引起。

2. 身体评估

可见与发热程度不平行的心动过速，各种心律失常，心尖部第一心音减弱、出现第三心音，舒张期奔马律；或有颈静脉怒张、水肿、肺部啰音及肝大、心脏扩大等心力衰竭体征。重症出现心源性休克体征。

3. 辅助检查

（1）X线　可有心影增大，多为轻、中度增大。明显增大者多伴有心包积液。此时，心影呈球形或烧瓶状，心搏动明显减弱。

（2）心电图　ST－T变化，主要表现有ST段抬高或压低，T波低平或倒置；心律失常，可有窦房结、房室结、心室内传导阻滞，尤其是Ⅰ度、Ⅱ度Ⅱ型和Ⅲ度房室传导阻滞，是急性心肌炎较有特征的心电图异常，多为暂时性的；异位节律以室性期前收缩最常见，且可是心肌炎的惟一表现。

（3）超声心动图　心肌炎的超声心动图检查无特异性。可检出心脏扩大，局限性或广泛的心脏搏动减弱，心功能减退及心包积液等。

（4）核素心室造影　2/3患者可见到左心室射血分数减低。

（5）病毒学检查　在急性期从心内膜、心肌、心包或心包穿刺液等组织中检测出病毒、病毒基因片段或病毒蛋白抗原。

4. 心理社会方面

评估患者对疾病的认识能力，评估患者潜在的风险。

【护理措施】

1. 基础护理

（1）休息　包括体力与精神方面。急性期必须卧床休息，无并发症可卧床休息1个月，合并心力衰竭严重者可休息6～12个月，直至症状消失。避免一切不良刺激，以消除患者紧张心态，使之能正确对待疾病，积极地配合治疗及护理。

（2）饮食护理　在饮食上心肌炎患者应严格遵照低热量的原则以减轻心脏负荷。少食多餐，避免刺激性食物。心功能代偿良好的患者予普食或低盐饮食。心功能代偿不全者，应予清淡、易消化、减少胃肠胀气的饮食，同时限制钠盐及水的摄入。水肿患者钠盐及水入量限制在1500ml以内。

2. 专科护理

（1）观察病情变化　密切观察患者体温、心率、血压、心律变化，做好记录，为诊断治疗提供依据。

（2）监护　对合并房室传导阻滞、心力衰竭或心源性休克等患者给予高流量吸氧，4～6L/min。保持静脉输液的通畅，以便于抢救治疗。持续心电监护，密切测量血压、心律、心率等生命体征。如有异常立即报告医生，并协助处理，避免发生心跳骤停。

（3）心理护理　加强有关疾病和治疗知识的教育，避免患者悲观、失望、忧虑、沮丧等情绪，同时做好家属的工作，提供患者情感支持，给予理解和关照。

【健康指导】

（1）注意劳逸结合，避免过度劳累，适当体育锻炼，提高和增强机体抗病能力，对于转为慢性者，出现心功能减退，持久性心律失常时应限制活动充分休息。

（2）饮食指导，限制钠盐，不宜过饱，禁烟酒、咖啡等刺激性食物。

（3）避免诱发因素，加强饮食卫生，注意保暖，防止呼吸道和肠道感染。

（4）坚持药物治疗，定期复查。

（5）病情变化时及时就医。

十一、心包积液

【护理评估】

1. 疾病相关因素

（1）感染。

（2）全身性疾病，如结缔组织病、代谢病、变态反应等。

（3）原发性或继发性肿瘤。

（4）药物诱发。

（5）外伤。

2. 身体评估

心包积液超过300ml，心浊音界增大，随体位改变而变化，心尖搏动减弱或消失，心尖搏动点在心浊音界左缘内侧或不能触及，心音遥远，有时在胸骨左缘第三、四肋间听到舒张早期心包叩击音。Ewart征，在背部左肩胛角下呈浊音、语颤增强和支气管呼吸音。Rotch征，在胸骨右缘第三至六肋间出现实音。

3. 辅助检查

（1）胸部X线检查　当心包积液量超过300ml，心脏正常轮廓消失，心影呈三角形或梯形扩大。心包积液量少时，在病程进行中需要重复X线摄片，做前后对比，较易发现心脏阴影增大。

（2）超声心动图　心包积液超过50ml，能发现心包腔内异常液性暗区，心脏运动明显增强。大量心包积液时可出现心脏摇摆综合征。

（3）心电图　渗出性心包炎时常为窦性心动过速、普遍性低电压。疾病早期，各导联ST段弓形上升，T波高耸。

（4）诊断性心包穿刺　证实心包积液的存在。

（5）心包活检　主要指征为病因不明而持续时间较长的心包积液。

4. 心理社会方面

评估患者对疾病的认识能力，评估患者潜在的风险。

【护理措施】

1. 基础护理

（1）卧床休息，给予吸氧，保持情绪稳定。休息时可取半卧位减轻呼吸困难。

（2）饮食上给予高热量、高蛋白、高维生素、易消化的半流食或软食。

2. 专科护理

（1）注意观察心包积液的量、性质，如放置引流患者需每日记录并及时汇报医生。

（2）密切观察呼吸、血压、脉搏、心率、面色等变化。如出现面色苍白、呼吸急促、烦躁不安、紫绀、血压下降、刺激性干咳、心动过速、脉压小、颈静脉怒张加重及静脉压持续上升等心包填塞的症状，应立即帮助患者取坐位，身躯前俯，并及时通知医师，备好心包穿刺用品，协助进行心包穿刺抽液。如不能缓解症状，应考虑心包切开引流。

（3）心包穿刺术既用于诊断，又是一项重要的治疗措施。

①心包穿刺术的术前准备　协助医师做超声波检查，确定积液的多少，并可指导选择穿刺进针的部位、深浅和方向；向患者做好解释，争取患者合作，必要时给予镇静剂；术前准备好各种试管（包括培养皿及酒精灯等），以便留取标本送检，并做好抢救物品的准备。

②术中协助医师完成各项操作，进行持续心电监护，并将穿刺针尾部与心电监护胸前导联连接，如穿刺针触及心肌，心电示波可出现ST段上抬，这时可后撤少许穿刺针。

③术后密切观察患者面色、表情、呼吸，嘱患者平卧位或半卧位休息4~6小时，每小时测血压1次，直至平稳。进行连续心电监护，密切注意心率、心律变化，并给予氧气吸入，详细记录患者尿量及脉搏（有无奇脉）情况。术后常规应用抗生素3~5日，以预防感染。

3. 心理护理

（1）医务人员给予解释和安慰，消除不良心理因素，取得患者的用药配合。

（2）在行心包穿刺抽液治疗前，向患者做好解释工作，通过讲解此项治疗的意义、过程、术中配合事项等，减轻恐惧不安情绪。护士可在手术中陪伴患者，给予支持、安慰。

【健康指导】

（1）患病期间应注意充分休息，加强营养，预防各类感染。

（2）继续进行药物治疗，教会患者如何正确服药及观察疗效、副作用。

（3）鼓励患者坚持治疗。

（4）定期复查。

十二、慢性肺源性心脏病

【护理评估】

1. 疾病相关因素

（1）肺动脉高压的形成是肺心病发生的先决条件。

（2）右心室肥大和右心功能不全。

2. 身体评估

不同程度的发绀和肺气肿体征。偶有干性或湿性啰音，心音遥远，三尖瓣区闻及收缩期杂音或剑突下心脏搏动增强，提示右心室肥大。部分患者因肺气肿使胸腔内压升高，阻碍腔静脉回流，可有颈静脉充盈。

3. 辅助检查

（1）X线　除肺、胸基础疾病及急性肺部感染的特征外，尚可有肺动脉高压征，如右下肺动脉干扩张；肺动脉段明显突出或其高度≥3mm；中央动脉扩张，外周血管纤细，形成“残根”征；右心室增大。

（2）心电图　主要表现右心室肥大的改变，如电轴右偏及肺性P波。也可出现右束支传导阻滞及低电压图形。

(3) 超声心动图　通过测定右心室流出道内径（≥30mm）、右心室内径（≥20mm）、右心室前壁的厚度、左右心室内径比值（<2）、右肺内径或肺动脉干及右心房增大等指标，可诊断慢性肺心病。

4. 实验室检查

(1) 血气分析　肺功能代偿期可出现低氧血症或合并高碳酸血症，当 $PaO_2 <$ 60mmHg、$PaCO_2 >$ 50mmHg 时，表示有呼吸衰竭。

(2) 血液检查　红细胞和血红蛋白升高，血液黏稠度增加。合并感染时，血白细胞计数、中性粒细胞增高。

5. 心理社会方面

评估患者对疾病的认识能力，评估患者潜在的风险。

【护理措施】

1. 基础护理

(1) 休息　呼吸困难和心力衰竭时，应卧床休息。

(2) 饮食护理　给予高热量、高维生素、高蛋白饮食，禁烟酒。心力衰竭时限制钠盐摄入量。

(3) 吸氧　缺氧伴二氧化碳潴留一般给予低浓度低流量吸氧，流量 1～2L/min，浓度约 25%～30%。

2. 专科护理

(1) 观察病情变化　除观察呼吸衰竭和心力衰竭的表现外，需注意有无并发症发生。

(2) 保持呼吸道通畅　清醒患者鼓励咳嗽排痰，痰液黏稠这可行雾化吸入。意识障碍应予吸痰，必要时行气管插管或切开。

(3) 观察药物不良反应　重症患者避免使用镇静药、麻醉药、催眠药，以免抑制呼吸功能和咳嗽反射。

(4) 氧疗护理　根据缺氧和二氧化碳潴留程度，合理用氧。

3. 心理护理

加强有关疾病和治疗知识的教育，避免患者悲观、失望、忧虑、沮丧等情绪，同时做好家属的工作，提供患者情感支持，给予理解和关照。

【健康指导】

(1) 注意劳逸结合，避免过度劳累。

(2) 合理饮食，限制钠盐，不宜过饱，禁烟酒、咖啡等刺激性食物。

(3) 避免诱发因素，如劳累、受凉、情绪激动等。

(4) 病情变化时及时就医。

第四节　消化系统疾病护理常规

一、一般护理

(1) 按内科一般护理常规，消化系统疾病的护理常规进行护理。

(2) 严格控制饮食。入院后由医生根据各种病情而定，一般食用易消化、少渣的软食。

(3) 消化道出血患者绝对卧床休息，禁食，必须严密观察呕血，便血量及颜色，严密监测脉搏、血压、体温等生命体征的变化。

(4) 禁食患者必须保证足够输液量进入体内，并记录24小时出入量，各种引流物及一切排泄物，均需观察颜色、量、内容，并详细记录。

(5) 一般患者根据病情适当卧床休息或绝对卧床休息，要注意皮肤的护理，防止褥疮发生，肝硬化腹水患者注意下肢及阴囊水肿的护理。

(6) 腹痛患者应详细观察腹痛部位、性质、程度和腹痛的伴随症状，如体温等。禁止使用麻醉药品，防止掩盖真实病情，如为功能性腹痛者，多给予精神安慰或暗示疗法。

(7) 恶性肿瘤患者要注意保护性医疗，进行化疗时应注意用药剂量、选择血管，防止药液外渗而造成不必要的痛苦。

(8) 做好各种检查的准备工作，术中配合及术后的各项护理要求，如胰胆管造影、纤维结肠镜、选择性血管造影、肝穿刺、经皮穿刺、胆囊造影及置管引流术等。

(9) 配合做好各种辅助检查，留好各种标本，及时送检，如查阿米巴滋养体的新鲜大便、24小时全份大便、D－木糖（右旋木糖）试验的尿标本等。

二、胃及十二指肠溃疡

【护理评估】

1. 相关因素

胃酸和胃蛋白分泌增多、幽门螺杆菌感染、胃运动功能障碍、十二指肠内容物反流、精神因素等多种因素均可造成胃及十二指肠溃疡。

2. 阳性体征

(1) 疼痛是溃疡病突出的症状，多为隐痛、胀痛或烧灼痛。

(2) 反酸、嗳气、恶心、呕吐亦是溃疡病的临床表现。

(3) 出血、穿孔、幽门梗阻和癌变是溃疡病的4个并发症。

3. 实验室检查

(1) 大便潜血试验　潜血试验阳性提示溃疡活动。

(2) 胃液分析　胃溃疡患者胃酸分泌正常，十二指肠球部溃疡患者胃酸分泌增高。

4. 辅助检查

胃镜检查可直接观察溃疡部位、病变大小、性质，并可取活体组织做病理检查。

5. 主要护理问题

(1) 疼痛与溃疡病上腹痛有关。

(2) 潜在并发症　消化道出血与溃疡浸润血管有关；穿孔与溃疡穿透胃肠壁有关。

(3) 焦虑与溃疡病反复发作有关。

【护理措施】

(1) 向患者讲解季节变化、情绪波动、饮食失调对消化性溃疡的发生、发展均有重要影响。鼓励患者应保持乐观的情绪。生活规律，劳逸结合，避免过度的精神紧张，无论在溃疡活动期还是缓解期都很重要。

(2) 对于溃疡有活动，大便潜血阳性患者嘱卧床休息。一般溃疡病患者要求避免过度疲劳，注意劳逸结合。卧床期间做好患者的生活护理。

(3) 了解患者疼痛特点，如有典型节律，可按其特点指导缓解疼痛的方法，如十二指肠溃疡系空腹痛或午夜痛，给患者准备制酸性食物在疼痛前进食或服用抗酸药物防止疼痛的发生。

(4) 烟、酒是刺激溃疡发病的因素，对于嗜烟、酒的患者，应积极鼓励患者戒烟、戒酒。

(5) 定时进餐、少量多餐，使胃内经常保持食物存在，起到稀释胃液，中和胃酸的作用，避免粗糙、酸辣等刺激性食物，有利于溃疡愈合。

(6) 有营养不良的患者，应供给充足的蛋白质，进食富有营养但又易消化的食物。适量选用脂肪可以抑制胃酸分泌，但有高脂血症的患者慎用。碳水化合物对胃酸分泌没有影响，可以放心选用。尽量少吃或不吃巧克力、咖啡和碳酸类饮料及刺激性调味品，如胡椒、辣椒、咖喱等，急性期更要避免。并注意不要偏食，进食不能过快、过烫、过冷，不能暴饮暴食。

(7) 嘱患者细嚼慢咽，避免急食。咀嚼可增加唾液分泌，唾液能稀释和中和胃酸，具有提高黏膜屏障作用。

(8) 溃疡患者一般不应长期服用阿司匹林类的药物，如果需要，应严格遵照医嘱，并同时观察有无溃疡病的发作或加重。

(9) 严格遵医嘱用药，注意用药后的反应。

(10) 观察腹痛的部位与程度，大便性状，对于突发性剧烈腹痛，应注意有无穿孔并发症；大便呈柏油便或呕血说明消化道出血，均应及时报告医师。

(11) 患者及家属还要观察粪便颜色，警惕溃疡出血引起的血便或黑便。同时还应注意患者有无头晕、心悸、出冷汗，甚至休克等失血表现，一旦出现及时就医。

(12) 在季节更换时尤其要提醒患者注意饮食规律，劳逸结合，并保持心情舒畅，以防溃疡复发。

【健康指导】

溃疡病是常见的慢性病，病情不重时要坚持长期、全面的治疗。对患者进行健康教育，向患者和家属介绍溃疡病的病因、诱发因素，讲解有规律生活及饮食调整对疾病痊愈的重要作用。

三、胃炎

【护理评估】

1. 相关因素

急性应激、药物、胆汁反流、幽门螺杆菌感染是常见因素。

2. 阳性体征

急性胃炎多无症状或有上腹不适、腹胀等消化不良表现，亦可发生大出血；慢性胃炎一般无症状，部分有上腹痛或饱胀感，疼痛无规律，可有嗳气、泛酸等不适。

3. 实验室检查

大便潜血试验阳性提示考虑本病。

4. 辅助检查

胃镜检查是最可靠的确诊方法，可取活检进一步明确诊断。

【护理措施】

（1）帮助患者寻找病因，以便去除发病因素，控制病情进展。

（2）生活规律，劳逸结合，避免过度的精神紧张。

（3）对于有出血的患者，嘱卧床休息，并患者要求避免过度疲劳，注意劳逸结合。卧床期间做好患者的生活护理。

（4）避免烟酒刺激，对于嗜烟酒的患者，应积极鼓励患者戒烟、戒酒。

（5）定时进餐，细嚼慢咽，避免急食，避免粗糙、酸辣等刺激性食物。

（6）胃炎患者一般不应长期服用阿司匹林类的药物，如果需要，应严格遵照医嘱，并同时观察有无溃疡病的发作。

（7）严格遵医嘱用药，注意用药后的反应。

（8）观察腹痛的部位与程度、大便性状，对于突发性剧烈腹痛，应注意有无上消化道出血。大便呈柏油便或呕血说明消化道出血，均应及时报告医师。

（9）患者及家属还要观察粪便颜色，警惕引起溃疡出血而出现的血便或黑便，一旦出现及时就医。

【健康指导】

胃炎是常见的慢性病，病情不重时要坚持长期、全面的治疗。对患者进行健康教育，向患者和家属介绍诱发因素和病因，讲解有规律的生活及饮食调整对疾病痊愈的重要作用。

四、溃疡性结肠炎

【护理评估】

1. 相关因素

病因尚未明确，目前认为可能与免疫异常、遗传、氧自由基损伤、感染、精神因素及过敏等因素有关。

2. 阳性体征

（1）腹泻与腹痛是本病的主要症状，黏液脓血便较为特色。

（2）肠外表现有时较胃肠道症状更早出现，常见有口腔溃疡、结节性红斑、关节炎、眼脉络膜炎。

3. 实验室检查

（1）粪便检查　黏液脓血便，镜检有红细胞、白细胞与巨噬细胞。

（2）血液检查　急性期白细胞计数增多，红细胞沉降率加速，重症者凝血酶原时间延长，血清白蛋白及钠、钾、氯降低。

4. 辅助检查

结肠镜检查是重要的诊断方法，可确诊病变范围。

5. 主要护理问题

（1）腹泻与肠道炎变、肠道功能紊乱和肠吸收不良有关。

（2）体温过高与肠道炎变及组织破坏后毒素吸收有关。

(3) 营养失调　低于机体需要与肠吸收不良有关。

(4) 潜在并发症　消化道出血与溃疡浸润血管有关。

(5) 有感染的危险与长期大剂量使用激素有关。

(6) 焦虑与病情反复迁延不愈有关。

【护理措施】

(1) 按消化内科护理常规护理。

(2) 急性发作和重症患者需卧床休。轻型患者要求生活有规律，注意劳逸结合，可适当从事轻工作，以减轻心理压力，有利于疾病的康复。

(3) 溃疡性结肠炎患者由于病程长，患者大多抑郁或焦虑，思想顾虑较重，需给予患者心理疏导，加强患者战胜疾病的信心。

(4) 患者应食用质软、易消化、少纤维又富有营养的食物，保证每日摄入所需热量，避免食用刺激性食物或牛奶、乳制品。对病情严重的患者应禁食、禁水，并给予胃肠外营养，使胃肠道得以充分休息以利于减轻炎症，控制症状。

(5) 对于胃肠外营养的患者，应有计划地使用外周血管，必要时留置 PICC，遵从 PICC 护理常规。并遵医嘱给予静脉高营养及必要的抗炎治疗。

(6) 监测患者生命体征及体重，观察腹泻次数、性状及腹痛等症状变化。及时发现问题，及时处理。持续高热者按高热护理常规处理。

(7) 做好患者的生活护理，尤其腹泻次数多时要做好肛周护理，便后温水清洗，避免使用碱性洗液；卫生纸要柔软，避免用力擦拭；保持肛周皮肤干燥，及时更换污染和潮湿的被服。对于有肛瘘的患者，除上述方法外，还应每晚用 1∶5000 高锰酸钾溶液坐浴。

(8) 要遵医嘱服药，尤其服用肾上腺皮质激素的阶段，不能擅自停药或更改剂量，应按时按量服用。注意观察激素的副作用，如感染、骨质疏松等。服用激素期间注意个人卫生，避免到人多、空气不流通的地方，以免发生感染。

(9) 服用水杨酸偶氮磺胺吡啶（SASP）的患者也不能自行停药或增减剂量。SASP 在肠内可分解为 5 - ASA，即 5 - 氨基水杨酸和磺胺吡啶。5 - ASA 是 SASP 的有效成分，具有抑制前列腺素的作用，可减少腹泻。磺胺吡啶主要的副作用，如胃肠道症状、白细胞减少、皮疹等，使用时应注意观察。饭后服用，以减少胃肠道刺激。

(10) 对有些患者可以做保留灌肠治疗，如锡类散、中药制剂等药物。若腹痛明显，可在灌肠液中加入利多卡因注射液以减轻腹痛症状。灌肠前嘱患者排净粪便，灌肠后嘱患者做膝胸位或俯卧以枕头垫高臀部 15 ~ 20 分钟，以保证药液充分流入肠内。灌后嘱患者尽量保留药液。灌肠每日早晚各 1 次或每晚 1 次。

(11) 对于急性期患者，护士要有随时做好抢救工作的心理准备，一旦有消化道大出血及时处理。若出现肠穿孔，及时与外科联系，做好手术前护理准备，尽早手术治疗。

(12) 注意观察患者的情绪变化，疾病迁延不愈，反复发作，易使患者灰心，甚至不配合治疗。护士要做好患者的心理护理，结合患者情况给予卫生宣教，帮助其树立战胜疾病的信心。

【健康指导】

本病病因未明，病程长，排便次数增多往往给患者精神上带来困扰。应教育患者及家属正确认识疾病，从休息、饮食及合理用药等多方面措施控制病情发展并逐步得以缓解和康复。由于病程长，必须把药物的性能、每日服用剂量、用法、药物的副作用向患者和家属解释清楚，以利于出院后能正确用药。必须有贫血或营养不良的患者详细指导采取合理营养。对于可能出现的并发症做适当说明，并嘱咐及时到医院便于采取措施，以免耽误病情。

五、肝硬化

【护理评估】

（一）相关因素

引起肝硬化的原因很多，我国以病毒性肝炎最为常见，国外则以酒精中毒居多。日本血吸虫病、药物或化学毒物、胆汁淤积、循环障碍等亦均为发病的病因。

（二）阳性体征

1. 代偿期

症状轻，甚至无任何不适。早期以乏力、食欲不振较为突出，可伴有恶心、厌油腻、腹胀、上腹不适及腹泻。肝脏轻度肿大，质偏硬，可有轻压痛，脾脏轻、中度肿大。

2. 失代偿期

主要表现为肝功能减退和门静脉高压所致的症状和体征。

（三）实验室检查

1. 血常规检查

失代偿期有不同程度的贫血。脾功能亢进时白细胞和血小板计数减少。黏液脓血便，镜检有红细胞、白细胞与巨噬细胞。

2. 尿常规检查

失代偿期可有蛋白尿、血尿和管型尿。有黄疸时尿胆红素和尿胆原增加。

3. 肝功能检查

代偿期正常或轻度异常，失代偿期多有异常。

4. 腹水检查

一般为漏出液。

（四）辅助检查

超声检查可显示肝脏大小和外形改变，脾脏肿大、门脉高压症时可见门静脉、脾静脉直径增宽，有腹水是可见液性暗区。

（五）主要护理问题

1. 潜在并发症

（1）消化道出血　与食管胃底静脉曲张破裂有关。

（2）肝性脑病　与肝硬化消化道出血、严重感染、大量利尿或放腹水、摄取含氮食物或饮酒、手术、用药不当等因素有关。

（3）电解质紊乱　与放腹水应用利尿剂有关。

2. 营养失调

低于机体需要量与消化道消化吸收功能减退、肝脏蛋白合成能力减少有关。

3. 腹泻

与肠道黏膜水肿、肠道吸收不良有关。

4. 生活自理能力缺陷

与营养不良或大量腹水有关。

【护理措施】

（1）肝硬化并发感染时，须绝对卧床休息，避免精神紧张。有腹水者，如呼吸困难，应取半卧位。下肢水肿严重时，可协助抬高患肢，以消退水肿。关注患者安全，防止因乏力或腹水量多而导致跌倒、碰伤。

（2）给予易消化、富于营养，含有高蛋白、低脂肪、高维生素、糖类食物。做到定时、定量、有节制。早期可多吃豆制品、水果、新鲜蔬菜，适当进食糖类、鸡蛋、鱼类、瘦肉；当肝功能显著减退并有肝昏迷先兆时，应对蛋白质摄入适当控制，避免血氨增高；如有腹水者，应限制钠盐的摄入，提倡低盐饮食或忌盐饮食。食盐每日摄入量不超过 1～1.5g，饮水量在 2000ml 内；严重腹水时，食盐摄入量应控制在 500mg 以内，水摄入量在 1000ml 以内；对于有静脉曲张的患者应采用高热量、高蛋白、高维生素的软饭或少渣软饭。饮食要细软，避免食粗糙坚硬、带刺带骨的食物，烹调方式以蒸、煮、炖为宜。不宜进食油炸食物和过热食物以防并发出血。

（3）肝硬化患者抵抗力低下，易并发感染，特别是水肿患者应注意预防褥疮。积极预防和治疗口腔、呼吸道、泌尿道或肠道感染，以免导致昏迷。

（4）关注皮肤护理，保持床单位干燥、平整、无渣，受压局部经常给予热敷和按摩，预防褥疮。有黄疸的患者要避免搔抓皮肤，注重皮肤清洁卫生。

（5）对于黄疸及皮肤瘙痒的患者，要注意清洁皮肤，经常温水擦洗全身，定时翻身，勤换内衣；避免抓挠及使用碱性肥皂，以免抓破皮肤而感染，使用碱性肥皂进一步刺激皮肤。

（6）限制水和盐摄入，准确记录出人量，定期测量腹围和体重，协助医师做好腹腔穿刺的护理。

（7）经静脉补充营养，如进食量不足以维持患者的营养，静脉输入 10% 的血浆及白蛋白等。

（8）遵医嘱服药，指导患者按时、按量服药，有食管胃底静脉曲张的患者口服药应研碎服，以免碰破曲张静脉出血。

（9）乙肝后肝硬化患者若处在乙肝病毒活动期，应遵医嘱进行床单位隔离。

（10）协助患者保持大便通畅，必要时可使用缓泻剂，以便及时排出肠道内毒素和有害细菌。

（11）肝功能不全或有肝昏迷前期症状出现时，慎用镇静药、麻醉药。

（12）密切观察患者神志及一般状况，监测生命体征及血、尿、便常规，血电解质，肝、肾功能等指标的变化。

（13）患者出现心慌、烦躁不安、神志恍惚，甚至昏迷，应按肝性脑病护理常规护理。

（14）患者出现呕血、便血或粪便、呕吐物潜血阳性，应按消化道出血护理常规护理。

【健康指导】

（1）护士应帮助患者和家属掌握本病的有关知识和自我护理方法，分析和消除不利于个人和家庭应对的各种因素，树立治病信心，保持愉快心情，配合治疗计划。

（2）保持身心休息。代偿期患者一般可以参加轻工作，但应避免疲劳；失代偿期患者则以卧床休息为主。总之，保证足够休息和睡眠，生活起居有规律，有节制地活动，注意劳逸结合。同时注意保暖和个人卫生，预防感染。

（3）切实遵循饮食治疗原则，安排好营养食谱。

（4）按医师处方用药，改变治疗用药物，应征得医师同意，以免服药不当而加重肝脏负担和肝功能损害。如服用利尿剂者，若出现软弱无力、心悸等症状时，提示低钾、低钠血症，应及时就医。

（5）家属应理解关心患者，细心观察，及早识别病情变化，如患者出现性格、行为改变时可能为肝性脑病的前驱症状时，或消化道出血等并发症时，应及时就诊。定期门诊随诊。

六、原发性肝癌

【护理评估】

1. 相关因素

乙型病毒肝炎、肝硬化、长期酗酒、食物中致癌物质的长期摄入，均与癌症有关。

2. 阳性体征

（1）肝区疼痛　为常见的首发症状，多呈持续性右上腹钝痛或刺痛。

（2）胃肠道症状　食欲减退、腹胀、恶心、呕吐及腹泻等。其中以食欲减退和腹胀为多见。

（3）全身症状　乏力、进行性消瘦、发热、营养不良。晚期出现恶液质。

（4）转移癌的表现　肝癌可向肺、骨、胸腔转移，并出现相应的症状。

（5）阳性体征　肝肿大、黄疸为常见体征。

3. 实验室检查

甲胎蛋白检测是肝癌早期诊断的重要方法之一。准确率达98%左右。

4. 辅助检查

（1）影像学检查　B型超声、CT、X线、肝血管造影、MRI均能对肝癌进行诊断。

（2）肝穿刺活检　是取得病理的有效办法，但具有一定的局限性和危险性。

5. 主要护理问题

（1）潜在并发症

①消化道出血与食管胃底静脉曲张破裂有关。

②肝性脑病与肝功能衰竭有关。

（2）营养失调　低于机体需要量与癌症长期消耗肝脏蛋白合成能力减少造成的恶液质有关。

（3）生活自理能力缺陷与恶液质、疼痛有关。

（4）疼痛与肝脏肿瘤浸润生长有关。

【护理措施】

（1）创造舒适、安静的修养环境。晚期伴有腹水、黄疸者应卧床休息，以减少机体消耗。对病情稳定的患者，可适当进行活动，以增加机体抵抗力。

（2）鼓励患者进食高蛋白、高维生素饮食。进食量少者给予支持疗法。如静脉补液，必要时给予白蛋白。患者伴有肝功能衰竭或肝性脑病倾向，蛋白质摄入应减少，甚至暂禁蛋白质饮食。

（3）加强基础护理，如口腔护理、皮肤护理等，以预防并发症。

（4）观察病情变化及治疗的疗效，随时了解患者情绪、家属态度及需求，以及时调整护理计划。

【健康指导】

帮助患者及家属了解本病主要诱发因素，积极宣传普及防癌的预防知识，注意饮食和食物的卫生。患者出院时应指导和帮助患者及家属熟悉肝癌的疾病保健知识与并发症的预防，以便随时发现病情变化，及时就诊，定时随访。

七、肝性脑病

【护理评估】

1. 相关因素

（1）常发生于各种类型的肝硬化，尤其是肝炎后肝硬化多见，也可由门体分流手术引起。

（2）部分由重症病毒性肝炎、中毒或药物所致的急性或爆发性肝功能衰退，妊娠急性脂肪肝、原发性肝癌及其他弥漫性肝病的终末期引起。

（3）摄入过高的蛋白质饮食、上消化道出血、感染、药物、大量利尿药、腹腔放液和便秘均可诱发肝性脑病。

2. 阳性体征

根据意识障碍、神经系统表现和脑电图改变，将肝性脑病临场表现分为：前驱期、昏迷前期、昏睡期和昏迷期4期。以上各期界限不明显，各期表现可重叠，病情时好时坏。肝功能损害严重时可有黄疸、出血倾向、肝臭、肝肾综合征和脑水肿，并易并发感染，是临床表现更为复杂。

3. 实验室检查

血氨检查：正常空腹静脉血氨为40～70μg/dl，急性肝性脑病血氨多为正常。慢性尤其是门体分流性脑病血氨多增高。

4. 辅助检查

（1）脑电图检查　对诊断和预后的判断均有意义，典型改变为节律变慢。

（2）简易智力测验　对诊断早期肝性脑病，包括亚临床脑病最简易有效。测试内容包括搭积木、画图、数字连接等。

5. 主要护理问题

（1）潜在并发症

①消化道出血与食管胃底静脉曲张破裂有关。

②水及电解质紊乱与肝性脑病患者代谢失调有关。

③昏迷与肝性脑病氨中毒有关。

（2）有受伤的危险与患者躁动不安或昏迷有关。

（3）排便异常 便秘或腹泻与禁食或肠壁水肿或肠道细菌感染有关。

（4）生活自理能力缺陷与肝性脑病神志不清有关。

【护理措施】

（1）对怀疑有肝性脑病的患者，定时检测患者的定向力、记忆力、计算力，发现有回答文不对题时或意识状态改变等症状应及时通知医生。

（2）加强安全防护，做好患者的安全管理，去除病房内一切不安全因素，如床头柜上的热水瓶、玻璃杯、刀子、剪子、皮带等，以防伤人；给患者加床档，对于烦躁不安的患者应经过知情同意后约束四肢；及时和患者家属联系，说明病情，让家属有心理准备，并请家属来院24小时陪伴，以免发生意外。

（3）保持患者的病室环境安静整洁，避免一切不良刺激。

（4）加强饮食护理。向患者及家属讲解蛋白质饮食与肝硬化恢复及肝性脑病发生之间的关系，患者根据病情和自身消化能力自觉控制饮食中蛋白质的量。严格控制蛋白质摄入，以高糖补充热能，待病情改善，逐步增加蛋白质供给。嘱患者多食植物蛋白，少食动物蛋白。同时密切观察患者神志，监测血氨、电解质、血气等结果。

（5）保持静脉补液通畅，供给足够的热量，以减少组织蛋白分解。遵医嘱给予降氨药、静脉氨基酸及抗生素治疗。

（6）肝性脑病并发脑水肿甚至脑疝者要密切观察其神志、双侧瞳孔及生命体征的变化，并保证在一定时间内给予高渗液降颅压，并注意用药后的反应。

（7）详细记录患者的病情变化及24小时出入量，注意监测患者的水及电解质和酸碱平衡情况。

（8）保持患者大便通畅，每日了解患者的排便情况，保持每日1次，有便秘时采用乳果糖口服，遵医嘱予导泻或灌肠治疗，以便及时排除肠道内毒素和有害细菌；灌肠时不要使用碱性液体，可用盐水或白醋稀释灌肠通便，保持肠道内pH值在6以下，以利于铵盐的排出，以便预防肝性脑病的发生。

（9）肝性脑病处于昏迷期时，按照昏迷护理常规处理。

（10）肝性脑病患者若需输血时，尽量用新鲜血液，因为库存血含氨量随库存时间的增加而上升。

（11）慎用镇静药，禁用含硫、含氨药物，严禁大量放腹水，减少手术、创伤及利尿过多等，去除医源性诱发因素。

【健康指导】

患者意识一旦清醒后，及时介绍病因和诱发因素，要求患者自觉避免一些可避免的诱因，合理安排饮食，不能滥用伤肝药物，保持大便通畅，注意避免各种感染、戒烟酒等。本病发生有明显诱因且易去除者、肝功能较好、由于进食高蛋白饮食而引起门体静脉分流性脑病者预后较好；有腹水、黄疸、出血倾向提示肝功能差。护士要严密观察患者病情变化。

八、急性胰腺炎

【护理评估】

1. 相关因素

胆总管和胰管壶腹部出口梗阻是急性胰腺炎最常见的原因。暴饮暴食，特别是过食油腻及饮酒亦是引起急性胰腺炎的诱因。

2. 阳性体征

（1）腹痛是本病的主要症状，疼痛剧烈而持续，呈绞痛或刀割样痛，可阵发性加剧。

（2）恶心、呕吐常于腹痛后不久发生，多为反射性。

（3）发热多为中度发热，一般持续3～5日，若超过39℃持续不退，常提示有并发症的可能。

3. 实验室检查

血清淀粉酶测定：血清淀粉酶常于起病后6～8小时开始升高，48～72小时后开始下降，一般持续3～5日。一般超过500单位即可确诊。

4. 辅助检查

B超与CT检查：可见胰腺弥漫性增大，光点增多，轮廓与周围边界不清楚。

5. 主要护理问题

（1）疼痛与胰腺组织炎性病变有关。

（2）潜在并发症

①消化道出血与胰腺炎胃肠穿孔有关。

②休克与低血压或呕吐丢失体液或消化道出血有关。

③水及电解质紊乱与禁食水及恶心呕吐或胃肠减压有关。

④低血糖/高血糖与胰腺破坏胰岛细胞有关。

（3）体温过高与急性胰腺炎组织坏死或感染有关。

（4）生活自理能力缺陷与患者禁食水、发热或腹痛等导致的体质虚弱有关。营养不良或大量腹水有关。

【护理措施】

（1）按消化内科一般护理常规处理。

（2）嘱患者卧床休息，保持睡眠及环境安静，以降低代谢率及胰腺、胃肠分泌，增加脏器血流量，促进组织修复和体力恢复，改善病情。

（3）协助患者选择舒适卧位，如弯腰、屈膝仰卧，鼓励患者翻身。因剧痛在床上辗转不宁者，要防止坠床。

（4）严密监测患者生命体征变化、尿量变化，观察神志变化。

（5）观察患者腹痛程度和性质，轻者上腹钝痛，能耐受；重者呈绞痛、钻痛或刀割样痛，常呈持续性伴阵发性加剧。疼痛部位通常在中上腹部，如胰头部炎症为主，常在中上腹偏右；如胰体尾炎症为主，常在中上腹及左上腹，并向腰背放射。疼痛在弯腰或坐起前倾时减轻。出血坏死型可出现全腹痛、压痛和反跳痛。镇痛可用地西泮与哌替啶肌内注射。一般镇痛剂多无效。吗啡不宜应用。

（6）急性期禁食、禁水，防止食物及酸性胃液进入十二指肠，刺激胰腺分泌消化酶，加重胰腺炎症。必要时进行胃肠减压，以改善胃肠过度胀气。禁食期间每日应补液2000～3000ml，以补充血容量，胃肠减压时液体量应适量增加，注意补充电解质，维持水及电解质平衡。腹痛和呕吐基本消失，胰功正常后进食清流食，如米汤、藕粉、杏仁茶等，但禁油脂饮食。症状缓解后，可选少量优质蛋白质，每日供25g左右，以利于胰腺的修复。

（7）建立静脉通道，给予胃肠外营养，并给予抗炎、解痉镇痛、抑酸、抑制或减少胰腺分泌的治疗。

（8）监测生命体征及血清淀粉酶（正常值小于120U/L）变化，观察腹痛体征，有无恶心、呕吐、黄疸等症状，并给予对症处理。

（9）准确记录24小时出入量，包括胃肠减压引流及呕吐量，并注意观察性状。

（10）监测血糖变化，因为有些重症胰腺炎β细胞遭破坏，胰岛素分泌减少，导致少数患者出现永久性糖尿。

（11）注意患者有无抽搐，因为急性重症胰腺炎患者常伴发低钙血症。必要时给予静脉缓慢推注葡萄糖酸钙溶液。

（12）治疗过程中应警惕有无消化道出血、休克、急性呼吸衰竭、急性肾衰竭及循环衰竭等情况，若发生应及时对症处理。

（13）护理过程中要观察患者的心理变化，给予患者安慰和鼓励，帮助患者完成各项检查并能配合治疗。在病情许可的条件下，针对患者的情况进行卫生宣教。

【健康指导】

帮助患者及家属了解本病主要诱发因素，教育患者避免暴饮暴食及酗酒，平时应食用低脂、无刺激的饮食，有胆道疾病、十二指肠疾病患者宜积极治疗。指导患者及家属掌握饮食卫生，劝患者应戒酒避免复发。

九、上消化道出血

【护理评估】

1. 相关因素

引起上消化道的病因很多，其中常见的有消化道溃疡、急性胃黏膜损伤、食管胃底静脉曲张和胃癌。

2. 阳性体征

（1）呕血和黑便是上消化道出血的特征性表现。幽门以上出血常有黑粪和呕血，幽门以下出血常为黑粪。但出血少而速度慢的幽门以上的病变仅见黑粪。

（2）发热是多数患者大量出血后在24小时内出现的症状，一般不超过38.5℃，持续3～5日。

（3）失血性周围循环衰竭是上消化道大出血时常发生的，可引起头晕、心悸、出汗、口渴、晕厥等一系列组织缺血的表现。

3. 实验室检查

测定红细胞、白细胞、血小板计数、血红蛋白浓度、大便潜血，有助于估计失血量及有无活动性出血，判断治疗效果及协助病因诊断。

4. 辅助检查

（1）内镜检查　出血后24～48小时内紧急内镜检查，可以直接观察出血部位，可对出血灶进行紧急止血。

（2）X线钡剂检查　主张在出血停止且病情基本稳定数日后进行。

5. 主要护理问题

（1）组织灌注不足与消化道出血所致有效循环量减少有关。

（2）潜在并发症

①肝性脑病与消化道出血后氨中毒有关。

②电解质紊乱与放腹水应用利尿剂有关。

（3）恐惧与出血有关。

（4）有感染的危险与肠道内积血有关。

（5）生活自理能力缺陷与失血后头晕、乏力、心悸有关。

【护理措施】

（1）安慰患者，说明安静休息有利于止血。经常巡视病房，大出血时陪伴患者，以减轻患者的紧张情绪，使其有安全感。

（2）大出血时患者绝对卧床休息，平卧位并将下肢略抬高，以保证脑部供血。保持呼吸道通畅，呕血时抬高床头10°～15°头偏向一侧，避免误吸。必要时吸氧。

（3）限制活动期间，协助患者完成日常生活活动。呕吐后应及时漱口，排便次数多者应注意肛周皮肤的清洁和完整，卧床者尤其是老年人和重症患者要注意防止褥疮。

（4）迅速建立静脉通道，宜选择粗大血管，立即配血。配合医生迅速、准确地实施补充血容量、各种止血治疗及用药等抢救措施。输液开始宜快，必要时测定中心静脉压来调整输液量和速度，避免因输液、输血过多、过快引起急性肺水肿。

（5）备好抢救车、负压吸引器、三腔两囊管等各种抢救仪器。

（6）监测生命体征，大出血时根据病情密切监测生命体征。观察患者有无微循环血流灌注不足的现象，如烦躁不安、面色苍白、皮肤湿冷、四肢冰凉等。必要时进行心电监护。注意保暖。

（7）准确记录24小时出入量，疑有休克时应留置导尿管，监测每小时尿量，并保持每小时尿量大于30ml。

（8）定期复查红细胞计数、红细胞压积、血红蛋白、网织红细胞计数，以了解出血情况。

（9）食管胃底静脉曲张破裂出血、急性大出血伴恶心、呕吐者应禁食，止血后1～2日渐进高热量、高维生素流质饮食，限制钠和蛋白质摄入，且应细嚼慢咽，防止损伤曲张静脉而再次出血。少量出血无呕吐者，可进温凉、清淡流食，出血停止后渐改为营养丰富、易消化、无刺激性半流食、软食，开始少量多餐，以后改为正常饮食。

（10）观察患者情况，进一步明确是否消化道出血，需与鼻出血、吞咽血液、咯血及服用某些药物所致的黑便相鉴别。

（11）初步估计出血量。出血约大于5ml时，便潜血试验可为阳性；出血达50～70ml以上时，可表现为黑便；胃内积血量达250～300ml时可引起呕血；一次出血量不超过400ml时，一般不引起全身症状，如超过1000ml时，临床即出现急性周围循环衰竭的表现。

（12）及时清理患者的呕吐物或黑便，以减少不良刺激。随时开窗通风，保持空气清新。床单位整洁。

（13）如果需要做内镜下止血或使用三腔两囊管止血及准备手术治疗，则应做好相应的各种准备。

【健康指导】

（1）上消化道出血的临床过程及预后因引起出血的病因而异，应帮助患者和家属掌握有关疾病的病因和诱因、预防、治疗知识，以减少再度出血的危险。

（2）饮食指导　合理的饮食是避免上消化道出血诱因的重要环节。应注意饮食卫生和饮食规律，进食营养丰富、易消化食物，避免过饥或暴饮暴食，避免粗糙、刺激性食物，或过冷、过热、产气多的食物、饮料等。

（3）应注意生活起居要有规律，劳逸结合，保持乐观情绪，保证身心休息。应戒烟、戒酒，应在医生指导下用药，避免长期精神紧张，过度劳累。

第五节　血液系统疾病护理常规

一、一般护理

【护理评估】

1. 身体评估

（1）评估患者的生命体征、意识精神状态、有无阳性体征、有无感染或出血倾向、既往史、生活习惯、个人卫生、饮食及营养状况、睡眠情况、大小便情况、生活自理程度。

（2）了解目前患者疾病状态，特别要了解患者目前血象（白细胞、血红蛋白、血小板）。

（3）评估患者潜在的风险如跌倒/坠床、压疮、出血、感染等。

2. 心理社会方面

评估患者对疾病的认知及态度、心理状况，目前情绪。了解患者家庭关系及社会支持系统。

【护理措施】

（1）保持居室空气新鲜，每日至少开窗通风 2 次。保持居室温湿度适宜。

（2）保持居室内环境清洁舒适、床铺清洁。

（3）注意患者口腔、皮肤、会阴、肛周卫生。嘱患者三餐后刷牙，进食后及睡前用药用漱口液漱口；饭前便后洗手、勤换内衣、勤洗澡或擦澡、每日清洗会阴；便后用 1∶5000 高锰酸钾溶液坐浴。对生活不能自理者做到“六洁”、“四无”。

（4）预防感染　工作人员注意手卫生，操作时严格无菌原则。根据气温及时增减衣物，预防感冒。

（5）协助贫血患者生活，重度贫血者应卧床休息。嘱贫血患者行动要缓慢，改变体位要缓慢，预防跌倒。

（6）血小板减低患者预防磕碰，避免剧烈活动，保持大便通畅，保持情绪平稳。医护人员在做完一些穿刺术后，一定要延长按压的时间，每次按压不能少于10分钟。注意观察患者有无出血倾向：皮肤出现瘀点、瘀斑、流鼻血、牙龈出血、黑便、咳血、头痛、意识改变等颅内出血症状。根据患者血小板水平嘱其床旁活动、床上活动、绝对卧床。

（7）定期复查血常规。

【健康教育】

1. 给予患者预防感染的教育

（1）养成良好的个人卫生习惯，注意头发、皮肤、指甲、口腔、会阴、肛门部的卫生。定期洗澡或擦澡、洗头；不留长指甲；三餐后及睡前漱口刷牙；女患者每日要清洗外阴；大便后清洗肛周，保持肛周清洁；及时更换内衣；保持床铺被褥的清洁；饭前便后洗手。

（2）尽可能减少家属和朋友的探视。不要将外来衣物放在病床上，以减少外来病菌带来的感染。在家属的探视中，加强自我保护，家属和患者都应戴好口罩。

（3）根据气温变化及时增减衣服，预防感冒。

（4）保持大便通畅，避免因为便秘导致肛裂诱发感染。

（5）生吃水果一定要洗干净，并且削皮后再吃。不吃剩饭。不吃街头摊位售卖的食物，预防肠道感染。

（6）保持每日的饮水量在1500ml以上，预防泌尿系统感染。

2. 给予患者预防跌倒的教育

（1）按照医生要求进行日常活动。一般贫血严重者要绝对卧床休息，贫血轻、病情稳定者可适当活动。

（2）避免突然站起或者坐起，起床时要稍坐片刻再活动，蹲位或坐位（如上厕所）过久要缓慢扶持起立，以免出现一过性脑缺血而导致晕厥。

（3）由于肌肉无力，建议患者不要自己倒开水或者单手倒开水，拿东西尽量用双手。

（4）在室内活动注意动作要缓慢，尽量扶着周围固定的东西（如墙、床、扶手）行走。

3. 给予患者预防出血的教育

（1）使用软毛牙刷；不用牙签剔牙；不用手挖鼻孔及掏外耳道；不抓挠皮肤，剪短指甲。不用力咳嗽、擤鼻涕。

（2）不过度用力解大便。如果大便干燥，请告诉医生使用通便药物。

（3）注意活动时动作轻柔缓慢，避免磕碰自己。

（4）不要使用刀具等锐利器具，如水果刀、剃须刀等。

（5）注意要吃软食，不要吃太硬的、带刺的、辛辣的食物。

（6）保持情绪平稳，避免情绪激动，如大笑、生气、哭泣。

（7）教会患者观察出血表现。

二、营养性贫血

营养性贫血包括巨幼细胞性贫血和缺铁性贫血。

【护理评估】

1. 疾病相关因素

（1）对巨幼细胞性贫血，评估是否为儿童或妇女；是否有叶酸、维生素 B_{12} 摄入不足；是否有肠吸收不良如慢性腹泻；是否酗酒；是否长期服用抗癫痫药或避孕药；是否有不良烹饪习惯。

（2）对于缺铁性贫血，评估患者是否为妇女儿童，居住地在哪，饮食结构如何；是否存在慢性失血；是否有胃切除史。

2. 身体评估

（1）对巨幼细胞性贫血，评估患者有无面色苍白、心悸气短、乏力等；评估患者有无消化道症状如食欲减退、腹胀、腹泻及舌炎等；有无乏力、手足麻木、感觉障碍、行走困难等神经系统表现。

（2）对缺铁性贫血，评估患者有无面色苍白、心悸气短、乏力等；评估儿童有无发育及行为改变，对外界反应差，注意力不集中；是否有劳动耐力下降、抗寒能力下降；是否有口炎、舌炎皮肤干燥、毛发干枯脱落、指甲扁平、脆薄易裂等。

3. 实验室检查

（1）对巨幼细胞性贫血，了解患者血清维生素 B_{12} 及叶酸测定情况。

（2）对缺铁性贫血，了解患者血象、骨髓象、血清铁和总铁结合力。

4. 心理社会方面

了解患者的文化水平，是否因知识缺乏导致营养性贫血；了解患者的经济状况及家庭支持情况。

【护理措施】

（1）遵医嘱给予患者补充维生素 B_{12} 治疗或补铁治疗。口服补铁者应告知餐后服用，不可用茶水送服。服药期间若出现胃部不适及时告知医护人员。注射铁剂时应深部肌内注射，若静脉输注，控制输液速度，观察不良反应。

（2）遵医嘱给予患者治疗寄生虫病，定时留取标本送检。告知患者如何注意个人卫生及饮食卫生。

（3）有慢性出血患者应观察出血情况，如月经量、有无黑便等。

（4）告知女性贫血患者不要化妆，如涂口红、腮红、染指甲等，不利于病情观察。

【健康教育】

（1）给予患者及家属营养知识教育　告知患者应纠正偏食习惯及不正确的烹调习惯，应多食新鲜蔬菜和动物蛋白。婴儿应提倡母乳喂养，合理喂养，及时添加辅食。妊娠妇女应补充叶酸。在生长发育期或失血期应多食含铁丰富的食物，如红色肉类、动物肝脏、血豆腐、蛋黄、海带及绿色蔬菜等。

（2）嘱患者遵医嘱服药，定期复查血象。

（3）嘱患者在贫血纠正前不要参加剧烈活动。

三、再生障碍性贫血

【护理评估】

1. 疾病相关因素

评估患者有无接触化学毒物、电离辐射；有无慢性病毒感染；有无使用氯霉素、有机砷、保泰松、甲巯咪唑等药物。家族有无血液病病史。

2. 身体评估

评估患者有无面色、口唇、甲床有无苍白，有无头晕、心慌、气短等症状。皮肤有无新鲜出血点、瘀点瘀斑，部位及面积。

3. 实验室检查

了解血象、骨髓象结果。

4. 心理社会方面

评估患者对疾病的了解程度，情绪变化，疾病给患者生活、工作带来的不良影响，家庭支持的状况。

【护理措施】

（1）急性患者绝对卧床休息，慢性不严重者可适当活动，重型绝对卧床休息。

（2）急性患者给予监测生命体征，密切观察病情变化。

（3）给予高蛋白、高热量、高维生素易消化饮食，有出血倾向者应给予少渣半流食。

（4）重型患者应给予保护性隔离，中性粒细胞 $<0.5\times10^9/L$ 时，应住单间病房，避免交叉感染。

（5）皮肤护理　保持皮肤清洁，定期更换内衣及被服；每晚用 1∶5000 高锰酸钾溶液坐浴。卧床患者应定时更换体位，预防压疮。

（6）口腔卫生　三餐后及睡前刷牙或用醋酸氯己定溶液漱口，必要时给予口腔护理。

（7）注意患者有无感染及出血倾向　监测体温；观察患者有无咳嗽、咳痰、咽部疼痛；皮肤有无出血点、瘀斑；鼻腔及口腔黏膜有无出血；注意分泌物、排泄物的颜色性质；注意有无颅内出血的症状，如头痛、烦躁、呕吐、意识障碍。如有异常及时通知医生。

（8）输血治疗时，对重度贫血患者输血速度应缓慢并严密观察输血反应，严格执行无菌技术操作。若出现发热、皮疹等情况应立即减慢输血速度并通知医生。

（9）用药观察及护理

①使用抗淋巴细胞球蛋白（ALG）/抗胸腺细胞球蛋白（ATG）治疗时应给予心电监护，根据要求控制药物输注速度，观察患者有无寒战、发热等不良反应，及时通知医生。

②使用环孢素 A 治疗时，注意监测血药浓度，观察患者有无头痛等高血压表现，有无消化道反应，协助医生积极处理。同时向患者解释多毛、齿龈增生、肌肉痛等副作用属正常现象，随药物减量症状会消失。

③用药期间嘱患者预防感染，同时监测患者体温变化。

（10）给予患者心理护理，解除患者心理负担以配合医护人员的治疗。

【健康指导】

（1）鼓励患者正确对待疾病，保持乐观情绪，树立战胜疾病的勇气和信心。

（2）保持居室通风，保持个人卫生，预防感染。

（3）注意自我观察有无出血倾向，如皮肤瘀点瘀斑、牙龈出血、鼻衄、黑便等。

（4）适当锻炼身体，劳逸结合，生活规律。

（5）定期复查血象，遵医嘱服药，如有病情变化及时就诊。

四、溶血性贫血

【护理评估】

1. 疾病相关因素

评估患者是否有接触化学毒物、生物毒素史；是否应用药物；是否使用血制品；是否存在感染；是否有免疫系统疾病家族史。

2. 身体评估

评估患者是否有寒战、高热、腰背痛、呕吐、腹泻；皮肤黏膜有无黄染、有无酱油色或茶色尿液、有无肝脾肿大；是否有虚弱、头晕等。

3. 辅助检查

了解患者抗人球蛋白试验、冷凝集试验、血常规、胆红素、血型等结果。

4. 心理社会方面

评估患者情绪，是否存在恐惧焦虑情况；对疾病的认知情况。

【护理措施】

（1）注意睡眠和休息，指导患者在溶血发作期减少活动或卧床休息。

（2）给予高蛋白、高维生素饮食，忌食酸性食物或酸性药物。避免异体蛋白的摄入，禁食辛辣油腻食物。

（3）记录 24 小时出入量，观察尿量及尿色有无改变。

（4）密切观察患者贫血进展程度，皮肤黏膜有无黄疸、血红蛋白尿、肝脾肿大等表现。

（5）倾听患者的主诉，发现患者出现头痛、恶心、呕吐、腹痛、腹泻、寒战及高热等表现，及时报告医生。

（6）输血时严格双人核对，严密观察黄疸、贫血、尿色，观察患者不良反应，测量生命体征，出现异常应立即向医生报告。

（7）皮质激素及免疫抑制剂治疗过程中，观察药物引起的副作用，预防感染。

（8）给予心理支持，使患者保持精神愉快。

【健康指导】

（1）给患者讲解疾病的有关知识，不可食用蚕豆及氧化性药物，如伯氨喹啉、磺胺类药、镇痛药等，以防诱发本病。做到主动预防，减少发作。

（2）给患者讲解激素、免疫抑制的不良反应及使用注意事项。

（3）指导患者学会自我护理，如观察巩膜有无黄染及尿色加深，出现尿色改变有血尿时及时去医院检查就诊。

（4）注意饮食调理给予高蛋白、高维生素饮食；溶血不知造成骨髓造血代偿性加速对造血原料需求量增加，应补充含叶酸丰富的食物。

（5）指导患者根据贫血程度安排活动量，以不出现心悸、气短、过度乏力为标准。

（6）保持心情舒畅，避免精神刺激。

五、急性白血病

【护理评估】

1. 发病的相关因素

评估患者有无病毒感染史、放射线及化学制剂接触史、是否使用过氯霉素或保泰松等药物、家族中有无血液病史。

2. 身体评估

评估患者目前的活动能力及身体状况，如体温、脉搏、呼吸、血压、出血倾向（包括皮肤出血点、瘀斑、口腔黏膜、鼻黏膜、消化道、呼吸道、泌尿道、颅内）、贫血的表现（包括面色、口唇、眼睑、甲床的颜色，活动后心悸等）、浸润症状，如骨痛、淋巴结肿大等。了解既往化疗后的反应。

3. 实验室检查

了解血象、骨髓象、细胞化学、分子生物学、免疫学检查及血生化等检查结果。

4. 心理社会方面

了解患者是否知晓病情；目前的心理及情绪状况，了解患者患病后的心理变化，对疾病的认识、治疗效果等认知程度，以及患者的经济状况、家庭支持系统等。

【护理措施】

（1）患者应卧床休息，给予生活护理，保持患者的卫生。

（2）给予心理支持，使患者保持心情、精神愉快。

（3）给予高蛋白、高热量、高维生素、易消化的清淡饮食。

（4）保持口腔清洁，进食后使用漱口水含漱，清除口腔内食物残渣，预防口腔黏膜溃疡。若化疗后出现口腔炎，每日口腔护理 2 次，局部外涂口腔溃疡药物。

（5）保持排便通畅，便后使用 1∶5000 高锰酸钾溶液坐浴，预防肛裂及肛周感染。

（6）监测体温，注意观察有无口腔溃疡、咽部及肺部感染的体征。

（7）限制探视人员人次，探视人员应戴口罩。

（8）观察病情变化及有无出血倾向，如皮肤有无出血点、瘀斑，有无尿血、呕血、便血及颅内出血的表现。

（9）化疗时观察药物的毒副作用。静脉输注时，观察药物有无外渗，保护外周静脉。

（10）对留置中心静脉管路的患者，做好管路的护理，预防导管相关感染。

【健康指导】

（1）介绍疾病相关知识，使患者及家属知道所患疾病的治疗长期性和连贯性，明白坚持治疗的重要性，并能够自觉配合治疗。

（2）饮食指导，高蛋白、高维生素饮食，注意营养均衡，多吃新鲜水果、蔬菜，不吃刺激性强、过硬的食物。注意饮食卫生，不吃不洁、腐烂变质的食物，预防消化道感染。

（3）居住环境空气清新，定时通风，保持个人卫生，勤换内衣。外出时戴口罩，避免去人多的公共场所。生活规律，保证足够的睡眠。

（4）教会患者预防感染的措施，如口腔黏膜、上呼吸道、肛周等。使患者能识别感染的征象。预防感冒，根据气候的变化随时增减衣服。

（5）教会患者预防出血的措施和观察常见出血的表现，出现异常及时回医院诊治。

（6）遵医嘱复查、服用药物，不可擅自停用药物或停止治疗。

六、慢性白血病

【护理评估】

1. 发病的相关因素

评估患者是否接触放射线、化学制剂，如苯等。

2. 身体评估

评估患者是否有乏力、消瘦、低热、盗汗、胸骨压痛、贫血、出血倾向、感染倾向、肝脾肿大、淋巴结肿大及皮下结节等。

3. 实验室检查

了解患者血象、骨髓象、细胞化学、分子生物学、免疫学检查及结果。

4. 心理社会方面

了解患者是否知晓病情，对疾病的认知程度，目前的心理及情绪状况，患病后的身心改变，家庭及社会支持系统，经济状况等。

【护理措施】

（1）慢性期患者适当休息，可以室外活动。急变期及疾病晚期患者应卧床休息，卧床期间做好生活护理及预防压疮的护理。

（2）给予高蛋白、高热量、高维生素的饮食，食欲减退、化疗期间饮食要清淡、易消化，可以少吃多餐，进半流食或流食。

（3）密切观察病情进展情况，如不明原因的发热、脾脏迅速肿大、贫血突然加重、出血倾向加剧等，表明疾病恶化，及时通知医生，作出处理。

（4）给予心理支持，使患者保持愉快心情，配合治疗。

（5）巨脾压迫症状护理　慢性髓细胞白血病（CML）常因巨脾而压迫消化道，引起饱胀、沉重感，餐后不适加重，及时协助患者调整体位以缓解症状，餐前、餐后限制液体摄入量以避免胃饱胀不适。避免进食干硬、油腻的食物，少吃多餐，有利于胃内食物排空，减轻症状并预防消化道出血。巨脾患者存在脾损伤的危险，患者应采取舒适卧位，避免剧烈活动和弯腰，注意避免体位突然改变。

（6）预防感染、出血及用药护理参见急性白血病相关护理。

【健康指导】

参见急性白血病护理健康指导内容，针对伴有巨脾的患者，教会自我减轻压迫消化道症状，预防消化道出血和脾脏损伤的措施。

七、骨髓增生异常综合征

【护理评估】

1. 发病相关因素

评估患者有无病毒感染史、放射线及化学制剂接触史、家族中有无血液病史。

2. 身体评估

评估患者有无乏力、虚弱、发热等表现；有无面色、口唇、甲床苍白；皮肤有无出血点；有无淋巴结及肝脾肿大。

3. 实验室检查

了解患者血常规、血涂片、骨髓象、免疫学检查结果。

4. 心理社会方面

了解患者对疾病的认知程度，目前的心理及情绪状况，患病后的身心改变，家庭及社会支持系统，经济状况等。

【护理措施】

(1) 根据病情评估患者活动能力。嘱患者适当休息，注意活动中体力变化，加强保护，避免意外伤害。

(2) 病情危重者卧床休息，给予生活护理。

(3) 遵医嘱给予营养丰富、易消化的饮食，避免刺激性强、过硬、带刺的食物。

(4) 给予患者及家属心理支持，对需隐瞒病情的患者应遵守保护性医疗制度，对于危重或终末期患者家属，应给予特别的关怀，在不影响治疗及病情的情况下安排好探视。

(5) 限制探视人员，探视、接触患者者戴口罩。

(6) 观察病情变化及用药后的反应，如维 A 酸可引起黏膜干燥、口唇炎、皮肤瘙痒、肝脏损害；干扰素可引起发热等。转变为白血病患者化疗的用药护理见“白血病护理”。

(7) 遵医嘱给予输血等支持治疗，注意观察有无输血反应。

(8) 患者通常表现出悲观、焦虑，甚至绝望、恐惧，护士应给予患者心理支持和关怀，帮助患者建立积极的情绪，增强治疗疾病的信心。

【健康指导】

(1) 嘱患者活动缓慢，预防跌倒等伤害。

(2) 注意个人卫生，避免感冒，预防各种感染。

(3) 饮食要营养丰富均衡，易消化，无刺激性。

(4) 遵医嘱服用药物。

(5) 按时门诊复诊，监测血象变化。

八、淋巴瘤

【护理评估】

1. 发病的相关因素

评估患者是否有放射线及化学制剂接触史、病毒感染史、免疫功能不全病史、家族中有无血液病史。

2. 身体评估

评估患者此次发病有无诱因，是否有发热、皮肤瘙痒、盗汗、消瘦等，淋巴结是否肿大，包括部位、大小、质地等，是否有压迫症状。

3. 实验室及辅助检查

了解患者血象、骨髓象、血生化、淋巴结活检的病理结果、B 超、CT 等检查的结果。

4. 心理社会方面

评估患者患病后的身心变化，急性起病者是否存在紧张、焦虑、恐惧等不良心理改变，对疾病治疗过程的认知程度。

【护理措施】

（1）患者可以活动，适当休息，严重贫血、出血、感染者应卧床休息。

（2）给予高蛋白、高热量、高维生素、易消化、无刺激性饮食，并补充足量水分，勿食带刺及坚硬的食物。

（3）保持排便通畅，便后 1∶5000 高锰酸钾溶液坐浴。

（4）观察病情变化尤其是有无出血倾向，若发生剧烈头痛、呕血、便血等及时报告医师，做好急救准备。

（5）对于纵隔受累或有肿瘤压迫症状的患者，给予半卧位，高流量氧气吸入，备好气管切开包。

【健康指导】

参见急性白血病护理健康指导内容。

九、过敏性紫癜

【护理评估】

1. 发病的相关因素

评估患者近期有无上呼吸道感染史、药物及食物过敏史、近期饮食及服药情况、预防接种情况等。评估患者家族中有无类似疾病及遗传史。

2. 身体评估

评估患者的皮肤紫癜的情况，有无腹痛、腹泻、呕吐、便血的症状，有无关节肿胀、疼痛及活动受限，有无血尿等。

3. 实验室检查

了解患者血象、尿常规、肾功能、束臂试验、红细胞沉降率、C 反应蛋白、抗链球菌溶血素“O”、IgA、IgM 等检查的结果。

4. 心理社会方面

评估患者的心理状态，是否存在紧张恐惧等不健康心理改变，患者对疾病治疗的配合与认知等。

【护理措施】

（1）避免接触反应原及相关刺激因素，活动时注意安全，避免意外伤害。

（2）避免食用可疑的致敏食品，有消化道出血时，遵医嘱给予冷流食或禁食。

（3）密切观察有无新鲜出血点、瘀斑、腹部症状，有无消化道出血、血尿、尿量改变等。

（4）遵医嘱按时服药，使用肾上腺皮质激素时给予指导。

①低盐、低脂饮食。

②监测血压变化。

③不可擅自停药及减量，应遵医嘱逐渐减量。

（5）应用免疫抑制剂时，要预防感染和出血等并发症，监测血象变化。

【健康指导】

（1）居住环境保持清洁，空气清新，阳光充足，温度、湿度适宜，远离过敏原，避免感染。

（2）定期随诊、复查。

（3）长期服用肾上腺皮质激素，应遵医嘱逐渐减量，不可擅自减量、停药。

（4）注意饮食卫生，禁食生冷及不洁食物。

十、血小板减少性紫癜

【护理评估】

1. 发病的相关因素

评估患者近期是否有上呼吸道感染史，特别是病毒感染史，家族中有无类似疾病。

2. 身体评估

（1）评估患者的出血倾向，如皮肤及黏膜出血点、瘀斑的部位、多少。

（2）是否有鼻出血、牙龈出血。

（3）女性患者是否月经量过多。

（4）是否有呼吸道、消化道、泌尿道的出血。

（5）是否有颅内出血的表现。

3. 实验室检查

了解患者血象、骨髓象、血小板抗体等检查及结果。

4. 心理社会方面

了解患者对疾病的认识程度，药物治疗后身体变化对患者产生的心理变化；急性出血期是否发生恐惧等不健康心理状态。

【护理措施】

（1）观察患者的出血倾向，如皮肤出血点、瘀斑的部位、多少，是否有新发出血，口腔黏膜、鼻黏膜是否出血，呼吸道、消化道、泌尿道的出血表现及颅内出血后的表现，如头痛、喷射性呕吐、意识障碍等。

（2）急性发作期应卧床休息，减少活动。血小板减少，出血倾向严重者，应绝对卧床休息。

（3）给予高蛋白、高维生素易消化的饮食，有消化道出血者进流食或禁食。

（4）预防出血，居住环境温湿度适宜，保持口唇、鼻黏膜的湿润；使用软毛牙刷刷牙，纠正挖鼻、挖耳的习惯；不使用锐利物品，避免磕碰；需要时遵医嘱进行补充血小板治疗。

（5）坚持服药，遵医嘱增减药物，不可自行停减药物，引发疾病复发。

【健康指导】

（1）教会患者预防出血的措施。

（2）指导患者学会识别出血的表现，如黏膜出血、消化道出血、泌尿道出血、颅内出血等。

（3）注意个人卫生，加强口腔、肛周清洁护理，根据气候变化增减衣服，预防感染。

（4）用药指导，使患者知道坚持服药的重要性，遵医嘱用药，避免服用对血小板有损伤的药物，定期回医院复诊。

（5）血小板减少时应进易消化的软食、少渣、无刺激性食物。

十一、多发性骨髓瘤

【护理评估】

1. 发病相关因素

评估患者是否有接触放射线、化学物质历史；是否有病毒感染史；是否家族存在类似疾病。

2. 身体评估

评估患者是否有骨痛、骨折情况；目前活动情况，是否戴有支具。面色是否苍白、尿量是否减少。

3. 实验室及辅助检查

了解患者血常规、骨髓象、肝肾功能、尿轻链结果。X线检查了解骨破坏部位。

4. 心理社会方面

了解患者是否知晓病情，对疾病的认知程度，目前心理及情绪状况，是否了解预防骨折的措施，是否积极配合治疗。

【护理措施】

（1）嘱患者卧床休息，适当活动，勿用力过猛，避免发生病理性骨折。

（2）对已有胸腰椎受累者应卧硬板床、戴护具等，协助患者活动时顺应患者的自主活动方向；卧床患者应轴线翻身。

（3）给予中重度贫血患者预防跌倒的健康指导，告知改变体位要缓慢。

（4）保持大便通畅，避免因为便秘导致肛裂诱发感染。减少探视人次，患者应戴口罩。

（6）规律进食，多进食营养均衡、多纤维及含铁丰富的食物，适当补充B族维生素。

（7）保证足够的饮水量2000ml，预防肾小管堵塞。记录24小时出入量。

（8）注意病情观察如骨痛、有无新发骨折、肾功能情况等。

（9）药物不良反应的观察及护理，患者在治疗中可出现外周神经病变，出现肢体麻木不适甚至感觉减退，嘱患者注意以下事项。

①不要接触水果刀等锐利的器具，以防划伤自己。

②不要自己去调试洗脚水，请他人帮忙，以防足部烫伤。

③冬天不要触摸暖气管，以防手部烫伤。

④剪指甲的时候不要剪得太短。

⑤给予患者轻揉小腿和脚掌。

【健康指导】

(1) 嘱患者适当活动，动作不宜过猛，防止磕碰、滑倒受伤，做好自我保护。

(2) 指导服用激素的患者自我监测血压、血糖，避免粗糙坚硬、不好消化的食物，预防消化道出血。

(3) 预防感染，避免去公共场所；注意个人卫生和饮食卫生。

(4) 向家属及患者告之骨骼损伤的程度、部位，鼓励采取相应的措施预防骨折。

①除非发生脊柱压缩性骨折或盆骨骨折需卧床休息外，鼓励患者适当活动，以防骨质进一步疏松。

②家具摆放整齐，不可有障碍物，光线强弱适当，遇到阴暗过于光滑地面注意搀扶，不可让患者单独沐浴，以防滑跌。

③下肢骨损较重者用手杖，腰痛或脊椎骨受损严重者使用腰托支撑。

④患者穿有齿平跟鞋，走路平缓，转身弯腰缓慢，不可到人群密集处，不可负重，不可搂抱婴幼儿，预防幼儿突发性撞击。

(5) 嘱患者应尽可能多活动，避免骨质疏松加重。建议患者在化疗间歇期进行适宜的运动项目，如散步、打太极拳和做健身操等，但要注意运动的强度和时间。

(6) 嘱患者遵医嘱按时服药，定期门诊复诊。出现病情变化等情况及时就诊。

十二、造血干细胞移植术护理

【护理评估】

(一) 术前护理

1. 身体评估

(1) 评估患者皮肤有无疖肿、破溃；指甲有无甲沟炎或灰指甲；口腔有无溃疡、龋齿、活动假牙；肛周有无痔疮、破溃。

(2) 评估患者有无 PICC 管路或输液港。

(3) 评估患者生活自理程度及依赖程度。

2. 心理社会方面

(1) 评估患者对造血干细胞移植的了解程度，目前心理及情绪状况。

(2) 评估患者家庭支持系统的情况。

(3) 对于异体造血干细胞移植，协调供受者相关法律手续。

(二) 术后护理

1. 身体评估

(1) 评估患者活动能力及生活自理程度。目前进食状况，消化道症状。

(2) 评估患者中心静脉管路及穿刺处情况，有无口腔溃疡、发热、腹泻及肛周破溃。

(2) 了解患者血、尿、便常规、肝肾功能、环孢素血药浓度、CMV - DNA 等结果。

2. 心理社会状况

目前心理状况，配合程度。对于不良反应多的患者是否存在焦虑、悲观、放弃的情况。

【护理措施】

（一）**术前护理**

（1）给予患者肠道准备　入层流室前 1 周口服肠道抗生素。吃无菌饮食（微波炉高火 5 分钟），禁食各类生食。

（2）给予患者皮肤准备

①每日 3 次用 1∶2000 醋酸氯己定溶液泡手足。

②含抗生素眼膏外涂外耳道、鼻腔，含抗生素滴眼液滴眼。

③每晚用 1∶2000 醋酸氯己定溶液坐浴。

④每日 3 次 2‰醋酸氯己定漱口水漱口。

⑤要求患者每日淋浴 1 次。

（3）在进入层流室前给患者联系剃发，配合医生行中心静脉置管。

（4）患者入层流室当日在护士指导下经药浴后再进入层流室。

（5）预处理阶段根据医嘱正确使用各类化疗药物，观察化疗不良反应。监测患者生命体征及病情变化。

（6）输注造血干细胞时给予心电监护。严格查对制度。用生理盐水建立输液通路，应由中心静脉输注，确保为无针系统。输前遵医嘱给予抗过敏药，输入完毕后用生理盐水冲洗管路。

①自体造血干细胞应快速输注，骨髓血可适当减慢输注速度。

②骨髓血输注前应倒挂半小时，使脂肪颗粒析出，以防静脉栓塞。每袋骨髓至最后的脂肪分层部分约 10ml 应弃去，以免脂肪栓塞。

③干细胞应匀速输入并观察患者反应，如有恶心、呕吐、心慌，应减慢速度，并通知医生。

（二）**术后护理**

1. 一般护理

（1）预防感染

①维护层流病房的洁净度，每日做好常规消毒工作。

②严格执行层流病房消毒隔离规范。

③遵医嘱做好患者眼、鼻、口腔、肛周、皮肤的护理。

④严格执行无菌操作原则。

⑤遵医嘱预防性使用抗生素。

（2）生活护理　协助层流室内患者的饮食起居。

（3）病情观察　监测患者生命体征及病情变化并做好特级护理记录。

（4）心理护理　鼓励患者树立战胜困难的信心，一定会顺利走出层流室。

2. 并发症护理

（1）移植物抗宿主病（GVHD）

①皮肤　观察患者皮疹出现的时间、面积，皮疹的颜色，及时通知医生。嘱患者

不要抓挠皮肤以免造成感染。若患者皮肤有水疱，用无菌注射器抽吸疱内液体，外用消毒剂；若患者皮疹融合成片大面积破溃，用无菌溃疡油纱布敷盖，每日换药。保持床单位的清洁及患者的清洁卫生。

②口腔　观察患者口腔黏膜有无溃疡、疼痛、渗血。嘱患者每日用醋酸氯己定漱口水、5%碳酸氢钠漱口液交替漱口，必要时给予口腔护理。可用紫外线治疗仪照射患处。

③肠道　观察患者有无腹痛，准确记录大便次数、量及性状。保持患者肛周皮肤清洁。遵医嘱给予流食或禁食，并给予家属饮食指导。准确记录24小时出入量。遵医嘱给予胃肠外营养。

④肝脏　观察患者全身皮肤、巩膜有无黄染。监测体重或腹围。病情观察：及时了解患者有无腹胀等情况。

（2）肝静脉阻塞综合征（VOD）

①观察患者生命体征，意识状况，有无黄疸。

②每日监测体重和腹围，准确记录24小时液体出入量。

③VOD伴腹水的患者，局部加强保护，下肢和阴囊水肿者防止皮肤擦伤，减少患处受压。

④遵医嘱给予利尿剂及改善微循环的药物。

（3）间质性肺炎（IP）

①观察患者生命体征、呼吸状况、有无缺氧表现、咳嗽情况等。

②遵医嘱给予患者吸氧或雾化吸入治疗并协助患者排痰。

③给予患者舒适体位，监测血氧饱和度。

（4）出血性膀胱炎（HC）

①观察患者尿量、尿色的变化，准确记录24小时出入量。

②输注环磷酰胺时，严格按时间要求给予美司钠中和环磷酰胺的代谢产物，或遵医嘱给予利尿剂。

③鼓励患者多饮水，每日2000～3000ml，告知患者睡前排空膀胱。

④病毒引起的出血性膀胱炎应遵医嘱使用抗病毒药，输液速度不可过快。并注意预防交叉感染。

⑤遵医嘱使用碱化尿液的药物。

⑥向患者及家属讲解，出血性膀胱炎病程较长，应多饮水，多排尿，适当下地活动，促进血块排出。

⑦发生尿路梗阻时给予膀胱生理盐水持续冲洗。

【健康指导】

（一）**术前**

（1）对患者及家属强调预防感染相关事宜。

（2）对患者及家属行无菌饮食的宣教。

（3）对患者及家属行入层流室前物品准备的宣教。

（4）对患者行在移植期间会面临问题及应对的宣教。

（二）**术后**

（1）告知患者造血干细胞输注后，会经历血象逐渐下降至“零期”，然后维持一段时间再逐渐恢复的过程。此阶段有可能会面临一些困难，要保持良好的心态，及时告诉医护人员不适等感受，医护人员会帮助其渡过难关。

（2）指导患者出院后保持居住环境的清洁卫生，短期内不养宠物。

（3）嘱患者逐渐增加进食量，摄入高蛋白、高维生素营养丰富的食物，如鸡肉、鱼肉、瘦猪肉及各类蔬菜水果。

（4）预防感染，注意个人卫生。白细胞数稳定前，避免在外用餐、避免家庭聚会，尽量不去公共场所，必要时佩戴口罩。

（5）当血小板数超过 $50 \times 10^9/L$，白细胞数超过 $3 \times 10^9/L$，血红蛋白超过 80g/L，患者可适当锻炼如散步、打太极拳等，以恢复体力，增强抵抗力。

（6）遵医嘱复查血象及生化指标，如有病情变化如发热、皮疹、腹泻等及时就诊。

第六节　内分泌系统疾病护理常规

一、一般护理

内分泌系统有内分泌腺体组成，通过分泌激素到达敏感的器官组织，发挥生理效应，调节机体的物质代谢和体液平衡，以维持机体内环境的稳定，保证生命活动的正常进行。

【护理评估】

1. 生长发育

生长延缓或障碍及生长加速或过度为腺垂体疾病的重要表现，前者见于侏儒症，后者见于巨人症、肢端肥大症。

2. 饮食状况

糖尿病多有口渴多饮、饥饿多食；糖尿病、甲状腺功能亢进症或甲状腺功能减退症均可出现食欲亢进或减退、体重增加或减轻等表现。

3. 排泄系统

内分泌系统功能改变常可影响排泄形态，如多尿是糖尿病的典型症状之一；多汗，排便次数增多，常排松软便可见于甲状腺功能亢进症；便秘则多见于甲状腺功能减退症患者。

4. 活动休息

甲状腺和肾上腺疾病是导致体力减退的常见原因，通过询问患者从事日常活动的能力有无改变，是否感觉疲乏无力或睡眠时间延长等可评估患者目前的体力水平。

5. 体型变化

包括毛发质地、分布，有无多毛、毛发脱落或毛发稀疏，有无皮肤色素沉着，成人有无手足增粗变大或面容变得粗劣，有无眼球突出、颈部增粗等。这些异常多与脑垂体、甲状腺、甲状旁腺或肾上腺疾病有关。

6. 视力改变

头痛伴视力减退或视野缺损可见于垂体瘤；糖尿病视网膜病变者也可有视觉障碍，重者可失明。

7. 性功能

内分泌疾病患者常有性的改变，包括生殖器官过早发育或不发育，性欲减退或丧失，女性溢乳、月经紊乱、闭经或不孕，男性阳痿等。

8. 心理社会方面

评估患者的职业、经济和婚姻状况、发病前有无过度紧张或精神创伤，发病后有无自我概念、精神或情绪状态的改变及其程度，对疾病的认知水平，家庭及人际关系处理方式等，全面了解患者的心理社会状况。

9. 其他

有无失眠、思睡、记忆力下降、注意力不集中，有无畏寒或怕热，有无手足抽搐期、四肢感觉异常或麻痹等。

【护理措施】

1. 生活护理

对于活动受限、卧床、各种危象等生活不能自理的患者给予生活照顾，满足需要。新入院患者正确测量身高、体重及必要时准确记录出入量等特殊护理项目。

2. 饮食护理

不同内分泌患者需要不同的饮食成分及数量，以及某些功能试验时需要特殊的代谢饮食。

3. 安全护理

根据患者疾病了解易导致受伤的危险因素，如骨质疏松、行动不便、视野缺损、低血糖风险等，采取相应护理措施，如安全宣教、专人看护、床档保护、保持地面干净无水、无障碍物、定时巡视及观察病情变化等。

4. 精神及心理护理

解除患者顾虑，使其积极配合治疗。

5. 了解检查结果及意义

内分泌疾病检查有多种功能试验，应了解其意义及做法，做好各种物品的准备与急救准备，正确留取各种标本。有时是确诊内分泌疾病的关键。

6. 内分泌疾病危象的护理

应了解危象发生的表现及不同危象有特异的治疗与护理，积极配合医生进行抢救治疗。

7. 治疗护理

不同疾病有不同的治疗方案，应采取相应的治疗护理。

【健康教育】

（1）对患者及家属进行疾病知识宣教，讲解疾病的概念、常见临床表现、相关化验、诊断性试验及辅助检查等知识，使患者及其家属能够积极配合诊治。

（2）对不同疾病患者进行有关饮食宣教，如糖尿病饮食、甲状腺功能亢进患者的饮食注意事项。

(3) 根据患者生活自理程度和病情进行预防跌倒、坠床等受伤的宣教。

(4) 指导患者进行心理调适，能够使用放松技巧进行自我放松，缓解焦虑或紧张的情绪。

(5) 介绍患者服用药物相关知识，包括用药目的、服用方法、不良反应等注意事项，指导患者正确遵医嘱治疗。

二、糖尿病

【护理评估】

1. 健康史

评估患者平日生活方式、饮食习惯、食量，有无糖尿病家族史，目前体重，妊娠次数。有无多有多食、多饮、多尿、体重减轻、伤口愈合不良、经常感染等主诉，有无冠心病、高血压等疾病病史。

2. 常见临床表现

有无多尿、烦渴、多饮。有无善食多饥，疲乏、体重减轻、虚弱或肥胖。有无急性代谢紊乱（酮症酸中毒、高渗性昏迷），以及在糖尿病降糖治疗中出现的乳酸性酸中毒和低血糖症。

3. 慢性并发症表现

有无动脉粥样硬化性心脏病、脑梗死、高血压及糖尿病视网膜、眼底病变，糖尿病肾病。患者可出现四肢感觉异常，如肢端麻木、针刺样痛、灼烧样痛、感觉减退或过敏，腹胀、恶心、呕吐等；间歇性便秘、腹泻；可出现自身排尿无力、尿液中断等。

4. 其他症状

有无皮肤瘙痒、四肢酸痛、麻木、腰痛、性欲减退、阳痿不育、月经失调等。

5. 心理社会方面

由于初诊或长期患病，易出现焦虑、抑郁等情绪，对疾病缺乏信心，或对疾病抱无所谓的态度而不予重视。另外，社会环境如患者的亲属、同事等对患者的反应和支持是关系到患者能否适应慢性疾病的重要影响因素，应予评估。

【护理措施】

1. 一般护理

按照内分泌一般护理常规，准确测量身高、体重及体温等生命体征。

2. 饮食护理

(1) 饮食的总量　确定适当的总热量，可根据理想体重及劳动强度进行估计，或用简便公式标准：身高（cm）-105（40岁以下）或-100（40岁以上）。

(2) 总热量可根据患者体重上下浮动10%左右。三大营养物质碳水化合物占60%左右，蛋白质占12%～15%，脂肪25%～30%。

(3) 食物种类　原则上与正常人膳食相同，除少食单糖、甜食及油腻外，无特殊禁忌。但应注意增加维生素的摄入，有高血压患者应限制食盐的量，妊娠、高脂血症及有神经病变者忌烟。饮酒量宜少。

3. 运动护理

指导患者在无严重急慢性并发症的情况下适当运动，运动种类选择有氧运动，如散步、快走、做操、交谊舞、游泳、骑车等，运动时间为饭后 1 小时为宜，持续 30 ~ 40 分钟，运动前后进行热身。运动量以心率加快，身体感到微微出汗，运动后无疲乏，低血糖等不适为合适。使用胰岛素或胰岛素促泌剂类药物的患者运动时要注意预防低血糖。

4. 用药护理

向患者介绍口服药物及胰岛素治疗的适应证、不良反应和注意事项等。观察患者用药后血糖情况，指导患者正确服用药物，服药后注射胰岛素后及时进食。

【健康指导】

（1）休养环境需要舒适安静，室内保持一定的温度、湿度和空气的新鲜，根据气候及时增减衣服，避免感冒。

（2）保持心情愉快，避免情绪激动引起病情变化。

（3）根据身高体重计算饮食总热量，进餐做到定时、定量、定餐，不吃或适量少食甜食。保证主食、肉蛋、蔬菜、奶类等食物的摄入，不可偏食，血糖不稳定时可采取分餐。另外还要注意补充食物纤维素，养成良好的饮食习惯。

（4）适当的体育活动有益于糖尿病治疗，注意运动的循序渐进，定时定量，长期坚持，形式如散步、做操、慢跑、打拳、打球、跳舞等。当病情有变化或控制较差时，活动量应限制。

（5）定期、定时监测空腹及餐后血糖，并记录下来，能够了解病情控制的情况，另外可以在运动前后或进餐前监测血糖，了解运动和进餐对于血糖的影响。也便于再次就诊时医生对患者病情的了解，协助诊治。

（6）保持皮肤的清洁，痈、疖不可挤压，指甲剪的不可过短。选择合适的鞋袜，每日检查双足，不要自行处理伤口，如有外伤应及时到医院进行处理，避免感染加重病情。

（7）坚持正规、长期治疗。遵医嘱按剂量、按时服用降糖药、注射胰岛素，注意观察有无低血糖反应，若出现乏力、心悸、出汗、手抖等症状应立即进食。定期门诊随诊。若出现多尿、口渴、乏力、视物模糊等症状时或其他不适时请到医院就诊。

【健康教育】

（1）帮助患者认识糖尿病是终身性疾病，目前尚不能根治，必须终身治疗。

（2）指导患者了解饮食治疗在控制病情、防治并发症中的重要作用，掌握饮食治疗的具体要求和措施，长期坚持。

（3）使患者了解体育锻炼在治疗中的意义，掌握体育锻炼的具体方法、副作用及注意事项，特别是运动时鞋袜要合适，以防足部损伤；外出时随身携带甜食和病情卡片以应急需；运动中如感到头晕、无力、出汗应立即停止运动。

（4）指导患者了解情绪、精神压力对疾病的影响，指导患者正确处理疾病所致的生活压力。

（5）教会患者学会正确注射胰岛素，知道药物的作用、副作用及使用注意事项。

（6）教会患者进行自我监测的方法，血糖仪的使用方法，同时患者应了解尿糖和血糖测定的结果意义及其评价。

（7）向患者讲解生活规律，戒烟酒，注意个人卫生，每日做好足部的护理，预防各种感染的重要性。

（8）嘱患者出院后定期复诊。复查糖化血红蛋白、尿蛋白、血脂、血压、眼底等以了解病情控制情况，及时调整用药剂量。每年定期全身检查，以尽早防治慢性并发症。

三、糖尿病酮症酸中毒

【护理评估】

1. 感染

是糖尿病酮症酸中毒最常见的诱因，可由呼吸道感染、泌尿系感染、皮肤感染引起。

2. 应激情况

如严重外伤、手术、卒中、心肌梗死、器官移植和血液透析等。

3. 药物因素

一些有抑制胰岛素分泌或拮抗胰岛素作用的药物，如糖皮质激素、生长激素、二氮嗪、苯妥英钠、肾上腺素、氢氯噻嗪和奥曲肽等。

4. 阳性表现

（1）食欲降低、多饮、多尿和体重减轻的症状加重。

（2）乏力、脱水　口舌干燥、眼球凹陷、皮肤弹性差、脉速，严重者血压下降，甚至出现休克、少尿和急性肾功能衰竭。

（3）呼吸深快，呼气中伴有酮味（烂苹果味），严重者出现酸中毒大呼吸。

（4）反应迟钝、表情淡漠、嗜睡，严重者可昏迷。

5. 实验室检查

（1）血糖（GLU）　明显升高，多在16.7mmol/L以上，但也可以大于33.3mmol/L。

（2）尿常规　尿糖≥55mmol/L，尿酮体阳性。

（3）血常规　无论有无感染存在，因为存在应激、酸中毒和脱水等情况，周围血白细胞，特别是中性粒细胞的增高明显。

（4）电解质　血钠<135mmol/L，也可正常；血尿素氮轻度升高或正常。

（5）血酮体（KET）　升高，定量检查常在5mmol/L以上，严重者可达25～35mmol/L。特别是β-羟丁酸升高。

（6）血气分析（ABG）　二氧化碳结合力降低（CO_2CP），血pH值和碳酸氢根（HCO_3^-，常小于10mmol/L）均降低，阴离子间隙（AG）升高。

【护理措施】

1. 一般护理

嘱患者绝对卧床休息，设专人护理，保持安静、舒适的环境。注重保暖，遇有寒战者，可加棉被，不用热水器避免烫伤。

2. 病情观察

（1）定时巡视患者，记录生命体征（体温、脉搏、呼吸、血压）及瞳孔的变化。

（2）遵医嘱给予补液治疗，纠正脱水，由于多尿、呕吐、厌食、入量少，酸性代谢产物增加，渗透压增高，常引起脱水，因此迅速纠正脱水，以补充水容量，改善四周循环与肾功能。初滴时速度可较快，以后观察血压、每小时尿量及肢体末梢循环而决定补液的量和滴速。特别是心功能不全、心律失常、老年有冠状动脉硬化性心脏病者，尤其注重补液滴速，以防心力衰竭、肺水肿。

（3）观察心律及尿量的变化。在治疗 3～4 小时后由于补液利尿排钾，可出现低钾血症，严重时可出现心律失常，应注重补钾。

（4）遵医嘱每 1～2 小时测血糖、血酮、尿酮，按时复查电解质及二氧化碳结合力。

3. 用药护理

遵医嘱给予静脉或皮下注射胰岛素治疗，注重剂量准确无误，监测血糖，预防低血糖，并做好相应护理记录。

4. 皮肤护理

保持皮肤清洁，按时翻身叩背，预防褥疮的发生。保持口腔清洁，重患者加强口腔护理。

5. 饮食护理

鼓励患者进食，可给予流质食物。酮症纠正后给予糖尿病饮食。

【健康指导】

（1）患病期间卧床休息，不可剧烈活动，以免加重酮体生成。

（2）进行糖尿病饮食，控制总热量，合理分配碳水化合物、蛋白质和脂肪营养素，增加膳食纤维摄入。

（3）遵医嘱使用胰岛素或口服药，不可擅自加量或减量，以免导致血糖波动。

（4）如有恶心、呕吐、头晕、多饮、乏力等症状出现，及时就医。

四、甲状腺功能亢进症

【护理评估】

1. 高代谢症

患者常有疲乏无力、不耐热、多汗，皮肤温暖潮湿、体重锐减、低热（危象时可有高热）等。

2. 甲状腺肿大

不少患者以甲状腺肿大为主诉，甲状腺呈弥漫性对称性肿大，质软、吞咽时上下移动，少数患者的甲状腺肿大不对称或肿大不明显。上、下叶外侧可听到血管杂音，可扪及震颤（以腺体上部较明显）。杂音和震颤为本病一种较特异性的体征，对诊断本病具有重要意义。

3. 眼部表现

患者有明显的自觉症状，常有畏光、流泪、复视、视力减退、眼部肿痛、刺痛及异物感等。检查可发现视野缩小，斜视，眼球活动减少甚至固定。眼球明显突出，突眼度一般在 18mm 以上，两侧多不对称。由于眼球明显突出，眼睛不能闭合，结膜、角膜外露而引起充血、水肿、角膜溃疡等。重者可出现全眼球炎、甚至失明。有少数浸润性突眼患者突眼并不明显，但却有明显畏光、流泪、复视、巩膜结膜充血水肿及眼球活动障碍等。

4. 精神神经系统

患者易激动，精神过敏、舌和双手平举向前伸出时有细震颤、多言多动、失眠紧张、思想不集中、焦虑烦躁及多猜疑等，有时出现幻觉，甚而亚躁狂症，但也有寡言、抑郁者，以老年人多见。

5. 心血管系统

绝大多数为窦性心动过速，心率多在 90～120 次/分。房性早搏最常见，其次为阵发性或持续性心房颤动。也可见室性或交界性早搏，偶见房室传导阻滞。第一心音亢进，常有收缩期杂音，偶在心尖部可听到舒张期杂音。心脏扩大，脉压增大为甲亢的特征性表现之一。有时可出现毛细血管搏动、水冲脉等周围血管征。发生原因系由于心脏收缩力加强，心输出量增加和外周血管扩张、阻力降低所致。

6. 消化系统

食欲亢进是甲亢的突出表现之一。少数老年患者可出现厌食，甚至恶液质。也有少数患者呈顽固性恶心、呕吐，以致体重在短期内迅速下降。

7. 血液和造血系统

周围血液中白细胞总数偏低、淋巴细胞百分比和绝对值及单核细胞增多，血小板寿命缩短，有时可出现皮肤紫癜。由于消耗增加、营养不良和铁的利用障碍，偶可引起贫血。

8. 运动系统

主要表现为肌肉软弱无力，甲亢患者可伴骨密度（BMD）降低。

9. 女性患者

常有月经稀少，周期延长，甚至闭经，但部分患者仍能妊娠、生育。男性多阳痿，偶见乳腺发育。

10. 胫前黏液性水肿

多见于小腿胫前下 1/3 部位。

11. 其他

皮肤光滑细腻，缺乏皱纹，触之温暖湿润，颜面潮红，少数可出现色素加深等。

12. 实验室检查

（1）血清 FT_4 与 FT_3　FT_3、FT_4 不受血中 TBG 变化的影响，直接反应甲状腺功能状态。其敏感性和特异性均明显高于 TT_3、TT_4。成人正常参考值：RIA 法：FT_3 3～9pmol/L（0.19～0.58ng/dl），FT_4 9～25pmol/L（0.7～1.9ng/dl）；ICMA 法：FT_3 2.1～5.4pmol/L（0.14～0.35ng/dl），FT_4 9～23.9pmol/L（0.7～1.8ng/dl）。

（2）血清 TT_3　血清中 T_3 高于正常人，成人正常参考值：RIA 法：1.8～2.9nmol/L（115～190ng/dl）；ICMA 法：0.7～2.1nmol/L（44.5～136.1ng/dl）。

（3）血清 TT_4　是判定甲状腺功能最基本的筛选指标，甲亢患者显著升高。成人正常参考值：RIA 法：65～156nmol/L（5～12μg/dl）；ICMA 法：58.1～154.8nmol/L（4.5～11.9μg/dl）。

（4）TSH 测定　约有 90% 以上的甲亢患者低于正常低值。

（5）TSH 受体抗体测定　有早期诊断意义，对判断病情活动、是否复发亦有价值；

还可作为治疗后停药的重要指标。

（6）TRH 兴奋试验　甲亢时血 T_3、T_4 增高，反馈抑制 TSH，故 TSH 不受 TRH 兴奋。如静脉注射 TRH 200μg 后 TSH 有升高反应可排除 GD；如 TSH 不增高（无反应）则支持甲亢的诊断。

（7）甲状腺摄^{131}I 率　本法诊断甲亢的符合率达 90%，缺碘性甲状腺肿也可升高，但一般无高峰前移，必要时，可做 T_3 抑制试验鉴别。正常参考值：用盖革计数管测定，3 小时及 24 小时值分别为 5%～25% 和 20%～45%，高峰在 24 小时出现。甲亢者：3 小时 >25%，24 小时 >45%，且高峰前移。由于 T_3、T_4 和 TSH 测定方法的不断改善，敏感性与特异性进一步提高，目前已很少用甲状腺摄^{131}I 率来诊断甲亢。

13. 辅助检查

（1）基础代谢率（BMR）　正常 BMR 为（－10%）～（＋15%），约 95% 的本病患者增高。测定：在禁食 12 小时、睡眠 8 小时以上、静卧，空腹状态下进行。常用 BMR 简易计算公式：BMR% ＝脉压＋脉率－111。

（2）B 超诊断　甲状腺呈弥漫性、对称性、均匀性增大（可增大 2～3 倍），边缘多规则，内部回声多呈密集、增强光点，分布不均匀，部分有低回声小结节状改变。腺体肿大明显时，常有周围组织受压和血管移位表现。

【护理措施】

1. 一般护理

避免各种刺激保持病室安静、清爽，室温保持在 20℃左右，避免强光和噪音刺激。轻者可适当活动，但不宜紧张和劳累，重者则应卧床休息。

2. 饮食护理

给予高热量、高蛋白、高脂肪、高维生素饮食，限制含纤维素高的食物，注意补充水分。

3. 症状护理

有突眼者，应加强眼部护理，如经常点眼药，外出时戴茶色眼镜，以避免强光与灰尘的刺激，睡前涂眼药膏、戴眼罩，抬高头部，低盐饮食，以减轻眼球后软组织水肿。

4. 药物护理

高热、咽痛时要警惕粒细胞缺乏，定期复查血象。因需长期用药，嘱患者不要任意间断、变更药物剂量或停药。白细胞计数 3×10^9/L，出现肝脏损害及药疹等应停药。

5. 预防甲状腺危象

避免精神刺激；预防和尽快控制感染；坚持治疗，不能自行停药；手术和放疗前做好充分的准备。

【健康指导】

（1）饮食上选择高蛋白（如牛奶、豆类、肉类等）、高热量（含碳水化合物丰富）、高维生素（蔬菜、水果）和易消化饮食。避免食用过多的粗纤维食物及含碘食品（海产品、碘盐），以免引起消化道不适及病情加重。

（2）遵医嘱，定时、定量、连续服用，不可随意中途停药、换药或增减药量，并在用药同时，注意自我观察，如有不适和不解的问题，及时就诊。

(3) 按医嘱定时定量服药，如出现心动过速、心前区不适、高烧不退、腹泻等症状时应该及时就诊。

(4) 服药期间定时监测白细胞计数，肝肾功能等。若出现咽痛、发热、皮肤瘙痒等症应及时就诊。

(5) 应注意劳逸结合，不要过度劳累。根据自身耐受，进行适当锻炼。

五、Cushing 综合征

【护理评估】

1. 体型变化

向心性肥胖、满月脸、多血质面圆而呈暗红色，胸、腹、颈、背部脂肪甚厚。至疾病后期，因肌肉消耗，四肢显得相对瘦小。

2. 运动系统

骨质疏松，可致腰背疼痛，脊椎畸形，身材变矮。肌肉萎缩无力，以近端肌受累更为明显。

3. 皮肤改变

皮肤变薄，皮下毛细血管清晰可见，皮肤弹力纤维断裂，形成宽大紫纹，加之皮肤毛细血管脆性增加，容易出现皮下青紫瘀斑，伤口不易愈合。

4. 高血糖

皮质醇可拮抗胰岛素作用，升高血糖，患者可表现为糖耐量低减或糖尿病。

5. 高血压、低血钾与碱中毒

高血压一般为轻～中度，低血钾性碱中毒程度也较轻。

6. 生长发育障碍

过量皮质醇抑制儿童 GH 的分泌及作用，抑制性腺发育，因而对生长发育有严重影响。少儿时期发病的 Cushing 综合征患者，生长停滞，青春期延迟，与同龄儿童比身材肥胖矮小；如伴脊椎压缩性骨折，身材更矮。

7. 性腺功能紊乱

Cushing 综合征患者性腺功能均明显减退。女性表现为月经紊乱，继发闭经，极少有正常排卵，难以受孕。在男性患者，主要表现为性功能减退、阳痿、阴茎萎缩、睾丸变软缩小。

8. 造血与血液系统改变

大量皮质醇使白细胞总数及中性粒细胞增多。

9. 感染

大量的皮质醇抑制机体的免疫功能，患者容易合并各种感染如皮肤毛囊炎、牙周炎、结核活动播散、泌尿系感染、甲癣及体癣等；感染不易局限，可发展为丹毒。

10. 精神障碍

轻者可表现为欣快感，失眠、注意力不集中，情绪不稳定，少数可以表现为抑郁与躁狂交替发生；另还有少数出现类似躁狂抑郁或精神分裂症样表现或认知障碍。

11. 实验室检查

(1) 血皮质醇测定　昼夜节律的消失比早晨单次测定有意义。

（2）24 小时尿游离皮质醇测定（UFC） 对 Cushing 综合征的诊断有较大的价值。

（3）大小剂量地塞米松抑制试验是确定是否为 Cushing 综合征的必要试验。

（4）ACTH 测定 肾上腺皮质肿瘤，不论良性或恶性，其血 ACTH 水平均低于正常低限。

12. 辅助检查

肾上腺 CT 及 B 超为首选，CT 分辨率最好，微腺瘤发现率为 60%，蝶鞍 MRI 优于 CT。

【护理措施】

1. 病情观察

每日测量体重及身高，监测精神状态、出入量、血压、心率、血糖及电解质（女性患者应注意月经情况），若有变化通知医生及时处理。

2. 饮食与运动

给予患者高蛋白，高维生素，高钙，低钠，低脂饮食及含钾较高食品如菠菜、芹菜、胡萝卜、南瓜、柠檬、橘子、香蕉等；若患者合并糖尿病时可给予糖尿病膳食。根据每日出入量控制水分摄入。鼓励患者适当活动，以增加生活自理能力及延缓肌肉萎缩，但应注意量力而行和循序渐进，水肿下肢可适当抬高，以利回流。

3. 皮肤护理，预防感染发生

保证无菌操作，动作应轻稳，避免碰伤皮肤；皮疹及皱褶部位每日用清水清洗，保持干燥，勿用刺激性化妆品及肥皂，保持床单位清洁无渣；保持口腔，会阴及肛门处清洁卫生；注意保暖；病房定期消毒。

4. 安全护理

防止摔伤，嘱其穿着宽松柔软的衣裤。若患者出现烦躁不安、异常兴奋、抑郁等异常精神状况时应严加看护，嘱家属陪伴，防止坠床，加用床档，必要时应用约束带，在患者周围不放置危险物品，避免刺激性言行。

5. 心理护理

评估患者情绪状况，由于疾病致外貌改变易使患者出现悲观情绪，应多与患者接触，鼓励其表达自身感受，讲解体内激素水平正常后症状可消失。可教会患者改善身体外观方法，如衣着合体及恰当修饰，并可鼓励其参与正常社交活动。

6. 用药护理

患者行地塞米松抑制试验期间，严格遵医嘱给药，同时监测患者血压、水肿情况、血糖、体重及出入量、体温，指导患者不可剧烈活动，防止病理性骨折发生。向患者宣教按时服药的重要性。

【健康指导】

（1）饮食选择优质蛋白、高维生素、高钙、低钠、低脂饮食。

（2）如果血钾偏低可选择富含钾的食物，如菠菜、芹菜、胡萝卜、南瓜、橘子、香蕉、柠檬等食物。

（3）血糖偏高的患者需要限制摄入热量高、含糖量高的食物。

（4）应注意劳逸结合，不要过度劳累。根据自身耐受，进行适当锻炼。如果患者存在骨质疏松，应避免过度的活动，以免出现骨折。

（5）穿着宽松、舒适的棉制衣裤；防止外伤。保持口腔卫生，皮肤清洁，勿用刺激性化妆品和肥皂。

六、中枢性尿崩症

【护理评估】

1. 典型症状

烦渴、大量饮水程度，每昼夜尿量可达16～24L以上，尿色清水样无色，日夜尿量相仿，不论白天与晚上，注意患者有无脱水症状，如皮肤弹性、口干、出入量等。

2. 其他症状

患者喜欢凉的饮料，有疲乏、烦躁、头晕、食欲缺乏、体重下降及工作学习效率降低。

3. 垂体－下丘脑区肿瘤或浸润性病变

因垂体－下丘脑区肿瘤或浸润性病变而发生尿崩症的患者，病变可能同时引起下丘脑口渴中枢的损害，由于渴感缺乏，患者不能充分饮水。这些患者都有脱水体征、软弱无力、消瘦、病情进展快，后期都有嗜睡、明显精神异常、代谢紊乱、腺垂体功能减退，或还有肿瘤引起压迫症状，颅内压力增高，死亡率高。

4. 生长发育

中枢性尿崩症发生于儿童期或青春期前，如系垂体－下丘脑区肿瘤性、浸润性病变或垂体柄损伤，可出现生长发育障碍，生长激素兴奋试验表明为生长激素缺乏性侏儒，有腺垂体功能减退，青春期时将不出现第二性征发育。特发性尿崩症不发生这些临床情况，但多数成年后身材略显矮小，系多饮、多尿干扰正常生活，而非生长激素分泌缺乏。

5. 实验室检查

（1）尿比重、尿渗透压、血钠　尿比重常低于1.006，尿渗透压常低于血浆渗透压。血钠升高。

（2）禁水－加压素联合试验　比较禁水后与使用血管加压素后尿渗压的变化，是确定尿崩症及尿崩症鉴别诊断的简单可行的方法。

6. 辅助检查

MRI可观察到小至3～4mm的占位性病变，也可能看到垂体柄的增粗、曲折、中断或节段状改变。

7. 心理社会评估

尿崩症患者一般会由于疾病导致经常口渴、多尿，频繁饮水而产生恐惧、焦虑和无助，在对患者进行评估的同时，向患者进行解释说明，缓解患者的不良心理状况。

【护理措施】

1. 一般护理

尿崩症患者由于尿量较多，烦渴明显。可提供患者喜欢的冷饮料，如冷开水，以保证患者足够水的摄入。口渴时一定保证液体的供给。

2. 病情观察

（1）准确记录患者尿量、尿比重、饮水量，观察液体出入量是否平衡，以及体重变化。如患者出现无力、烦躁、嗜睡、发热、精神异常、血压下降等现象，严重处于意识不清状态，遵医嘱以胃肠补液，监测尿量、尿比重、体重等指标。

（2）观察饮食情况，如食欲不振，以及便秘、发热、皮肤干燥、倦怠、睡眠不佳症状等。

（3）观察脱水症状头痛、恶心、呕吐、胸闷、虚脱及昏迷。

（4）有便秘倾向者及早预防。

（5）药物治疗及检查时，应注意观察疗效及副作用，嘱患者准确用药。

3. 对症护理

（1）对于多尿、多饮者应给予扶助与预防脱水，根据患者的需要供应水。监测尿量、饮水量、体重，从而监测液体出入量，正确记录，并观察尿色、尿比重等及电解质、血渗透压情况。

（2）患者夜间多尿而失眠、疲劳以及精神焦虑等应给予护理照料。

（3）注意患者出现的脱水症状，一旦发现要及早补液。

（4）保持皮肤、黏膜的清洁。

4. 用药护理

向患者及家属介绍药物的基本知识和治疗方法。对于使用鞣酸加压素注射液、水剂加压素的患者，严格遵医嘱给药，给药后注意患者液体摄入量，防止发生水中毒。对于使用氢氯噻嗪治疗的患者应指导其低钠饮食，由于该药有排钾作用，使用期间应定时监测血钾，以防发生低钾血症。

5. 心理护理

详细评估患者及家属对疾病的心理冲突程度和对接受治疗的心理状态，通过护理活动与患者建立良好护患关系，鼓励患者及时治疗，解除顾虑和恐惧，增强信心。

【健康教育】

（1）患者由于多尿、多饮，要嘱患者在身边备足温开水。

（2）注意预防感染，尽量休息，适当活动。

（3）指导患者记录尿量及体重的变化。

（4）准确遵医嘱用药，用药期间出现不良反应应及时就诊，不得自行停药。

（5）门诊定期随访。

七、嗜铬细胞瘤

【护理评估】

1. 高血压

高血压是嗜铬细胞瘤最常见的临床症状，由于肿瘤分泌肾上腺素和去甲肾上腺素的方式不同，高血压的发作呈阵发性、持续性或在持续性高血压的基础上阵发性加重。发作时间短则几分钟或几小时，长者可达一整天或数天，发作次数频繁，其血压升高的程度往往较严重，收缩压可达 200～300mmHg，舒张压可达 150～180mmHg。阵发性高血压是嗜铬细胞瘤患者的特征性表现，可于体位变换、压迫腹部、活动或排大小便时发作；有的患者病情进展迅速，高血压发作时可出现眼底视网膜血管病变、出血、渗出、视乳头水肿、视神经萎缩以致失明；严重时发生高血压脑病或心、肾严重并发症，甚至危及生命。

2. 头痛、心悸、多汗三联症

是嗜铬细胞瘤高血压发作时最常见的三组症状，头痛常常较剧烈，呈炸裂样，主要因血压高所致；心悸常伴有胸闷、憋气、胸部压榨感或濒死感；有的患者平时怕热及出汗多，发作时则大汗淋漓，面色苍白，四肢发凉。其特异性及灵敏性均为90%以上。

3. 其他症状

嗜铬细胞瘤分泌的大量儿茶酚胺长期作用于心肌，使其变性坏死，部分患者可发生儿茶酚胺心肌病，出现心律失常、心力衰竭等。如肿瘤位于盆腔内，大便时可诱发，如肿瘤位于膀胱内，排尿时可诱发。此外，还可出现烦躁、焦急、失眠等神经系统症状，白细胞数增多，低热，甚至高热等。

4. 实验室及辅助检查

（1）血常规，尿常规，便常规＋潜血，肝、肾功能，PT＋A，乙肝五项。丙肝抗体，HIV，血型，RH因子，RPR，计算BMI值。

（2）定性检查

①留24小时尿儿茶酚胺，发作日应留取4小时尿儿茶酚胺，对照日相同时段也应留取。

②24小时动态血压监测　同日可留取12小时（8：00～20：00）尿儿茶酚胺和12小时（20：00～次日8：00）尿儿茶酚胺。

（3）定位检查　双肾上腺B超，双肾上腺CT平扫＋增强＋冠状矢状重建。若CT（－）可行MIBG显像，若MIBG（－）可行奥曲肽显像。

5. 心理社会评估

患者高血压发作时可有剧烈头痛、神经紧张、濒死感、心悸、大汗淋漓、四肢冰冷及恶心呕吐等现象，患者可表现为精神紧张、焦虑、无助感。评估时须评估患者情绪状态，能否正确面对疾病，是否有信心配合治疗。

【护理措施】

1. 一般护理

为患者提供安静、最小刺激、舒适的环境，必要时暗化病室，保证患者能够安静休息。

2. 饮食护理

给予患者高热量、高维生素、低脂肪饮食。忌咖啡、茶、可可、可乐、香蕉，以免干扰儿茶酚胺的测定。

3. 病情观察

（1）监测患者生命体征，尤其是血压和心律变化，测量血压时应采取同一体位和同一侧肢体，监测站位和卧位血压。

（2）对阵发性高血压的患者，要记录其吃饭的时间及每次排尿时间。一旦高血压发作，应积极配合医生准确留取血尿标本。

（3）对有明显发作诱因的患者，如排尿、排便后发作，应告诉患者不要憋尿，保持大便通畅，预防高血压发作。

4. 活动与安全

让患者尽量卧床休息或在室内活动。外出时应有人陪伴，以免突然的高血压发作而出现危险。

5. 术前护理

指导患者遵医嘱按时服药，注意观察血压变化、有无鼻塞及直立性低血压的发生，并讲解术前服药的重要性以取得患者的配合。

6. 健康宣教

向患者讲解有关疾病的知识和各种检查的目的及注意事项，以配合诊疗。

7. 心理护理

评估患者有效应对高血压发作的方式，家庭支持系统，鼓励患者说出恐惧、焦虑等不良情绪。指导患者保持轻松，情绪稳定，避免不良情绪对血压的影响。

【健康指导】

（1）告知患者自我控制力下降时易发生跌倒、应注意安全。

（2）告知持续性高血压型患者，站立时易发生高血压，不宜站立过久，不宜蹲式排便。起立时动作宜缓慢，起床时，宜先缓慢做起，移向床边适应稍许后再起立，避免体位性低血压的发生。

（3）患者宜进食高热量、高蛋白质、高脂肪、低糖、低盐、富含维生素和易消化的食物。

（4）告知患者由于儿茶酚胺使胃肠活动减弱，常出现便秘、肠胀气，故应减少摄入产气的食物，如牛奶、土豆、红薯、芋头等。

八、生长激素瘤

【护理评估内容】

1. 压迫症状

（1）头痛　可伴有恶心、呕吐、视乳头水肿。

（2）视功能障碍　视物模糊，视野缺损，眼外肌麻痹，复视。

（3）压迫下丘脑　食欲亢进，肥胖，睡眠障碍，体温调节异常及尿崩。

2. 腺垂体功能减退

垂体大腺瘤压迫正常垂体组织所致。性腺：成年女性有闭经，男性性功能减退（阳痿），青少年不发育。

3. 骨骼的改变

头围增大，下颌增大，前突齿距增宽，咬合困难，手脚粗大，肥厚，手指变粗，不能做精细动作，鞋帽手套嫌小，关节僵硬，脊柱后突并有桶状胸。

4. 皮肤软组织的改变

皮肤粗厚，皮脂腺分泌亢进，患者大量出汗成为病情活动的重要指征。头面部突出，唇肥厚，鼻唇沟皮褶隆起，头颅皮肤明显增厚，鼻宽，舌大。女性患者表现有多毛。

5. 糖代谢紊乱

GH 分泌过多表现胰岛素抵抗，糖耐量减低乃至糖尿病。

6. 心血管系统病变

高血压、心脏肥大及左心室功能不全、冠心病。

7. 呼吸系统

有睡眠呼吸暂停综合征。

8. 神经肌肉系统

耐力减退，40%有明显肌病，表现为轻度近端肌萎缩无力。

9. 并发恶性肿瘤

在肢端肥大症中，肿瘤发生危险性增加，结肠息肉及腺癌与肢端肥大症的关系最为密切。

10. 垂体卒中

垂体GH分泌瘤多为大腺瘤，生长迅速，较多发生垂体瘤的出血、梗死及坏死。

11. 实验室检查

垂体功能亢进症的患者由于分泌过多激素，因此可通过测定血中PRL、ACTH、GH，如有高于正常值，可做进一步功能试验。

12. 辅助检查

（1）放射性诊断　X线、CT、MRI可做定位性诊断。

（2）内分泌功能试验　用以查明病因、定性诊断。

【护理措施】

1. 疼痛的护理

（1）评估患者疼痛的诱发因素、疼痛部位、性质、频率。评估患者对于控制疼痛使用过的方法的有效性。

（2）与患者共同讨论能够缓解疼痛的方法，如放松、深呼吸、转移注意力等。

（3）遵医嘱予患者止痛药，并向患者讲解药物的作用、不良反应，以及如何尽量减少不良反应的发生。用药后评价效果。

2. 饮食护理

血糖异常的患者应给予糖尿病饮食，限制每日总热量，鼓励患者饥饿时可进食含糖量少的蔬菜，如黄瓜、番茄等。

3. 自我形象紊乱的护理

（1）鼓励患者说出对疾病导致的身体外形改变的感受，以及患者预期希望有哪些改变，如体重、胸围、腰围等。

（2）通过健康指导，使患者理解身体外形改变的原因，并逐步让患者接受目前的外形改变。

（3）指导患者在能够耐受的条件下进行正确的运动。

4. 活动和安全护理

评估患者活动能力。与患者共同讨论能够采取的活动，与患者共同制定合理的活动计划及目标，避免因活动出现不适。为患者提供一个安全的活动环境，并指导患者在一个安全的环境内进行活动，以防受伤。

5. 预防感染

为患者提供清洁的病史环境，勤通风，指导患者注意个人卫生，预防感染。

6. 心理护理

评估患者的应对方式、压力来源和适应技巧。与患者及其家庭成员共同探讨患病过程中的心理状况，提高家庭支持。指导患者家属避免对患者使用批评性语言，多使用鼓励和称赞。

【健康教育】

(1) 告知患者防范颅内出血的可能　巨大肿瘤者当出现意识障碍、瞳孔及生命体征变化时，应及时就医。

(2) 高血糖患者应严格控制饮食，进行运动治疗，密切血糖监测。

(3) 对于高血压患者，应严格服用降压药，每日监测血压。

(4) 化疗的患者，定期监测血常规，注意有静脉留置针肢体的保护。

(5) 放疗的患者，注意自身卫生，预防感染。

(6) 定期复诊。

九、骨质疏松

【护理评估】

1. 躯体方面

易骨折部位在椎体、远端桡骨，PTH 下降或正常，常因雌激素缺乏。疏松较轻时常无症状，往往偶然摄椎体 X 线片而发现椎体压缩性骨折。有的在椎体压缩性骨折发生后，立即出现该部位的急剧锐痛。另一种是背部深部广泛性的钝痛，伴全身乏力等。疼痛常因脊柱弯曲、椎体压缩性骨折和椎体后突引起。椎体压缩性骨折引起身高缩短和导致脊柱后突，后者又引起胸廓畸形。

2. 心理社会方面

评估患者一般情况，对于骨质疏松的认知，能否面对疾病，能否有信心配合治疗。

【护理措施】

1. 一般护理

指导患者按时长期补充足量的钙，避免酗酒、摄入过多的咖啡因、低体重、过度劳累与运动。本病的预防比治疗更为现实和重要。预防包括获得最佳峰值骨量和干预发生骨质疏松的危险因素，减少骨量的丢失。加强营养，多食用含钙高的食物。

2. 安全护理

护士指导患者运动，不做负重运动，防止患者跌倒。卧床患者做好生活护理。

3. 用药护理

指导患者用药，服用钙剂应在餐后服，服用阿仑膦酸钠前站立 30 分钟，保持直立，空腹。给予静脉输注帕米膦酸盐的患者时，要密切观察药物反应，监测体温等生命体征变化。

【健康指导】

(1) 通过对疾病的讲解，使患者能够正确对待疾病，积极配合治疗。

(2) 教育患者掌握适宜的运动方式。

(3) 通过指导患者能合理搭配饮食，保证钙的需求。

(4) 指导患者出院后坚持正确服药，定期复诊。

(5) 养成良好生活习惯，坚持每天日照 1 小时。

第七节　风湿免疫系统疾病护理常规

一、类风湿关节炎

【护理评估】

1. 相关因素

可能与遗传因素、激素水平、环境因素（如潮湿及寒冷）等、EB 病毒感染有关。

2. 阳性体征

（1）全身症状　低热、乏力、体重下降、食欲减退伴有贫血情况。

（2）关节表现　以周围关节的对称性多关节炎为主要特征，双手近端指间关节、掌指关节、腕、膝、肘、踝、肩、趾等关节受累最多见。关节炎表现为对称性、持续性肿胀、压痛；可伴有晨僵、关节畸形，如手指向尺侧偏斜、“天鹅颈”样和“纽扣花”样的表现；重症患者关节呈骨性强直，关节活动受限。

（3）关节外表现　除关节症状外，可出现多脏器受累的全身表现，常见的有皮肤或内脏的类风湿结节。

①心脏　心包炎，多不严重，心内膜炎和心肌炎罕见。

②肺部情况　肺间质病变多见，可反复出现咳嗽、呼吸困难。

③肾脏情况　可出现肾小球肾炎，偶见淀粉样病变。

④神经系统受损　可涉及中枢神经、周围神经、自主神经和肌肉。

⑤血液系统受累　会出现小细胞低色素性贫血、缺铁性贫血、溶血性贫血。

3. 实验室检查

（1）一般项目　小细胞低色素性贫血，红细胞沉降率增快，C 反应蛋白增高。

（2）类风湿因子（RF）　抗核周因子（APF），抗角蛋白抗体（AKA），抗环瓜氨酸多肽抗体。

（3）类风湿关节炎滑液检查　半透明或不透明，根据蛋白、细胞及碎屑的含量不同呈黄色或黄绿色。滑膜病理对类风湿关节炎的诊断无特异性。

4. 辅助检查

类风湿关节炎的关节损害可分为 4 期。

Ⅰ期：正常或关节端骨质疏松。

Ⅱ期：关节端骨质疏松，偶有关节软骨下囊样破坏或骨侵蚀改变。

Ⅲ期：明显的关节软骨下囊样破坏，关节间隙狭窄，关节半脱位等畸形。

Ⅳ期：除Ⅱ、Ⅲ期改变外，有纤维性或骨性强直。

5. 常见护理问题

（1）疼痛。

（2）生活自理能力缺陷。

（3）有废用综合征的危险。

（4）有感染的危险。

（5）焦虑。

（6）安全。

6. 社会心理方面

评估患者对疾病的认知程度；评估患者对潜在并发症预防措施的了解程度；评估患者的疾病对其日常生活的影响；评估参与家庭及社会活动能力；评估患者发生外伤的危险因素，预防跌倒。

【护理措施】

1. 一般护理

（1）房间温度、湿度适宜，定期通风。限制探视，减少感染因素。

（2）饮食应给予营养丰富，富含优质蛋白、维生素和矿物质的食物。

2. 专科护理

（1）急性期关节肿痛明显且全身症状较重的患者应卧床休息，不宜睡软床垫，枕头不宜过高。急性期患者可在短期内（2～3周）用夹板制动，保持关节功能位。缓解期的患者应加强活动，在医务人员指导下进行功能锻炼。

（2）应注意关节的保暖，避免潮湿寒冷加重关节症状。

（3）对于卧床不起的患者，注意保持正确体位

①肩关节不能处于外旋位，肩两侧可顶枕头等物品。双臂间放置枕头维持肩关节外展位，维持功能位。

②双手掌可握小卷轴，维持指关节伸展。

③髋关节两侧放置靠垫，预防髋关节外旋。

④平躺者小腿处垫枕头，防止膝关节固定于屈曲位。

⑤足下垫软枕，定时给予按摩和被动运动，防止足下垂。

（4）给予肿痛关节按摩，并辅以热水疗。

（5）在病情许可的情况下应注意关节的活动，给予功能锻炼，包括手指的抓捏练习，如织毛衣、跳棋、玩球。腕、肘、膝关节的屈伸练习，并可配合一定的被动肢体运动，但已有强直的关节禁止剧烈运动。

（6）对于关节活动受限，生活不能完全自理者，做好生活护理，增加舒适感。

（7）培养患者自理意识。

（8）胸部护理　扩胸运动，拍背咳痰，防止感冒。

（9）关节处皮损及溃疡护理　加强换药，预防感染。平时涂润肤霜保护皮肤。

（10）用药护理评估患者疼痛情况，关节疼痛明显者遵医嘱给予非甾体抗炎药，并观察药物疗效及副作用。

（11）使用生物制剂药物的护理　此类药物可明显减轻关节炎症，缓解关节结构的破坏、提高机体功能。它不仅可以迅速有效地缓解疼痛和局部症状，而且是目前阻止疾病进展、防止关节破坏、预防残疾的一线药物。常用有：英夫利西单抗。

3. 心理护理

早诊断、早治疗，对疗效及转归有重要影响。药物辅以理疗及防止畸形的措施是目前最新提倡的。帮助患者树立信心，积极配合，加强肢体锻炼。

【健康指导】

（1）此病病程长，反复发作，加之关节疼痛，畸形、功能障碍给患者身心带来极

大痛苦。此时应鼓励患者坚定信心，与家人、医师、护士、社会配合治疗，达到最佳疗效。在允许的体能范围内，可以继续工作。

（2）积极预防和治疗各种感染。

（3）避免各种诱因　如寒冷、潮湿、过度劳累及精神刺激。

（4）坚持服药，不可擅自停药、改药、加减药。同时了解药物副作用。

（5）定期复查。

（6）功能锻炼目的在于掌握姿势，减轻疼痛，减少畸形发生。原则为活动后2小时体力恢复。要循序渐进，计划可行。

①关节疼痛时除服药外，可行冷热敷，局部按摩。但在冷热敷时避免与皮肤直接接触而造成损伤。

②在卧床期间可采取半卧位，手掌向上，可用夹板或辅助物支持和固定关节，减轻疼痛。不允许膝盖下长期放置枕头。加强翻身，避免压疮。

③避免突然的移动和负重。

④进行关节周围皮肤和肌肉的按摩，增进血液循环，防止肌肉萎缩。

⑤主动或被动地进行肢体活动，如伸展运动等。

⑥加强拍背和扩胸运动，预防感染。

⑦活动关节的方法　如织毛衣、下棋、摸高、伸腰、踢腿等。

⑧逐步锻炼生活自理能力，鼓励参加更多的日常活动。

二、系统性红斑狼疮

【护理评估】

1. 相关因素

系统性红斑狼疮（SLE）的病因目前不明，但普遍的看法是环境、遗传、性激素等综合因素所致的免疫紊乱导致了该病的发生。

（1）环境因素　包括药物、毒物、饮食、感染等。

（2）性激素　此病育龄妇女多见，老人和儿童也可发病。

（3）遗传　国外报道10%～12%系统性红斑狼疮患者在一级亲属中有相同患者，约3%所有一级亲属也患此病。

2. 阳性体征

（1）高热　非特异性症状，至少80%患者皆有。

（2）皮肤、黏膜方面　皮疹、溃疡、结节、红斑、雷诺征。

（3）关节、肌肉　90%有关节痛、晨僵，但很少发生骨质破坏、畸形等。10%有肌痛。

（4）浆膜　双侧或单侧胸膜炎，心包炎、心包积液或腹腔积液等。

（5）肾脏　几乎所有患者迟早有肾损害。

（6）心脏　心衰、心肌炎、心内膜炎等。

（7）肺脏　肺动脉高压、间质纤维化。

（8）胃肠道　吸收不良、溃疡、肠麻痹、腹膜炎等。

（9）神经系统　头痛，脑脊液异常，精神障碍、癫痫发作、偏瘫及蛛网膜下腔出血等多见，也可出现脊髓炎、颅神经及外周神经病变。

（10）血液系统　溶血性贫血，白细胞、血小板减少等。

3. 实验室检查

（1）抗核抗体谱

①抗核抗体　99%阳性。

②抗双链 DNA 抗体　具有诊断特异性。

③抗 Sm 抗体　为 SLE 标志性抗体，阳性率 20%～30%。

④其他　抗 nRNP、抗 rRNP、抗 SSA、抗 SSB、抗组蛋白等也可阳性。

（2）抗磷脂抗体　主要有抗心磷脂抗体、狼疮抗凝物及抗 β_2 -糖蛋白抗体等。

（3）补体　CH50、C3 降低。

（4）其他　肾脏受累时常有蛋白尿、血尿、管型尿等。中枢神经受累常有脑脊液压力增高，蛋白和白细胞增多。血液系统受累可有“三系”降低。

4. 常见护理问题

（1）体温过高。

（2）皮肤完整性受损。

（3）低效性呼吸形态。

（4）体液过多。

（5）意识障碍。

（6）营养失调。

（7）自我形象紊乱。

（8）出血。

（9）低蛋白血症。

（10）有感染的危险。

5. 社会心理方面

评估患者对疾病的认知程度；评估患者对潜在并发症预防措施的了解程度；评估患者的疾病对其日常生活的影响；评估患者参与家庭及社会活动的能力。一些患者一起病就累及多个系统，由轻型突然发展为重症狼疮，病情加重与缓解交替，长期生病及对疾病的治疗会影响工作及经济收入，患者心理出现焦虑，对生活、工作的悲观、失望及恐惧。此病年轻女性好发，长期应用激素治疗，影响患者自我形象及妊娠，需评估患者的承受能力。

【护理措施】

1. 一般护理

（1）安排在避免阳光直射的房间，窗帘遮挡。房间温度、湿度适宜，定期通风。限制探视，减少感染因素。

（2）饮食宜清淡、易消化、高蛋白、高热量。

（3）病情活动期应卧床休息，缓解期可适当活动，注意劳逸结合。

2. 专科护理

（1）高热　监测体温变化，遵医嘱给予物理或药物降温，嘱患者多饮水，必要时静脉补液，保证出入量平衡。满足患者生理需要，增加舒适感。

(2) 皮肤、黏膜

①保持口腔卫生，给予朵贝尔液漱口，遵医嘱给予口腔涂药。严重口腔溃疡者，给予高压冲洗。合并出血的患者，及时清理血痂。给予流食或半流食，必要时给予静脉营养及鼻饲。怀疑真菌感染的患者给予碳酸氢钠漱口及制霉菌素涂口腔。

②保持会阴部清洁。

③合并皮疹及皮肤破溃的患者要避免光照，不用化妆品，不接触化学染料，温水清洁皮肤，可用中性乳液润滑皮肤。避免抓挠，遵医嘱给予药物外涂。加强伤口换药，预防感染。

④鼻腔黏膜干燥的患者可使用滴鼻剂湿润鼻腔，防止出血。

⑤房间温度、湿度适宜，勤换内衣，保持皮肤清洁，避免感染。

(3) 肾脏损害时，给予低盐及低蛋白饮食。了解水肿情况，每日监测体重及腹围，严格记录 24 小时出入量。

(4) 白细胞数降低时，嘱患者注意个人卫生，必要时予保护性隔离。保证“六洁”，预防感染。当血小板数低于 $20 \times 10^9/L$ 时，嘱绝对卧床，避免外伤，注意观察有无出血倾向。

(5) 注意观察患者有无性格的改变、精神异常，有无头痛、呕吐、四肢麻木等主诉。对脑病患者应注意神志、瞳孔变化，对于颅压高的患者，遵医嘱给予脱水剂降颅压及镇静治疗。对于神志不清伴有躁动、高热、抽搐等症状的患者，应注意专人护理，加床档，必要时加约束带。

(6) 肠道护理　观察患者有无腹部症状，顽固性腹泻患者应予坐浴，防止肛周感染。患者因胃肠黏膜水肿出现肠梗阻时要禁食水，行胃肠减压，同时改为静脉给药，防止影响药物吸收。

(7) SLE 合并肺动脉高压患者要观察血氧变化，给予氧疗，预防猝死，行健康宣教，避免情绪激动，保持大便通畅。适当活动，注意休息，劳逸结合。

3. 心理护理

向患者宣教正确认识疾病，消除恐惧心理。保持心情舒畅及乐观情绪，对疾病治疗树立信心，积极配合，避免情绪波动及精神刺激。

4. 药物护理

注意激素及免疫抑制剂的各种副作用，如有相应症状出现则应及时随诊治疗。

【健康指导】

(1) 注意关节活动的锻炼，劳逸结合。

(2) 皮肤黏膜护理　指甲不要剪得过短，防止损伤指甲周围皮肤。

(3) 在感染的预防上要尽量少到公共场所去，预防感冒，一旦发现感染灶立即治疗。禁止各种预防接种。

(4) 注意激素及免疫抑制剂的各种副作用，如有相应症状出现则及时随诊治疗。

(5) 遵医嘱服药，不得擅自加量、减量或停药。服用药物注意过敏史。

(6) 饮食应注意高蛋白、高热量、高维生素，如肾脏受损则进低盐饮食，注意补钙，以防骨折发生。

(7) 定期复查，了解自己的病情。

（8）女性要在医师指导下妊娠。

三、干燥综合征

干燥综合征（SS）是一个主要累及外分泌腺体的慢性炎症性自身免疫病。唾液腺和泪腺受累，出现口干、眼干最常见，但也可伴有其他器官受累而出现多系统损害。干燥综合征分为原发性和继发性两种，前者指单纯干燥综合征，后者指与肯定的弥漫性结缔组织病并存的干燥综合征。本节指原发性干燥综合征。

【评估内容】

1. 相关因素

病因不明确，一般认为与遗传、免疫、病毒感染有关。

2. 阳性体征

（1）口干燥症　口干是最常见症状；其次有猖獗齿、单侧或双侧间歇性交替性腮腺肿痛、舌部病变及口腔溃疡等。

（2）干燥性角结膜炎　眼部摩擦、沙砾等异物感，眼干涩、痒痛、畏光、视力下降等。

（3）其他浅表部位外分泌腺病变

①皮肤汗腺功能下降导致皮肤干燥、瘙痒。

②鼻黏膜腺体受累引起鼻干、充血、结痂及鼻出血等。

③咽鼓管干燥导致浆液性中耳炎、传导性耳聋。

④咽部腺体分泌下降导致咽干、声嘶。

⑤外阴和阴道黏膜干燥、瘙痒、外阴溃疡等。

（4）呼吸系统　气管干燥、痰液黏稠、慢性干咳，肺间质纤维化，甚至肺动脉高压。

（5）消化系统　吞咽困难，进食流食，较干食物需用水服用。

（6）肾脏　肾小管性酸中毒、低钾血症。

（7）血管炎　皮肤黏膜病变，关节痛，周围神经系统病变。

（8）“三系”变化　白细胞数降低患者易发生感染，血小板低下者可出现出血现象。

3. 实验室检查

（1）抗核抗体（ANA）　以抗 SSA 和抗 SSB 抗体阳性为主。

（2）类风湿因子（RF）　70% ~90% 的患者 RF 阳性。

（3）高球蛋白血症　多数患者有明显的高球蛋白血症，且呈多克隆。

（4）循环免疫复合物（CIC）　80% 的患者 CIC 增高，但补体多不减低。

4. 辅助检查

（1）口干燥症辅助检查

①唾液流率　未经刺激的唾液流量 <0.06ml/min，各年龄组有差异，老年人偏低。

②腮腺造影　导管及小腺体破坏。

③唇腺活检　下唇活检的组织中有≥1 个灶性淋巴细胞浸润为异常。

④放射性核素造影　唾液腺功能低下时其摄取及排泌均低于正常。

（2）干燥性角膜炎辅助检查

①滤纸试验　5 分钟滤纸湿润长度≤10mm 为异常。

②泪膜破碎时间　短于 10 秒者为异常。

③角膜染色　裂隙灯下角膜染色点超过 10 秒为异常。

④结膜活检　结膜组织中出现灶性淋巴细胞浸润者为异常。

5. 常见护理问题

（1）皮肤完整性受损。

（2）电解质紊乱。

（3）舒适的改变。

（4）有出血的危险。

（5）并发症　肺动脉高压。

6. 心理社会方面

评估患者对疾病的认识能力；评估患者出现猖獗齿导致自我形象改变后的心理承受能力。患者因疾病而出现不适，内、外分泌腺受累出现的症状逐渐使其生活能力、工作能力下降，给患者及其家庭造成严重的心理及经济负担，严重影响了患者的生活质量。

【护理措施】

1. 一般护理

保证室内空气新鲜，定期通风。病情许可的情况下可以适当活动，劳逸结合。

2. 专科护理

（1）保持室内湿度，可使用加湿器。

（2）饮食以易消化营养丰富的半流食及软食为主。

（3）嘱患者注意口腔卫生，防止口腔细菌繁殖，应早晚刷牙，选用软毛牙刷，饭后漱口，戒烟酒，减少对口腔的物理刺激。继发口腔感染者可用朵贝尔液漱口，真菌感染者可用制霉菌素涂口腔，口干严重者可用麦冬、枸杞子、甘草等泡水喝。

（4）保护眼睛　眼泪减少可引起角膜损伤，易发生细菌感染，给予人工泪液或其他眼药水滴眼，睡前涂眼膏保护角膜。避光、避风，戴眼防护镜。

（5）呼吸道黏膜干燥明显者，可给予雾化吸入。鼻黏膜干燥者可给予复方薄荷油滴鼻。补充水分，预防感冒及肺部感染，加强拍背咳痰。

（6）对于皮肤油性水分减少的患者应预防皮肤干裂，给予润肤剂外涂。冬季嘱患者减少沐浴次数。

（7）注意观察患者尿量的变化，尿 pH 值。对肾小管性酸中毒患者应遵医嘱给予弱碱性药物，枸橼酸合剂补钾。准确记录出入量及分别记录日夜尿量。

（8）血液系统　本病可出现白细胞数或（和）血小板数减少。

（9）唇腺活检术后，进食清淡温凉饮食，加强漱口，遵医嘱服用抗炎药，预防活检处感染。3 日后拆线。

（10）生物制剂药物的护理　常用药物是利妥昔单抗液，可以治疗顽固型血小板减低。此类药物可以迅速有效地缓解症状，而且是目前阻止疾病进展的一线药物。使用中注意密切观察患者的病情变化及用药反应。

3. 心理护理

多与患者交流，使患者了解此病的治疗原则，告知患者此病为慢性病，主要是采取措施改善症状，控制和延缓因免疫反应而引起的组织器官损害的进展及继发性感染。经恰当的治疗后可以控制病情达到缓解，因此，要遵循医嘱规律治疗。通过交流消除其焦虑心理，配合治疗。

【健康指导】

（1）注意激素及免疫抑制剂的各种副作用，如有相应症状出现则及时随诊治疗。

（2）遵医嘱服药，不得擅自加量、减量或停药。注意药物过敏史。

（3）注意多食含钾高及水分多，易消化，高蛋白，高维生素食物。

（4）定期复查，了解自己的病情变化。

（5）肺部自我护理，注意生活环境的温湿度适宜，定时通风，预防感冒。家庭使用加湿器。

（6）皮肤自我护理，保持皮肤的湿润，涂润肤油保护皮肤，以及人工泪液或其他眼药水滴眼，睡前涂眼膏保护角膜以改善眼干。

四、炎性肌病（多发性肌炎、皮肌炎）

【护理评估】

1. 相关因素

病因不明，发病与病毒感染、免疫异常、遗传及肿瘤等因素有关。

2. 典型症状

（1）多发性肌炎（PM）　全身表现可有发热、关节痛、体重下降、雷诺现象等。

①肌痛肌无力　几乎所有患者均出现不同程度的肌无力。约25%的患者出现近端肌肉疼痛或压痛。

②消化道　10%～30%患者出现吞咽困难、食物反流、呛咳，为食管上部及咽部肌肉受累所致，造成胃反流性食管炎，可引起吸入性肺炎。

③肺　约30%患者有肺间质改变。临床表现有发热、干咳、呼吸困难、发绀。肺功能测定为限制性通气功能障碍及弥散功能障碍。肺纤维化发展迅速是本病死亡的重要原因之一。

④心脏　仅1/3患者病程中有心肌受累，可出现心律失常、充血性心衰、心包炎、心房颤动及心包积液等。

（2）皮肌炎（DM）　除有PM表现外，还有多样性皮疹。特征性皮疹为向阳疹和戈登征。

①向阳疹　表现为眶周水肿伴暗紫红皮疹。

②暴露部位的皮疹　颈前、上胸部（“V”区），颈后背上部（披肩状），在前额、颊部、耳前、上臂伸面和背部等可出现弥漫性红疹。

③戈登征（Gordon 征）　多见于肘、掌指、近端指间关节伸侧，表现为伴有鳞屑的红斑，皮肤萎缩、色素减退。

④其他　技工手，部分患者双手外侧掌面皮肤出现角化、裂纹，皮肤粗糙脱屑，同技术工人的手相似。甲皱僵硬的毛细血管扩张，甲裂不规则增厚。

3. 辅助检查

肌电图；肌活检。

4. 实验室检查

抗核抗体（ANA）、自身抗体；抗 Jo－1 抗体的测定；肿瘤筛查；血清肌酶：肌酸激酶（CK）；肌红蛋白。

5. 常见护理问题

（1）误吸。

（2）窒息。

（3）低效性呼吸形态。

（4）疼痛。

（5）活动无耐力。

（6）营养失调。

（7）生活自理能力缺陷。

（8）皮肤黏膜完整性受损。

（9）有感染的危险。

（10）安全。

6. 心理社会方面

评估患者对疾病的认识能力、皮肤受累情况、肌力的分级、生活自理能力的程度对患者日常生活的影响；吞咽困难对于患者机体营养摄取的影响。使患者生活能力、工作能力下降，影响生活质量，给患者及其家人造成心理负担。

【护理措施】

1. 一般护理

（1）急性期卧床休息，并适当进行肢体被动运动，以防肌肉萎缩，症状控制后适当锻炼。

（2）应予高蛋白、高维生素、易消化的半固体软食，注意补钙。

（3）肌力差的患者做好安全防护，协助患者定时翻身，注意皮肤保护。

2. 专科护理

（1）饮食护理　应给予高蛋白、高维生素、易消化的半固体软食，注意补钙，不食干硬油炸食品。对于进食咳呛的患者，嘱其进餐时尽量采取坐位或半卧位，进餐后 30 分钟内尽量避免卧位，细嚼慢咽，进食咳呛严重或吞咽困难的患者必要时遵医嘱给予胃管鼻饲或肠外营养以满足机体需要量，防止吸入性肺炎。当鼻饲患者胃肠蠕动缓慢，胃排空时间过长，可遵医嘱给予下空肠营养管，防止胃潴留造成营养吸收不良。保持大便通畅。

（2）皮肤护理　对于合并皮损的患者，应保持局部皮肤清洁、干燥，尽量暴露，减少衣物摩擦，勿抓挠以免造成感染。面部用清水清洁，不涂化妆品，后期皮损会有脱屑，必要时外涂凡士林油防止破损加重。勤换柔软棉质内衣，注意保暖。

（3）肌活检术后护理　观察伤口渗血感染情况，保持敷料清洁，协助医生于次日、第三日、第七日给予消毒换药，2 周后拆线。可根据伤口情况延长拆线时间，拆线后观察伤口愈合状况。加强巡视与基础护理，安全措施到位，及时满足患者生活需要。根据患者的恢复情况指导活动与休息及功能锻炼。

（4）肌痛、肌无力护理　急性期卧床休息并适当进行肢体被动运动，以防肌肉萎缩，症状控制后适当锻炼。做到基础护理到位。疾病的缓解期注意休息并且做适当的活动，避免过度劳累，活动2小时后体力恢复为最佳。在生活上尽量自理，消除依赖感。锻炼肌力防止肌肉萎缩。患者肌痛明显时安慰患者，认真听取患者主诉，使用分散注意力的各种方法，必要时遵医嘱给予止痛药物，缓解疼痛。疾病缓解期功能锻炼应在服药30分钟后开始，运动之前应做充分的准备活动，如肌肉的按摩、热敷等，局部治疗可采取转头－四肢肌肉外展－肌肉屈伸－抬腿－蹲下－起立－扩胸－举物－踢腿－室内散步－爬楼－慢跑或太极拳，注意循序渐进持之以恒。

（5）肺间质病变护理　对于肺部受累患者，保持病室温湿度适宜，遵医嘱给予吸氧和雾化稀释痰液，同时加强雾化后的拍背咳痰，预防及治疗肺部感染。

（6）心脏　对于心肌受累的患者，完善心内科相关检查，监测患者生命体征，指导正确的用药。参照心内科护理常规。

（7）用药护理　首选糖皮质激素，通常用泼尼松1.0～1.5mg/(kg·d)。合并重要脏器受累的患者给予大剂量激素冲击治疗（甲泼尼龙1g×3d），之后逐渐减量，长期维持；可与免疫抑制剂联合应用提高疗效；使用免疫球蛋白静脉输注（IVIG）可在疾病进展迅速的情况下，一定程度缓解病情。

3. 心理护理

多与患者交流，使患者了解本病的治疗原则、告知患者此病为慢性病，可迁延多年，若早期诊断，合理治疗，在治疗护理下可控制病情发展，使其趋于稳定。本病可获得满意的长时间缓解，可同正常人一样从事正常的工作、学习。因此要向患者宣教正确认识疾病，消除恐惧心理，了解规律用药的意义，嘱患者遵医嘱规律治疗。同时学会自我认识疾病活动的征象，配合治疗、遵从医嘱，定期随诊。懂得长期随访的必要性。通过与患者交流消除其顾虑心理。

【健康指导】

（1）树立信心，劳逸结合　此病有缓解与复发的特点，要以乐观的情绪，良好的精神状态去面对此疾病，配合长期治疗。在疾病的缓解期注意休息并且做适当的活动，生活上消除依赖感。锻炼肌力，防止肌肉萎缩。局部可采取转头－四肢肌肉外展－肌肉屈伸－抬腿－蹲起－扩胸－慢跑或太极拳，避免过度劳累。

（2）出现皮疹，应保持皮肤清洁、干燥，表面不要包裹、尽量暴露；可以涂中性护肤品，如果出现皮损切勿抓挠以免造成感染。勤换内衣，注意保暖，避免日晒。

（3）合理膳食应选用高蛋白、高维生素、易消化的饮食，进餐时取坐位或半卧位，餐后30分钟内避免卧位。

（4）了解药物的作用与副作用　患者需长期激素及免疫抑制剂治疗，按时服药，不可随意增减药物，不可擅自停药或改药。用药期间应定期复查血常规和肝肾功能。了解激素、免疫抑制剂等药物副作用，同时注意补钙。

（5）学会自我认识疾病活动的征象　要自我监测心、肺的病变，如出现呼吸困难、紫绀、心慌或心前区疼痛等要立即就诊。注意定期复查。

五、强直性脊柱炎

【护理评估】

1. 相关因素

常发生椎间盘纤维化及其附近韧带钙化和骨性强直，其特征性病理变化是肌腱、韧带、骨附着点病变。本病有家族遗传倾向，与 HLA－B_{27}密切相关。

典型症状：腰背部、骶髂关节发僵、疼痛伴僵直感，清晨久坐后起立时僵直感尤为剧烈，活动后减轻。少数伴有发热、消瘦、贫血、眼色素膜炎等。

2. 实验室检查

红细胞沉降率；C 反应蛋白；免疫球蛋白；HLA－B_{27}。

3. 体格检查

以下方法可用于检查骶髂关节压痛或脊柱病变进展情况：枕壁试验；胸廓扩展；Schober 试验；骨盆按压；Patrick 试验（下肢“4”字试验）。

4. 辅助检查

（1）X 线表现　椎体骨质疏松和方形变，骨赘，脊柱竹节样变。

（2）骶髂关节 CT 和 MRI　对本病的早期诊断有很大帮助。

5. 常见护理问题

（1）疼痛。

（2）活动受限。

（3）受伤的危险。

（4）有废用综合征的危险。

6. 心理社会方面

此病为慢性进行性疾病，髋关节受累引起关节间隙狭窄、强直和畸形，最终可致残，使患者生活能力、工作能力下降，降低生活质量，从而带来心理和经济负担。评估患者对疾病的认识能、脊柱关节受累情况及对患者日常生活（如活动、休息方式）和社交方面的影响。对患者及其家属进行疾病相关知识的教育，制定功能锻炼计划，有助于患者主动参与及配合治疗，以减缓关节病变的进展。

【护理措施】

1. 一般护理

（1）饮食应食高蛋白、高维生素、易消化食物，避免食用辛辣，刺激性大的食物。

（2）加强皮肤的护理，保持口腔清洁就餐前、后漱口，减少感染的机会。

（3）加强巡视，对于脊柱关节受累的患者活动注意安全，做好生活护理，满足生活需要，防止发生跌倒意外。

2. 专科护理

（1）脊柱的护理

①站立时尽量保持挺胸、收腹和双眼平视前方的姿势；坐位也应保持胸部直立。

②睡硬板床，多取仰卧位，轴线翻身，避免促进屈曲畸形的体位。枕头要矮，一旦出现上胸或颈椎受累应停用枕头。

③避免引起持续性疼痛的体力活动。

④定期测量身高并记录。

（2）肺部的护理　指导患者每日做深呼吸、扩胸及伸展运动。卧床患者需加强翻身拍背，教会患者正确的咳嗽、咳痰的方法。禁烟，保证室内通风。

（3）葡萄膜炎的护理　注意患者眼部卫生，及时清除异常分泌物，遵医嘱滴眼液滴眼并给予局部和全身性的积极抗炎治疗。观察患者视力及视野有无损害。安全护理措施到位，防止跌倒。

（4）非药物治疗　鼓励适当锻炼，包括扩胸、腰部和肢体的运动，睡硬板床，用低枕。物理治疗对缓解症状、改善病情有一定帮助。

（5）使用生物制剂药物的护理　此类药物可明显减轻关节炎症，缓解关节结构的破坏、提高机体功能。它不仅可以迅速有效地缓解疼痛和局部症状，而且是目前阻止疾病进展、纺织关节破坏、预防残疾的一线药物。常用有：英夫利西单抗、依那西普等。

（6）外科治疗　对晚期脊柱已有强直，伴有功能障碍或外周关节病变炎的患者可考虑手术治疗。为了改善患者的关节功能和生活质量，人工全髋关节置换术是最佳选择。置换术后绝大多数患者的关节疼痛得到控制，功能恢复正常或接近正常，置入关节的寿命90%可达10年以上。

3. 心理护理

多给予患者关心及支持，增加患者配合治疗的信心。指导患者养成良好的生活习惯，劳逸结合，保持心情舒畅，情绪稳定，避免精神刺激，积极配合治疗，树立战胜疾病的信心。本病一般呈慢性进行性，缓解与复发可持续数周或数年，甚至长达数十年。在病程中可发生脊柱关节的强直、活动受限，使患者生活能力、工作能力逐渐下降，影响生活质量。

【健康指导】

（1）养成良好的生活习惯，注意休息，劳逸结合。保持心情舒畅，情绪稳定。避免精神刺激，积极配合治疗，树立战胜疾病的信心。对患者及其家属进行疾病知识的教育，有助于患者主动参与治疗。

（2）饮食应食高蛋白、高维生素、易消化食物，避免食用辛辣，刺激性大的食物，加强营养增加抵抗力。

（3）避免长期弯腰活动，减少对脊柱的负重和创伤。脊柱关节疼痛时要卧床休息可配合理疗和水疗。指导患者要适量而不间断地进行体育锻炼，取得和维持脊柱关节的最好位置。站立时尽量保持挺胸、收腹和双眼平视前方的姿势。坐位也应保持胸部直立。应卧硬板床，多取仰卧位，避免促进屈曲畸形的体位。枕头要矮，一旦出现上胸或颈椎受累应停用枕头。减少或避免引起持续性疼痛的体力活动。定期测量身高。保持身高记录是防止不易发现的早期脊柱弯曲的一个好措施。

（4）使用生物制剂药品前应排除感染，尤其是结核感染。

（5）定期沐浴更衣，讲究个人卫生。注意眼睛保护、清洁，涂抹抗生素眼药膏。

（6）在医生指导下按时服药，剂量准确。了解药物作用与副作用。

（7）定时复查各项化验指标，如出现不适症状及时就诊。

六、痛风

痛风是由于嘌呤代谢紊乱和/或尿酸排泄减少致血尿酸增高引起的一组疾病。临床特点为高尿酸血症、尿酸盐结晶沉积所致特征性急性关节炎、反复发作发展至慢性痛风性关节炎及痛风石，常累及肾脏；严重者可出现关节致残、肾功能不全。痛风患者常与肥胖、高脂血症、糖尿病、高血压及心脑血管病伴发。

【护理评估】

1. 相关因素

痛风分为原发性和继发性两大类。原发性痛风有一定的家族遗传性，约10%～20%的患者有阳性家族史。除1%左右的原发性痛风由先天性酶缺陷引起外，绝大多数发病原因不明。继发性痛风由其他疾病所致，如肾脏病、血液病或由于服用某些药物、肿瘤放化疗等多种原因引起。

2. 典型症状

（1）急性期　常于夜间发作的急性单关节炎，剧痛如刀割样；关节局部红肿发热、触痛明显。好发于第一跖趾关节。

（2）间歇期　急性期缓解后，发作部位的皮肤加深。

（3）慢性期　痛风石的出现，典型部位为耳廓，也常见于足趾、手指、腕、踝、肘等关节周围。发生于关节内，可造成关节软骨及骨质侵蚀破坏，出现关节肿痛、强直、畸形。

（4）肾脏病变期　肾脏损害可分别出现水肿、蛋白尿、尿酸结石、尿酸结晶、肾盂肾炎、尿路梗阻及肾功能衰竭。导致尿酸炎肾病、尿酸性尿路结石、急性尿酸性肾病。

3. 实验室检查

血尿酸的测定、尿尿酸的测定、红细胞沉降率、CRP。

4. 辅助检查

（1）关节腔穿刺及痛风石检查　可发现尿酸盐结晶。

（2）X线检查　尿酸性尿路结石X线检查不显影。

（3）超声检查　行肾脏超声检查可了解肾损害的程度。

5. 常见护理问题

（1）疼痛。

（2）活动受限。

（3）皮肤完整性受损。

（4）知识缺乏。

6. 心理社会方面

评估患者对疾病的认识能力（如诱因、饮食习惯、调整饮食结构）；评估患者慢性和急性发作的频度、对于慢性疼痛自控能力；了解患者如何自我调整因自信心的丧失引起心理的一系列反应。在长期病程中对这些反应和调整的处理也许会导致他们出现新的问题，而且还有赖于患者的社会支持（家庭、朋友、同事等）。对于继发性痛风的患者，指导其积极配合治疗原发病，以缓解痛风症状。

【护理措施】

1. 一般护理

关节疼痛时卧床休息，疼痛缓解 3 日后开始恢复活动。发作时避免关节负重，抬高患肢，可局部冷敷，24 小时后可行热敷、理疗、保暖，可减少疼痛。

2. 专科护理

（1）疼痛的护理　发作时卧床休息，避免关节负重，抬高患肢，可局部冷敷。疼痛缓解 3 日后开始恢复活动，可行热敷、理疗、保暖，减少疼痛。出现腰、腹部疼痛，要警惕尿路结石的发生。护士应认真听取患者的主诉，评估疼痛的性质、程度，配合医生完善各项相关检查。对于继发性痛风，应首先积极治疗原发病。

（2）饮食护理

①在急性发作时应选用无嘌呤食物　如脱脂奶、鸡蛋、植物油等，病情缓解后可选用低嘌呤食物，如富强粉面包、饼干、稻米饭、蔬菜、水果等。

②发作期患者常无食欲，因此应给予足量牛奶、鸡蛋，多食用水果和蔬菜。食物应尽量精细，如面包、稻米饭等，全天液体摄量应在 3000ml 以上，两餐之间可用碳酸氢钠类液体。

③控制体重，避免过胖，限制脂肪及动物蛋白，以食用植物蛋白为主。

④慢性期或缓解期应选用低嘌呤饮食，每周应有 2 日无嘌呤饮食，饮食中注意补充维生素及铁质，多食水果及黄绿叶蔬菜。

（3）用药护理

①秋水仙碱　此药同时加用非甾体抗炎药可减少相应剂量。该药治疗剂量与中毒剂量十分接近，用药过程中应密切观察用药后的反应，严格遵医嘱给药 0.5 ~ 1mg 每 2 小时服药 1 次，至患者有恶心、腹泻时停药，24 小时内总剂量不应超过 6mg。

②间歇期和慢性期的治疗　为促尿酸排泄药及抑制尿酸生成药，如别嘌呤醇。服用此两种药时注意胃肠道反应、肝肾功能损害。

③服用碱性药物　如碳酸氢钠，有利于尿酸溶解和排泄，同时大量饮水，增加尿量，记录出入量，配合留取尿标本。

（4）关节腔穿刺护理　穿刺前向患者做好宣教，备齐用物，协助医生做好穿刺术中配合，严格无菌操作，以防感染。术后定时观察穿刺处情况，警惕局部出血。

3. 心理护理

告知患者此病为慢性疾病，饮食是控制疾病的要点，保持各关节功能位，维持关节正常活动。

【健康指导】

（1）急性发作期应卧床休息，抬高患肢，避免关节负重，可局部冷敷。疼痛缓解后方可恢复活动，可行热敷、理疗、注意保暖。

（2）慢性期患者经过治疗，痛风石可能缩小或溶解，关节功能可以改善，肾功能障碍也可以改善。

（3）低嘌呤饮食，多食偏碱性的食物；禁食高嘌呤食物，如动物内脏；忌暴饮暴食及酗酒；控制体重避免过胖。

（4）发生尿酸性或混合性尿路结石者易并发尿路梗阻和感染，会出现下腹部绞痛、排尿不畅、及尿频、尿急、尿疼等症状，应及时就诊。

（5）保持情绪的稳定，避免寒冷、饥饿、感染、创伤、情绪紧张等因素诱导疾病复发。遵医嘱定期复查，如尿酸、血象、肝肾功能。

第八节　神经系统疾病护理常规

一、一般护理

【护理评估】

1. 生理功能方面

患者的生命体征是否正常；意识是否清楚；语言表达是否清楚；个人卫生、衣着是否整洁；皮肤情况、有无躯体外伤、皮肤是否完整；饮食、营养状况，有无营养失调；睡眠情况，有无入睡困难、早醒、多梦等情况，睡醒后患者的感受如何；大小便情况，有无便秘、尿潴留等情况；视力、听力情况、日常生活能否自理。根据患者的实际情况应用日常生活能力评定指数量表进行评估。

2. 心理社会方面

评估患者对疾病的认识能力及潜在的风险。主要评估患者的症状对其行为的影响。

【护理措施】

（1）患者入院后要热情接待，介绍主管医生、责任护士、病室环境及医院规章制度。立即通知医生，对于危重患者要积极组织抢救。

（2）患者入院时要及时完成护理评估，并协助做好卫生处置。如有异常及时通知医生。

（3）患者卧床休息；病情危重者绝对卧床休息，减少不必要的搬动；慢性病患者鼓励其适度下床活动；意识不清、呼吸道分泌物增多者取半卧位，头偏向一侧。

（4）密切观察生命体征、意识、瞳孔及病情变化，如有变化及时通知医生。

（5）对于有跌倒、坠床、压疮及各种安全隐患的患者要给予安全评估与健康教育，并做好防护措施。

（6）遵医嘱给予营养丰富的饮食，多吃水果、蔬菜，以保持大便通畅。吞咽困难患者要防止呛咳。昏迷及严重进食困难患者遵医嘱给予鼻饲。

（7）瘫痪肢体要保持功能位，定时给予按摩及被动活动，鼓励主动活动。

（8）加强基础护理，保持口腔、皮肤、头发、手足、会阴及床单位清洁，满足患者生活需要。做好呼吸道及各种管路护理，防止并发症。

（9）病情危重患者严格床头交接班，做好危重患者护理记录，准确记录出入量，各种抢救仪器处于完好备用状态。

（10）做好与疾病相关的康复及健康指导。

（11）做好心理护理，鼓励患者配合治疗与护理。

二、缺血性脑血管病

【护理评估】

1. 相关因素

（1）不可干预的危险因素　年龄、性别、家族史、种族。

（2）可干预的危险因素　高血压、肥胖和体脂分布、吸烟、心脏病、糖尿病、高脂血症、饮食和营养、缺乏运动和锻炼，其他：酗酒、无症状性颈动脉狭窄、镰状细胞贫血、绝经后雌激素替代治疗、代谢综合征、药物滥用等。

2. 阳性体征

（1）颈内动脉闭塞　表现为单眼一过性黑矇、对侧偏瘫、偏身感觉障碍和/或同向性偏盲等，优势半球受累可伴失语症，非优势半球受累可有体像障碍。

（2）大脑中动脉闭塞　表现为病灶对侧偏瘫、偏身感觉障碍、偏盲等症状。

（3）大脑前动脉闭塞　表现为截瘫、二便失禁、感觉障碍、共济失调及精神症状等症状。

（4）大脑后动脉闭塞　表现为偏盲、失读、命名性失语、失认、动眼神经麻痹、共济失调、震颤及感觉障碍等症状。

（5）椎－基底动脉闭塞　表现为闭锁综合征、神经麻痹、偏瘫、面瘫等症状。

3. 辅助检查

（1）心电图检查。

（2）神经影像学检查。

（3）TCD。

（4）超声心动图检查。

4. 实验室检查

血常规等。

5. 心理社会状况

评估患者对疾病的认识能力；患者病前性格；对住院治疗的合作态度、是否配合；家庭成员对患者的态度、关心程度、照顾方式；患者的经济状况等。

6. 主要护理问题

（1）潜在并发症　出血与溶栓治疗有关。

（2）生活自理能力缺陷与肢体偏瘫有关。

（3）躯体移动障碍与脑缺血、缺氧导致运动功能受损有关。

（4）语言沟通障碍与脑缺血导致语言功能障碍有关。

（5）有误吸的危险与吞咽困难有关。

（6）有受伤的危险与肢体偏瘫有关。

（7）有皮肤完整性受损的危险与偏瘫、感觉障碍有关。

（8）有感染的危险与长期卧床、吞咽功能障碍、易引起坠积性肺炎有关。

（9）便秘与长期卧床，肠蠕动减少有关。

【护理措施】

（1）密切观察生命体征、意识、瞳孔变化，防止脑疝发生，如有变化及时通知医生。

（2）急性期绝对卧床休息，给予半卧位，床头抬高 15°～30°。保持室内空气清新，避免着凉。

（3）保持呼吸道通畅，意识障碍者头偏向一侧，取下义齿，清除呕吐物和分泌物。必要时给予氧气吸入、辅助通气护理。

（4）给予低盐低脂饮食。多食含粗纤维食物，以保证大便通畅。有吞咽困难、呛咳的患者给予糊状流质或半流质饮食，要小口慢食，必要时遵医嘱鼻饲饮食。

（5）长期卧床患者要抬高、活动下肢，以预防下肢深静脉血栓形成，必要时遵医嘱使用弹力袜。瘫痪者保持肢体功能位，早期开展康复锻炼。

（6）保持大便通畅。养成良好的排便习惯，定时排便，每日做腹部按摩以促进肠蠕动，排便困难时可遵医嘱使用开塞露或缓泻药物。

（7）加强基础护理。保持床单清洁、干燥，保证患者“六洁”、“四无”。定时翻身、拍背、吸痰，做好皮肤护理。

（8）加强安全护理。做好跌倒、坠床、压疮等患者安全的评估与健康教育，使用床档保护。烦躁者给予保护性约束，保证患者安全。

（9）心理护理。嘱患者积极调整心态、稳定情绪，消除紧张、恐惧的心理，树立战胜疾病的信心，积极配合治疗。

（10）严格遵医嘱正确服药，不能随意更改、终止或自行购药服用。抗凝治疗时密切观察有无出血倾向，观察皮肤黏膜有无出血点、瘀斑及牙龈出血。静脉应用血管扩张药，滴速稍慢，观察血压变化。

【健康指导】

（1）保持心情愉快，情绪稳定，避免精神紧张。

（2）生活起居规律，改变不良生活方式，坚持适当的体育锻炼和运动，注意劳逸结合。养成良好的排便习惯，保持大便通畅。指导家属协助患者进行瘫痪肢体的功能锻炼。

（3）合理饮食，宜进低盐、低脂、充足蛋白质和维生素的饮食，戒烟酒。

（4）遵医嘱正确服药，积极治疗高血压、动脉硬化、糖尿病、高脂血症和肥胖症。服药期间注意有无肝肾功能的异常。

（5）出现肢体麻木、无力、头晕、头痛、视物模糊、语言表达困难等症状时应及时就医。

（6）定期门诊复查。

三、出血性脑血管病

【护理评估】

1. 相关因素

（1）高血压合并小动脉硬化。

（2）动脉瘤或动静脉血管畸形破裂。

（3）其他　脑动脉粥样硬化、血液病、脑淀粉样血管病变、抗凝或溶栓治疗等。

2. 阳性体征

（1）脑出血　偏瘫、偏身感觉障碍、失语等局灶性体征。

（2）蛛网膜下腔出血　颈强、Kernig 征等脑膜刺激征阳性。

3. 辅助检查

（1）CT。

（2）MRI 和 MRA。

（3）DSA。

（4）其他　心电图、胸部 X 线检查。

4. 实验室检查

血常规、血液生化、凝血功能。

5. 心理社会状况

评估患者对疾病的认识能力；患者病前性格；对住院治疗的合作态度、是否配合；家庭成员对患者的态度、关心程度、照顾方式；患者的经济状况等。

6. 主要护理问题

（1）疼痛与颅压增高有关。

（2）生活自理能力缺陷与限制活动卧床有关。

（3）躯体移动障碍与偏瘫有关。

（4）语言沟通障碍与失语有关。

（5）便秘与长期卧床、肠蠕动减慢有关。

（6）有皮肤完整性受损危险与偏瘫、感觉障碍、尿失禁有关。

（7）清理呼吸道无效与肺部感染、长期卧床、昏迷有关。

（8）有误吸危险与昏迷有关。

（9）营养失调　低于机体需要量与吞咽困难、昏迷有关。

（10）有感染的危险与留置尿管有关。

【护理措施】

（1）密切观察意识、瞳孔、生命体征；观察肢体运动、感觉变化；有无再出血征象，如剧烈头痛、意识障碍出现或加深。出现病情变化及时通知医生。

（2）保持病室环境安静，急性期卧床休息，限制探视。加强心理护理，避免情绪激动和血压升高。头部制动，减少不必要的移动，如需复查 CT，动作宜轻柔缓慢，保护好头部，陪同者站在患者头部。一般应卧床休息 2～4 周。予半卧位，床头抬高15°～30°，每 2 小时翻身 1 次。躁动者使用床档保护，必要时给予保护性约束，使用约束用具前须签署知情同意文件。

（3）保持呼吸道通畅，吸氧。避免用力咳嗽，可协助轻拍背部以促进痰液咳出。

（4）给予低盐、低脂、易消化、富含纤维素的食物。多食蔬菜水果，少食辛辣刺激性强的食物，戒烟酒。昏迷的患者 24～48 小时内禁食，以防呕吐物反流至气管造成窒息或吸入性肺炎。不能经口进食者遵医嘱给予鼻饲。

（5）保持大便通畅，便秘者遵医嘱给予缓泻剂或开塞露，排便时避免用力，禁止灌肠。

（6）颅内压增高或血压升高者遵医嘱给予脱水药或降压药，并观察用药后效果。

（7）瘫痪肢体要保持功能位，定时给予按摩及被动活动，急性期后开展早期康复锻炼。

【健康指导】

（1）保持心情愉快，情绪稳定，避免精神紧张。

（2）生活起居规律，改变不良生活方式，养成良好的排便习惯，保持大便通畅。继续功能锻炼，活动量及活动强度不宜过大，要循序渐进。

（3）进食高热量、高蛋白、富含维生素、低脂肪饮食，少食动物内脏、腌渍品，限制烟酒、浓茶。

（4）按医嘱正确服药，积极治疗高血压、动脉硬化等。服药期间注意有无肝肾功能的异常。

（5）恢复期不宜从事体力劳动，女性患者 1 ~2 年内避免怀孕。

（6）定期门诊复查，如出现症状加重或病情变化，应及时就医。

四、癫痫

【护理评估】

1. 疾病相关因素

（1）年龄。

（2）遗传因素。

（3）睡眠。

（4）内环境改变。

（5）有无脑损伤病史。

2. 阳性体征

（1）部分性发作　可表现为局部肢体抽搐、言语中断、肢体麻木感和针刺感、幻视、幻听、眩晕感、遗忘症、精神症状、意识障碍及自动症等。

（2）全面性发作　可表现为失神发作、肌阵挛、阵挛性抽搐、强直性肌阵挛、意识丧失及全身对称性抽搐等。

3. 辅助检查

（1）脑电图。

（2）神经影像学检查。

4. 心理社会状况

评估患者对疾病的认识能力；患者病前性格；对住院治疗的合作态度、是否配合；家庭成员对患者的态度、关心程度、照顾方式；患者的经济状况等。

5. 主要护理问题

（1）有受伤的危险与抽搐、突然意识丧失有关。

（2）有误吸的危险与癫痫发作，唾液、气管分泌物增多有关。

（3）焦虑与病程长、反复发作有关。

（4）知识缺乏与缺乏癫痫的预防知识有关。

【护理措施】

1. 发作前的护理

（1）保持病室环境安静，避免引起患者情绪激动的一切因素。

（2）密切观察有无癫痫发作，24 小时守护，患者不能单独沐浴或外出。

（3）注意观察患者发作前的先兆，及时采取保护措施，预防外伤。

（4）患者床旁备好抢救物品、药品　如压舌板、开口器、舌钳、氧气装置及抗癫痫药品等。

（5）加强心理护理，及时了解患者的心理情况，保持精神愉快，避免过度兴奋。

2. 发作时的护理

（1）切忌不可离开患者，要边采取措施，边呼叫他人同时急救。

（2）保证呼吸道的通畅，头转向一侧，及时清理呼吸道分泌物，防止呕吐物反流入气管而窒息，立即给予吸氧。

（3）注意观察发作的情况，并详细记录全过程。应特别注意意识与瞳孔的变化、眼球凝视和转头方向，以及抽搐的部位、持续时间等。

（4）发作时注意保护头部和四肢，摘下眼镜、义齿，解开衣领腰带。

（5）用缠有纱布的压舌板置于上下臼齿之间，以免咬伤舌。用手托住下颌，避免下颌关节脱位。

（6）抽搐时勿用力按压抽搐的肢体，避免骨折和脱臼。

（7）床旁有人保护，加床档，防止坠床。

（8）对精神运动性发作的患者，注意保护，防自伤、伤人或走失。

（9）保持病室安静、暗化，避免对患者进行强烈声、光刺激。

3. 发作后的护理

（1）患者发作时常大汗淋漓、尿便失禁，发作后应及时擦干，更换清洁衣裤，预防感冒。

（2）抽搐停止后，呼吸如未恢复，应行人工呼吸。

（3）抽搐发作后应卧床休息。进高热量、易消化饮食，避免过饱。

【健康指导】

（1）向患者及家属讲解疾病相关知识。

（2）保持心情愉快，避免情绪波动。

（3）减少独自外出活动。

（4）严格遵医嘱服药，不能自行加减药物，注意用药后的反应。

（5）定期复查，如出现症状加重或病情变化，应及时就医。

五、急性脊髓炎

【护理评估】

1. 相关因素

病因不明，多数患者在出现脊髓症状前 1～4 周有发热、上呼吸道感染、腹泻等病毒感染症状或预防接种史。外伤、劳累、受凉等为发病诱因。

2. 阳性体征

（1）运动障碍　早期为脊髓休克期，出现肢体瘫痪、肌张力减低、腱反射消失。恢复期肌张力逐渐增高，腱反射活跃、出现病理反射。

（2）感觉障碍　病变节段以下所有感觉丧失，在感觉缺失平面的上缘可有感觉过敏或束带感。

（3）自主神经功能障碍　早期表现为尿潴留，因膀胱充盈过度，可出现充盈性尿失禁。随着脊髓功能的恢复，出现充溢性尿失禁。病变平面以下少汗或无汗，皮肤脱屑及水肿、趾甲松脆和角化过度等。病变平面以上可有发作性出汗过度、皮肤潮红、反射性心动过缓等，称为自主神经反射异常。

3. 辅助检查

（1）脑脊液检查。

（2）电生理检查。

（3）影像学检查。

4. 心理社会状况

评估患者对疾病的认识能力；患者病前性格；对住院治疗的合作态度、是否配合；家庭成员对患者的态度、关心程度、照顾方式；患者的经济状况等。

5. 主要护理问题

（1）呼吸困难与高位脊髓病变引起呼吸肌麻痹有关。

（2）失用综合征与神经损伤脊髓休克引起的四肢瘫有关。

（3）有皮肤完整性受损的危险与长期卧床、自主神经功能障碍所致的大小便失禁有关。

（4）便秘与长期卧床，自主神经功能紊乱有关。

（5）生活自理能力缺陷与双下肢瘫痪有关。

（6）恐惧与呼吸肌麻痹引起的呼吸困难带来的濒死感有关。

【护理措施】

（1）密切监测患者的生命体征、血氧饱和度的变化，观察呼吸频率、深度、有无呼吸困难，询问患者有无胸闷、气短。有呼吸困难者给予吸氧。

（2）定时翻身叩背、雾化吸入，鼓励患者自行有效咳痰，必要时吸痰，保持呼吸道通畅。

（3）加强皮肤护理，预防压疮的发生。定时翻身，每 2 小时 1 次，翻身时动作要轻，以防损伤皮肤，易患压疮的部位加强保护措施。注意保持皮肤清洁、干燥，床铺平整，及时更换污染的被服。

（4）预防泌尿系感染　尿失禁的患者定时给予便器，及时更换尿垫，指导患者进行功能训练以帮助其尽早恢复自主排尿功能。留置导尿的患者保持会阴部皮肤及尿管清洁，观察尿液的颜色、性质、量。每月在无菌操作下更换尿管，根据患者不同情况定时规律的夹闭、开放尿管，以锻炼膀胱功能。

（5）由于副交感神经受损及长期卧床，患者出现腹部胀气和便秘，应鼓励患者食用富含粗纤维的饮食，保证水分的摄入，养成定时排便的习惯，如便秘可服用缓泻剂，并按摩腹部，促进肠蠕动。

（6）安全护理 患者使用热水袋、冰袋时要注意保护，防止烫伤、冻伤。

（7）康复护理 瘫痪肢体要保持功能位，并进行肢体被动、主动训练和局部肢体按摩。

（8）做好心理护理 向患者介绍疾病相关知识，使其树立战胜疾病的信心。

【健康指导】

（1）向患者及家属讲解疾病的相关知识。

（2）遵医嘱用药 出院后配合辅助疗法，如按摩、理疗、针灸等，促进肢体功能恢复。

（3）坚持活动和锻炼，克服依赖心理，逐步做一些力所能及的事情。

（4）保留尿管的患者教会患者及家属有关护理知识，以尽早自行排尿。

（5）规律生活，注意休息，避免感冒。

（6）定期门诊复查。如出现症状加重或病情变化，应及时就医。

六、重症肌无力

【护理评估】

1. 相关因素

常见诱因有感染、手术、精神创伤、全身性疾病、过度疲劳、妊娠及分娩等。

2. 阳性体征

（1）受累骨骼肌病态疲劳，“晨轻暮重”。

（2）肌无力。

3. 辅助检查

（1）重复神经电刺激。

（2）单纤维肌电图。

（3）乙酰胆碱受体（AChR）抗体滴度的检测。

（4）胸腺 CT、MRI 检查。

4. 实验室检查

部分患者有甲状腺功能亢进；抗核抗体和甲状腺抗体阳性。

5. 心理社会状况

评估患者对疾病的认识能力；患者病前性格；对住院治疗的合作态度、是否配合；家庭成员对患者的态度、关心程度、照顾方式；患者的经济状况等。

6. 主要护理问题

（1）气体交换受损与肌无力或胆碱能危象时呼吸衰竭有关。

（2）有感染的危险与行气管切开术有关。

（3）有误吸的危险与面部、咽部、喉部肌肉无力有关。

（4）有受伤的危险与肌无力、行走困难、斜视、复视有关。

（5）生活自理能力缺陷与肌无力有关。

【护理措施】

（1）密切观察病情变化。观察生命体征、肌力、有无吞咽困难及呼吸困难的症状，如有异常，及时通知医生。

（2）保持呼吸道通畅。患者出现呼吸困难、躁动不安、心率加快、发绀等症状，予吸氧、吸痰，并观察缺氧程度。嘱患者保持安静，以减少氧的消耗。备好气管插管、气管切开等抢救用物，积极配合医生抢救。

（3）鼓励患者进高维生素、高蛋白且营养丰富的饮食。吞咽困难的患者，进食应抬高床头，细嚼慢咽，避免呛咳。进食前 30 ~ 60 分钟要口服抗胆碱能药物，以防呛咳。

（4）严格遵医嘱用药，并观察用药反应。避免应用一切加重神经肌肉传递障碍或抑制呼吸肌的药物，如吗啡、链霉素、利多卡因、庆大霉素和磺胺类等。

（5）急性期患者应卧床休息，床上活动。恢复期适量轻度活动，但动作不宜过快，幅度不宜过大，避免劳累。根据肌力恢复程度，逐渐增加活动量。

【健康指导】

（1）向患者及家属讲解疾病的相关知识。

（2）生活规律，适量运动，劳逸结合。

（3）饮食要有规律，不能过饥或过饱。多食富含高蛋白的食物，如鸡、鸭、鱼、瘦肉、豆腐、黄豆、鸡蛋、植物蛋白与动物蛋白，以及新鲜蔬菜水果。忌食生、冷、辛辣、刺激性食物。

（4）遵医嘱按时按量服药，不可随意停药。

（5）避免劳累、外伤、精神创伤等诱发因素，保持情绪稳定，避免受凉感冒及各种感染。

（6）定期门诊复查，如出现症状加重或病情变化，应及时就医。

七、急性炎症性脱髓鞘性多发性神经病

【护理评估】

1. 相关因素

（1）与感染有关。

（2）使用免疫抑制剂或患者有自身免疫病常合并急性炎症性脱髓鞘性多发性神经病。

2. 阳性体征

（1）肢体无力、腱反射减低、感觉异常、面神经麻痹。

（2）自主神经功能紊乱　表现为皮肤潮红、出汗增多、心动过速、心律失常、体位性低血压、手足肿胀、营养障碍及尿便障碍等。

3. 辅助检查

（1）脑脊液检查。

（2）肌电图。

（3）腓肠神经活检。

4. 心理社会状况

评估患者对疾病的认识能力；患者病前性格；对住院治疗的合作态度、是否配合；家庭成员对患者的态度、关心程度、照顾方式；患者的经济状况等。

5. 主要护理问题

（1）呼吸困难与病变侵犯呼吸肌，引起呼吸肌麻痹有关。

（2）有误吸的危险与病变侵犯脑神经，使得吞咽肌群无力有关。

（3）生活自理能力缺陷与运动神经脱髓鞘改变引起的四肢瘫痪有关。

（4）有废用综合征的危险与运动神经脱髓鞘改变引起的四肢瘫痪有关。

（5）有皮肤完整性受损与运动神经脱髓鞘改变引起的四肢瘫痪有关。

（6）便秘与自主神经功能障碍及长期卧床有关。

（7）恐惧与运动障碍引起的快速进展性四肢瘫或呼吸肌麻痹引起呼吸困难带来的濒死感有关。

【护理措施】

（1）密切观察病情变化。观察生命体征、意识、瞳孔变化，有无吞咽及呼吸困难症状，如有异常及时通知医生。

（2）给予高热量、高蛋白质、高维生素饮食，多食新鲜水果、蔬菜，保持大便通畅。患者出现吞咽困难等症状时，要注意观察进食情况，进食时要抬高床头，速度宜慢，必要时遵医嘱给予鼻饲。

（3）保持呼吸道通畅，患者出现咳嗽无力、呼吸困难等症状时，要给予吸氧、吸痰，并观察缺氧程度。备好气管插管、气管切开等抢救用物，积极配合医生抢救。

（4）保持瘫痪肢体的功能位，加强康复锻炼，做好安全护理。

（5）卧床患者做好皮肤护理，保持皮肤清洁、干燥，定时翻身，忌用热水袋保暖。

（6）加强心理护理，使患者树立战胜疾病的信心。

【健康指导】

（1）向患者及家属讲解疾病的相关知识。

（2）生活有规律，保持积极乐观的精神状态，增加自我照顾能力和应对疾病的信心。

（3）鼓励患者加强肢体康复锻炼，强度要适度，劳逸结合。

（4）遵医嘱按时按量服药，不可随意停药。

（5）合理饮食，保证足够的营养。加强机体抵抗力，避免受凉及感冒。

（6）定期门诊复查，如出现症状加重或病情变化，应及时就医。

八、多发性硬化

【护理评估】

1. 相关因素

（1）病毒感染与自身免疫反应。

（2）遗传因素。

（3）环境因素。

2. 阳性体征

（1）肢体无力　以不对称瘫痪最常见。

（2）感觉异常。

（3）眼部症状　常表现为急性视神经炎或球后视神经炎。

（4）共济失调。

（5）发作性症状　表现为强直痉挛、感觉异常、构音障碍、共济失调、癫痫、疼痛不适及痛性痉挛等。

（6）精神症状　表现为抑郁、易怒、脾气暴躁，部分患者出现欣快、兴奋、淡漠、嗜睡、强哭强笑、反应迟钝、猜疑、记忆力减退和认知障碍。

（7）其他　表现为尿频、尿急、尿潴留、尿失禁，男性患者可出现原发性或继发性性功能障碍。

3. 辅助检查

（1）脑脊液检查。

（2）诱发电位。

（3）MRI 检查。

4. 心理社会状况

评估患者对疾病的认识能力；患者病前性格；对住院治疗的合作态度、是否配合；家庭成员对患者的态度、关心程度、照顾方式；患者的经济状况等。

5. 主要护理问题

（1）生活自理能力缺陷与肢体无力有关。

（2）躯体移动障碍与脊髓受损有关。

（3）有受伤的危险与视神经受损有关。

（4）有皮肤完整性受损的危险与瘫痪及大小便失禁有关。

（5）便秘与脊髓受累有关。

（6）潜在的并发症　感染与长期应用激素导致机体抵抗力下降有关。

【护理措施】

（1）密切观察病情变化。观察生命体征、意识、瞳孔变化，观察患者肢体运动、感觉及精神情况，如有异常及时通知医生。

（2）保持呼吸道通畅。出现咳嗽无力、呼吸困难症状给予吸氧、吸痰，并观察缺氧的程度。备好气管插管、气管切开等抢救用物，积极配合医生抢救。

（3）指导患者进高热量、高蛋白质、高维生素饮食，少食多餐，多吃新鲜蔬菜和水果，保持大便通畅。出现吞咽困难等症状时，进食应抬高床头，速度宜慢，并观察进食情况，避免呛咳。必要时遵医嘱留置胃管。

（4）视力下降、视野缺损的患者要注意用眼卫生，不用手揉眼，保持室内光线良好，环境简洁整齐。将呼叫器、水杯等必需品放在患者视力范围内，暖瓶等危险物品远离患者。复视患者活动时建议患者戴眼罩遮挡一侧眼部。

（5）加强基础护理。保持皮肤及床单位清洁、干燥，肢体处于功能位，每日进行肢体的被动活动及伸展运动训练。鼓励患者进行主动锻炼，锻炼强度要适度，并注意安全，避免外伤。

（6）感觉异常的患者，指导其选择宽松、棉质衣裤，以减轻束带感。禁止使用热水袋、泡热水澡，避免因过热而导致症状波动。

（7）用药护理　注射干扰素时，要选择正确的注射方式，避免重复注射同一部位，在不同部位轮流注射。使用激素时要注意观察生命体征、血糖变化。保护胃黏膜，避免进食坚硬、刺激性的饮食。长期应用者，要注意避免感染。

(8) 加强心理护理，使患者树立战胜疾病的信心。

【健康指导】

(1) 向患者及家属讲解疾病的相关知识。

(2) 生活有规律，合理饮食。保证充足睡眠，保持积极乐观的精神状态，增加自我照顾能力和应对疾病的信心。避免紧张和焦虑。

(3) 加强康复锻炼。强度要适度，劳逸结合。

(4) 遵医嘱按时按量服药，不可随意停药。

(5) 避免感冒、发热、外伤、过劳、手术、疫苗接种等诱发因素，避免受凉、感冒及各种感染。

(6) 定期门诊复查，如出现症状加重或病情变化，应及时就医。

(7) 女性患者首次发作后2年内避免怀孕。

九、脑炎

【护理评估】

1. 相关因素

感染。

2. 阳性体征

(1) 感染症状　表现为发热、头痛、肌痛、腹痛、腹泻及全身不适等。

(2) 神经系统症状　表现为意识障碍、精神行为异常、抽搐及瘫痪等。

3. 实验室检查

血常规、脑脊液检查。

4. 辅助检查

脑电图检查。影像学检查：CT、MRI。脑活检。

5. 心理社会状况

评估患者对疾病的认识能力；患者病前性格；对住院治疗的合作态度、是否配合；家庭成员对患者的态度、关心程度、照顾方式；患者的经济状况等。

6. 主要护理问题

(1) 体温过高与感染的病原有关。

(2) 有误吸的危险与脑部病变引起的脑膜刺激征及吞咽困难有关。

(3) 有受伤的危险与脑部皮质损伤引起的癫痫发作有关。

(4) 营养失调低于机体需要量，与高热、吞咽困难、脑膜刺激征所致的入量不足有关。

(5) 生活自理能力缺陷与昏迷有关。

(6) 有皮肤完整性受损的危险与昏迷抽搐有关。

(7) 语言沟通障碍与脑部病变引起的失语、精神障碍有关。

【护理措施】

(1) 密切观察病情变化。观察生命体征、意识、瞳孔，有无精神异常、失语、肢体瘫痪、高颅压、脑疝等症状。

（2）保持呼吸道通畅，意识障碍者头偏向一侧，取下义齿，定时翻身、叩背、吸痰，清除呕吐物及分泌物。必要时遵医嘱给予吸氧。

（3）高热患者要密切监测体温变化，遵医嘱给予降温措施，如冰袋、冰帽、温水擦浴、酒精擦浴等。必要时遵医嘱给药。

（4）急性期以卧床为主。取半卧位，床头抬高 20°～30°，利于静脉回流，降低颅内压。躁动不安的患者遵医嘱使用镇静剂，避免加重脑缺氧。

（5）避免噪音、强光等刺激源。如出现幻觉、行为异常要给予保护措施，24 小时陪护，防止自伤或伤及他人。抽搐发作时，口内置舌垫，防止舌咬伤。不能强压肢体以免骨折。

（6）遵医嘱定时给药，严密观察有无不良反应，遵医嘱定期监测血药浓度。

（7）给予高蛋白、高热量、高维生素、易消化饮食，保证热量供应。昏迷或吞咽困难的患者遵医嘱给予鼻饲，并做好口腔护理。

（8）做好心理护理，提高患者自我照顾能力。

【健康指导】

（1）向患者及家属讲解疾病的相关知识。

（2）生活有规律，加强锻炼，增强体质，合理饮食。保持积极乐观的精神状态，增加自我照顾能力和应对疾病的信心。避免过度劳累。

（3）注意个人卫生，饭前便后要洗手，防止病从口入。

（4）遵医嘱按时按量服药，定期门诊复查，如出现症状加重或病情变化，应及时就医。

第九节　传染性疾病护理常规

一、一般护理

1. 环境要求

（1）病室应保持清洁、整齐、安静、采光充足、定时通风。

（2）床间距合理，床单位整洁、舒适。

2. 消毒隔离要求

（1）不同病种采取不同的消毒隔离措施。患者在医护人员指导下应在指定区域活动，不得随意进入清洁区。

（2）进行治疗和护理操作时，医护人员应根据不同病种进行防护，如戴好口罩、手套，加穿隔离衣或护目镜等，操作前和操作后进行手的消毒。

（3）餐具做到定时消毒，出院做好终末消毒。

①呼吸道传播疾病，应严格按不同病种分室收治。

②消化道传播疾病，有条件的应按不同病种分室收治，如同收一室，应采用床边隔离措施。对所用检查、治疗物品最好分病种使用。否则应进行消毒后，再给另一患者使用或使用一次性物品。对其分泌物、排泄物均应先进行消毒再处理。

③经血液、体液传播疾病，需采取血液、体液接触隔离。护理操作中严格执行

《技术操作规范》，遵守普遍防护原则，采取标准防护。取血时严格执行消毒制度；接触污染血源和分泌物时要戴手套；避免患者血液、分泌物、排泄物侵入接触者的黏膜或破损皮肤上。

④虫（动物）媒传播疾病，如流行性乙型脑炎需加防蚊灭蚊措施；狂犬病、炭疽应分室收治，医护人员进行治疗、护理时须戴口罩、戴手套，加穿隔离衣、鞋套和护目镜，医疗用品尽量使用一次性，否则用后严格消毒，再经灭菌处理。分泌物、污染物及伤口敷料必须焚烧。

3. 传染病护理

（1）密切观察患者生命体征，准确填写护理记录，病情变化及时报告医生，采取急救处理措施。

（2）急性期卧床休息，高热和有合并症者绝对卧床休息。做好患者生活护理保持口腔和皮肤清洁，防止口腔炎和压疮发生。谵妄和有精神症状者，加床档，防止坠床。

（3）严格执行查对制度，准确地完成治疗方案，注意观察药物的副作用，确保医疗护理安全。

（4）急性期、恢复期、伤寒患者要遵医嘱给予合理饮食。昏迷不能进食者，可鼻饲或静脉给予营养支持。

（5）做好心理护理，应及时了解患者心理状态，消除患者顾虑等急躁情绪，使其安心养病，积极配合治疗，早日恢复健康。

（6）健康指导，按不同病种向患者进行健康指导。对恢复期患者进行疾病知识宣教和出院指导，积极预防并发症发生。指导患者和家属掌握消毒隔离方法，做好家庭预防消毒。

4. 传染病疫情报告制度

严格执行《中华人民共和国传染病防治法》相应的有关规定。

5. 消毒制度

严格执行卫生部颁布《医疗机构消毒技术规范》要求。

6. 规范常见传染病传染源、传播途径及隔离预防（表1－2）。

表1－2　常见传染病传染源、传播途径及隔离预防

疾病名称		传染源	传播途径				隔离预防						
			空气	飞沫	接触	生物媒介	口罩	帽子	手套	防护镜	隔离衣	防护服	鞋套
病毒性肝炎	甲型、戊型	潜伏期末期和急性期患者			+		±	±	+		+		
	乙型、丙型、丁型	急性和慢性患者及病毒携带者			#		±	±	+				
麻疹		麻疹患者	+	＋＋	+		+	+	+		+		
流行性腮腺炎		早期患者和隐性感染者		+			+	+			+		
脊髓灰质炎		患者和病毒携带者		+	＋＋	苍蝇、蟑螂	+	+	+		+		

续表

疾病名称	传染源	传播途径				隔离预防						
		空气	飞沫	接触	生物媒介	口罩	帽子	手套	防护镜	隔离衣	防护服	鞋套
流行性出血热	啮齿类动物、猫、猪、狗、家兔	+ +		+		+	+	+	±	±		
狂犬病	患病或隐性感染的犬、猫、家畜和野兽			+ +		+	+	+	±	+		
伤寒、副伤寒	患者和带菌者			+		±	±	+		+		
细菌性痢疾	患者和带菌者			+			±	+		+		
霍乱	患者和带菌者			+		+	+	+		+		+
猩红热	患者和带菌者		+ +	+		+	+	+		+		
白喉	患者、恢复期或健康带菌者		+ +	+		+	+	+		+		
百日咳	患者		+			+	+	±		+		
流行性脑脊髓膜炎	流脑患者和脑膜炎双球菌携带者		+ +	+		+	+	+	±	+		
鼠疫 肺鼠疫	感染了鼠疫杆菌的啮齿类动物和患者		+ +	+	鼠蚤	+	+	+	±	+		
鼠疫 腺鼠疫	感染了鼠疫杆菌的啮齿类动物和患者			+	鼠蚤	±	±	+	±	+		
炭疽	患病的食草类动物和患者		+	+		+	+	+	±	+		
流行性感冒	患者和隐性感染者		+	+		+	+	+				
肺结核	开放性肺结核	+	+ +			+	+	+	±	+		
SARS	患者		+ +	+		+	+	+	±	+	+	+
HIV	患者和病毒携带者			l				+		+		
手足口病	患者和隐性感染者		+	+		+	+	+	±	+		
梅毒	梅毒螺旋体感染者			l				+		+		
淋病	淋球菌感染者			n				+		+		
人感染高致病性禽流感	病禽、健康带毒的禽		+	+		+	+	+	±		+	+

注1：在传播途径一列中，“+”：其中传播途径之一；“++”：主要传播途径

注2：在隔离预防一列中，“+”：应采取的防护措施；±：工作需要可采取的防护措施；“#”：为接触患者的血液、体液而传播；l：为性接触或接触患者的血液、体液而传播；n：为性接触或接触患者分泌物污染的物品而传播

二、麻疹

执行传染病一般护理常规，呼吸道传染病隔离。

【护理评估】

（1）口腔黏膜变化。

（2）皮疹的特点、皮疹分布、疹间有无正常皮肤，出疹的先后顺序的情况。

（3）饮食、饮水能力及营养状况。

（4）有无并发症，如肺炎、急性喉炎、脑炎。

【护理措施】

（1）轻型麻疹以家庭隔离为宜；重者麻疹伴并发症时，应住院隔离治疗。麻疹需隔离至出疹后5日，有并发症者则要酌情适当延长隔离期限，如并发肺炎者，可延长至出疹后10日。

（2）高热的护理　处理麻疹高热时需兼顾透疹，若患儿没有并发症，发热未超过39℃，不宜退热，尤其忌冷敷及酒精擦浴，以免体温骤降引起末梢循环障碍影响出疹。超过40℃以上者，可采取小剂量退热降温，避免急骤退热而致虚脱。

（3）皮肤的护理　保持床单位整洁、干燥。在保温的情况下，每日用温水擦浴。腹泻患儿注意臀部清洁。脱屑可引起皮肤瘙痒，要勤剪患儿指甲，以防其抓伤皮肤引起继发感染。如出疹不畅，可用鲜芫荽煎服或外用。

（4）口腔、眼、耳、鼻咽部的护理　可用生理盐水或2%硼酸溶液含漱2～3次/日，口唇干裂者局部涂润唇膏；发现眼结膜炎时，每日用生理盐水或2%硼酸溶液冲洗2～3次，冲洗后滴入眼药水，保持室内光线柔和，避免强光刺激眼睛；防治呕吐物或眼泪等流入耳道，引起中耳炎；麻疹患者鼻腔分泌物较多，易形成鼻痂堵塞鼻腔，影响呼吸，发现有鼻痂应用温水轻轻擦拭，避免强行抠出而损伤黏膜。

（5）饮食护理　给予营养丰富高维生素，易消化的流质或半流质饮食，以少食多餐为宜，供给足够的水分。

（6）肺炎、喉炎、脑炎是麻疹较常见的并发症。

①肺炎　若咳嗽加重、气喘、呼吸困难、面色发绀应高度警惕肺炎并发症的发生，立即给予氧气吸入，改善患儿缺氧状况。

②喉炎　出现声音嘶哑、吸气性呼吸困难，甚至出现犬吠样咳嗽，应考虑喉炎的可能。应及时雾化吸入稀释痰液，使用抗生素，喉梗阻严重时及早行气管切开。

③脑炎　脑炎可发生于出疹后2～6日，表现为嗜睡或烦躁、头痛、剧烈呕吐，甚至惊厥昏迷。当出现惊厥或抽搐时，将患儿置于仰卧位，头偏向一侧，保持呼吸道通畅及时清除口咽部分泌物，如吸痰等。

【健康指导】

（1）出疹时避免搔抓，保持皮肤清洁。

（2）逐渐增加活动量，提高机体抵抗力。

三、流行性脑脊髓膜炎

执行传染病一般护理常规，呼吸道隔离。

【护理评估】

（1）评估患者体温、脉搏、呼吸、血压、瞳孔、意识状态、颈项强直，注意有无脑疝的前驱症状。

（2）皮肤黏膜异常表现，皮疹的特点、性质。

（3）呕吐的性质、次数及量。

（4）有无并发症的发生，如肺炎等。

【护理措施】

（1）密切观察生命体征、皮疹、瞳孔、意识等变化。

（2）绝对卧床休息，避免搬动。防止脑疝发生。

（3）给予富有营养易消化、多维生素流质或半流质饮食，供给足够的水分，不能进食者静脉补液，昏迷者可鼻饲。

（4）加强皮肤护理。保持床铺平整、干燥、无屑，按时给患者翻身、拍背。瘀斑要注意保护，防止破溃引起感染。

（5）协助医师做腰穿，术后严密观察病情变化，注意呼吸、脉搏、瞳孔的改变，防止脑疝的发生，嘱患者术后去枕平卧6小时。

（6）暴发型流脑患者应做好抢救准备工作，设专人护理，并做好记录。

①注意体温、脉搏、呼吸、血压的变化，按时测量，详细记录。如面色苍白、口唇紫绀、四肢厥冷、脉细速、血压下降或不易测出，在短期内皮肤瘀点和瘀斑急剧增多，体温不升，提示休克表现。应立即吸氧，保暖，及时通知医师。

②如患者出现剧烈头痛躁动不安，频繁抽搐或恶心、呕吐、昏迷，提示颅内压增高的表现，遵医嘱给予脱水剂，液速应快速滴入。

③防止DIC的发生。严密观察患者皮肤有无瘀斑迅速增多，大片融合坏死或出现鼻衄、胃肠道出血等症状，应及时通知医师处理。

④对躁动患者加床档或给予约束带保护，遵医嘱给予镇静剂。

（7）高热的护理　参照高热护理常规。

（8）昏迷的护理　参照昏迷护理常规。

【健康指导】

（1）耐心做好安慰解释工作，增强患者战胜疾病信心，密切配合。

（2）做好卫生宣教工作，尽量避免到人多拥挤的公共场所，房间定时通风。

（3）冬春季如有高热、呕吐、意识障碍及皮肤瘀点等，及时到医院就诊。

（4）对有神经系统后遗症的患者，指导患者及家属进行功能锻炼，早日康复。

四、流行性乙型脑炎

执行传染病一般护理常规，虫媒隔离。

【护理评估】

（1）有无蚊虫叮咬史。

（2）有无高热、惊厥或抽搐症状。

（3）意识、血压及瞳孔变化，头痛、恶心、呕吐性质、嗜睡及颈项强直等症状。

（4）呼吸频率、节律、深浅的改变及缺氧程度。

【护理措施】

（1）高热患者执行高热护理常规。

（2）以病情轻重分住病室，便于抢救，保持室内清洁、通风、安静。利用各种方式降室温，加强防蚊措施。

（3）据患者不同病期补充营养，初期及急性期给予流食、半流食，待体温稍退，病情进入恢复期逐渐增加营养成分的摄入。昏迷患者鼻饲流食，以保证营养。

（4）昏迷患者执行昏迷护理常规。

（5）密切观察病情，重症患者设专人护理。制定护理计划，注意观察体温、脉搏，呼吸、血压、神志、瞳孔、意识变化，肢体的紧张度和呼吸道有否梗阻等。以便早期发现紧急情况及时处理。

（6）控制住乙脑患者高热关是恢复疾病的关键。乙脑患者高热属中枢性高热，降温困难，易反复。体温应控制在38℃左右，新入院患者1～2小时测体温1次，过高者（40℃～41℃），可用冰帽、冰囊放至大血管处，注意更换，避免皮肤因低温坏死。对四肢厥冷、循环不好者用温水擦浴。降室温，有条件使用空调，将室温调至28℃，无空调采取通风的方式。遵医嘱药物降温。降温后半小时测体温1次，若发现患者体温回升，及时报告医师。

（7）惊厥者　应针对原因进行处理，如高热缺氧、呼吸道梗阻、脑水肿等，均可引起惊厥。

①患者惊厥时松开领口、裤带，取下假牙，加床档，防止坠床。

②防止舌咬伤，用开口器或压舌板缠以纱布垫在上、下齿之间。

③保持呼吸道通畅，定时翻身、拍背、吸痰、清除口鼻分泌物。

④严密观察惊厥先兆，如肢体紧张度，眼球、口角、肢体是否有震颤等。遵医嘱给镇静剂。

⑤由脑水肿引起的惊厥，应以降颅压为主，应用高渗脱水剂时，避免药液外渗，观察患者尿量，并记录。

⑥护理操作动作要轻稳，尽量减少不必要的刺激。

（8）呼吸衰竭患者　保持呼吸道通畅，遵医嘱加大给氧及注射呼吸兴奋剂，必要时气管插管或气管切开，使用人工呼吸机等。

（9）防止窒息和感染。定期做好翻、拍、点、吸、听。使患者头偏向一侧，便于分泌物及时流出，减少肺部感染。

（10）恢复期及后遗症的护理　加强功能锻炼，促进康复。

【健康指导】

（1）指导患者家属做好防蚊及灭蚊工作，加强对家畜的管理。

（2）高危人群进行疫苗接种。

（3）指导患者及家属针对后遗症康复治疗和护理，定期复诊。

五、流行性出血热

执行传染病一般护理常规，接触隔离。

【护理评估】

（1）体温、脉搏、血压、神志情况，注意出血性休克的前驱症状。

（2）有无“三红”（即颜面红、颈红、上胸红）及“三痛”（即头痛、眼眶痛及腰痛）。

（3）皮肤黏膜有无充血、出血。

（4）尿量改变。

【护理措施】

（1）急性期绝对卧床休息。

（2）高热护理　不宜用酒精擦浴，避免药物降温，以免大量出汗而引起虚脱。

（3）少尿期控制入水量，给予高碳水化合物、高维生素、低盐、低蛋白的饮食。多尿期鼓励多饮水，给予高蛋白、高热量、宜食富含钾的饮食。

（4）密观察病情变化，与医师配合，做好危重患者的抢救工作。

①危重患者设专人护理，并做好重病记录。备好抢救药品及用物如吸痰器、氧气等。

②密切观察生命体征的变化，休克患者每15～30分钟测血压脉搏1次，并注意神志变化。

③少尿期要密切观察尿量及性状，若尿量少于400ml/d为少尿，应及时告医师，以防肾功能衰竭。如有肾功能衰竭，应严格控制进液量，使患者安全度过少尿期。

④注意出血观察，如皮肤黏膜出血、咯血、鼻衄、呕血及便血的程度和进展情况，及时采取止血措施。

⑤根据不同病期调整输液速度及液量，如休克期输液速度应快。

⑥严格记录24小时出入量。注意监测有无电解质紊乱，低钾所致神经肌肉及心脏的异常变化者，及时处理。

⑦加强口腔和皮肤的护理，保持床铺平整，干燥清洁，按时翻身。

⑧昏迷患者执行昏迷护理常规。

⑨做好健康宣教，轻症患者继续休息1个月，重症则休息2～3个月，以后逐渐恢复正常工作。

【健康指导】

（1）做好灭鼠和防鼠工作。

（2）重点人群可进行流行性出血热活疫苗预防接种。

（3）患者出院后休息1～3个月，便于肾功能恢复。

（4）嘱咐患者定期检查肾功能、血压等，如有异常及时就医。

六、结核性脑膜炎

执行传染病一般护理常规，呼吸道隔离。

【护理评估】

（1）头痛的程度和性质。

（2）生命体征、神志变化。

（3）瞳孔大小，对光反射情况。

（4）评估全身结核毒性症状，如发热、盗汗。

【护理措施】

（1）绝对卧床休息。卧床应以床头抬高15°～20°，颈项强直患者去枕。

（2）保持室内安静，避免强光强声刺激。

（3）保持床单位整齐、清洁、干燥，加强皮肤护理，防止压疮的发生。

（4）保持大便通畅，3日无大便，遵医嘱给予缓泻剂，预防颅内压增高。

(5) 发热患者遵医嘱给予降温，做好口腔护理。

(6) 饮食护理，宜给予高蛋白、高热量、高维生素、高糖及低脂肪饮食。

(7) 如呕吐或惊厥时，将患者侧卧，以免呕吐物误吸入气管。

(8) 密切观察神志、瞳孔、体温、脉搏、呼吸血压等变化，及时记录。瞳孔忽大忽小时提示中脑受损。注意颅内高压及肢体活动情况。

(9) 昏迷者保持呼吸道通畅，头偏向一侧，定期翻身、拍背，预防坠积性肺炎。对烦躁不安、抽搐的患者，给予保护性约束措施。

(10) 加强肢体功能锻炼，制定有效的肢体训练计划。

(11) 颅内高压的护理

①观察患者头痛的程度及持续时间、有无呕吐、呕吐是否为喷射性及呕吐物的性质、患者的呼吸情况、判断颅内压升高的程度，为降颅压治疗提供依据。

②观察脱水剂的临床反应，观察药物的不良反应。

③观察尿量变化，以防肾功能不全。

④做好侧脑室引流术前准备，术中护理。术后观察脑脊液颜色及脑脊液的引流量。注意引流后的消毒、无菌处理。

(12) 腰椎穿刺的护理，腰椎穿刺后患者必须去枕平卧 4 ~ 6 小时，密切观察患者病情变化，以防脑疝发生。保持腰椎穿刺处清洁、干燥，预防感染。

【健康指导】

(1) 做好 BCG 初种及复种工作。有效的 BCG 接种可以防止或减少结核性脑膜炎的发生。

(2) 早期发现并积极治疗传染源，加强成人结核的管理和治疗。

(3) 提高机体抵抗力，合理生活锻炼和坚持计划免疫以提高身体抵抗力。

七、隐球菌性脑膜炎

执行传染病一般护理常规，呼吸道隔离。

【护理评估】

(1) 患者意识状态。

(2) 生命体征及瞳孔变化。

(3) 头痛的部位、持续时间和严重程度。

(4) 呕吐的性质、次数及特点，有无脑膜刺激征。

(5) 有无癫痫发作及其程度。持续时间、部位和频率。

【护理措施】

(1) 病室安静，光线不宜过强，以免诱发惊厥。

(2) 饮食护理，给予高热量、清淡、易消化的食物。不能进食者可给予鼻饲饮食。

(3) 发热患者 4 小时监测体温 1 次，必要时给予物理降温或药物降温。做好口腔护理。

(4) 加强皮肤护理，防止压疮的发生。四肢强直性惊挛，握拳患者手心可握纱布卷。

(5) 加强尿潴留患者留置导尿护理，保持尿道口清洁。

（6）颅内压升高的护理

①密切监测生命体征及瞳孔变化；观察头痛的部位、持续时间和严重程度；注意呕吐的次数及特点；及早发现及治疗颅内高压。

②遵医嘱给予脱水剂，脱水药速度要快，甘露醇须在30分钟内滴完，并注意观察药物的不良反应。必要时给予腰大池引流降低颅内压。

③监测尿量的变化，防止出现肾功能不全。

④监测血压变化，防止脱水引起血压降低。

（7）腰椎穿刺的护理　腰椎穿刺后患者必须去枕平卧4～6小时，密切观察患者病情变化，以防脑疝发生。保持腰椎穿刺处清洁、干燥，预防感染。

（8）药物护理

①两性霉素B须先用注射用水稀释（忌用生理盐水），注意避光，使用避光输液瓶及输液管。

②严格掌握输液速度，使用输液泵控制滴速，缓慢静脉滴注。滴注速度过快可导致高热、胸闷、心动过速及惊厥等。

③注意观察有无寒战、发热、头痛、食欲下降、恶心、呕吐、静脉炎及肝肾功能损害等药物的不良反应。

④采用深静脉置管（PICC）进行输注，避免药物对血管的刺激。PICC管路护理见PICC管路护理常规。

（9）鞘内注射药物护理　注意观察患者面色、口唇、瞳孔等。如发现出汗、恶心、呕吐、口唇发绀、瞳孔不等大、颈项强直等，立即停止穿刺，并作相应的处理。注射后加强巡视。

（10）腰大池引流护理

①置管后严格卧床休息，去枕平卧6小时后，给予平卧位或侧卧位或保持头高位（床头抬高15°～30°）。

②保持引流管通畅，沿脊柱向头侧延长固定，从肩侧伸出固定于输液架上，避免打折、弯曲，受压，以免翻身时引流管脱落。搬动或转运患者时暂时关闭引流管，防止脑脊液逆流。

③注意观察引流液的量、性质、颜色和速度。

④严格无菌操作，预防感染。

（11）癫痫发作患者按癫痫护理常规进行护理，注意保护患者安全。

（12）意识障碍患者按照意识障碍护理常规执行，必要时给予约束。

（13）心理护理　与患者交流，讲解有关知识，增强患者的信心和自理能力。

【健康指导】

（1）注意增强体质，预防上呼吸道感染。

（2）避免长期大量应用广谱抗生素、免疫抑制药。

（3）防治结核病、糖尿病等易引起隐球菌性脑膜炎或脑膜脑炎。

（4）早期综合治疗减轻并发症降低死亡率。

八、伤寒及副伤寒

执行传染病一般护理常规，消化道隔离。

【护理评估】

（1）体温脉搏呼吸血压的变化。体温升高及伴随相对缓脉。

（2）大便次数、性质、颜色和量。

（3）腹部有无压痛及其部位、性质、程度，有无腹膜刺激征及伴随症状。

【护理措施】

（1）消化道隔离至临床症状消失及大便培养连续3次阴性方可解除隔离。

（2）发热期需绝对卧床休息，恢复期以后逐渐增加活动量，但应避免过度劳累，以免复发。

（3）给予高热量、少渣、易消化流食或半流食，鼓励患者多饮水，有利于排泄毒素。不食产气食物如牛奶、甜食等。要少食多餐。恢复期逐渐增加饮食量，切忌暴食以防导致肠出血及肠穿孔并发症。

（4）患者发热期每4小时测量体温、脉搏各1次。高热时给物理降温，慎用退热药，防止大量出汗而致虚脱。

（5）并发症护理

①肠出血　如有便血、面色苍白、呼吸急促、脉搏细速、血压下降，及时报告医师。提示有肠出血的可能。嘱患者绝对卧床休息，安静，避免恐惧。腹部放冰袋冷敷，每0.5～1小时测血压1次。禁食、禁服泻药及灌肠。遵医嘱给予止血剂并做好输血准备。

②肠穿孔　若患者出现右下腹部突然剧烈疼痛，伴有恶心、呕吐、脉细数、体温下降，提示有肠穿孔的可能，及时报告医师。禁食、准备胃肠减压及做好一切抢救准备工作。

（6）加强患者的口腔护理及皮肤护理，协助患者翻身更衣，防止发生肺部感染及压疮。

（7）保持大便通畅，嘱患者便秘时勿用力排便。可口服石蜡油或用开塞露，禁用泻药，以免肠蠕动过剧造成肠出血、肠穿孔。必要时遵医嘱以生理盐水低压慢速灌肠，每次200～300ml水量。

（8）注意观察药物的毒性反应及副作用，如用磺胺甲基异噁唑，可出现恶心、呕吐、腹泻、发热、皮疹、白细胞下降、再生障碍性贫血及精神症状等毒性反应。在服药期间，定期检查末梢血常规。

（9）给予心理安抚和支持，鼓励患者积极面对和治疗疾病。

【健康指导】

（1）指导患者及家属有关疾病预防知识，注意个人卫生和饮食卫生。

（2）注意劳逸结合，逐渐增加活动量和工作量。

（3）饮食为少渣易消化，富于营养。避免进食粗纤维和多渣饮食。

（4）定期门诊复查。

九、细菌性痢疾

执行传染病一般护理常规，消化道隔离。

【护理评估】

(1) 生命体征，有无皮肤苍白、冷汗、脉搏细、血压下降。

(2) 大便次数、颜色和量、有无脓血和里急后重。

(3) 尿量，详细记录24小时液体出入量。

【护理措施】

1. 急性细菌性痢疾护理常规

(1) 严格执行消化道隔离，防止交叉感染。

(2) 急性期卧床休息，协助患者日常生活护理。

(3) 高热执行高热护理常规。

(4) 急性期给予高热量、高维生素、易消化流食，半流食为宜，少量多餐、避免生冷、油腻及刺激性食物。对腹泻次数多的患者要鼓励多饮水，成人每日入量3000ml左右。

(5) 保持水及电解质平衡。根据出入量及血液生化检查结果补充水及电解质，轻者可口服补液盐溶液，严重者呕吐不能进食者，可静脉补充液体。

(6) 观察并记录大便次数、量、性质及伴随症状，按时留取大便标本送常规检查及培养，采集含有脓血、黏液部分的新鲜粪便标本并及时送检，以提高阳性率。

(7) 皮肤护理　每次排便后清洁肛周，并涂以润滑剂。伴有明显里急后重者，嘱患者不要过度用力排便避免脱肛。如发生脱肛可用温水坐浴，戴橡胶手套助其回纳。

(8) 如有痉挛性腹痛者，除遵医嘱给予解痉药物外，可腹部热敷解痉。

2. 中毒性痢疾护理常规

(1) 密切观察病情变化，把好高热、惊厥、感染性休克和呼吸衰竭关。

(2) 患者应绝对卧床休息，平卧或置于休克体位（头部和下肢均提高30°），小儿去枕平卧，头偏向一侧，专人监护。做好抢救准备，如药物、氧气、吸引器等。

(3) 高热、昏迷者执行高热和昏迷常规护理，患者躁动不安要遵医嘱给镇静剂。

(4) 严密观察病情变化

①血压如收缩压小于60mmHg，视为休克严重，应每15分钟测1次血压。若收缩压在60～80mmHg时则30分钟测1次血压。

②脉搏15～30分钟测1次，每次数1分钟。

③注意呼吸快慢和节律，如呼吸快慢不均，时浅时深或暂停视为呼吸衰竭的特征。立即吸氧并报告医师及时抢救。

④观察瞳孔变化　注意瞳孔大小是否等大等圆，边缘是否整齐。对光反射迟钝或消失，及时报告医师采取措施。

⑤观察尿的颜色、性状，有尿潴留者遵医嘱导尿，可保留放置。每小时放尿1次，观察有无肾功能衰竭。

⑥观察皮肤黏膜　如皮肤发花、四肢循环不好、发绀、出冷汗、体温不升，提示有循环衰竭，应注意保暖，四肢可放热水袋。

（5）保持呼吸道通畅，及时吸出分泌物，持续监测血氧饱和度，并监测动脉血气分析，观察氧疗效果。

（6）扩容时，应根据血压、尿量随时调整输液速度。观察患者有无咳嗽、气喘、紫绀等情况的发生，防止肺水肿及左心衰竭的发生。

（7）注意观察药物的疗效和不良反应。

（8）预防压疮。做好皮肤护理，定时翻身（每2小时1次），保持床单位干燥、平整。

【健康指导】

（1）养成良好的个人卫生习惯，餐前便后洗手。

（2）避免进食生冷食物，瓜果生吃要洗净，避免过度疲劳、受凉、暴饮暴食、过度紧张和劳累，以免复发。

（3）做好饮水、食品、粪便的管理及防蝇灭蝇工作。

十、霍乱

执行传染病一般护理常规，严密消化道隔离。

【护理评估】

（1）腹泻和呕吐次数、颜色、量、性状，观察是否有米泔样排泄物和喷射样呕吐。

（2）体温、脉搏、呼吸、血压和心音的情况。

（3）皮肤弹性减退程度。

（4）出入量是否平衡。

【护理措施】

（1）严密隔离，防止交叉感染。隔离至症状消失6日，大便培养每日1次，连续3次阴性，方可解除隔离。

（2）绝对卧床休息，尽量减少搬动，下肢放热水袋保暖。

（3）给予高热量、高维生素、易消化流食、半流食为宜。剧烈呕吐者暂禁食。对轻中度脱水呕吐不明显、无休克者，可采用口服补液（一般用葡萄糖20g，氯化钠2.5g，碳酸氢钠2.5g，氯化钾1.5g加水1000ml）或维持液，恢复期给予半流或软饭。

（4）出现烦躁不安、皮肤弹性差、眼窝凹陷、指纹皱瘪、舟状腹等脱水征时，遵医嘱迅速、足量快速静脉补液。选择大静脉快速输入，必要时可2条通路同时输液。输液原则应先快后慢，见尿补钾，记录出入量，观察脱水改善情况。

（5）密切观察水及电解质、酸碱平衡紊乱，及时留取化验标本，检查血钾、钠、氯、钙、二氧化碳结合力、尿素氮等。

（6）严密观察呕吐、排泄物性状，颜色及量并记录，及时送大便常规和呕吐物培养，采取送验的标本应放在密闭容器内不得外溢。吐泻物用4%84消毒液搅拌放置2小时后处理。

（7）肌痉挛时，可行局部热敷、按摩，如有腹胀、四肢软弱等低钾症状应通知医师及时处理。

（8）昏迷、意识不清者执行昏迷护理常规。

（9）做好生活护理，及时清除排泄物，及时更换污染的床单，保持病室清洁舒适的环境。

（10）关心患者，与患者进行有效沟通，给予必要的心理安慰。

【健康指导】

（1）做好水、粪管理，消灭苍蝇。

（2）注意饮食卫生，不吃生的或未煮熟的水产品，不喝生水。

（3）霍乱流行时，疫区人群预防接种。

（4）有吐、泻症状者及时到医院肠道门诊就医。

十一、病毒性肝炎

执行传染病一般护理常规，消化道、血液及体液隔离。

【护理评估】

（1）有无畏寒、发热、疲乏及全身不适等。

（2）有无恶心、呕吐，呕吐的时间和次数、量、颜色，呕吐与饮食的关系。

（3）食欲、呕吐与体重变化。

（4）尿量、颜色及大便次数、颜色及性状。

（5）皮肤、巩膜黄染程度及皮肤有无瘙痒情况。

（6）有无肝区疼痛、腹胀情况。

（7）有无下肢水肿、腹水等低蛋白表现。

（8）精神、神经症状。

【护理措施】

1. 急性肝炎护理常规

（1）执行传染病一般护理常规。

（2）根据不同病原学检查结果，甲、戊型肝炎按消化道传播隔离，乙、丙、丁、庚型肝炎应按血液及体液传播隔离。

（3）急性期卧床休息，减轻肝脏负担，待病情稳定后逐渐增加活动量，利于肝功恢复。

（4）急性期给予清淡、易消化、营养丰富饮食，禁止食用刺激性食物，禁饮酒。若患者恶心、呕吐不能进食者，遵医嘱给予静脉补液。

（5）患者皮肤瘙痒，嘱患者勿抓伤皮肤，可用温水擦浴。

（6）说明肝炎的传播途径、治疗过程及预后，以减轻患者及家属的恐惧心理。

2. 慢性肝炎护理常规

（1）肝炎活动期绝对卧床休息，待肝功能稳定后逐渐增加活动量，注意动静结合。

（2）饮食护理；根据病情需要，可给适量蛋白质，有腹水者给予低盐饮食。

（3）防止并发症；避免受凉、感冒、预防劳累。严密观察出血倾向，如鼻出血、牙龈出血、皮肤瘀斑、便血、吐血等。

（4）遵医嘱使用抗病毒药物时，应定期检查结果，观察疗效和不良反应，不要随意停药中断治疗。

（5）做好健康宣教，指导患者饮食、休息及适量活动等。

3. 重型肝炎护理常规

（1）执行急性肝炎护理常规，昏迷者执行昏迷护理常规。

（2）绝对卧床休息，减少患者体力消耗。

（3）饮食护理，应给予低脂、低蛋白的清淡饮食，有肝昏迷前驱症状时限制蛋白质摄入，有腹水时，给予低盐饮食。

（4）观察生命体征和瞳孔、神志的改变，有脑疝的先兆迅速通知医师，并协助做好抢救工作。

（5）观察有无精神症状，如智力减退、性格改变，计算力、定向力减退及扑翼样震颤，提示为肝昏迷前期的先兆。加床档，防止意外发生。

（6）观察有无出血倾向，如牙龈、皮肤、黏膜、鼻黏膜及皮下瘀斑，柏油样大便等，遵医嘱给予局部止血药。若有呕血或黑便，应准确记录出血量。

（7）观察使用利尿剂的效果，尿量24小时不足于500ml为少尿，应立即报告医师处理。

（8）做好口腔和皮肤护理。

4. 肝昏迷护理常规

（1）执行昏迷护理常规。

（2）严格限制蛋白质及脂肪摄入，减轻肝脏负担。

（3）保持肠道酸性环境，遵医嘱灌肠。

（4）加强恢复期护理

①做好饮食宣教，每日蛋白摄入量要根据患者机体的需要，严格限制蛋白质的食入量。禁饮酒、刺激性食物及硬食等。

②防止感染，预防感冒，避免受凉，注意休息。

③注意保持大便通畅。

5. 肝硬化合并上消化道出血护理常规

（1）密切观察患者生命体征变化，观察并记录呕血、黑便的量、色、性质、次数，备好三腔管、氧气、吸引器和急救药品等。

（2）患者绝对卧床休息，平卧头偏向一侧。及时清理呕血和黑便。

（3）急性大出血时，每15～30分钟测脉搏和血压1次，发现异常及时通知医师采取措施。

（4）尽快补充血容量　迅速备血，同时建立静脉通路。输液、输血易快，待休克纠正后减慢输液速度，以免发生肺水肿和再次出血。

（5）协助医师放置三腔管　放置三腔管前，检查三腔管有无漏气、阻塞和气囊变形等情况。放置后每班检查胃管是否通畅，是否继续出血，出血量多少，气囊是否漏气，每12小时放气1次，每次30分钟。注意放气时先放食管囊，再放胃囊，充气时先充胃囊，拉紧固定鼻部，再充食管囊，要注意放气的时间，观察放气后有无出血现象。

（6）向胃管内注入液体时，须辨认清楚，以免误入气囊内，引起气囊破裂，造成意外事故发生。

（7）出血期禁食。病情平稳后24～48小时再无出血可进温冷流食，嘱患者少量多餐，不食粗硬的食物及带有刺激性食物，肝功能异常，血氨增高者需限制蛋白质和脂肪。

(8) 三腔管止血后如无休克或休克已纠正，应遵医嘱灌肠，清除肠道内积血，防止肝昏迷的发生。

(9) 做好保暖防止受凉，使用热水袋保暖时避免烫伤。

(10) 加强口腔护理，每日清洁口腔2次，防止口腔炎及霉菌的感染。

(11) 防止发生压疮，定时翻身、更换体位，保持床单位干净、平整。

(12) 拔管后继续观察大便颜色、性质，保持患者大便通畅，预防再出血。

(13) 做好心理护理，减轻患者焦虑的心理。

【健康指导】

(1) 指导患者和家属正确掌握各型肝炎的消毒隔离和防护知识，并及时进行疫苗接种。

(2) 嘱患者保持乐观情绪，避免劳累，不能饮酒，吃新鲜蔬菜和水果。避免服用损害肝脏的药物，以免加重病情。

(3) 嘱患者要定期到医院复查肝功能，如有黑便、意识改变等症状应及时到医院就诊。

十二、狂犬病

执行传染病一般护理常规，严密隔离。

【护理评估】

(1) 体温、呼吸、脉搏、血压、意识、瞳孔及神志变化。

(2) 对声、光、风、痛敏感；有无喉头紧缩感；伤口及附近有无麻、痒、痛及蚁走感等异常表现。

(3) 肌肉进行性麻痹程度。

【护理措施】

(1) 患者住单间，专人护理，保持安静，避免各种不必要的刺激如光、风、声等，治疗护理工作要集中，动作要轻柔，以减少肌肉痉挛的发作。

(2) 医护人员接触患者时穿隔离衣，戴口罩、帽子及胶皮手套，防止唾液中病毒污染破损处。被患者污染的用物随时消毒处理。

(3) 保护患者安全，痉挛发作时防止坠床，加床档，必要时加约束带。

(4) 保证入量，维持水及电解质和酸碱平衡，给予鼻饲流食，静脉输液（必要时静脉切开）。

(5) 患者狂躁、抽搐时可遵医嘱给予镇静剂和解痉剂。注意保持呼吸道通畅。

(6) 严密观察病情变化，监测生命体征和瞳孔的变化，如有异常及时报告医师。

【健康指导】

(1) 指导家属定期为家养宠物注射疫苗。

(2) 指导患者及家属在发生狗咬伤后伤口处理。

(3) 对高危人群进行预防接种。

十三、获得性免疫缺陷综合征（艾滋病）

执行传染病一般护理常规，血液、体液隔离。

【护理评估】

（1）体温、脉搏、呼吸、血压的改变，有无发热、盗汗、干咳等呼吸困难。

（2）有无消瘦乏力、胸痛、关节酸痛。

（3）皮肤及黏膜改变情况，如皮疹、口腔黏膜改变等。

（4）腹痛、腹泻、肛周皮肤情况。

（4）对疾病的认识程度、相关知识和心理承受能力。

【护理措施】

（1）密切观察病情变化，测量生命体征。

（2）观察患者有无肺部、胃肠道、中枢神经系统、皮肤黏膜等机会性感染的发生，以便早发现、及时治疗。

（3）急性感染期和艾滋病期应卧床休息，以减轻症状。无症状感染期可正常工作，但应避免劳累。

（4）加强口腔护理，防止继发感染。如患者口腔发生真菌感染时，餐后给予制霉菌素溶液漱口。

（5）长期腹泻的患者要注意肛周皮肤的护理，每次排便后用温水清洗肛周，可涂少量凡士林，保护肛周皮肤。

（6）呼吸困难者遵医嘱按时给予吸氧。

（7）注意观察抗病毒药物疗效和不良反应。

（8）保证营养的供给，鼓励患者摄入高热量、高蛋白、高维生素、易消化的饮食。

（9）心理护理　多与患者沟通，运用倾听技巧，了解患者的心理状态，关心体谅患者，并注意患者的隐私保护。

（10）机会性感染和机会性肿瘤的护理（卡氏肺囊虫肺炎、隐孢子虫感染、卡波西肉瘤、巨细胞病毒感染、结核病等）按各章节相关疾病护理常规。

【健康指导】

（1）指导患者和家属正确认识疾病的基本知识、传播方式和预防措施，防止传播。

（2）嘱患者严格按医嘱服药，不能自己随意加减药物和停药。

（3）指导患者自我护理监控，包括定期复查、按时服药、合理营养、皮肤护理、预防感染等。

（4）嘱患者病情变化要及时就诊。

第二章　外科疾病护理常规

第一节　围手术期一般护理

一、术前护理

（1）遵医嘱做好血常规、尿常规、凝血功能、血型及心、肺、肝、肾功能等检查，并向患者及家属讲解各种检查的意义及配合方法，留取标本时的注意事项，保证化验结果的准确。

（2）与患者及家属沟通，全面收集患者的资料，针对患者存在的心理问题做好心理护理，结合患者具体情况讲解相关知识，以增强战胜疾病的信心。保证睡眠和休息。

（3）术前清洁皮肤，根据手术方式行手术区域备皮。

（4）遵医嘱做好药物过敏试验并记录。

（5）按手术要求，做好肠道准备，遵医嘱术前禁食、禁水。

（6）患者接进手术室前遵医嘱放置胃管、尿管或排空膀胱；应提前取下首饰、手表、眼镜（包括隐形眼镜）、假牙、发卡，防止术中脱落、丢失或发生意外；遵医嘱给予麻醉前药物；根据手术需要，将患者病历、X 线片、CT 片、MRI 片及术中带药等带入手术室，与手术室接送人员核对，并填写转运手术患者交接记录单。

（7）按手术要求准备麻醉床、监护仪、吸氧装置、负压吸引装置等。

（8）麻醉前护士与手术医师、麻醉师、患者一起进行患者身份和手术部位的确认。

二、术后护理

（1）妥善安置患者，将患者平稳搬运至床上，搬运时应注意保护伤口及各种管路。

（2）根据麻醉方式和手术方式取合理体位，麻醉清醒前注意保护患者，以免坠床、意外拔管等意外事件的发生。

（3）密切观察生命体征和病情变化，观察患者肠蠕动、肠鸣音和排气情况。

（4）伤口及引流管护理

①观察伤口有无出血、渗血、渗液，敷料有无脱落等。

②保持引流管通畅，防止受压、扭曲、阻塞、意外脱出，如有异常及时处理。

③严密观察、记录引流液的颜色、性质和量，判断有无术后出血、感染或瘘。

④妥善固定引流管，应固定在低于引流口部位，避免反流，防止逆行感染。

⑤注意无菌操作，定时更换引流袋或引流装置。

⑥留置引流管较多者，做好标记。

（5）评估疼痛的部位、性质、程度、持续时间及诱因，运用有效方法，减轻或消除疼痛。

(6) 并发症的观察

①严密观察术后有无出血、感染、静脉血栓和疾病相关的并发症发生，一旦发现及时通知医生配合处理。

②协助患者每 2 小时床上翻身、根据病情叩背排痰，观察痰液的颜色、性质和量，必要时予以雾化吸入，以防肺不张、肺炎及压疮的发生。

(7) 针对患者不同的情绪反应，做好心理护理，向患者讲解成功的案例，增强战胜疾病的信心。躯体出现不适反应时，及时处理并做好解释。

三、健康指导

(1) 引导患者加强自我保健意识，培养健康乐观的心态和生活方式。

(2) 术前嘱患者戒烟，练习深呼吸和有效咳嗽、咳痰的方法。

(3) 根据手术方式术前指导患者练习体位。

(4) 术后卧位及活动指导

①全麻术后患者，麻醉未清醒前取侧卧或仰卧位，头偏向一侧，防止舌后坠，或分泌物堵塞气管。

②腰麻术后患者去枕平卧 6 小时。

③硬膜外麻醉患者术后平卧 4 ~6 小时。

④待患者麻醉清醒，生命体征平稳后，根据手术方式给予相应的卧位和康复指导。无禁忌证患者，鼓励早期活动，床上做足趾和踝关节伸屈活动，下床活动要循序渐进。

(5) 根据患者病情，做好出院指导。

第二节 普通外科疾病护理常规

一、甲状腺围手术期护理

【护理评估】

1. 病史

发病情况，有无家族史，碘摄入不足，自身免疫性疾病。

2. 身体评估

甲状腺肿大程度、有无局部压迫症状。甲状腺功能亢进患者评估有无代谢方面的改变、性格的改变、心血管系统的改变、内分泌紊乱和突眼征等。

3. 辅助检查

(1) B 超。

(2) 请耳鼻喉科会诊检查声带有无异常。

(3) 甲状腺功能亢进患者测定基础代谢率、甲状腺摄碘率、血清 T_3、T_4、TSH 含量。

4. 社会心理评估

甲状腺功能亢进患者情绪易于激动、急躁，了解患者对疾病的认识程度及依从性。

【护理措施】

（一）**术前护理**

（1）指导患者术中头、颈过伸体位的方法。

（2）甲亢患者易于激动和发怒，提供安静舒适的环境，集中进行治疗护理操作，避免过多外界刺激。

（3）甲亢患者为降低甲状腺功能和基础代谢率，减轻甲状腺肿大及充血，减少术中出血，于术前2周开始服用碘剂，由于碘剂刺激口腔和胃肠道黏膜，引起恶心、呕吐等副作用，可在进餐时与食物同食，注意观察用药后反应。

（4）给予高蛋白、高热量、高碳水化合物及高维生素饮食，忌饮浓茶、咖啡等刺激性饮料。

（5）皮肤准备　术前去除手术区的毛发和污垢，防止伤口感染。若为腔镜甲状腺手术，备皮范围一般上至口唇，下至剑突水平，左右超过腋中线（包括腋毛，男性患者需刮胡须、胸毛）。

（6）突眼征的护理　可佩戴眼罩保护眼睛，睡前用抗生素眼膏敷眼，以油纱覆盖，防治角膜干燥受损，发生溃疡。每日做眼球运动，以锻炼眼肌，改善眼肌功能。

（二）**术后护理**

（1）麻醉清醒后半坐卧位，24小时内减少颈项活动，变更体位时，用手扶持头部。

（2）监测生命体征，观察有无声音嘶哑、失音、吞咽困难、呛咳及口唇、四肢麻木等症状，如有应及时通知医师处理。

（3）观察伤口敷料及颈部引流情况，若有颈部肿大、烦躁、呼吸困难等症状，及时通知医师处理，必要时床旁备气管切开包。

（4）甲亢患者观察有无甲状腺危象的表现，如高热（>39℃）、脉快（>120次/分）、烦躁、谵妄、大汗、呕吐、腹泻等，遵医嘱予镇静、降温、输液、给氧、口服碘剂等处理。

（5）腔镜甲状腺切除术后观察有无高碳酸血症和酸中毒、皮下气肿、纵隔气肿、皮瓣淤血等特殊并发症，如有及时通知医师处理。

【健康指导】

1. 体位

术后6小时待生命体征平稳后取半卧位。

2. 饮食

（1）术后6小时鼓励进温凉流食，如酸奶、冰淇淋，禁止食用过硬过热，刺激性食物，2日后进半流食。

（2）地方性甲状腺肿患者食用含碘盐及海带、紫菜等含碘丰富食物。甲状腺素缺乏患者少食硫脲类食物，如萝卜、白菜等，遵医嘱服用甲状腺素制剂。

3. 休息和活动

术后5~7日拆线，拆线后2日可淋浴。腔镜手术患者可于术后5~7日除去戳口上的创可贴。拆线后练习颈部活动，防止切口粘连及瘢痕挛缩。腔镜手术患者应循序渐进地练习扩胸运动，外展运动。

二、乳腺癌根治术围手术期护理

【护理评估】

1. 病史

询问月经史、生育史、哺乳史、家族史、放射线接触史。了解有无口服避孕药物及服药时间，有无高脂饮食习惯。

2. 身体评估

触摸乳房肿块的位置、质地、大小、有无自觉症状及乳头溢液。观察乳房外形有无乳头凹陷、橘皮征、酒窝征等改变。

3. 辅助检查

B 超、乳房钼靶 X 线摄片、活组织病理检查。

4. 社会心理评估

乳房是女性化的象征，术后患者要面对一侧胸部塌陷、躯体形象的改变，注意评估患者对疾病及自身形象变化的认识及反应。

【护理措施】

（一）**术前护理**

（1）帮助患者做好充分的心理准备，告知乳房重建的可能性，弥补外形缺陷的方法，树立战胜疾病的信心。

（2）进食高热量、高蛋白、高维生素饮食。

（3）妊娠期或哺乳期患者应停止妊娠或哺乳。

（4）乳头溢液或局部破溃者，及时给予处理，保持局部清洁。

（5）避免在患侧上肢进行各种穿刺。

（6）需自体组织移植行乳癌根治及乳房一期成型者，供、受皮区均需备皮，避免刮伤。

（二）**术后护理**

（1）密切观察生命体征，特别注意有无呼吸异常、胸闷等。

（2）术后 6 小时无恶心、呕吐等麻醉反应可给予普食。

（3）伤口加压包扎，检查绷带松紧度，观察有无渗血；注意观察患侧肢体远端的皮肤颜色、温度、脉搏、肿胀情况。

（4）引流管妥善固定，防扭曲、滑脱。观察引流液的量、颜色，保持通畅。

（5）根据术式患侧上肢适当抬高，禁止在患侧上肢完成测血压、静脉穿刺、输液等操作，患肢避免提举重物。

（6）行乳癌根治及乳房一期成型者，依据供皮区部位取适宜卧位。

【健康指导】

（1）依据术式进行功能锻炼，从握拳、屈腕、肘关节屈伸开始，直到患侧上肢高举过头且可以做梳头动作为止。

（2）指导健侧乳房自我检查的方法，提高自我保健意识。

（3）乳癌术后 5 年内避免妊娠。

（4）定期复查。

（5）未行乳房成型患者可指导佩戴义乳。

（6）需进一步化疗、放疗的患者告知相关注意事项。

三、腹部疝围手术期护理

【护理评估】

1. 病史

有无腹壁薄弱或缺损、腹部手术史；有无慢性咳嗽、便秘、排尿困难、腹水、妊娠、肥胖等腹内压增高因素。

2. 身体评估

腹股沟部肿块大小、质地、痛感、能否回纳入腹腔。

3. 辅助检查

B超。

4. 社会心理评估

了解患者对疾病诱发因素的认识及对手术的心理反应。

【护理措施】

（一）**术前护理**

（1）急症手术前准备　嵌顿疝及绞窄性疝，特别是合并急性肠梗阻的患者，应做好输液、抗感染、胃肠减压等护理。

（2）解除腹内压增高因素，吸烟者劝其戒烟，如有咳嗽、便秘、排尿困难等应给予治疗。

（3）备皮　剃尽会阴、阴囊处阴毛，不可剃破皮肤；及时治疗手术野的皮肤湿疹及感染。

（二）**术后护理**

（1）平卧，双腿屈曲，膝下垫枕。遵医嘱下床活动。

（2）饮食　术后6～12小时如无恶心、呕吐可进流食或半流食，次日可进普食。行肠切除、肠吻合术者应待肠功能恢复后方可进食。

（3）预防术后出血　伤口处压0.5kg的沙袋6～24小时，减少伤口出血。观察有无伤口渗血及阴囊肿胀，如有及时通知医师处理。

（4）防治腹内压过高　术后注意保暖，防止受凉而引起咳嗽，如有咳嗽应及时治疗，并嘱患者咳嗽时用手按压伤口，减少增加腹内压增高对伤口愈合的不利影响。

【健康指导】

（1）术后3～6个月不宜参加重体力劳动或过量运动。

（2）保持大便通畅，多饮水，多食高纤维饮食，便秘时遵医嘱使用润肠剂或缓泻剂。

（3）积极预防和治疗相关疾病，如肺部疾患、前列腺肥大等，预防感冒及便秘。

（4）若出现疝复发，应及早诊治。

四、胃手术围手术期护理

【护理评估】

1. 病史

饮酒、吸烟史，遗传因素，饮食习惯、生活习惯与药物使用情况。

2. 身体评估

疼痛发作的特点；有无出血、梗阻及穿孔症状；腹部能否触及肿块。

3. 辅助检查

X线片，钡餐，纤维胃镜，大便潜血试验。

4. 社会心理评估

胃癌早期症状不明显，易被患者忽视而延误诊断，确诊时常常为已至病变后期，患者容易出现恐惧、焦虑、情绪低落、绝望等心理问题。

【护理措施】

（一）术前护理

（1）充分休息，调理饮食，给予易消化的高营养饮食，避免粗糙辛辣等刺激性食物；部分幽门梗阻可选用流食；如并发出血、穿孔、完全幽门梗阻者要禁食。

（2）急性穿孔患者严密观察生命体征、腹痛、腹膜刺激征、肠鸣音变化等。遵医嘱禁食、胃肠减压，以减少胃肠内容物继续流入腹腔。补液，维持水及电解质平衡，预防及治疗休克，应用抗生素抗感染治疗，做好急诊手术准备。

（3）出血患者观察呕血、便血情况，定时测量血压、脉搏、尿量等，评估有无口渴、肢端发冷、少尿等循环血量不足的表现。遵医嘱输液、输血，及时应用止血药物，治疗休克，纠正贫血，做好急诊手术准备。

（4）幽门梗阻患者遵医嘱禁食，给予温的生理盐水洗胃，以减轻胃壁水肿和炎症，纠正营养不良及低钾低氯性碱中毒。

（5）术前1日给予少渣饮食，灌肠；如肿瘤侵犯肠道者，遵医嘱行肠道准备。

（6）行腹腔镜胃手术者，备皮时尤其注意脐部清洁。

（7）慢性呼吸道疾病和肺功能不全患者因术中气腹影响，更易出现肺不张、呼吸困难等，术前指导患者戒烟、练习深呼吸、有效咳嗽等。

（二）术后护理

（1）监测生命体征，观察神志情况。

（2）胃肠减压护理

①定时生理盐水冲洗胃管。

②观察胃液的颜色、性质及量，并记录引流液量。

③每日给予口腔护理，保持口腔清洁。

④妥善固定，防止胃管移位或脱出。如术中将胃管末端调整至胃－肠吻合口远端，胃管不慎脱出后须在医生指导下重新置管。

（3）拔除胃管后，遵医嘱自清流食、全流食、半流食、软食、普食逐步恢复饮食。

（4）鼓励患者早期活动，促进肠蠕动，预防肠粘连。

（5）并发症的观察

①出血　术后24小时观察暗红色、咖啡样胃液是否逐渐减少，如短时大量引出鲜红色胃液，应立即报告医生。

②倾倒综合征　观察进食后30分钟内如出现上腹胀痛，心悸、头晕、出汗、呕吐、腹泻，甚至虚脱等症状，应立即平卧，遵医嘱调节饮食种类。取半卧位缓慢进食，进餐时和餐后不要立即饮水，进餐后可平卧10～20分钟。如为晚期倾倒综合征，出现症状时稍进食物即可缓解。可通过减少饮食中碳水化合物含量，增加蛋白质比例，少量多餐等措施防止其发生。

③吻合口瘘　观察患者有无高热、腹膜炎体征及引流管内有无混浊、含肠内容物的液体。

④梗阻　观察有无上腹饱胀感、呕吐及呕吐物性状。

【健康指导】

（1）规律进食，少食多餐，细嚼慢咽，忌烟酒、辛辣，少进过冷、过烫、油煎食物。强调吸烟、饮酒对疾病的危害性。

（2）生活规律，保持良好心情，注意劳逸结合。

（3）告知手术后期并发症的表现和治疗方法，如碱性反流性食管炎、吻合口溃疡等。

五、阑尾切除术围手术期护理

【护理评估】

1. 病史

饮食习惯，有无生活不规律、过度疲劳等；了解既往发作情况。

2. 身体评估

腹痛的部位、性质、持续的时间，有无畏食、恶心、呕吐、便秘、腹泻等消化道症状。体温有无右下腹压痛、腹膜刺激征及包块。

3. 辅助检查

B超，X线钡剂灌肠。

4. 实验室检查

血白细胞计数及分类情况。

5. 社会心理评估

急性发病，疼痛逐渐加剧，患者易出现紧张焦虑，希望尽早明确诊断并减轻疼痛，但对手术存在恐惧心理。

【护理措施】

（一）**术前护理**

（1）注意观察精神状态、生命体征、腹部症状和体征的变化。出现腹膜刺激征应立即通知医生。

（2）遵医嘱应用抗生素控制感染。

（3）未明确诊断前禁用镇痛剂，可疑阑尾穿孔时禁服泻药及灌肠。

（4）行腹腔镜阑尾切除术患者注意脐部清洁。

（二）**术后护理**

（1）生命体征平稳后，可半卧位，减少腹壁切口张力、减轻疼痛，利于呼吸及引流。

（2）单纯阑尾切除术后6小时可进流质饮食，避免易产气食物导致腹胀。阑尾炎症较重、合并穿孔等患者术后遵医嘱逐渐恢复饮食。

（3）鼓励早期活动，促进肠蠕动恢复，防止肠粘连发生。

（4）监测体温变化，观察切口局部有无红肿、压痛或波动感；有无腹痛、腹胀、腹肌紧张、腹部包块及大便次数增多等情况。

（5）腹腔镜阑尾切除术后早期注意观察呼吸情况，如患者呼吸浅慢、$PaCO_2$升高，要警惕高碳酸血症。

【健康指导】

（1）非手术治疗出院患者，应合理饮食，增加纤维素含量，避免饮食不洁和餐后剧烈运动，适当锻炼身体，增强体质，嘱其遵医嘱按时复诊。

（2）手术治疗患者，3个月内不宜参加重体力活动。

（3）如出现腹痛、腹胀、高热、伤口红肿热痛等不适及时就诊。

六、肛门手术围手术期护理

【护理评估内容】

1. 病史

饮食习惯，排便习惯；有无久站、久坐或腹压增高等痔诱发因素。

2. 身体评估

有无肛周皮肤感染、损伤；有无长期便秘、粪便干结、排便有无疼痛；有无便血及黏液；肿块有无脱出等。

3. 辅助检查

直肠指检、内镜、钡灌肠等结果。

4. 社会心理评估

患者有无因疼痛、出血引起的情绪改变，对疾病防治的认识、对手术相关知识的了解情况。

【护理措施】

（一）**术前护理**

（1）保持大便通畅，多饮水、多吃水果及高纤维膳食；便秘者遵医嘱给予缓泻剂。

（2）每日坐浴，改善局部血液循环、促进炎症吸收、消散，缓解疼痛。

（3）内痔脱出者手法复位，内痔嵌顿尽早手法还纳痔核。

（4）长期反复便血导致贫血者遵医嘱输血。

（5）术前应排空大便，必要时手术前晚或术日晨灌肠。

（二）**术后护理**

（1）遵医嘱适当给予止痛剂，并在术后首次排便前再用1次。发现肛管内敷料填塞过紧时，应予松解。

（2）观察有无面色苍白、出冷汗、头晕、心悸、脉细速等内出血表现，有无肛门下坠胀痛和急迫排便感。观察伤口敷料有无渗血，遵医嘱监测生命体征。观察有无肛门失禁、切口感染等并发症。

（3）遵医嘱逐渐恢复饮食，保持大便通畅，避免大便干结影响肛门部血液循环。如出现便秘遵医嘱给予润肠药物通便，必要时灌肠。

（4）如出现尿潴留，经过诱导排尿无法解除者，遵医嘱导尿。

（5）遵医嘱给予药物或温水坐浴。

【健康指导】

（1）鼓励多饮水，多进食蔬菜、水果及多纤维素饮食，避免长期饮酒，少食辛辣等刺激性食物。

（2）定时排便，避免排便时间过长。习惯性便秘患者，遵医嘱服润肠通便药物改变排便习惯。

（3）保持肛周清洁，指导坐浴。

（4）长期久站工作者应做保健操。

七、结直肠癌根治术围手术期护理

【护理评估】

1. 病史

有无肿瘤家族史。了解有无进食高动物蛋白、高脂肪饮食习惯；有无家族性结肠息肉病、结直肠腺瘤、溃疡性结肠炎、血吸虫性肠炎等病史。

2. 身体评估

全身营养状况，有无消瘦、贫血。有无腹泻、便秘、腹痛、食欲减退、消瘦及乏力等不适，特别是了解大便次数、有无带血、黏液、脓液的情况。

3. 辅助检查

B 超、CT、下消化道造影、肠镜、X 线钡剂灌肠。

4. 实验室检查

血清癌胚抗原（CEA）。

5. 社会心理评估

患者有无疾病所致的紧张、恐惧、焦虑不安情绪，尤其是造口手术可能带来的生理、心理、社会、家庭等方面影响。

【护理措施】

（一）**术前护理**

（1）告知手术治疗的必要性，向患者介绍结肠造口的部位、功能、伤口情况等有关知识，消除思想顾虑，减轻其心理负担，增强患者自信心。

（2）给予高蛋白、高热量、高维生素、易消化的少渣饮食。

（3）向预行造口手术者讲解造口自我护理知识及给予造口用品相关介绍。

（4）下消化道造影、肠镜检查及手术前遵医嘱行肠道准备。

（5）如行腹腔镜结直肠癌根治术，注意脐部清洁。

（6）慢性呼吸道疾病和肺功能不全预行腹腔镜结直肠手术患者因术中气腹影响，更易出现肺不张、呼吸困难等，术前指导患者戒烟、练习深呼吸、有效咳嗽等。

（7）女性患者若直肠肿瘤已侵犯阴道后壁，遵医嘱做阴道准备。

（8）如有条件可与术者沟通行术前造口定位。

（二）术后护理

（1）病情观察

①直肠癌根治术创面较大，出血较多，注意伤口渗出情况，监测生命体征至平稳。

②放置骶前引流的患者，注意观察引流液颜色、性质及量。

（2）保留尿管的患者应保持会阴部清洁。拔管前先夹闭尿管，定时开放，训练膀胱张力，膀胱功能恢复后拔管。

（3）留置胃管期间禁食，肠蠕动恢复、肛门或造口排气后遵医嘱停止胃肠减压，进流食，逐步过渡到普食。

（4）腹腔镜结直肠癌根治术后早期注意呼吸情况，如患者呼吸浅慢、$PaCO_2$ 升高，要警惕高碳酸血症。

（5）低位肠管吻合术后初期应避免经肛门灌肠，防止吻合口瘘。

（6）造口的护理

①观察造口血运、肠管颜色、水肿情况，造口有无排气、排便。

②及时清理造口袋，根据粘贴情况及有无排泄物污染决定底盘更换时间。

③避免使用刺激性皮肤清洁剂清洗造口周围皮肤。

④根据造口根部大小及形状修剪底盘。

⑤出现造口周围皮肤炎症、回缩、脱垂、坏死、造口旁疝、皮肤黏膜分离、出血及狭窄等并发症时及时复诊或向专业人员咨询。

【健康指导】

（1）出院后进食要有规律，均衡膳食，多饮水；少食易产气、腹泻及易致造口阻塞的粗纤维食物。

（2）康复后可参加适当活动，避免剧烈、撞击性及腹压增高的运动。

（3）穿着以柔软、宽松、舒适为原则；避免穿紧身衣裤，以免压迫、摩擦造口，影响血液循环。

（4）定时排便，逐渐养成有规律的排便习惯。

八、门脉高压围手术期护理

【护理评估】

1. 病史

有无慢性肝炎、肝硬化病史、血吸虫病、饮酒史及诱发因素。

2. 身体评估

有无黄疸、腹水、腹壁静脉曲张、蜘蛛痣。有无脾大、脾功能亢进。有无呕血、黑便等。

3. 实验室检查

监测肝功能、凝血功能、全血细胞计数、血氨值等。

4. 辅助检查

B 超、钡餐造影、腹腔动脉造影、肝静脉造影。

5. 社会心理评估

了解患者是否因疾病长时间反复发作，工作生活受到影响而感到焦虑不安和悲观失望；对突然大量出血是否感到紧张、恐惧、有生命垂危感。

【护理措施】

（一）**术前护理**

（1）进食高热量、低蛋白、少渣饮食，改善患者的营养状况。

（2）预防上消化道出血

①充分休息，避免劳累，一旦出现头晕、心慌和出汗等不适，立即卧床休息。

②禁烟、酒，少喝咖啡和浓茶；避免进食粗糙、干硬、带骨、渣或刺、油炸及辛辣食物；食物不宜过热，以免损伤食管黏膜而诱发上消化道出血。

③服用药物需研服，避免用力排便、打喷嚏、抬重物等增加腹压的因素。

④术前放置胃管宜充分润滑，置管动作轻柔，以免引起出血。

（3）腹水严重的患者，使用利尿剂期间，密切监测水及电解质变化，准确记录尿量。若有下肢水肿，应抬高患肢。限制水和钠的摄入；遵医嘱测量腹围和体重。

（4）三腔两囊管的护理

①遵医嘱定时放空气囊，防止食管、胃底受压黏膜糜烂坏死。

②密切观察止血的效果。

③置管期间及时清除口腔、鼻腔分泌物，防止吸入性肺炎；观察鼻部皮肤、黏膜受压情况，预防压疮发生。

④观察患者的呼吸及神志，防止气囊滑脱至咽部造成窒息，床旁备拆线包。若发生应及时将气囊放气，先抽去食管囊内空气，再抽胃囊内空气。

⑤拔管前嘱患者吞服石蜡油，缓慢轻柔拔出管路。

（5）肠道准备　术前晚大量温盐水不保留灌肠 1 次。禁用肥皂水灌肠。

（6）TIPS 术前准备　除上述护理外，患者术前 4 小时禁食，备好术中所需药物。

（二）**术后护理**

（1）监测生命体征的变化及神志状态。观察有无神志障碍、水及电解质和酸碱平衡失调、黄疸加重、呼吸异常、皮肤有无出血点等，如有及时通知医师处理。

（2）并发症的观察与护理

①出血　观察生病体征、尿量及腹腔引流量的性质。

②静脉血栓　脾切除术后血小板数迅速增高，有诱发静脉血栓形成的危险。观察有无急性腹痛、腹胀及腹膜刺激症及时发现有无肠系膜血管栓塞或血栓形成。

③肝性脑病　测定血氨浓度，限制蛋白质的摄入，减少血氨的产生；忌用肥皂水灌肠，减少血氨的吸收。若患者神志淡漠、嗜睡、应立即通知医师。少用或不用吗啡类药物，慎用安眠药。

（3）经颈静脉肝内门腔静脉分流术（TIPS）术后护理　观察患者有无肝衰竭、腹痛和黄疸、腹围变化、大便颜色等。

【健康指导】

（1）活动　卧床休息，避免劳累，有利于肝细胞的修复，增加肝脏的血流量，改善腹水及水肿。尽量避免使腹腔内压突然升高的活动，如剧烈咳嗽、打喷嚏、用力排便、抬重物等。

（2）饮食调节　指导患者由流食开始逐步过渡到正常饮食，分流术后（包括TIPS）患者应限制蛋白质和肉类摄入，忌食粗糙和过热饮食；禁烟酒。根据血氨水平逐渐增加蛋白质摄入，必要时口服乳果糖。

（3）生活要规律，劳逸结合，自我监测有无出血现象，发现异常及时就诊。

九、肝脏手术围手术期护理

【护理评估】

1. 病史

饮酒史、手术史、有无肝炎疾病及腹腔脏器感染史。

2. 身体评估

评估肝脏肿大程度、有无腹痛及腹痛部位、程度、止痛效果等。患者有无食欲减退、腹胀、恶心、呕吐等；有无寒战、高热。评估患者营养状况、有无贫血和乏力、腹水、黄疸、出血倾向等。

3. 辅助检查

B超、CT、MRI、选择性腹腔动脉或肝动脉造影、肝肾功能、凝血功能、血常规及血清甲胎蛋白（AFP）测定、肝穿刺活组织检查。

4. 社会心理评估

了解患者及家属对手术方式可能导致的并发症及疾病预后的认识，是否有恐惧、焦虑，是否能承受心理压力。

【护理措施】

（一）**术前护理**

（1）病情观察　观察患者生命体征变化及体温变化，如血压下降、神志改变等要警惕休克。

（2）肝区疼痛时，要协助患者转移注意力，安排舒适的环境，必要时给予止痛药。

（3）营养支持　经口进食者，让患者进食高蛋白、高维生素、高热量饮食，不能进食者可经静脉补充营养物质，以纠正低蛋白血症。

（4）高热护理　采取降温措施，做好相关护理。

（5）肠道准备　遵医嘱于术前1日进行肠道清洁，肝硬化者禁用肥皂水灌肠，避免诱发肝昏迷。术前12小时禁食水。

（二）**术后护理**

（1）密切观察生命体征及神志变化，有无嗜睡、烦躁不安等肝昏迷前驱症状。

（2）病情平稳后取半卧位。避免剧烈咳嗽，防止肝断面出血。

（3）保证水及电解质平衡，若有出血、胆瘘、腹膜炎等临床表现，及时通知医师处理。

（4）妥善固定引流管，观察引流液的颜色、性质、并记录引流量。

（5）评估疼痛程度，疼痛剧烈者，及时给予有效的镇痛。

（6）肝功能衰竭的护理

①观察患者神志状况，如有无嗜睡、烦躁不安等肝昏迷前驱症状。

②持续高流量吸氧 3～4 日。

③降低血氨浓度　观察血氨变化，清洁肠道，防止便秘，减少血氨产生。

④保护肝功能　补充血容量，补充葡萄糖、氨基酸、维生素 C 及白蛋白、血浆等药物，避免使用巴比妥类对肝细胞有损害的药物。

（7）肝动脉化疗栓塞术的护理

①发热　给予物理降温，遵医嘱使用抗生素。

②疼痛　观察疼痛的部位、性质、持续时间及程度，遵医嘱使用止痛剂。

③股动脉穿刺部位　沙袋压迫 6 小时，患者制动 24 小时，观察穿刺处有无出血，避免咳嗽、用力排便等腹压增高动作。

④肝功能损害　观察肝功能、转氨酶等指标。

⑤饮食　多饮水，给予高热量、高蛋白、易消化、低盐饮食，多食新鲜水果。

【健康指导】

（1）指导患者合理饮食，给予高热量、高维生素、高蛋白、低脂肪饮食。如有腹水或肝昏迷的早期症状者应采用低盐饮食。

（2）保持心情舒畅，避免不必要的情绪刺激。生活规律，注意休息，适当体力活动，劳逸结合。

（3）遵医嘱按时、按量服用药物，按避免服用对肝脏有损害的中西药物。

（4）定期复查乙肝五项、AFP、B 超，出现出血、便血等现象及时就诊。

十、肝移植围手术期护理

【护理评估】

1. 病史

肝脏发病史，既往史，家族史，自身免疫性疾病史、饮酒史等。

2. 身体评估

评估心、肺、肝、肾等重要脏器功能。评估患者肝脏肿大程度、有无腹痛及腹痛部位、程度、止痛效果等；有无食欲减退、腹胀、恶心、呕吐等；营养状况，有无贫血和乏力、腹水、黄疸、出血倾向等。

3. 辅助检查

B 超、CT、MRI、选择性腹腔动脉或肝动脉造影；肝癌患者行全身同位素骨扫描。血肝肾功能、凝血功能、血常规及 AFP 测定。评估感染性疾病相关指标，如病毒感染、细菌感染、真菌和寄生虫感染、疫苗接种状态等。

4. 社会心理评估

需要做肝移植的患者术前大多病情危重，抵抗力弱，对移植后的生活质量、治疗费用等多方面担忧，容易存在焦虑、恐惧、悲观、抑郁等心理反应。

【护理措施】

（一）**术前护理**

（1）心理护理　针对不同个体、病情轻重，因人而异地耐心解释疾病的有关知识及进行移植的必要性，增强患者治疗信心。

（2）指导患者掌握有关康复过程中的配合技巧及相关知识。

（3）指导患者深呼吸，有效咳痰，讲解排痰的技巧并进行床旁训练。

（4）肠道准备 指导患者进食优质蛋白、高热量、高维生素、易消化的低脂饮食。术前1日禁食禁水（不禁药），口服肠道抗生素及电解质洗肠液，术前晚灌肠2次，术日晨灌肠1次。

（5）皮肤准备 术前去除手术区的毛发和污垢，皮肤范围为颈部至大腿上1/3胸腹、两侧至腋后线，术日晨更换清洁衣裤。

（6）病室的准备 用1000mg/L的有效氯擦拭门窗、桌椅、床、地面，降低肝移植术后感染的发生。

（7）术前遵医嘱给予抗生素、留置胃管、尿管及穿抗血栓压力带。

（二）**术后护理**

（1）生命体征的监测 鼓励患者深呼吸，有效咳嗽，定时予以翻身拍背、雾化吸入，预防肺部感染。准确记录出入量。

（2）保证各引流管道通畅，严密观察、记录各引流管的量和性质，按医嘱采集标本送检。

（3）凝血功能的监测 防止腹腔内出血，注意尿色变化，防止膀胱出血。

（4）并发症的观察及护理

①出血 观察全身皮肤有无出血点及瘀血、瘀斑，防止颅内出血。

②胆道并发症 观察有无皮肤巩膜黄染、胆红素升高、转氨酶升高等症状。胆漏、胆道梗阻患者常伴有发热、腹痛、腹引管引流出胆汁样液。

③排斥反应的观察 急性排斥反应多发生在术后1个月内，首次排斥反应多在移植后5~10日出现，主要表现为肝区胀痛、畏寒、发热、自觉不适、疲乏、黄疸和血胆红素及肝酶系急剧上升，最直接且反应最快的指标是胆汁量锐减，稀薄而色淡。慢性排斥反应表现为乏力、胆红素增高、AST升至200~300U/L。但上述症状并非都出现，因排斥程度的不同及个体差异而表现不一。

④注意观察患者神志精神变化，注意患者有无烦躁、嗜睡、不配合等现象，必要时使用约束带防止自我伤害。

（5）感染的预防 严密的保护性隔离，严格无菌技术操作，加强基础护理，保持床单位整洁。

【健康指导】

（1）心理护理 耐心向患者讲解术后注意事项，指定固定护理人员定期电话随访，加强双向沟通，及时提供和满足患者的心理需求。

（2）术后24小时平卧位，病情稳定后可予以半卧位。

（3）饮食 肠功能恢复后尽早进食，给予高蛋白、高碳水化合物、高维生素、低脂、富含维生素和钾的食物，减轻肝脏负担，指导患者少量多餐。

（4）免疫抑制剂是肝移植患者术后需长期应用的抗排斥药物如他克莫司、环孢素、雷帕霉素、吗替麦考酚酯等，使用时应做到剂量准确、准时，严格核对药名、剂量和用法。

（5）注意劳逸结合，生活要有规律，保持良好的情绪，适当进行活动锻炼，6个月内禁止剧烈体育活动。

十一、胆囊摘除、胆总管探查术围手术期护理

【护理评估】

1. 病史

既往饮食习惯、有无腹痛发作史、胆道蛔虫史、胆道手术史。

2. 身体评估

观察神志、生命体征、有无寒战高热、皮肤黏膜有无黄染、黄疸程度，有无瘙痒、茶色尿、陶土色大便及出血倾向等。评估腹痛诱因、程度、部位、性质、持续时间及墨菲（Murphy）征，有无恶心、呕吐、食欲不振、腹胀、腹部不适等消化道症状。

3. 辅助检查

B 超，CT，MRI，经皮肝穿胆道造影（PTC），内镜逆行胰胆管造影（ERCP），磁共振胰胆管造影（MRCP）。

4. 实验室检查

血电解质、胆红素等实验室检查。胆道肿瘤患者需完善癌胚抗原（CEA）、糖类抗原 19－9（CA19－9）、癌抗原（CA125）等肿瘤标记物。

5. 社会心理评估

胆道肿瘤患者大多就诊晚，预后差，很难接受现实，常出现否认、悲哀、畏惧等情绪，对治疗缺乏信心。

【护理措施】

（一）**术前护理**

（1）选用低脂肪、高蛋白、高碳水化合物、高维生素饮食。

（2）胆石症急性发作应监测生命体征、尿量及腹痛情况；注意皮肤有无黄染、粪便颜色变化，以确定有无胆道梗阻，遵医嘱使用镇痛剂。

（3）黄疸患者做好皮肤护理，可嘱患者每日温水擦拭皮肤、定期修剪指甲，防止抓伤，必要时遵医嘱使用药物外涂，以缓解瘙痒症状。

（4）若突然出现高热、寒战、腹痛加重、黄疸加重、神志变化等应及时报告医生。

（5）ERCP 前遵医嘱禁食、补液，做碘过敏试验，并给予抑制胰液分泌的药物。

（6）指导患者练习左侧俯卧位，便于 ERCP 检查中配合。

（7）ERCP、内镜十二指肠乳头括约肌切开术（EST）、经内镜鼻胆管引流（ENBD）后遵医嘱补液，应用抗生素、止血药及抑制胰液分泌的药物，并观察药物反应。

（8）ERCP、EST、ENBD 后并发症的观察

①出血　观察患者血压、脉搏、血红蛋白的变化，有无黑便等。

②急性胰腺炎　监测淀粉酶的变化，有无腹痛、恶心、呕吐等。

③急性胆管炎　观察体温及白细胞的变化。

④穿孔　观察腹部体征，有无腹膜炎症状。

（9）行 ENBD 后妥善固定引流管，注意保持鼻胆管引流通畅，观察引流液颜色、性质及量。

（10）行腹腔镜手术者注意清洁脐部，避免感染。

（11）慢性呼吸道疾病和肺功能不全患者行腹腔镜胆囊切除术，因术中气腹影响，

更易出现肺不张、呼吸困难等，术前指导患者戒烟、练习深呼吸、有效咳嗽等。

（二）**术后护理**

（1）定时观察生命体征变化，注意有无血压下降、体温升高及尿量减少等症状，及时补充液体，保持出入量平衡。

（2）观察伤口敷料是否干燥，黄疸消退情况。

（3）T形管护理

①妥善固定，保持有效引流，防扭曲、打折，防脱落。

②定期更换引流袋，平卧时引流管高度不高于腋中线，站立或活动时低于腹部切口。

③观察并记录每日胆汁引流量、颜色及性质，有无残余结石排出。

④拔管前遵医嘱夹闭或抬高T管、行T管造影，造影后开放引流。

⑤夹闭管道期间观察有无体温增高、腹痛、恶心、呕吐及黄疸等症状。

⑥拔管后继续观察病情，注意有无发热、腹痛等症状。

（4）并发症的观察　除常规术后护理外，早期注意呼吸情况，如患者呼吸浅慢、$PaCO_2$升高，要警惕高碳酸血症。观察有无皮下气肿及肩背酸痛。注意生命体征及腹部体征，观察引流液的颜色及量，及早发现出血、胆瘘。

（5）腹腔镜胆囊切除术后保持腹部创可贴清洁干燥，观察有无出血及张力性水疱。

【健康指导】

（1）饮食少油腻，宜高维生素、低脂饮食。烹调方式以蒸煮为宜，少吃油炸类食物。

（2）适当体育锻炼，提高机体抵抗力。

（3）指导患者对异常现象的观察，若持续存在或有腹胀、恶心、呕吐、黄疸、白陶土大便、茶色尿液或伤口红肿热痛应及时就诊。

十二、胰腺围手术期护理

【护理评估】

1. 病史

吸烟饮酒史、手术史、饮食习惯、有无胆道疾病、胰腺外伤等。

2. 身体评估

腹痛部位、性质、程度及止痛效果。黄疸程度，有无瘙痒、茶色尿、陶土色大便及出血倾向等。有无恶心、呕吐、腹胀、消化不良、腹泻、发热等症状。有无消瘦、乏力、体重下降。

3. 实验室检查

监测血糖，血尿淀粉酶、CEA、CA19－9等肿瘤标记物。

4. 辅助检查

完善B超、X线造影、CT、MRI、ERCP、MRCP等影像学检查。

5. 社会心理评估

胰腺癌患者大多就诊晚，预后差，很难接受现实，常出现否认、悲哀、畏惧等情绪，对治疗缺乏信心。

【护理措施】

（一）**术前护理**

（1）严密观察患者有无发热、腹膜刺激征、胆漏、胆汁性腹膜炎、出血等；监测血淀粉酶情况。

（2）纠正水及电解质和酸碱失衡。必要时输入白蛋白、氨基酸、新鲜全血、血小板等，纠正低蛋白血症、贫血、凝血机制障碍，防治休克。

（3）出血坏死性胰腺炎注意观察有无 Grey - Turner 征。

（4）使用胰酶抑制剂有效抑制胰腺额外分泌作用。

（5）改善营养状态　鼓励进食高蛋白，高热量食物。对于摄入障碍的患者，遵医嘱合理安排补液，补充营养物质或留置鼻饲管给予胃肠内营养。

（6）控制血糖　对合并高血糖者给予胰岛素调节血糖，低血糖者，遵医嘱及时补充葡萄糖。

（7）疼痛的护理　协助患者采取半卧位，遵医嘱给予解痉止痛药物，缓解疼痛。

（8）肠道准备　术前 1 日给予流食，清洁灌肠，术前 12 小时禁食水。

（9）皮肤黄疸伴瘙痒者，注意勤洗澡更衣，不要搔抓。

（二）**术后护理**

（1）平卧位，病情平稳后取半卧位；鼓励患者早期床上活动，预防压疮的发生。

（2）并发症的观察与护理

①术后出血　监测生命体征，观察患者呕吐、便血、腹腔引流液的颜色、性质及量。

②胰瘘　保持引流通畅，观察引流液及渗出液的颜色、性质。

（3）控制血糖，遵医嘱给予胰岛素，如有异常及时通知医师并给予相应处理。

（4）改善营养状况　禁食期间给予肠外营养支持，随着病情恢复逐步增加肠内营养，拔除胃管后给予流食，再逐步过渡至正常饮食，注意少食多餐，进食低脂、高蛋白饮食。

（5）疼痛护理　评估疼痛程度，及时给予有效的镇痛。

【健康指导】

（1）指导患者合理饮食，食用高蛋白、高维生素、易消化无刺激性饮食，忌烟，忌酒，忌暴饮暴食。

（2）定时监测血糖变化，服用降糖药物，加强低血糖症状的自我观察，随身携带含糖食品。

第三节　血管外科疾病护理常规

血管外科以其疾病的复杂、种类繁多著称。系统性动脉硬化症是血管外科的主要疾病，该疾病的特点是：可以累及包括脑血管、心血管、肾动脉、内脏动脉在内的众多重要动脉，在围手术期间（术前、术中和术后）均可以导致严重的并发症：如脑梗死、心肌梗死、心衰等，严重影响患者的预后。同时血管外科患者罹患下肢深静脉血栓、大出血的几率较高。

血管疾病患者以中老年人居中，基础疾病合并症多，几乎每位血管疾病患者都会同时患有高血压、糖尿病、高脂血症、冠心病及脑血管等疾病，这也因此加大了血管外科护理工作的难度，正所谓内外科护理兼具，是血管外科护理的一大特色。患者病情的复杂，术后并发症的发生率较高，护士因此需要具备过硬的操作技能和掌握较为全面的专科知识，才能保证患者的安全，促进其疾病康复。

一、人工动脉血管移植术围手术期护理

【护理评估】

（一）疾病相关因素

人工血管移植术的选择用于动脉硬化闭塞性病变，如颈部动脉狭窄、下肢动脉的硬化性闭塞导致的狭窄及腹部其他部位引起的狭窄。人工血管一般选择与动脉直径大小合适的 PTFE 人工血管。

（二）身体评估

人工血管术后可触及手术部位的动脉搏动，在颈部动脉狭窄病变患者人工血管术后脑缺血的症状可明显改善；在下肢动脉硬化闭塞术后的患者可触及下肢动脉的搏动及改善患者下肢缺血的表现。

（三）辅助检查

人工血管移植术后检查有血管 B 超、CT 血管造影（CTA）、磁共振成像及数字减影血管造影。目前以 CTA 应用为主，可以重建后看到人工血管的通畅情况。

（四）围手术期护理

（1）术前评估。

（2）健康史　询问患者既往病史、健康状况及治疗经过。此次就诊的原因、表现、诊疗经过、用药情况等。

（3）全身评估，有无相关原发病。评估患肢颜色、皮温、有无动脉搏动、皮肤有无破溃（下肢动脉硬化闭塞症）；有无头晕、跌倒史（颈动脉狭窄）。

（4）生理功能　患者活动情况，有无间歇性跛行；日常生活能否自理，根据患者的实际情况，应用日常生活能力评定指数量表评估患者。

（5）心理社会功能　评估患者对疾病的认知能力；对住院治疗的合作态度，是否配合；家庭成员对患者的态度、关心程度；患者的经济状况等。

（6）实验室检查　生命体征，心、肝、肾功能，血电解质、凝血等。评估患者用药的安全性，有无副作用。

（五）术后评估

（1）评估患者神志、生命体征、伤口、引流、皮肤状况；患肢恢复情况；自主活动能力。

（2）评估患者对术后用药、安全的掌握情况。

【护理措施】

（一）下肢动脉硬化闭塞症

1. 术前护理

（1）同外科术前护理常规。

（2）指导患者戒烟，以免加重动脉硬化的程度。

（3）指导患者进行适度的行走锻炼，促进侧支循环的建立，改善缺血症状。其方法

是：患者以普通步速行走直至症状出现后立即休息，待症状缓解后继续锻炼，如此反复运动。

（4）保护患肢　防止外伤、皮肤破损；用棉被或宽松棉鞋袜等保暖，禁止使用热水袋以防烫伤；禁止热水烫脚，以免加重局部组织缺氧坏死。

（5）有继发感染遵医嘱使用药物。

（6）给予镇痛剂缓解疼痛，保证睡眠，减轻心脏负担。

（7）心理护理　向患者讲解疾病相关的注意事项，鼓励患者进行肢体功能锻炼，增强战胜疾病的信心。

（8）为患者提供必要的生活护理。

2. 术后护理

（1）同外科术后护理常规。

（2）严密观察生命体征的变化，给予心电、血压、血氧监测。

（3）患肢血运的观察　包括皮肤温度、颜色、动脉搏动，疼痛是否减轻，可与术前相比较。

（4）皮肤保护　避免缺血肢体受压，骨隆凸处及患肢给予相应的减压保护如使用水囊或减压贴等。

（5）颈部手术后观察呼吸情况及有无声音嘶哑、伸舌有无偏斜等，以判断有无喉返神经和舌下神经损伤。

（6）体位与活动　全麻清醒后可自主体位，根据病情及手术方式指导其活动：人工血管搭桥术应避免相应关节过度弯曲，术后 3～5 日可下床活动，利于吻合口生长；介入治疗穿刺点加压包扎，肢体制动 24 小时；避免皮下隧道受压。

（7）抗凝治疗期间检测凝血指标，及时遵医嘱调整抗凝药物剂量。

（8）注意观察有无出血倾向，如引流量及其性状、有无切口、穿刺点渗血，伤口敷料渗血、牙龈出血、鼻出血、血尿等，发现异常立即通知医生给予相应处理。

（9）观察伤口敷料情况，严格无菌操作，避免人工血管感染。

（二）**颈动脉狭窄**

1. 术前护理

（1）同外科护理常规。

（2）协助患者完成动脉造影检查，利于明确诊断及制定手术方案。

（3）抗凝治疗的患者注意观察全身有无出血倾向。

（4）监测血压。避免发生高血压。发生高血压时，报告医师应用药物治疗。并注意观察，以防因高血压而发生意外。

（5）患侧肢体减少活动，减少脑缺血引起的一系列不适症状。

（6）加强生活护理，注意患者安全。避免患者剧烈的转动头部，安排家属陪伴，以防发生一过性脑缺血出现头晕、眼前黑矇等现象而发生摔倒等意外。

（7）心理护理，讲解手术的方法及意义，消除患者的紧张恐惧心理，取得患者的理解和配合。

（8）完善术前准备，备皮、配血，指导患者禁食等做好充分的术前准备。以利于手术顺利完成。

2. 术后护理

（1）同外科全麻术后护理常规。

（2）严密观察生命体征的变化，给予心电、血压、血氧监测。

（3）观察患者神志及肢体活动情况，判断有无脑组织缺血而导致的脑梗死及脑组织灌注异常。

（4）出现烦躁、头疼等脑组织灌注异常时遵医嘱应用甘露醇等药物脱水治疗，并做好保护措施，防止发生外伤。

（5）颈部手术后观察呼吸情况及有无声音嘶哑、伸舌有无偏斜等，以判断有无喉返神经和舌下神经损伤。

（6）观察有无呼吸困难，切口有无皮下血肿，较大血肿可压迫呼吸道而产生窒息。术后床旁备气管切开包。怀疑有血肿压迫呼吸道时，应立即通知医生，呼吸困难严重并明确为呼吸道受压时，应拆除缝线，解除压迫。

（7）全麻完全清醒后可饮水，水温偏凉，避免刺激伤口，同时观察是否有呛咳。若无呛咳可进温良流食，之后过渡到普食。

（8）注意有无出血倾向，如引流量及其性状、有无切口渗血，伤口敷料渗血等，发现渗血立即通知医生给予止血处理。

（9）监测血压变化，以防术后高血压或低血压的发生。发生高血压时遵医嘱应用降压药物。应用硝普钠微量泵时，要避光、严格控制泵速，及时观察血压。发生低血压时观察患者的入量是否足够，若入量不足，则应加快输液速度，加大输液量。

（10）介入治疗者（放支架）术后避免颈部过度转动。防止支架移位、变形。

（11）指导患者咳嗽咳痰，按压颈部伤口，防止过度牵拉。

【健康指导】

（一）**下肢动脉硬化闭塞症**

（1）指导患者戒烟、限酒。

（2）服用抗凝药的注意事项

①遵医嘱按时按量服用抗凝药，不可随意停药或改变用药剂量。

②服药期间应观察有无牙龈、黏膜出血，伤口愈合情况，皮肤有无出血点，有无皮下血肿，女性患者还应注意月经量。

③定期监测凝血四项，遵医嘱调整用药量。出血倾向时及时就诊。

④因其他疾病就医时应告知接诊医生服药情况，避免药物相互作用。

（3）适当行走锻炼促进侧支循环建立。防止久坐导致人工血管扭曲而引起再栓塞。

（二）**颈动脉狭窄**

（1）避免颈部剧烈活动，过度旋转头颈部。活动时应循序渐进，逐渐加大活动量。

（2）保持伤口部位的清洁干燥，防止发生伤口感染。一旦发生伤口红、肿、疼痛等异常及时就诊。

（3）按时应用药物，定期复查。抗凝药物，应注意定时定量。并观察有无皮肤紫癜、牙龈出血、黑便等出血现象。定期监测凝血功能。

二、大隐静脉高位结扎、剥脱术围手术期护理

【护理评估】

（一）疾病相关因素

大隐静脉曲张是常见的血管疾病，由于静脉壁薄弱、瓣膜功能不全而导致的静脉延长、弯曲、扩张。此外，长期站立、便秘、腹压增高也是诱发原因。治疗方法有保守治疗及手术治疗，保守以压力治疗即弹力袜为主，传统手术方式有大隐静脉高位截扎加剥脱术，术后患者预后较好。

（二）身体评估与阳性体征

大隐静脉曲张主要可见下肢曲张明显的静脉，患者有肿胀感及皮肤营养性改变，体格检查表现为大隐静脉瓣膜及大隐静脉与深静脉间交通支瓣膜功能试验（Trendelenburg 试验）、深静脉通畅试验及交通静脉瓣膜功能试验（Pratt 试验）结果呈阳性。

（三）辅助检查

多普勒超声为大隐静脉曲张的主要检查，可见患者充盈、扩张的静脉，并且可以检测下肢深静脉通常情况。

（四）围手术期护理

1. 术前评估

（1）健康史　询问患者既往病史、健康状况及治疗经过。此次就诊的原因、表现、诊疗经过、用药情况等。

（2）身体状况　全身评估，有无相关原发病。评估患肢颜色、肿胀程度及蚓状突起的血管。

（3）心理社会功能　评估患者对疾病的认知能力；对住院治疗的合作态度，是否配合；家庭成员对患者的态度、关心程度；患者的经济状况等。

（4）实验室检查　生命体征，心、肝、肾功能，血电解质、凝血等。评估患者用药的安全性，有无副作用。

2. 术后评估

（1）评估患者神志、生命体征、伤口状况；患肢活动恢复情况。

（2）评估患者对术后用药、安全的掌握情况。

【护理措施】

（一）术前护理

（1）同外科护理常规。

（2）行保守治疗患者下肢穿弹力袜或使用弹力绷带缓解症状。

（3）避免长时间站立或下蹲，卧床时抬高患肢。

（4）伴有皮肤损伤或溃疡等应遵医嘱使用药物，直至炎症消退。

（5）术前 1 日除备皮外应协助医师将曲张静脉标记。

（二）术后护理

（1）同外科硬膜外麻醉术后护理常规。

（2）术后平卧位，患肢垫软枕抬高 30°促进血液回流。

（3）观察伤口敷料及绷带是否有渗血。

（4）观察患肢是否肿胀、疼痛等，防止深静脉血栓并发症的形成。

（5）遵医嘱使用药物减轻术后患肢回流障碍导致的水肿。

（6）遵医嘱使用气压式循环驱动泵促进下肢血液循环。

（7）功能锻炼　患肢感觉及运动未恢复之前行足踝部被动活动，以促进血液循环，预防血栓形成；术后第二日下床间断活动，如入厕、洗漱等；从第三日起逐渐增加活动量，但不宜久坐及站立，卧床时仍将患肢抬高。

【健康指导】

（1）建议长期穿弹力袜。如果发现腿部酸胀感或静脉怒张，应及时就诊。

（2）避免久站久坐、避免双下肢负重。

（3）卧床休息时抬高患肢。

（4）保持伤口部位的清洁干燥，防止发生伤口感染。一旦发生伤口红、肿、疼痛等异常应及时就诊。

三、下肢深静脉血栓围手术期护理

【护理评估】

（一）疾病相关因素

下肢深静脉血栓（DVT）是发生于深静脉内的血栓，发病原因与 3 个因素相关，即血流缓慢、血液高凝及血管内膜的损伤。DVT 的临床表现根据血栓部位、时间、侧支代偿情况、血栓进展程度、患者体位及治疗手段不同而呈现不同表现。病情严重时会出现肺栓塞，引起患者呼吸困难严重表现。DVT 治疗以抗凝为主，在急性期 DVT，病情不超过 14 日的患者，可以进行导管溶栓治疗。急性 DVT 患者不建议常规放置腔静脉滤器，除非患者有抗凝禁忌证或严格抗凝基础上再发血栓。

（二）身体评估与阳性体征

患者主要表现是下肢肿胀疼痛，可延着深静脉血栓走形疼痛，皮肤可呈青紫色伴有皮温高，浅静脉怒张；腓肠肌的挤压痛（Neuhof 征阳性）或者患足背屈时腓肠肌牵拉疼痛（Homan 征阳性）。

（三）辅助检查

DVT 通过 B 超进行检查，准确率高。

（四）围手术期护理

1. 术前评估

（1）健康史　询问患者既往病史、健康状况及治疗经过。此次就诊的原因、表现、诊疗经过、用药情况等。

（2）全身评估　有无相关原发病。评估患肢颜色、肿胀程度。

（3）生理功能　根据病情遵医嘱，嘱患者绝对卧床，评估患者日常生活自理能力及安全状况，根据患者的实际情况应用日常生活能力评定指数量表进行评估。

（4）心理社会功能　评估患者对疾病的认知能力；对住院治疗的合作态度，是否配合；家庭成员对患者的态度、关心程度；患者的经济状况等。

（5）实验室检查　生命体征，心、肝、肾功能，血电解质、凝血等。评估患者用药的安全性，有无副作用。

2. 术后评估

评估患者对术后用药、安全的掌握情况。

【护理措施】

（一）**术前护理**

（1）急性发作者严格卧床休息，防止血栓脱落引起肺栓塞。

（2）垫软枕抬高患肢促进静脉回流，减轻肿胀。

（3）卧床时，鼓励患者做足踝部活动，禁止按摩患肢。

（4）使用抗凝药物期间，定期监测凝血指标，同时注意观察有无出血倾向，如穿刺点渗血、牙龈出血、鼻出血、血尿及黑便等，发现异常立即通知医生给予相应处理。

（5）观察患者是否有肺栓塞主诉，如憋气。

（6）观察肢体肿胀是否加重或出现股青肿、股白肿，应及时告知医生给予紧急处理。

（7）加强生活护理，注意患者安全。

（二）**术后护理**

（1）同外科术后护理常规。

（2）体位　卧床时抬高患肢。

（3）使用抗凝或溶栓药物观察，同术前。

（4）行下腔静脉滤器植入术后无需绝对卧床，可入厕，短时间行走。

【健康指导】

（1）饮食清淡，缓解血液高凝状态。

（2）保持排便通畅，以减少用力排便引起腹压增高，影响下肢静脉回流。

（3）遵医嘱服用抗凝药物，定期检测血液凝血指标，并观察有无皮肤紫癜、牙龈出血、黑便等出血现象，必要时及时就诊。

四、腹主动脉瘤切除术围手术期护理

【护理评估】

（一）**疾病相关因素**

吸烟、血压升高、高脂血症、家族遗传史、创伤、感染、梅毒、结核、白塞综合征等。

（二）**身体评估与阳性体征**

（1）多无明显症状，多于影像学检查时发现。部分可因发现腹部搏动性肿块而就诊。少数可有较明显的腹痛，若腹痛加剧或突发腹部剧痛，提示瘤体破裂，严重者可出现休克，甚至猝死。若破入腹膜后间隙，则至腰胁部肿胀和皮下瘀斑；破入十二指肠或空肠则致消化道出血和休克。瘤体增大可导致肠梗阻，出现腹胀、腹痛等。瘤体附壁血栓脱落，可导致急性下肢缺血。

（2）体征　脐周尤其在左上腹，常可触及膨胀性、搏动性肿块，多无压痛，活动性差，偶伴震颤及收缩期杂音。瘤体上界在剑突下方，表明瘤体在肾动脉水平以下。

（三）**辅助检查**

1. 多普勒超声

用于筛查、保守治疗患者的随访，还可用于明确瘤体的部位和大小。

2. CTA

明确腹主动脉瘤情况的首选方法，较敏感，能发现很小的腹主动脉瘤，明确瘤体与内脏动脉的关系，且能发现主动脉壁钙化和瘤内血栓，还能发现动脉瘤破裂形成的腹膜后血肿。

3. DSA

是确诊该病的金标准，能明确瘤体的腔内情况，瘤体与内脏动脉、髂动脉的关系及流出道的情况。

4. 踝臂指数

可用于判断下肢缺血程度。

（四）围手术期护理

1. 术前评估

（1）健康史　询问患者既往病史、健康状况及治疗经过。此次就诊的原因、表现、诊疗经过、用药情况等。

（2）身体状况　全身评估，有无相关原发病。评估患者腹主动脉瘤的大小、危险程度。

（3）生理功能　患者活动情况，有无间歇性跛行；日常生活能否自理，根据患者的实际情况应用日常生活能力评定指数量表评估患者。

（4）心理社会功能　评估患者对疾病的认知能力；对住院治疗的合作态度，是否配合；家庭成员对患者的态度、关心程度；患者的经济状况等。

（5）实验室检查　生命体征，心、肝、肾功能，血电解质、凝血等。评估患者用药的安全性，有无副作用。

2. 术后评估

（1）评估患者神志、生命体征、伤口、引流、皮肤状况；自主活动能力。

（2）评估患者对术后用药、安全的掌握情况。

【护理措施】

（一）术前护理

（1）控制血压　为避免动脉瘤的破裂，保持患者血压平稳很重要，应遵医嘱服用降压药。

（2）减少增加腹内压的因素　如咳嗽、打喷嚏、便秘，适量使用通便药物，保持大便通畅，避免因用力排便。

（3）体位　入院后即严格卧床，防止由于剧烈活动或外伤引起的瘤体的破裂。

（4）肢体远端血运的观察　腹主动脉瘤常常伴发肢体远端缺血，因为瘤腔内容易形成血栓，血栓脱落后会经血运到达下肢远端，堵塞末梢的细小动脉，造成缺血，因此要观察足部皮温、颜色、足背动脉是否能触及，为临床判断提供依据。

（5）心理护理　消除患者紧张情绪，防止由于情绪紧张而引起的血压升高。

（6）密切观察病情变化，若患者感到腰部或腹部疼痛剧烈范围扩大，并有心律加快、脉搏增速、血压降低等休克症状，应立即报告医师。

（二）**术后护理**

1. 腹主动脉瘤切除、人工血管置换术后护理

（1）按外科一般护理常规及麻醉后常规护理。

（2）密切观察病情，测定血压、脉搏、呼吸等生命体征，注意有无内出血。

（3）注意下肢供血情况，定时检查足背动脉搏动，观察有无继发血栓形成。

（4）观察尿量，维持出入量的平衡，注意及预防急性肾功能衰竭。

（5）留置胃管期间，保持胃管通畅及固定良好；鼓励患者勤翻身，促进肠道功能恢复。

（6）观察伤口引流液的量、性质、颜色等，观察有无出血。

（7）腹部切口较大者应用腹带加以保护，以减少切口的张力，有利于咳嗽及预防切口裂开。

（8）适当拍背促进咳痰，防止术后肺部感染的发生。

（9）严格无菌操作，防止人工血管感染。

（10）运动的护理　术后3周避免剧烈运动，有利于血管内、外膜生长。

2. 腹主动脉瘤腔内隔绝术的护理

（1）生命体征观察同腹主动脉瘤切除、人工血管置换术后护理。

（2）穿刺点加压包扎，相应肢体制动24小时。

（3）观察是否有腹痛。

（4）观察尿量，注意肾功能情况。

（5）观察臀部感觉及排便情况，防止局部缺血。

（6）观察下肢供血情况。

【健康指导】

（1）每半年复查B超1次；经常自我检查有无搏动性肿块。

（2）积极治疗高血压等原发病，高血压患者应遵医嘱服药控制血压。

（3）注意有无下肢血栓形成。

（4）术后避免剧烈弯腰，定期体检，检查人工血管或支架是否有打折、是否有移位。

五、布－伽综合征围手术期护理

【护理评估】

（一）**疾病相关因素**

先天性发育异常、家族遗传史、局限性腹膜后炎症、血液高凝或高黏状态、血管炎、肝硬化等。

（二）**身体评估与阳性体征**

（1）早期表现为食欲减退、易疲乏、双下肢行走乏力及活动后水肿等，中后期出现门脉高压表现（脾大、肝大、腹水、腹壁静脉曲张），终末期表现为重度营养不良，肝功能衰竭和（或）消化道大出血。

（2）部分患者可有双下肢静脉曲张，严重者出现双下肢色素沉着，甚至小腿皮肤溃疡。

（3）少数出现阴囊水肿，精索静脉曲张，腹股沟疝。

（4）累及肾静脉可表现为肾病综合征（大量蛋白尿、高度水肿、高脂血症、低蛋白血症）。

（5）晚期呈恶病质，表现为骨瘦如柴，腹大如鼓，可称为“蜘蛛人”。

（三）实验室检查

最早为胆红素升高，继续进展可出现血红蛋白降低、血小板降低、肝功能异常、血清总蛋白和清蛋白降低。

（四）辅助检查

1. 超声检查

肝脾大，肝后段下腔静脉狭窄或阻塞，伴（或不伴）肝静脉闭塞。阳性率达 90% 以上，可作为常规的筛查方法。

2. CTV

下腔静脉、肝静脉、门静脉的血管重建，可明确肝静脉、下腔静脉有无狭窄或梗阻性病变，除外肿瘤、肝大等压迫因素，还可提示静脉内血栓及侧支循环建立情况。CTV 是诊断本病的首选方法。

3. DSA

诊断的金标准，可明确病变血管的部位、程度、范围、侧支静脉的动态影像；可进行狭窄部位远近端的压力测定，亦可同时进行准备好的血管腔内治疗。方法包括经股静脉下腔静脉造影、经静脉下腔静脉造影、经皮肝穿刺肝静脉造影、经脾动脉和肠系膜上动脉及肝门静脉造影。

（五）围手术期护理

1. 术前评估

（1）健康史　询问患者既往病史、健康状况及治疗经过。此次就诊的原因、表现、诊疗经过、用药情况等。

（2）身体状况　全身评估，有无相关原发病。评估并测量患者皮肤颜色、腹围、体重、出入量。

（3）心理社会功能　评估患者对疾病的认知能力；对住院治疗的合作态度，是否配合；家庭成员对患者的态度、关心程度；患者的经济状况等。

（4）实验室检查　生命体征，心、肝、肾功能，血电解质、凝血等。评估患者用药的安全性，有无副作用。

2. 术后评估

（1）评估患者神志、生命体征、伤口、引流、皮肤状况；自主活动能力。

（2）评估患者对术后用药、安全的掌握情况。

【护理措施】

（一）术前护理

（1）心理护理　帮助患者建立战胜疾病的信心，充分调动患者的主观能动性，积极配合治疗及护理工作。

（2）使用利尿剂　注意观察尿量的变化，电解质的变化，防止低钾、低钠的情况。

（3）饮食的护理　高热量，适量蛋白，高维生素，少渣及无刺激性软食，腹水者给予低盐饮食。

（4）使用保肝药物　注意药物不良反应。

（5）适当限制患者活动，尤其对出血后贫血、巨脾、低蛋白血症及腹水者。

（6）指导患者做深呼吸运动，以减少术后呼吸道并发症。

（7）对有下肢水肿的患者应抬高下肢，以利于静脉回流。

（8）有腹水者定期测量腹围。

（二）术后护理

（1）体位的护理　行开胸手术者床头抬高15°~30°，有利于引流。

（2）术后要严密监测生命体征，特别是心脏功能。心功能不全为术后常见的并发症，为防止心力衰竭，在解除梗阻后，立即给予强心利尿处理，包括去乙酰毛花苷注射液、呋塞米等静脉注射，有助于减少心衰的发生。

（3）同时开胸腹手术后应用胸带和腹带保护伤口，松紧适宜，以免伤口裂开或影响呼吸。

（4）注意输液速度，不宜过快，量入为出；必要时记录每小时尿量，监测中心静脉压，准确记录24小时出入量。

（5）警惕有无肺部感染，膈下脓肿，肠系膜静脉血栓形成及下肢深静脉血栓形成等并发症的发生。

（6）患者痰多时，应给予雾化吸入，并协助患者排痰必要时吸痰。

（7）有腹水者注意腹围变化，每日测量腹围并记录。

（8）肝功能不良患者，术后慎用吗啡、氨基酸和巴比妥类药物，减少肝功能损害。

（9）密切注意患者意识状态，早期发现肝性脑病前期症状，如无意识的动作，答非所问，嗜睡及淡漠等。

（10）下腔静脉支架术后，严格卧床24小时，第二日可适当床旁活动；其他术后第二日可半卧位，3~5日可床旁活动。

【健康指导】

（1）饮食　少渣，高蛋白，易消化，富含维生素饮食。

（2）抗血小板治疗3个月，行B超或造影复查，定期复查凝血功能。

（3）避免剧烈活动和重体力劳动，防止外伤。

六、锁骨下动脉窃血综合征围手术期护理

【护理评估】

（一）疾病相关因素

锁骨下动脉窃血综合征（SSS）病因还是与动脉粥样硬化相关，同时除了锁骨下动脉狭窄之外，还伴有颈动脉及其他部位颈部动脉的狭窄改变。此外，大动脉炎以头臂型为主的患者会出现SSS的表现，肌纤维发育不良及放射性动脉炎会出现SSS表现。无论何种原因出现的锁骨下动脉狭窄都会引起患者上肢的供血障碍，如果在椎动脉开口处还会出现大脑后循环供血障碍的表现。SSS手术有药物治疗及手术治疗，药物以抗动脉粥样硬化为主，手术包括颈动脉－锁骨下动脉旁路术及锁骨下动脉腔内治疗，可以解除锁骨下动脉狭窄处，供应上肢血流量。

（二）**身体评估与阳性体征**

SSS患者会出现病变侧的上肢无力、脉搏减弱及无脉的表现，伴有后循环供血障碍患者会出现头晕、视物模糊、耳鸣等表现。通过测量患者双上肢血压差，如果两侧血压差超过20mmHg，有临床意义。

（三）**辅助检查**

SSS患者以TCD、CTA检查为主。

1. TCD

可以监测患者椎动脉是否有反向血流，对窃血表现进行评估。

2. CTA

可以明确锁骨下动脉狭窄程度及部位。

（四）**围手术期护理**

1. 术前评估

（1）健康史　询问患者既往病史、健康状况及治疗经过。此次就诊的原因、表现、诊疗经过、用药情况等。

（2）身体状况　全身评估，有无相关原发病。评估患肢有无动脉搏动；有无头晕、耳鸣、视物模糊等。

（3）生理功能　评估患者日常生活能否自理能力，有无跌倒史，根据患者的实际情况，应用日常生活能力评定指数量表进行评估。

（4）心理社会功能　评估患者对疾病的认知能力；对住院治疗的合作态度，是否配合；家庭成员对患者的态度、关心程度；患者的经济状况等。

（5）实验室检查　生命体征，心、肝、肾功能，血电解质、凝血等。评估患者用药的安全性，有无副作用。

2. 术后评估

（1）评估患者神志、生命体征、伤口、引流、皮肤状况；患肢恢复情况；自主活动能力。

（2）评估患者对术后用药、安全的掌握情况。

【护理措施】

（一）**术前护理**

（1）遵医嘱完善各项辅助检查。胸片、心电图、肺功能，以及化验凝血功能。

（2）协助患者完成动脉造影检查，利于明确诊断及制定手术方案。

（3）给予生活帮助，防止外伤发生，加强生活护理。

（4）注意患者安全，告知患者不要剧烈的转动头部及活动，安排家属专人陪伴以防发生一过性脑缺血出现头晕、眼前黑矇等现象而发生摔倒等意外；患侧肢体避免提携重物等。

（5）心理护理，给予患者心理护理，安慰患者，讲解手术的方法及意义，消除患者的紧张恐惧心理，取得患者的理解和配合。

（6）完善术前准备，备皮、配血、指导患者禁食等。做好充分的术前准备，以利于手术顺利完成。

（二）**术后护理**

（1）按外科术后一般护理常规执行。

（2）严密观察生命体征的变化，给予心电、血压、血氧监测。

（3）观察患者神志及肢体活动情况，询问患者有无头晕等症状，观察患者双上肢感觉、活动是否正常。

（4）出现烦躁、头疼等脑组织灌注异常时遵医嘱应用甘露醇脱水等降颅压治疗，预防过度脑灌注综合征的发生，并做好保护措施，防止外伤发生。

（5）监测血压变化，观察患者患肢血压较术前的变化，以防术后高血压或低血压的发生。发生高血压时遵医嘱应用降压药物。

（6）术后及时观察患侧肢体的桡动脉搏动，监测患肢力量是否较术前有所好转。

（7）术后给予抗凝治疗，防止出血。

（8）密切监测和及早发现各种感染征象，如体温、白细胞计数升高等。

（9）疼痛的护理　如果出现伤口疼痛等，遵医嘱应用止痛药物止痛。

（10）介入治疗者（放支架）术后穿刺肢体放置呈伸直位，伤口加压包扎或压沙袋包扎约12小时，观察伤口敷料有无渗血情况，发现渗血立即通知医生给予止血处理。

（11）介入治疗者（放支架）术后避免颈部过度转动。防止支架移位、变形。

（12）手术治疗者应注意呼吸的监测，全麻插管引起呼吸道黏膜损伤，术后担心伤口出血，患者不能用力咳嗽，呼吸道分泌物不能正常有效排出，出现吸气性呼吸困难。鼓励患者咳嗽、咳痰，翻身叩背，必要时可给予雾化吸入，及时清理呼吸道分泌物。

（13）手术治疗者观察有无声音嘶哑、饮水呛咳、伸舌是否居中，以判断有无喉返/喉上神经和舌下神经损伤。

（14）手术治疗者应重点观察伤口、引流、出血的观察。密切观察患者颈部有无肿胀，呼吸困难，发绀及切口渗出情况。尤其注意颈后，防止出血。观察引流的性质和量，保持伤口敷料清洁干燥，定时挤压引流管，保持引流通畅。

【健康指导】

（1）患肢避免提重物，活动时应循序渐进，逐渐加大活动量。

（2）术后2周内避免颈项剧烈运动，2周后适当增加运动，以促进血液循环。

（3）保持穿刺处伤口部位的清洁干燥，防止穿刺处发生伤口感染及假性动脉瘤的发生。一旦出现处肿胀、疼痛等异常及时就诊。

（4）按时应用药物，定期复查。抗凝药物，应注意定时定量。并观察有无皮肤紫癜、牙龈出血、黑便等出血现象。定期监测凝血功能。

（5）饮食注意营养，避免油腻食物，增加血脂引起血管壁硬化。多食富含维生素食物。忌食辛辣，刺激性食物。

（6）加强锻炼，保持良好的心态。

（7）告知烟酒对血管的危害刺激，劝其戒烟、戒酒。

（8）术后遵医嘱门诊复查。

七、多发性大动脉炎围手术期护理

【护理评估】

（一）疾病相关因素

女性、家族遗传史、雌激素水平异常、感染等。

（二）身体评估与阳性体征

起病时可有全身不适、易疲劳、发热、食欲减退、多汗、体重下降等全身症状和血管狭窄或闭塞后导致的组织或器官缺血症状。根据受累动脉不同，临床表现如下。

1. 头臂动脉型（主动脉弓综合征）

（1）头部不同程度的缺血症状，包括头晕、眩晕、头痛、视物昏花、咀嚼无力等，患者可反复晕厥、抽搐、失语、偏瘫。

（2）上肢缺血可出现单侧或双侧上肢无力、发凉、酸痛、麻木。

（3）查体可发现颈动脉、桡动脉、肱动脉搏动减弱或消失，颈部、锁骨上、下窝可闻及血管杂音。

（4）患者上肢动脉血压低于健侧 10mmHg 以上。

2. 胸腹主动脉型

（1）下肢缺血症状，包括双下肢无力、发凉、酸痛、易疲劳和间歇性跛行等。

（2）累及肾动脉开口处，可出现高血压、头痛、头晕。

（3）查体时可发现背部、腹部血管杂音，下肢血压低于上肢血压。

3. 广泛型

包括上述 2 种类型的表现与相应体征。

4. 肺动脉型

上述三型约 50% 病例可同时合并肺动脉受累，表现为心悸、气短，肺动脉瓣区可闻及杂音和第二心音亢进，晚期可并发肺动脉高压。

5. 其他

累及冠状动脉开口处，可出现心绞痛，甚至心肌梗死。累及肠系膜动脉可有腹痛等腹部症状。

（三）实验室检查

红细胞沉降率、CRP 升高，可有 ASO、血象、球蛋白升高等，血清 AECA 及抗主动脉抗体阳性对诊断有一定帮助。血浆肾素活性测定对肾动脉狭窄的处理具有指导意义。

（四）辅助检查

（1）CTA、DSA　可明确病变的类型、部位、范围、程度、远端分支、血流速度的快慢和侧支循环形成的情况。CTA 为首选。

（2）眼底镜检查　眼底改变为多发性大动脉炎的特异性表现，发生率约 14%，表现为视网膜脉络膜炎，视网膜、玻璃体积血，视神经乳头周围动静脉花冠状吻合。

（3）彩色多普勒超声　明确主动脉及其分支有无狭窄或闭塞及病变程度，了解肢体、颅内血管血流情况，对颈动脉病变的诊断率达 96%。可用于随诊。

（4）心电图、胸片、肺功能等可用于了解心肺功能的情况，为治疗提供参考。

（五）围手术期护理

1. 术前评估

（1）健康史　询问患者既往病史、健康状况及治疗经过。此次就诊的原因、表现、诊疗经过、用药情况等。

（2）全身评估　有无相关原发病。评估患者专科检查结果，确定分型。

（3）生理功能　评估患者日常生活能否自理能力及安全状况，根据患者的实际情况应用日常生活能力评定指数量表评估患者。

（4）心理社会功能　评估患者对疾病的认知能力；对住院治疗的合作态度，是否配合；家庭成员对患者的态度、关心程度；患者的经济状况等。

（5）实验室检查　生命体征，心、肝、肾功能，血电解质、凝血等。评估患者用药的安全性，有无副作用。

2. 术后评估

（1）评估患者神志、生命体征、伤口、引流、皮肤状况；自主活动能力。

（2）评估患者对术后用药、安全的掌握情况。

【护理措施】

（一）**术前护理**

（1）心理护理　此病较少见，临床症状比较突出且手术难度大；患者心理负担重，经常会存在焦虑、恐惧的心理状态，因此护理人员应多关心患者，随时了解患者的心理状况，向患者适当讲解有关此病的知识，做好手术前及手术后的宣教工作，以减轻或消除其紧张、恐惧心理，以良好的心理状态接受手术治疗。

（2）做好生活护理　患者活动时需有人陪伴，防止视物不清或一过性黑朦引起突发晕厥、跌倒等意外伤害，做好安全防护措施和各种应急措施。

（3）应用激素药物治疗期间的护理　大动脉炎好发于女性患者，在急性期需要较长时间应用激素治疗以控制炎症的发展；而激素类药物的使用会使患者内分泌系统发生改变，尤其是对于女性患者其内分泌的变化增加了其心理负担。因此，在应用药物治疗期间要多关心，理解患者，向患者说明用药的必要性，注意观察用药后的反应，及时给予相应的处理。

（4）头臂型患者，注意观察头部及双上肢血供情况。胸腹主动脉、肾动脉型注意监测血压，嘱患者按时服用降压药物，以防止血压突然升高，引起脑血管破裂。

（5）动脉造影的护理　动脉造影检查是明确诊断和拟定手术方案的最佳医疗手段。造影前按手术前常规准备，如皮肤准备、禁食禁水、造影剂过敏试验等。造影后给予穿刺一侧肢体制动，卧床休息24小时，伤口压沙袋8～12小时，嘱患者多饮水，同时给予补液治疗有利于造影剂的排出。认真听取患者主诉有无腰痛、恶心、呕吐等不适症状。

（二）**术后护理**

（1）一般护理同外科术后护理。

（2）严密监测生命体征变化，给予持续心电、血压、血氧监测。头臂型患者测血压时应选择下肢，以免影响测量结果的准确性。

（3）维持血压的稳定，避免低血压，预防继发性血栓的形成。

（4）术后应注意患者神志及肢体的活动情况，以判断有无脑组织缺血而导致脑梗死。

（5）颈部手术后还应注意呼吸情况及有无声音嘶哑，怀疑有血肿压迫呼吸道时，应立即通知医生，及时处理。

（6）应注意患肢的脉搏、皮温及肢端循环情况。应测量两侧肢体血压，并与术前的测量结果相比较。怀疑有吻合口破裂或血栓形成者，应及时通知医生。

（7）严格记录出入量，准确记录尿量，根据医嘱送检有关肾功能情况检查，了解肾功能情况。

（8）术后为预防血栓或栓塞的并发症，常规应用抗凝药物。出血是抗凝药物的主要副作用。护理中要严密观察有无出血倾向。定期监测凝血功能，及时报告医生，调整抗凝药物的用量。处理好药物不良反应。

（9）术后活动的指导

①头臂型患者术后应保持头部的中立位，避免过度旋转头颈部，以免移植的血管扭曲、受压，增加血栓形成的机会。

②头臂型患者坐起或下床活动时，动作不宜过大、过猛，以防止体位的突然变化造成脑部充血或缺血。

③胸腹主动脉型、肾动脉型行旁路移植手术后的患者宜取半卧位，有利于引流液的排出，3～5 日后可下床适度活动。

④行介入治疗的患者，术后平卧，患肢制动，24 小时后可下床活动。

【健康指导】

（1）避免剧烈活动；活动时应遵循循序渐进的原则。

（2）保持良好的心理状态，控制好血压，定期复查。

（3）使用抗凝、祛聚药物，注意观察有无皮肤黏膜、牙龈出血等情况的发生，定期监测凝血功能。遵医嘱按时、按量服用药物，不能私自停药。

（4）戒烟、戒酒。

（5）进食营养、富含维生素、粗纤维食物，忌辛辣、刺激食品。

第四节　神经外科疾病护理常规

一、一般护理

【护理措施】

（一）术前护理

（1）常规测定出凝血时间、血型等有关实验室检查。

（2）根据不同手术类型遵医嘱备血。

（3）手术前 1 日剃头，备皮，洗净；皮试。

（4）遵医嘱术前禁食、禁水。

（5）全麻患者术前 1 日晚，给予灌肠。

（6）对有明显颅内压增高的患者，如预定在术中应用高渗性脱水药物降低颅内压力，术前遵医嘱留置导尿管，防止术中膀胱胀满。

（7）行脑室外引流者，送手术前应夹闭引流管。

（8）昏迷患者送手术室前，应将呼吸道和口腔内分泌物彻底吸除，以防送手术室途中分泌物阻塞呼吸道。

（9）根据麻醉方法的不同，按医嘱术前给药。

（二）术后护理

（1）监测生命体征、瞳孔、意识和肢体活动情况，必要时对颅压及血氧饱和度进行动态监测。

（2）观察神经系统体征有无变化，若出现躁动不安、嗜睡等，及时报告医师。

（3）保持呼吸道通畅，鼓励并帮助患者深呼吸，咳嗽。

（4）观察伤口渗液情况，头枕无菌治疗巾定时更换，保持伤口的干燥、无菌。

（5）保持各种引流管的通畅（引流管、胃管、尿管、静脉输液管）。

（6）保持正确的卧位，一般取头高位（15°～30°），体位更换时扶托头部，使头颈呈直线，避免扭转。

（7）准确记录出入量。

（8）遵医嘱进食，给予高蛋白、高热量、高维生素、易消化饮食，禁食者遵医嘱给予鼻饲。

【健康指导】

（一）术前

（1）心理护理　了解患者需求和心理状态。缓解患者紧张情绪。

（2）体位练习　如腰椎、骶尾椎患者需练习俯卧位。垂体瘤患者术前需练习斜坡卧位。

（3）饮食指导　术前禁食水。

（4）二便练习　指导患者练习床上排便、排尿的方法。

（5）指导患者学会有效咳痰法。

（二）术后

（1）体位宣教　术后6小时去枕平卧后因病种遵医嘱调整体位。

（2）用药宣教　讲解其用药的作用及副作用，让患者随时掌握诊疗的内容，并能积极配合。

（3）功能锻炼　上肢肌肉功能的训练、踝泵训练、直抬腿训练等。

（4）心理护理　讲解术后疼痛、麻木等相关知识，缓解患者对于疼痛或手术效果欠佳的担心。

二、颅脑损伤围手术期护理

【护理评估】

1. 病史

发病过程，有无头痛、恶心、呕吐颅内压增高症状。

2. 身体评估

（1）生命体征、意识、瞳孔及神经系统体征的变化。

（2）有无口鼻、外耳道出血脑脊液漏的发生。

（3）有无身体其他部位受伤情况。

（4）观察全身皮肤有无青紫、擦伤和破损，面积大小。

（5）有无肢体活动，运动、感觉功能障碍等异常体征。

3. 辅助检查

头颅 MRI 或 CT。

4. 社会心理评估

清醒患者了解其心理需求及反应。意识障碍患者，了解其家属需求。

【护理措施】

（一）**术前护理**

（1）观察患者生命体征及意识、瞳孔、肢体活动情况。

（2）建立静脉通路，对脑疝患者遵医嘱立即静脉快速滴注脱水药。

（3）做好手术前各项准备工作　剃头、清洁头部皮肤、备皮等。

（4）保持呼吸道通畅，意识障碍者，采取侧卧位或半卧位，头偏向一侧，舌后坠阻塞呼吸道时，放置口咽通气道，必要时行气管切开。

（5）失血性休克患者保持平卧，注意保暖，遵医嘱补充血容量。

（6）有脑脊液耳漏者，头偏向患侧，以便引流，防止脑脊液逆流造成颅内感染。

（7）开放性颅脑损伤应及时清创和常规应用抗生素。

（二）**术后护理**

（1）抬高床头 15°～30°，以利于脑静脉回流，减轻脑水肿。

（2）观察生命体征及意识、瞳孔的变化。

（3）高热可采用药物或物理降温，中枢性高热多以物理降温为主，必要时行低温冬眠疗法。

（4）保持呼吸道通畅，适时吸痰。

（5）定时翻身、拍背，保持床单位清洁干燥，做好皮肤护理，防止压疮及肺炎的发生。

（6）躁动患者必要时给予适当约束，防止坠床及意外发生。

（7）保持各种引流通畅，观察颜色、量、性质，勿折、勿压。

（8）脑脊液耳漏或鼻漏患者平卧或患侧卧位，避免清洁鼻腔或耳道，避免擤鼻、咳嗽及用力屏气，保持大便通畅。严禁填塞或用水冲洗耳、鼻及经鼻吸痰和插胃管。

（9）防止癫痫发作，按时服用抗癫痫药物，安全防护。

（10）观察伤口敷料情况，如有渗血渗液及时通知医师，保持敷料干燥清洁。

【健康指导】

（1）指导外伤后合并癫痫的患者，遵医嘱服用抗癫痫药物。

（2）指导家属观察患者有无头晕、头痛、呕吐、头颅畸形等症状，及时就诊。

（3）注意安全，保护颅骨缺损部分。

（4）预防下肢静脉血栓　抬高双下肢。

（5）指导患者功能锻炼　主动训练和被动训练，上肢肌肉功能的训练，踝泵训练，直抬腿训练。

三、脑出血围手术期护理

【护理评估】

1. 病史

有无剧烈头痛、恶心、呕吐等颅内压增高症状，有无高血压病史、动脉硬化、外伤史及情绪波动等情况。

2. 身体评估

（1）生命体征、意识及瞳孔变化。

（2）有无肢体活动，运动、感觉功能障碍等异常体征。

（3）全身皮肤有无压红、青紫、破损情况。

3. 辅助检查

头颅 MRI 或 CT。

4. 社会心理评估

清醒患者了解其心理需求及反应。意识障碍患者，了解其家属需求。

【护理措施】

（一）**术前护理**

（1）绝对卧床休息，保持安静，减少不必要的搬动。

（2）观察生命体征、意识、瞳孔变化及肢体功能，出现异常，及时通知医师。

（3）建立静脉通路，对脑疝患者遵医嘱立即静脉快速滴注脱水药。

（4）采取头高卧位，给予吸氧。

（5）按时给予降压药物，保持血压稳定。

（6）做好手术区皮肤准备工作 剃头、清洁头部皮肤、备皮等。

（7）保持呼吸道通畅，意识障碍者，采取侧卧位或半卧位，头偏向一侧，舌后坠阻塞呼吸道时，放置口咽通气道。

（8）昏迷患者禁食。

（9）定时翻身，保持皮肤清洁干燥，预防压疮发生。

（10）尿潴留及尿失禁者应留置尿管，给予会阴擦洗。

（11）保持大便通畅，预防便秘，必要时给予润肠药物。

（12）有误吸的患者应遵医嘱给予抗生素治疗。

（二）**术后护理**

（1）清醒后抬高床头 15°～30°，以利脑静脉回流，减轻脑水肿，降低颅内压。

（2）监测生命体征，注意意识及瞳孔的变化。术后 24 小时内易出现颅内再次出血，发现异常及时通知医师。

（3）保持各种引流通畅，观察颜色、量、性质，引流管勿折、勿压。

（4）准确记录出入量，保持出入量平衡。

（5）合并有高热、昏迷、颅内压增高、脑疝等护理参照相关章节内容。

（6）加强肢体功能锻炼和语言训练，协助患者进行肢体的被动活动，防止肌肉萎缩及足下垂，防止下肢静脉血栓形成。

（7）保持呼吸道通畅，适时吸痰。

(8) 定时翻身、拍背，保持床单位清洁干燥，做好皮肤护理，防止压疮及肺炎的发生。

(9) 躁动患者必要时给予适当约束，防止坠床及意外发生。

(10) 防止癫痫发作，按时服用抗癫痫药物，安全防护。

(11) 观察伤口敷料情况，如有渗血渗液及时更换，保持敷料干燥清洁。

【健康指导】

(1) 了解患者和家属的需求，建立医护人员与患者家属之间相互信任的关系，讲解疾病的相关知识，使其能够积极配合治疗。

(2) 指导患者少食动物脂肪、内脏，鼓励患者进高蛋白饮食，多食蔬菜和水果。

(3) 保持稳定的情绪。

(4) 多食粗纤维食物，保持大便通畅，必要时服用缓泻剂。

(5) 高血压患者控制高血压，按时服药。

(6) 指导患者功能锻炼的方法　主动训练和被动训练，上肢肌肉功能的训练，抬高双下肢、踝泵训练及直抬腿训练。

(7) 遵医嘱定期门诊复查。

四、颅内肿瘤围手术期护理

【护理评估】

1. 病史

有无头痛、呕吐，有无肢体疼痛、麻木、无力、二便异常，有无癫痫病史，是否用药物控制癫痫，有无精神症状。

2. 身体评估

(1) 意识及瞳孔变化。

(2) 有无肢体活动，运动、感觉功能障碍等异常体征。

3. 辅助检查

头颅 MRI 或 CT。

4. 社会心理评估

对疾病防治的认识，对手术相关知识的了解情况，掌握患者及家属心理需求及反应。

【护理措施】

(一) **术前护理**

(1) 观察病情变化，出现意识障碍、瞳孔不等大、缓脉、血压升高等症状时，应通知医生。

(2) 保持呼吸道通畅。

(3) 遵医嘱静脉滴注脱水剂，观察脱水效果。严重呕吐者需补充液体及电解质。

(4) 对视力障碍、听力下降、行走不稳者，协助生活护理。

(5) 做好术前特殊检查及手术准备　剃头、皮试、配血及宣教等。

(6) 合并癫痫的患者给予抗癫痫药物。

(二) **术后护理**

(1) 清醒后抬高床头 15°~30°，以利脑静脉回流，减轻脑水肿，降低颅内压。后颅窝手术后应予侧卧位，以防伤口受压不愈合，应轴线翻身。

（2）观察生命体征、意识、瞳孔及肢体活动的变化，发现异常及时报告医师。

（3）术后48~72小时内，严密观察脑水肿、脑疝的发生。

（4）准确记录出入量，保持出入量平衡。

（5）使用大剂量皮质激素治疗时，常发生应激性溃疡，应观察大便颜色。

（6）观察伤口有无脑脊液漏。

（7）对颅咽管瘤或鞍区附近肿瘤，要观察有无尿崩症的发生。

（8）中枢性高热患者给予物理降温。

【健康指导】

（1）心理护理　缓解和稳定患者的情绪，树立战胜疾病的信心，使其配合医护治疗。

（2）饮食　给予高蛋白、高热量、高维生素、易消化食物。

（3）指导患者肢体功能锻炼和语言训练　主动训练和被动训练，上肢肌肉功能的训练，踝泵训练，直抬腿训练。

（4）有行走不稳等症状时，户外活动须与有人陪伴，防止跌倒。

（5）去骨瓣减压患者，术后要注意予以保护，外出要戴帽，尽量少去公共场所，以防发生意外。

（6）遵医嘱定期门诊复查。

五、垂体腺瘤围手术期护理

【护理评估】

1. 病史

有无内分泌异常的表现、视力视野障碍，有无头痛、呕吐等颅内压增高症状，有无精神异常。

2. 身体评估

有无视力、视野障碍、肢端肥大症。

3. 辅助检查

蝶鞍区CT、MRI。

4. 实验室检查

内分泌激素的相关检查。

5. 社会心理评估

了解患者对疾病的认识程度、心理需求及反应。

【护理措施】

（一）**术前护理**

（1）观察头痛、视力障碍等症状有无加重、意识状态有无变化。

（2）有精神症状的患者，遵医嘱按时服用药物，并专人守护。

（3）如患者视力下降，嘱患者行走时，注意安全，防跌倒。有严重视力障碍的患者应限制活动，生活上给予协助。

（4）蝶窦垂体瘤切除的患者术前准备

①术前3日遵医嘱常规使用抗生素、漱口、点眼药及滴鼻。

②滴药时采取平卧仰头位，使药液充分进入鼻腔。

③口鼻腔准备　备皮，术前1日剪鼻毛。操作时要精神集中，动作轻稳。观察有无口鼻疾患，如牙龈炎、鼻腔疖肿。

④取皮下脂肪填塞蝶鞍的手术需行右股内侧备皮。

（5）防止感冒。

（6）学会张口呼吸。

（7）练习斜坡体位。

（8）遵医嘱做内分泌相关激素的检查。

（二）**术后护理**

（1）全麻患者，取平卧位，头偏向一侧，清醒后拔除气管插管后根据有无脑脊液漏取去枕平卧位或抬高床头。

（2）带有气管插管吸氧时将氧气导管插入其中，及时清除口腔及气管插管内分泌物，保持呼吸道通畅。

（3）观察生命体征，观察意识、瞳孔变化。

（4）拔除气管插管时，应取平卧头偏向一侧，将口腔内分泌物吸除干净，抽出气囊中的空气，嘱患者做吐物动作的同时顺势将气管插管迅速拔除。

（5）头抬高30°或斜坡体位，以减轻头痛和蝶鞍压力，防止脑脊液漏。

（6）术后3日拔除鼻青腔引流管条，用0.25%氯霉素眼药水及新麻液滴鼻，每日4次，每次2～3滴防止感染。

（7）保持口腔清洁，口唇可涂润滑油。

（8）观察呼吸及血氧饱和度。

（9）观察视力、视野变化。

（10）每周称体重1次。

（11）并发症的观察及护理

①颅内出血　观察意识、瞳孔及生命体征变化，是否存在视物不清、视野缺损等，如有异常及时通知医师。

②尿崩症　监测每小时尿量，严格记录出入量，必要时测尿比重，保持出入量平衡，观察是否有电解质紊乱症状。

③脑脊液鼻漏　拔除鼻腔填塞纱条后，观察鼻腔中有无液体流出。有脑脊液漏的患者应绝对卧床，去枕平卧2～3周。避免剧烈咳嗽、用力屏气、打喷嚏和擤鼻涕，保持大便通畅。禁止用棉球、纱条、卫生纸填塞鼻腔或用水冲洗耳、鼻，以及经鼻吸痰和插胃管，保持鼻部伤口敷料清洁干燥，及时换药。

④垂体功能低下　观察有无头晕、乏力、无欲、淡漠、恶心、呕吐及血压下降等症状。

【健康指导】

（1）如需服用激素应遵医嘱服用，逐渐减量，不可骤停。

（2）如尿多需服用抗利尿剂，有药物依赖者停药后易反跳。多尿期间应复查血电解质，观察有无电解质紊乱症状。

（3）视力、视野障碍者，注意安全，防跌倒。

（4）放疗的患者，应定期查血象。

（5）3 个月后门诊复查，遵医嘱定期复查 CT 或 MRI。

六、颅内动脉瘤围手术期护理

【护理评估】

1. 病史

头痛程度，有无引起颅内压增高的危险因素，有无跌倒史和外伤史有无癫痫发作史。

2. 身体评估

有无生命体征、意识、瞳孔变化，有无肢体活动、运动、感觉功能障碍等异常体征。

3. 辅助检查

头颅 MRI 或 CT。

4. 社会心理评估

了解患者对疾病的认识，心理需求及反应。

【护理措施】

（一）**术前护理**

（1）绝对卧床，避免刺激，必要时遵医嘱给予药物镇静。

（2）观察生命体征、意识、瞳孔变化，及早发现出血情况，尽早采取措施。

（3）合理饮食，多食用含纤维素的食物。

（4）防止便秘，适当给予缓泻剂。

（5）避免激动及剧烈活动。

（6）癫痫者要注意安全，防止发作时受伤；保持呼吸道通畅，记录抽搐时间，遵医嘱给药，吸氧。

（7）昏迷者参照相关章节内容。

（二）**术后护理**

（1）观察患者生命体征、意识、瞳孔的变化；观察神经系统体征。

（2）给予氧气，保持呼吸道通畅。

（3）定时翻身，防止肺部感染，预防压疮发生。

（4）遵医嘱应用脱水剂；做好扩容治疗，保证液体摄入；记录出入量，维持出入量平衡。

（5）防止癫痫发作，遵医嘱及时应用抗癫痫药物，床档保护，预防坠床。

【健康指导】

（1）认识疾病的重要性。

（2）指导患者少食动物脂肪、内脏，鼓励患者进高蛋白饮食，多食蔬菜和水果。

（3）保持稳定的情绪。

（4）多食粗纤维食物，保持大便通畅，必要时服用缓泻剂。

（5）高血压患者控制高血压，按时服药。

（6）保持周围环境安静整洁，避免强光刺激。

七、颅内动静脉畸形围手术期护理

【护理评估】

1. 病史

有无颅内出血；有无持续性或反复发作性头痛，精神症状、眼球突出及血管杂音，有无引起颅内压增高的危险因素，有无跌倒史和外伤史，有无癫痫发作史。

2. 身体评估

有无异常体征。

3. 辅助检查

头颅CT或MRI、心电图、胸透。

4. 实验室检查。

5. 社会心理评估

了解患者对疾病的认识，心理需求及反应。

【护理措施】

（一）**术前护理**

（1）卧床避免情绪激动。

（2）监测生命体征变化，尤其注意瞳孔变化。

（3）防止癫痫发作时受伤。

（二）**术后护理**

（1）观察生命体征、意识及瞳孔变化；观察肢体活动和感觉；如有异常通知医师。

（2）给予吸氧，保持呼吸道通畅。

（3）清醒患者保持头高位。

（4）定时翻身，防止肺部感染，预防压疮发生。

（5）遵医嘱给予脱水及抗癫痫药物；并做好安全护理。

（6）鼓励患者食高蛋白饮食，多食蔬菜和水果。

（7）准确记录出入量。

【健康指导】

（1）认识疾病的重要性。

（2）保持稳定的情绪。

（3）多食粗纤维食物，保持大便通畅，必要时服用缓泻剂。

（4）高血压患者控制高血压，按时服药。

（5）保持周围环境安静整洁，避免强光刺激。

（6）遵医嘱定期门诊复查。

八、脑缺血性疾病围手术期护理

【护理评估】

1. 病史

有无反复发作性头晕、眩晕，有无严重的脑卒中症状（偏瘫、失语等）有无高血压史、跌倒史及外伤史。

2. 身体评估

有无生命体征、意识、瞳孔变化，有无肢体活动、运动、感觉功能等异常体征。

3. 辅助检查

头颅 CT 或 MRI。

4. 社会心理评估

了解患者对疾病的认识，心理需求及反应。

【护理措施】

（一）**术前护理**

（1）保持情绪稳定，控制血压平稳，按时服用降压药。

（2）预防跌倒。

（3）抗凝治疗　有血小板异常的患者注意有无出血倾向，定期查出凝血时间。

（二）**术后护理**

（1）观察生命体征和意识、瞳孔变化及神经功能状态。

（2）行颅内外搭桥术后，取平卧位或健侧卧位。

（3）若有颅内压增高征象或手术区域有渗血，颞浅动脉搏动弱或消失，及时通知医师。

（4）定期监测凝血酶原时间和活动度，观察患者皮肤、黏膜牙龈有无出血点及紫癜。

（5）预防便秘，禁止腹压增高，以防伤口出血。

【健康指导】

（1）指导患者做肢体功能锻炼　主动训练和被动训练，上肢肌肉功能的训练，踝泵训练，直抬腿训练。

（2）遵医嘱按时服用药物，服用抗凝药物期间注意观察有无出血倾向。

（3）高血压患者控制血压，按时服药。

（4）养成良好的饮食习惯和生活规律，膳食摄入平衡，避免高脂食物的摄入。

（5）避免情绪激动或过度疲劳。禁止饮酒、吸烟。

（6）定期复查，如有不适，及时到医院就诊。

九、脊髓肿瘤围手术期护理

【护理评估】

1. 病史

有无肢体疼痛、麻木、乏力，有无头痛、头晕、呕吐等症状，有无二便功能障碍。

2. 身体评估

有无感觉、运动障碍、二便功能障碍等异常体征。

3. 辅助检查

头颅 CT 或 MRI。

4. 社会心理评估

了解患者对疾病的认识，心理需求及反应。

【护理措施】

（一）**术前护理**

（1）加强皮肤护理，预防压疮。

（2）肢体活动障碍，应卧床休息，防止跌倒。

（3）有感觉障碍者，严格掌握热水袋、冰袋使用指征，防止烫伤、冻伤。

（4）教会患者自我放松法和注意力转移法缓解疼痛，必要时遵医嘱给予止痛剂。

（5）出现尿失禁给予留置导尿；保持大便通畅，如有便秘遵医嘱给予缓泻剂；尿、便失禁后应及时清洁皮肤、更换被服。

（6）练习俯卧位，小角度翻身方法。

（二）**术后护理**

（1）根据病种采取俯卧位或侧卧位，采取轴线翻身。

（2）病情观察

①监测生命体征变化。高颈段肿瘤者，颈部围领固定，要注意呼吸变化，备好急救物品，必要时准备呼吸机。

②观察四肢活动、肌力、感觉平面。

③观察伤口有无渗血，有异常及时通知医生。

（3）遵医嘱给予止痛药，减轻疼痛。

（4）留置导尿管，2～4小时开放1次。待夹闭导尿管膀胱内尿液充盈有排尿反射时，可拔除导尿管。

（5）鼓励进食高维生素、高蛋白、高纤维素的食物。

（6）保持大便通畅，如有便秘遵医嘱给予缓泻剂。

（7）注意保温，应用热水袋要防止烫伤。

（8）协助并指导患者进行功能锻炼，按摩四肢，保持肢体的功能位置，防止肌肉萎缩，防止下肢静脉血栓。根据病情可下床活动，要有专人保护，防止跌倒。根据身体情况逐渐增加活动量。

【健康指导】

（1）心理护理　保持稳定的情绪，树立战胜疾病的信心，配合医护治疗。

（2）多食粗纤维食物，保持大便通畅，必要时服用缓泻剂。

（3）指导患者做肢体功能锻炼　主动训练和被动训练，上肢肌肉功能的训练，踝泵训练，直抬腿训练。

（4）颈椎围领固定者，佩戴3～4周，加强颈部功能锻炼。

（5）腰椎手术佩戴围腰8～12周，加强腰部肌肉功能锻炼。

（6）骶椎患者加强盆底肌功能锻炼，观察排泄情况。

（7）劳逸结合，避免重体力劳动。

十、脑室引流术围手术期护理

【护理评估】

1. 病史

有无呕吐、头痛等颅内压增高引起的症状。评估脑室引流液的颜色、性质、量、波动情况及引流管的位置。

2. 身体评估

有无生命体征、意识及瞳孔的变化，有无肢体活动运动、感觉功能等异常体征。

3. 辅助检查

头颅 CT。

4. 社会心理评估

了解患者对疾病的认识程度，患者的心理需求及反应。

【护理措施】

（一）**术前护理**

（1）观察生命体征及意识、瞳孔的变化。

（2）做好剃头、备皮、皮试、禁食等术前准备。

（二）**术后护理**

（1）观察意识、瞳孔、生命体征及头痛情况。

（2）置脑室引流瓶（袋）入口处应高于侧脑室水平 10～15cm。搬运患者时将引流管夹闭，并注意保护引流管，防止脱出。

（3）观察脑脊液引流量，每日不超出 500ml 为宜，并记录引流液的性质、量。

（4）按无菌操作更换引流装置，随时观察伤口敷料情况，如发现有渗出，应及时请医师换药。

（5）神志不清、躁动或儿童可酌情予以约束，防止意外拔管和坠床。

（6）翻身时，注意保护引流管勿受压、折叠、扭曲。如果头痛剧烈，注意引流管内液面的波动情况。

（7）脑室引流管拔管前 1 日先抬高引流管（袋）或夹闭引流管，观察患者有无头痛、呕吐等颅内高压症状。

【健康指导】

（1）脑室引流瓶（袋）的高度，不能随意调节。

（2）告知引起颅内压增高的相关因素和症状。

（3）观察有无颅内再出血表现。

（4）指导患者做肢体功能锻炼　主动训练和被动训练，上肢肌肉功能的训练，踝泵训练，直抬腿训练。

（5）遵医嘱定期门诊复查。

第五节　胸心外科疾病护理常规

一、胸外科一般护理

【术前护理】

（1）心理护理　加强与患者和家属的沟通交流，解除患者的顾虑，增强战胜疾病的信心。

（2）呼吸道护理　指导患者练习有效的咳嗽及深呼吸，以增强肺功能。

（3）口腔卫生　积极治疗口腔疾病，注意保持口腔清洁。

（4）做好各项特殊检查前后的指导和护理。

（5）指导患者练习床上排尿。

【术后护理】

（1）麻醉清醒后给予半卧位。

（2）监测血压、心率、心律、呼吸、血氧饱和度及体温。

（3）鼻导管或面罩吸氧，氧流量适度，保持湿化。

（4）呼吸道护理

①指导患者做深呼吸运动，如吹气球或使用呼吸功能锻炼仪。

②遵医嘱给予雾化吸入，雾化后协助拍背咳痰，咳痰过程中注意伤口的保护，观察并记录痰液的颜色、性质及量。

③当出现无效咳嗽时，用手指刺激胸骨上窝或环状软骨。

④痰多不易咳出时，鼻导管吸痰或支气管镜吸痰。

（5）积极采取有效方法，减轻疼痛。

（6）观察四肢有无活动障碍，术后指导患者进行患侧肢体功能锻炼，鼓励早期活动，预防双下肢静脉血栓的形成及压疮的发生。

（7）胸腔闭式引流管的护理

①引流装置要保持无菌密闭。注意引流管长管位置、引流液量、颜色及性状，水柱波动情况，保持通畅。

②拔管后，注意观察有无呼吸困难、皮下气肿。引流口渗液时应及时更换敷料。

（8）胃管的护理　负压适宜，保持通畅；冲管时若阻力明显，必须及时报告医师处理；胃管固定牢固，且方便活动；胃肠功能恢复后遵医嘱拔除胃管。

（9）营养管的护理　妥善固定；保持通畅；患者鼻饲时床头应抬高30°，适当加温，腹胀及不适时暂停鼻饲。

【健康指导】

（1）讲解术后进行呼吸功能恢复训练的方法及重要性，使患者掌握有效的咳嗽技巧和深呼吸运动，并取得患者和家属的配合。

（2）进食有营养、易消化食物，多食蔬菜、水果，保持大便通畅。

（3）保持室内空气清新，温度适宜；保证充足睡眠，加强身体锻炼，逐渐增加室外活动，远离流感人群。

（4）术后伤口不适、疼痛可持续数月，遵医嘱服用止痛药。

（5）保持情绪稳定，心情愉快。戒烟酒。

（6）术后2周门诊复查，以后定期随诊。

二、胸腺瘤围手术期护理

【护理评估】

1. 病史

有无胸痛、胸闷、咳嗽等。

2. 身体评估

（1）有压迫症状的患者，评估有无上腔静脉阻塞综合征。

（2）有重症肌无力症状的患者，评估重症肌无力的分型及程度。

3. 辅助检查

胸部X线检查，CT检查。

4. 社会心理评估

评估患者对该病的认知程度，有无心理问题，评估家属对患者的关心程度及支持力度。

【护理措施】

（一）**术前护理**

应用溴吡斯的明应准确、及时，观察患者用药反应。

（二）**术后护理**

（1）观察病情变化、手的握力、吞咽情况、呼吸频率和幅度。

（2）备好气管切开包、气管插管、人工呼吸机及抢救用品。

（3）充分给氧，注意气管湿化，及时清除呼吸道分泌物，保持呼吸道通畅，预防肺部感染。

（4）术后继续服用溴吡斯的明的患者，注意观察用药反应。

（5）慎用中枢神经系统抑制剂。

（6）保持引流管通畅并防止脱出。

（7）观察重症肌无力危象及胆碱能危象的并发症

①肌无力危象　出现全身极度无力、呼吸困难和吞咽困难、瞳孔较大，应及时通知医生，给予吸氧，清除口腔及呼吸道中的分泌物，必要时行气管切开或使用呼吸机，并备好新斯的明、阿托品等药物，配合抢救。

②胆碱能危象　出现全身无力、呼吸和吞咽困难、瞳孔缩小、全身肌束颤动、腹痛、腹泻、肠鸣音亢进及分泌物增多，抗胆碱酶药物注射后反而加重。应停药并通知医生，给予对症处理。

③密切观察瞳孔、生命体征、意识变化，禁用中枢神经系统抑制剂，如吗啡、哌替啶、氯丙嗪等。

【健康指导】

（1）服用抗胆碱酯酶药物时要准时、准确。

（2）当出现重症肌无力危象、胆碱能危象相关表现时应及时就诊。

三、食管、贲门癌根治术围手术期护理

【护理评估】

1. 病史

评估患者的饮食习惯，有无进食粗糙、过热或被真菌污染的食物；有无进行性吞咽困难。

2. 身体评估

评估营养状况，有无触及锁骨上淋巴结和肝肿块。

3. 辅助检查

食管造影，胃镜检查，胸部 CT 检查，腹部 B 超，全身骨扫描。

4. 社会心理评估

评估患者对该病的认知程度，有无心理问题；评估家属对患者的关心程度、支持力度和家庭经济承受能力等。

【护理措施】

（一）**术前护理**

（1）合理安排饮食，提供高蛋白、高热量的流食或半流食。对不能进食者给予胃肠外营养。

（2）保持口腔清洁，口腔内有异味或溃疡者，注意漱口，必要时请口腔科会诊。

（3）结肠代食管手术需要彻底清洁肠道。

（二）**术后护理**

（1）做好胃管护理。

（2）做好营养管护理。

（3）做好胸引管护理。

（4）禁食水期间加强口腔护理，给予静脉营养支持。

（5）胃肠功能恢复后遵医嘱进食水。同时观察体温的变化及患者的反应。若出现体温升高或进食水后腹痛，立即停止并通知医师。进食初期，药丸、药片类应研粉、化水后服用。

（6）行颈部吻合术者

①伤口愈合前不可过度扬头，以免牵拉颈部伤口。注意检查颈部伤口，洗漱时注意保护。

②给予雾化吸入，加强痰液的稀释，鼓励咳痰。若出现痰液排不出、肺不张，可行支气管镜下吸痰。

（7）吻合口瘘的观察　患者有无高热、呼吸困难、胸腔积液及全身中毒症状，有异常及时通知医生。

【健康指导】

（1）食管手术后忌暴饮暴食，严格遵医嘱进食，少食多餐，细嚼慢咽，营养合理。

（2）避免睡前、躺卧进食。进食后需站立、端坐、慢走。

（3）贲门癌术后饭后不宜卧床，睡眠时可将床头抬高。

（4）术后 2 个月左右仍有下咽困难，应及时就诊，以排除吻合口狭窄。

（5）遵医嘱定期复查。

四、肺叶切除术围手术期护理

【护理评估】

1. 病史

有无吸烟、被动吸烟或烟雾粉尘接触史；家族中有无肺部疾患、肺癌或其他肿瘤患者；既往有无其他部位肿瘤病史或手术治疗史，有无其他伴随疾病。

2. 身体评估

（1）患者有无咳嗽、是否为刺激性；有无咳痰，痰量及性状；有无痰中带血、咯血，咯血的量、次数；有无疼痛，疼痛的部位和性质；有无呼吸困难。

（2）有无发绀、杵状指（趾）等。

（3）有无声音嘶哑、上腔静脉压迫综合征及 Horner 综合征等肿瘤转移征象。

（4）评估全身营养状况。

3. 辅助检查

（1）影像检查　胸部 X 线检查、胸部 CT 检查、MRI 检查等。

（2）内窥镜检查　纤维气管镜检查、胸腔镜检查等。

（3）其他检查技术　痰细胞学检查、经胸壁肺内肿物穿刺针吸活检术、胸腔穿刺术等。

4. 社会心理评估

评估患者对该病的认知程度，有无心理问题；评估家属对患者的关心程度、支持力度和家庭经济承受能力等。

【护理措施】

（一）**术前护理**

戒烟，合并肺部感染者，雾化吸入后，给予体位排痰。

（二）**术后护理**

（1）半卧位为主。

（2）加强呼吸道护理，预防肺部并发症。

（3）做好胸腔闭式引流管的护理。

（4）有效止痛，将疼痛控制在患者能耐受的范围。

（5）全肺切除术后

①输液护理　应严格掌握输液的量和速度，准确记录出入量。

②体位　避免完全侧卧，取平卧或 1/4 侧卧位，以免引起纵隔移位、大血管扭曲，导致呼吸、循环异常。

③胸腔闭式引流管的护理　胸引管常规夹闭，观察气管位置是否居中，发现异常及时通知医生。

④吸氧时间相对延长。

（6）术后 6 小时后可遵医嘱少量饮水，术后第一日遵医嘱进食。

（7）术后常见并发症的护理

①出血　术后如胸引量大于 200ml/h，呈鲜红色，有血凝块，同时出现脉搏增快等症状，应考虑为活动性出血，及时通知医生并配合治疗。

②肺炎、肺不张　患者常出现烦躁不安、体温升高、心动过速、发绀及呼吸困难等症状，应加强呼吸道的护理，必要时协助医生行支气管镜吸痰。

③支气管胸膜瘘　出现咳嗽、呼吸短促和发热，患者应取患侧卧位，以防漏出液流向健侧；遵医嘱给予抗感染治疗；必要时手术修补，做好术前准备。

【健康指导】

（1）术前指导患者掌握有效咳嗽及深呼吸的方法和技巧，并戒烟。

（2）术后鼓励患者早期下床活动，逐渐增加活动量；进行患侧肢体功能锻炼，如爬墙运动等。

（3）坚持深呼吸运动；保持室内空气清新；远离流感人群。

（4）进食有营养、易消化食物，多食蔬菜、水果，保持大便通畅。

（5）若出现剧烈咳嗽、咳血等症状应及时就诊。

五、心血管外科一般护理

【术前护理】

（1）呼吸功能锻炼　指导患者正确使用呼吸锻炼仪或吹气球，教会深呼吸及有效咳嗽的方法，以减少术后肺部并发症。

（2）测量体重、身高，为术中、术后用药剂量提供依据。

（3）对长期使用利尿剂的患者，每日记录尿量并观察血钾浓度。

（4）有心衰或心绞痛的患者，应卧床，限制活动量，间断吸氧。

（5）心功能不全、心脏肥大的患者，术前遵医嘱给予静脉输入极化液（5%葡萄糖溶液500ml + 15%氯化钾溶液10ml + 维生素C 2g + 胰岛素6U）。

（6）术前3日停用普萘洛尔或洋地黄类药物，防止发生房室传导阻滞。

（7）保持排便通畅，便秘者可口服缓泻药，练习床上解大小便。

（8）备好抢救物品。

【术后护理】

（1）监护护理

①监护并记录心率、心律、动脉压、中心静脉压、房压、体温、呼吸及血氧饱和度等。观察外周静脉充盈情况，四肢末梢皮肤温度和颜色。维护心功能，监测血流动力学的变化，观察血管活性药物的作用及不良反应。

②定时挤压心包和纵隔引流管，保持通畅。体位应根据具体情况而定，采用自然引流形式。

③观察呼吸幅度、频率、胸廓运动、气管是否移位；记录气管插管的深度，评估双肺呼吸音，保持呼吸道通畅，条件允许情况下，定时翻身、拍背，必要时给予深部气管吸痰。

④观察意识、瞳孔大小和对光反射；观察患者的手握力和四肢活动情况。

⑤观察每小时尿量，保持留置尿管通畅。

（2）辅助检查　胸部X线检查。

（3）实验室检查　细胞总数、血红蛋白、血细胞比容、血气分析、血电解质和肌酐、尿素氮等。

（4）连续监测体温，注意保温。当体温超过38℃时，给予物理降温。

（5）凝血系统观察　观察每小时出血量、出血总量、出血形式、出血性状及血流动力学的变化，有异常及时通知医生处理。

（6）观察肢体运动情况，预防血栓发生。早期肢体康复运动。

（7）观察伤口情况，敷料保持干燥，使用胸带保护胸部。

（8）遵医嘱按时准确给药，血管活性药物按千克体重配置。

【健康指导】

（1）保持心情愉快，避免情绪激动。

（2）休养环境舒适安静，室内空气清新，温度、湿度适宜，避免感冒、着凉。

（3）注意饮食合理。心功能较差的患者要限制食盐的摄入；使用利尿剂的患者应保持摄入量与尿量的平衡；肥胖、高血脂、冠心病的患者应以低脂饮食为主，多食水果、蔬菜。培养良好的饮食习惯，不要过量进食。禁烟酒、咖啡、辛辣刺激食物。

（4）保持大便通畅，必要时可服缓泻剂。

（5）劳逸结合，根据自身情况进行适当的体育锻炼，避免过度劳累。

（6）育龄期妇女应做好避孕，以免妊娠增加心脏负担。

（7）服用强心利尿剂者，应遵医嘱，定时、定量、连续服用，不可随意停药、换药、增减药量，如有不适或疑问，及时与医师联系。

（8）服用抗凝药者，定期复查凝血酶原时间和活动度。

（9）服用利尿剂者，应定期复查电解质，防止低血钾，避免发生恶性心律失常。

（10）正确使用胸带，穿戴3个月，以利于胸骨愈合。

六、心包剥脱术围手术期护理

【护理评估】

1. 病史

有无结核病史。

2. 身体评估

有无颈静脉怒张、静脉压升高、有无出现奇脉、有无胸腔积液、腹水，有无心功能不全的表现。

3. 辅助检查

胸片、超声心动图。

4. 社会心理评估

患者情绪是否稳定，是否配合治疗，是否获得家庭成员支持。

【护理措施】

（一）**术前护理**

（1）心功能不全者应限制活动量、限制液体入量、低盐饮食。遵医嘱给予洋地黄和利尿剂，以控制心衰。

（2）结核性心包炎者，坚持抗结核治疗，按时服药。

（3）大量腹腔积液患者，每日测量腹围变化，观察下肢水肿情况。

（4）提供高蛋白饮食或静脉补充白蛋白。

（二）**术后护理**

（1）监测中心静脉压、血压、心率的变化，术后遵医嘱给予利尿剂、血管收缩剂，洋地黄控制心率。

（2）记录24小时出入量，控制液体入量。补液速度缓慢均匀滴入，避免肺水肿的发生。

（3）每日遵医嘱查血钾。

（4）坚持高蛋白、低盐饮食，每日食盐量不超过3g，防止水钠潴留，加重水肿。

（5）术后3日可开始床边活动，术后2周之内限制活动量。

（6）测量腹围，观察腹水吸收情况。

（7）结核性或细菌性心包炎患者，遵医嘱继续治疗3～6个月。

【健康指导】

（1）保持心情愉快，避免情绪激动。

（2）休养环境舒适安静，室内空气清新，温度、湿度适宜，避免感冒、着凉。

（3）注意饮食合理。心功能较差的患者要限制食盐的摄入；使用利尿剂的患者应保持摄入量与尿量的平衡；禁烟酒、咖啡、辛辣刺激食物。

（4）服用强心利尿剂者，应遵医嘱，定时、定量、连续服用，不可随意停药、换药、增减药量，如有不适或疑问，及时与医师联系。

（5）服用利尿剂者，应定期复查电解质，防止低血钾，避免发生恶性心律失常。

（6）结核性或细菌性心包炎患者，遵医嘱继续治疗3～6个月。

七、心脏瓣膜手术围手术期护理

【护理评估】

1. 病史

有无细菌性心内膜炎。

2. 身体评估

评估患者有无呼吸困难、心慌、咳嗽、咯血及心功能不全症状。

3. 辅助检查

胸片、心电图、超声心动图。

4. 社会心理评估

患者情绪是否稳定，是否配合治疗，家庭经济基础如何，是否获得家庭成员的支持。

【护理措施】

（一）**术前护理**

（1）提供低盐、低脂肪、高蛋白饮食，少食多餐。

（2）适量活动，充足睡眠。

（3）鼓励多进食蔬菜、水果，便秘者可遵医嘱口服缓泻药。

（4）有呼吸困难时，给予吸氧，以供应脑部与心脏充足的氧气，预防组织缺氧。

（5）正确服用利尿剂和洋地黄，观察用药后的反应；术前3日停用洋地黄、β受体阻滞剂类药，以预防术后心脏传导阻滞。

（6）呼吸功能锻炼　练习深呼吸及有效咳嗽，预防术后肺不张。

（二）**术后护理**

（1）术后心电监测3～4日，观察心律的变化，是否出现术后常见的心律不齐，如传导阻滞、心房纤颤、心室率过速等。

（2）观察呼吸的频率和幅度。X线片、双肺呼吸音、痰的颜色和量。

（3）拔除气管内插管后，观察是否有呼吸窘迫的征象。

（4）定时监测血钾，防止低血钾的发生。

（5）应用抗凝药物，定时监测凝血功能，观察患者有无出血倾向，做好用药指导。

【健康指导】

（1）指导正确服药。告知瓣膜置换术后的患者需长时间的服用强心、利尿、补钾、抗凝药物。

（2）教会患者掌握所服药物的副作用，学会自我观察，如有不适，及时与医师联系。

（3）每天记录尿量，使每日尿量保持在1000ml以上，尿少时遵医嘱口服利尿药。

（4）每月复查血钾、凝血功能测定，根据检验结果，遵医嘱调整药物。

（5）指导患者做好口腔清洁卫生。

八、冠状动脉搭桥术围手术期护理

【护理评估】

1. 病史

有无心绞痛、心肌梗死、心功能不全的病史。

2. 身体评估

评估心绞痛部位及心功能分级。

3. 辅助检查

心电图、超声心动图、冠状动脉造影、血清酶检查。

4. 社会心理评估

患者情绪是否稳定，是否配合治疗，是否获得家庭成员支持。

【护理措施】

（一）**术前护理**

（1）限制活动，卧床休息，松开衣领及束缚的衣服，协助患者床上使用便器。

（2）心理护理　做好患者术前宣教，使患者情绪稳定，有效控制心绞痛的发作。

（3）冠心病的Ⅱ级预防，糖尿病的控制及治疗，以及血糖水平的监测与控制。

（4）观察患者所用药物的效果、副作用及不良反应。

（5）积极控制感染，避免上呼吸道感染。术前呼吸功能训练。

（6）备皮范围包括胸前、双腋下、双腿及会阴。

（二）**术后护理**

（1）做好全麻术后护理及低温体外循环护理。

（2）持续心电监测及有创血压监测，观察血流动力学变化；遵医嘱应用适量的血管扩张剂和降压药。

（3）观察体温及末梢血液循环情况，注意保暖，有利于改善末梢循环。

（4）遵医嘱应用抗凝药，观察有无出血倾向。

（5）准确记录出入量，监测血钾浓度，维持水及电解质平衡。

（6）观察引流液的颜色、性质及量，保持引流管通畅。

（7）抬高患肢15°~30°，协助患者活动患肢，避免血栓形成，观察患肢远端的皮温、颜色、灵活度；观察伤口敷料，保持清洁干燥。

（8）协助患者术后早期下床活动，预防下肢深静脉血栓的形成。

【健康指导】

（1）生活规律，戒烟，进低脂、低胆固醇、高纤维素食物，控制体重。

（2）训练患肢肢体运动，保持功能状态。

（3）合理安排活动与休息。平时可进行走路、上下楼梯、打太极拳、做操、骑自行车等运动。若活动时出现心跳加快、呼吸困难，应立即停止。

（4）遵医嘱按时服用抗凝药，定期复查凝血酶原时间和活动度。

（5）育龄妇女避免口服避孕药。

（6）保持心情愉快，缓解精神压力，避免情绪激动和过度劳累。

九、房、室间隔缺损修补术围手术期护理

【护理评估】

1. 病史

有无气促、心悸或反复呼吸道感染、心功能衰竭。

2. 身体评估

评估心界有无扩大、心前区有无隆起，是否触及心搏增强和震颤，听诊有无心脏杂音；评估有无发绀、杵状指（趾）等缺氧表现；评估身体发育情况。

3. 辅助检查

心电图、超声心动图、胸片。

4. 社会心理评估

评估小儿患者环境生长因素及家庭成员的支持。

【护理措施】

（一）**术前护理**

（1）遵医嘱给予吸氧以改善缺氧状态。

（2）加强小儿患者的肺功能锻炼，如吹气球、吹水瓶。

（3）预防感冒，防止呼吸道感染。

（二）**术后护理**

（1）小儿患者麻醉清醒后，条件允许即可拔除气管插管，并严格控制使用镇静镇痛药物。

（2）密切观察生命体征的变化，尤其是心率和心律，有异常及时通知医生。

（3）加强呼吸道护理，拍背排痰，及时清除呼吸道分泌物，保持呼吸道通畅。

（4）准确记录出入量；拔除气管插管后，可口含冰块，既止渴，又限制饮水量。

（5）加强肺功能锻炼。

【健康指导】

（1）小儿患者无控制能力，需监护人限制其活动量，注意安全。术后 3 个月不可过度运动。

（2）保持居室内环境卫生，温度、湿度合适。

（3）增加抵抗力，预防感冒，防止呼吸道感，避免到公共场所游玩。

第六节 泌尿外科疾病护理常规

一、一般护理

【术前护理】

（1）留取血、尿标本。

（2）评估患者心理状况，给予相应的心理疏导。

（3）健康宣教 包括术前各项检查的目的、方法和注意事项；术前常规准备内容、患者如何配合等。安排患者进行检查，评估患者健康状况，保障患者外出检查期间安全。

（4）泌尿系感染的患者鼓励其多饮水。

（5）留置尿管或膀胱造瘘管时要保持引流通畅，勿打折、受压。若有血块或分泌物堵塞，遵医嘱给予膀胱冲洗。

（6）对有高血压、糖尿病、心脏病等伴发疾病的患者监测血压、血糖、心率和心律的变化，有异常及时通知医生。

（7）肾功能异常的患者记录24小时尿量。

【术后护理】

（1）根据不同麻醉方式采取相应的护理措施。

（2）了解手术名称、术中出血和手术情况。

（3）观察生命体征并记录，有异常及时通知医生。

（4）保持各种引流管通畅、勿打折、勿受压；观察引流液颜色、量和性质。

（5）观察伤口有无渗血和渗液。

（6）肾功能、心脏功能正常时鼓励患者多饮水，每日饮水2500～3000ml，泌尿系结石术后每日饮水3000ml以上。

（7）鼓励患者在床上多活动，在无手术禁忌证时早日下床活动，年老体弱及第一次下床者需专人陪同，防止患者跌倒。

（8）留置尿管患者预防泌尿系感染

①每日应用0.02%碘伏擦洗尿道口，每周更换引流袋1～2次。

②下床活动时引流袋固定应低于引流口的位置，以防止逆行感染。

（9）根据疾病特点遵医嘱记录患者24小时出入量或尿量。

（10）患者疼痛时给予疼痛评分并根据医嘱应用止痛药物治疗和减轻疼痛的护理措施。

【健康指导】

（1）养成多饮水的好习惯。

（2）均衡日常生活饮食，保持大便通畅。

（3）根据疾病特点适当的运动。

（4）门诊定期复查。

二、膀胱癌围手术期护理

【护理评估】

1. 病史

有无血尿，有无尿频、尿急、尿痛等膀胱刺激症状；既往有无膀胱白斑、腺性膀胱炎等；家族中有无泌尿系统肿瘤。

2. 身体评估

有无消瘦、贫血等营养不良的表现，有无癌转移的表现及恶病质。

3. 辅助检查

B 超、CT、膀胱镜检查。

4. 社会心理评估

了解患者对疾病的认识程度及依从性，有无焦虑、恐惧和悲伤等情绪变化。

【护理措施】

（一）**术前护理**

（1）观察每日尿量及颜色，有无排尿困难等症状，根据病情遵医嘱做膀胱冲洗。

（2）给予高热量、高蛋白和高维生素的饮食。

（3）根据不同的手术方式遵医嘱做好肠道准备。

（二）**术后护理**

1. 经尿道膀胱肿瘤电切术

（1）术后留置尿管 1 根，观察尿色、尿量，出血多时遵医嘱给予膀胱冲洗。膀胱冲洗期间根据尿色调整冲洗速度，保持引流通畅，防止过多冲洗液留置膀胱内引起膀胱破裂。

（2）术后 6 小时可以正常饮食，老年或肠功能较弱者可先进半流食，术后第一日进普食。

（3）术后 6 小时可以下床活动，防跌倒。

（4）遵医嘱给予患者膀胱灌注化疗。

2. 膀胱部分切除术

（1）遵医嘱持续吸氧（腹腔镜手术给予低流量吸氧），观察呼吸频率、深度。

（2）注意观察伤口敷料情况，保持伤口敷料干燥、无渗出。

（3）引流管护理　留置盆腔引流管、膀胱造瘘或尿管各 1 根，注意观察引流液和尿液的颜色、量、性质，必要时记录 24 小时出入量。

（4）饮食、活动护理　观察肠道功能恢复情况，排气后指导患者逐渐恢复饮食。术后 6 小时内指导患者床上活动，术后 1 日可以下床活动。

（5）术后 7 ~ 10 日腹部拆线，伤口愈合良好后行膀胱灌注化疗。膀胱灌注后观察患者排尿时有无尿急、尿痛、尿频等症状。

3. 膀胱全切术

（1）遵医嘱持续吸氧（腹腔镜手术给予低流量吸氧），观察呼吸频率、深度。

（2）留着胃管期间保持胃管通畅，固定牢靠；观察胃液引流量、色，待胃肠功能恢复后拔除胃管，根据医嘱逐渐恢复饮食。

（3）观察左、右输尿管支架管引流情况，保持通畅，勿打折、勿脱出，分别记录尿量。如手术方式采用的是原位新膀胱术，注意保持尿管通畅，防止尿潴留致吻合口瘘。

（4）观察腹部伤口情况，保持干燥、无渗出，有渗出时及时通知医生。

（5）术后 1 日即可起床活动，活动时保持引流管通畅，固定良好、勿脱出。

【健康指导】

（1）膀胱灌注前排空膀胱，膀胱灌注后采取平卧、左右侧位、俯卧位以利于药物与膀胱黏膜充分接触，发挥药效。膀胱灌注化疗后多饮水、多排尿减少药物对膀胱的刺激。

（2）膀胱灌注化疗后若出现尿频、尿急、尿痛等症状时及时告知医生。

（3）指导患者术后多饮水。

（4）引导患者正视皮肤造口或肠造口，并指导患者参与造口的护理，逐渐由患者独立完成。

（5）观察肠造口黏膜血运情况，黏膜颜色由鲜红色变为紫色或黑色时，应及时与医生联系。

（6）对于做原位膀胱手术的患者，应保证足够的饮水量，产生足够的尿量，将新膀胱所分泌的黏液及时排出。新膀胱本身没有收缩力量，刚做完新膀胱手术的患者会觉得排尿困难，可以适当收缩腹肌用腹压帮助排尿，如果出现明显的排尿困难或者出现持续腰部酸胀不适时或尿频、尿痛时，应及时到医院就诊。

（7）定期复查。

三、肾癌围手术期护理

【护理评估】

1. 病史

评估家族史；有无血尿、血尿程度，有无排尿形态的改变和经常性腰部疼痛。

2. 身体评估

腹部有无包块，有无触及痛、活动度情况；有无转移灶的表现及恶病质。

3. 辅助检查

B 超、CT、排泄性尿路造影（IVU）、MRI。

4. 社会心理评估

了解患者对疾病的认识程度及依从性，有无焦虑、恐惧和悲伤等情绪变化。

【护理措施】

（一）**术前护理**

（1）测量体温、血压，有异常及时与医生沟通对症处理。

（2）关心患者，倾听患者的主诉。

（3）疼痛遵医嘱给予止痛剂。

（二）**术后护理**

（1）观察生命体征，遵医嘱持续吸氧（腹腔镜手术给予低流量吸氧），观察呼吸频率、深度。

（2）引流管护理　留置肾周引流管、尿管各1根，注意观察引流液和尿液的颜色、量、性质，指导患者翻身时保持引流管通畅，勿打折。肾周引流量如大于100ml/h或颜色鲜红并有血块引出，及时通知医生。准确记录引流量。

（3）观察伤口敷料有无渗出，患侧腰部有无肿块。

（4）疼痛的护理　进行疼痛评分，遵医嘱给予止痛药物；分散患者注意力；咳嗽时双手保护伤口等。

（5）腹腔镜手术皮下气肿的观察　评估腹部、前胸、颈部和四肢，有无触摸皮肤握雪感或捻发音，必要时根据医嘱监测动脉血气变化。

（6）开腹手术患者留置胃管，保持胃管固定良好、通畅；观察引流液颜色、量；观察肠道功能恢复情况，排气后指导患者逐渐恢复饮食。

（7）根据医嘱记录24小时出入量和引流量。

（8）术后7～10日，遵医嘱给予免疫治疗隔日或每日1次注射，首次注射后患者会出现发热、乏力、感冒样症状等，监测体温变化，可根据情况遵医嘱给予解热镇痛治疗。

【健康指导】

（1）活动

①术后6小时内指导患者床上活动双下肢及进行足部背伸锻炼，防止下肢深静脉血栓的发生。

②6小时后协助或指导患者床上翻身，预防压疮的发生。

③术后第一日根据医嘱指导患者床上坐起或床旁活动。

④肾部分切除患者活动根据医嘱给予指导，无特殊情况时可同上。

（2）饮食护理　观察肠道功能恢复情况，排气后指导患者逐渐恢复饮食：流食－半流食－普食。

（3）出院后注意观察24小时尿量变化，如尿量减少及时到医院就诊；保护肾功能，禁用对肾功能有损害的药物。

（4）6个月内不要从事重体力劳动，不要剧烈活动，避免腰部受力。

（5）遵医嘱注射免疫治疗药物，可减少肿瘤复发或转移的可能性。最初用药1个月内每2周复查1次血常规和肝功能，如血白细胞数低于正常值，应暂缓用药。

（6）遵医嘱定期复诊。

四、肾移植围手术期护理

【护理评估】

1. 病史

高血压、糖尿病等疾病史、既往手术史。评估患者有无透析治疗，透析的方法、频率及效果，有无动静脉瘘或腹膜透析管；有无恶心、呕吐、腹泻，有无皮肤瘙痒等。

2. 身体评估

肾功能状态和营养状况，有无其他合并疾病的体征。

3. 辅助检查

血 HLA 配型、血淋巴毒试验、血群体反应性抗体（PRA）、髂血管 B 超、血生化。

4. 社会心理评估

了解患者对疾病的认识程度及依从性，有无焦虑、恐惧和悲伤等情绪变化。

【护理措施】

（一）**术前护理**

（1）观察生命体征。

（2）摄入高热量，高维生素，低钠、适量蛋白饮食。

（3）测量身高和体重。

（4）预防呼吸道感染。

（二）**术后护理**

（1）观察生命体征变化。

（2）准确记录每小时出入量，根据尿量调整输液量，量出为入。

（3）引流管护理　术后留置肾周引流管、尿管各 1 根，保持引流通畅、勿打折、勿脱出。观察引流液的颜色、量、性质，准确记录引流量。肾周引流量如大于 100ml/h 或引流液颜色鲜红、有血块引出时，及时通知医生。

（4）观察伤口敷料有无渗出。

（5）做好保护性隔离，房间通风、空气消毒、控制探视、严格无菌操作，做好口腔护理和皮肤护理等。

（6）患者 3 日未排便遵医嘱给予缓泻剂或灌肠保持大便通畅。

（7）观察有无排斥反应发生　如患者体温、血压变化、尿量、肾功能、肾区有无肿胀等，有异常及时通知医生。

（8）观察患者电解质、尿常规、血常规变化，保持水及电解质平衡。

（9）按时准确服用免疫抑制剂，观察药物作用及副作用。

（10）观察血糖变化，遵医嘱及时处理。

【健康指导】

1. 饮食护理

肠道功能恢复排气后指导患者进食半流食、普食或其他治疗性饮食如糖尿病餐等。

2. 活动

（1）术后 6 小时内患者床上活动双下肢。

（2）6 小时后协助或指导患者床上翻身。

（3）术后 1 ~2 日指导患者床上坐起或床旁活动，第一次下床活动需专人陪护，防止跌倒。

3. 出院指导

（1）自我监测体温，血压、体重变化，预防感染、及时发现排斥反应等并发症。

（2）饮食起居要有规律，避免过度疲劳，保证充足的睡眠和休息；禁止吸烟和酗酒适当参加一些健身运动和社会活动，保持良好的心理状态；不要参加剧烈活动如跳跃、举重，可参加一些小运动量的锻炼如散步、游泳等。

（3）按照医嘱服用免疫抑制药物、不得擅自减药或停药。

(4) 注意预防呼吸道感染，避免人多拥挤的环境。保持个人卫生、注意饮食卫生。

(5) 饮食以低糖、低脂肪、高维生素和适量的优质蛋白（动物蛋白）为原则，避免高糖、高脂饮食及一次摄入大量蛋白质，减少发生糖尿病及心脏病的危险性。

(6) 移植肾常规放在髂窝，比较表浅，因此要避免移植肾受挤压或撞击。

(7) 每日记录24小时出入量。保持每日尿量2000～2500ml较好，饮水量比尿量增加1000ml，气温高时饮水需适量增多，保证移植肾的血液灌注。

(8) 血压　在服用降压药的情况下，收缩压 < 140mmHg，舒张压 < 90mmHg。

(9) 终身门诊随访。

五、输尿管结石围手术期护理

【护理评估】

1. 病史

有无结石病史、有无小结石排出；疼痛性质和部位，有无血尿、排尿困难、膀胱刺激症状和尿路感染症状。

2. 身体评估

肾区有无叩击痛，腹部输尿管走行区有无压痛。

3. 辅助检查

B超、腹部泌尿系X线、CT、IVU。

4. 社会心理评估

了解患者对疾病的认识程度及依从性。

【护理措施】

（一）**术前护理**

(1) 疼痛发作时遵医嘱应用解痉止痛药。

(2) 观察有无结石排出。

(3) 每日饮水3000ml以上，稀释尿液，利于小结石排出。

（二）**术后护理**

(1) 留置尿管期间保持尿管通畅、勿打折，观察尿色、量、性质及有无小结石排出，尿色鲜红并有血块排出时及时通知医生。

(2) 腹腔镜输尿管切开取石术　保持引流管通畅，勿打折和脱出。观察引流液量及色；排气后恢复饮食；术后第一日可下床活动。观察患者伤口敷料有无渗血。

【健康指导】

(1) 有输尿管支架者，留置期间注意勿憋尿，腰部勿用力前弯后仰，突然扭腰，提重物等防止支架管移位。

(2) 多饮水，每日液体摄入量在3000ml以上，保持每日尿量2000ml以上，观察尿液颜色。

(3) 均衡日常生活饮食，适当的运动。结石标本进行结石成分分析，根据分析结果指导患者饮食。

(4) 根据排石情况遵医嘱口服排石药物。

(5) 门诊定期复查。

六、尿道下裂围手术期护理

【护理评估】

1. 病史

有无排尿形态异常。

2. 身体评估

评估外生殖器有无畸形，尿道开口的位置。

3. 辅助检查

尿道造影。

4. 社会心理评估

了解患者家属对疾病的认识程度及依从性，有无焦虑、抑郁和性格改变。

【护理措施】

（一）**术前护理**

给予患者和家属讲解手术成功的病例，解除患者和家属顾虑，减轻悲观情绪。

（二）**术后护理**

（1）观察阴茎有无肿胀和发绀，防止伤口敷料包扎过紧引起皮肤坏死。

（2）第二日开始自会阴部向尿道轻轻挤压，排出尿道内分泌物。

（3）保持尿管通畅，勿打折受压和脱出。

（4）12 岁以上儿童口服乙烯雌酚，防止阴茎勃起导致继发出血和疼痛。

【健康指导】

（1）防止便秘，多饮水，多食粗纤维食物。

（2）术后 1～2 个月内限制剧烈运动。

七、良性前列腺增生围手术期护理

【护理评估】

1. 病史

评估排尿次数、尤其是夜尿次数，是否有排尿不尽感和尿急症状；有无排尿困难、有无尿潴留发生；是否留置尿管或膀胱造瘘管，留置时间。

2. 身体评估

叩击耻骨上膀胱区有无尿潴留；了解前列腺大小、质地、表面是否光滑；是否有疝、痔、脱肛等现象。

3. 辅助检查

尿流率检查、B 超、尿动力学检查。

4. 实验室检查

血清前列腺特异抗原测定。

5. 社会心理评估

了解患者对疾病的认识程度及依从性。

【护理措施】

（一）**术前护理**

（1）急性尿潴留患者给予留置尿管。

（2）保留尿管或膀胱造瘘的患者，要保持尿管通畅，防止打折、扭曲和脱出，预防泌尿系感染。

（3）夜尿增多、高龄、高血压、行动不便者夜间床旁备便器，保障患者安全防跌倒。

（二）**术后护理**

（1）术后应用生理盐水持续冲洗膀胱，观察冲洗液颜色及量，根据引流液颜色调整冲洗速度，保持冲洗液的入量和出量平衡。

（2）遵医嘱口服药物缓解膀胱痉挛。

（3）尿管拔除后观察患者排尿情况，有尿失禁者及时给予更换衣裤，做好解释工作，减轻患者的思想顾虑。

（4）观察患者血压有无升高、有无烦躁不安、头痛、恶心呕吐等前列腺电切综合征的表现。

【健康指导】

（1）术后 6 小时后可进普食。

（2）膀胱冲洗期间床上活动，膀胱冲洗后可下地活动。

（3）饮食荤素搭配，多吃蔬菜和水果，保持大便通畅，避免便秘，预防继发性出血。少吃辛辣刺激的食物。戒烟戒酒。

（4）3 个月内避免久坐和骑车，避免提重物。

（5）每日饮水 2000ml 以上，观察尿液颜色，不憋尿。如果尿色深红或不能排尿，立即到医院就诊。

（6）术后如有明显排尿困难、尿线变细，应及时复诊。

八、皮质醇增多症围手术期护理

【护理评估】

1. 病史

有无高血压、糖尿病病史。

2. 身体评估

有无满月脸、水牛背、罗汉腹等向心性肥胖症状；有无皮肤色素沉着、紫纹，女性有无胡须、多毛现象；有无肌萎缩。

3. 实验室检查

24 小时尿游离皮质醇、大剂量地塞米松抑制试验、血生化、血浆 ACTH 测定。

4. 辅助检查

B 超、CT、MRI。

5. 社会心理评估

了解患者对疾病的认识程度及依从性，有无失眠、记忆力减退、忧郁、躁狂等症状。

【术前护理】

（1）避免剧烈运动，防止碰撞和跌倒。

（2）定时测量血压，观察血压变化。

（3）记录出入量，限制食盐摄入量。

（4）遵医嘱深部肌内注射醋酸可的松。

（5）给予低热量、低糖、高蛋白、低钾的饮食。

（6）控制血糖。

【术后护理】

（1）观察有无肾上腺危象的发生，如心率快、血压低、头痛、呕吐、无力等症状出现时及时医生。

（2）加强营养，维持水及电解质平衡；记录尿量。

（3）预防感染。

【健康指导】

（1）皮质醇症患者手术后往往存在不同程度的皮质醇不足，需要长期口服激素并逐渐减量。

（2）患者随身携带激素，如出现突发头晕、心悸、乏力、恶心等明显不适，与体内激素不足有关，立即与医师联系，调整用药剂量。

（3）定期复查。

九、原发性醛固酮增多症围手术期护理

【护理评估】

1. 病史

有无肾上腺占位或增生、家族史；有无高血压、低钾血症及低钙、低镁血症。

2. 身体评估

有无高血压、低钾、低钙、低镁血症等引起的体征。

3. 实验室检查

血浆醛固酮/肾素浓度比值、血浆 18－羟皮质醇测定、血电解质、24 小时尿钾。

4. 辅助检查

体位试验、B 超、CT、MRI。

5. 社会心理评估

了解患者对疾病的认识程度及依从性。

【护理措施】

（一）**术前护理**

（1）遵医嘱口服或静脉补钾，服用螺内酯等药物，钠盐摄入控制在每日 5g 以下，观察血钾浓度。

（2）定时测血压，注意观察血压变化。

（3）记录日夜尿量。

（4）注意安全，防止跌倒。

（二）**术后护理**

（1）严密观察血压变化。

（2）观察血钾浓度，维持水及电解质平衡。

（3）术后最初几周多摄入钠盐，避免高钾血症。

【健康指导】

（1）观察血压、血钾变化。术后4～6周复查血压、血钾，如血压再次逐渐升高或仍有低血钾，及时就诊。

（2）手术后半年复查B超或CT等。

十、嗜铬细胞瘤围手术期护理

【护理评估】

1. 病史

有无肾上腺占位；有无阵发性或持续性高血压；有无血糖升高、消瘦。

2. 身体评估

血压、心率、呼吸、面色、四肢皮肤温度及湿度、视力等。

3. 实验室检查

测定血中去甲肾上腺素、肾上腺素、多巴胺；检测24小时尿液中儿茶酚胺含量。

4. 辅助检查

B超或CT。

5. 社会心理评估

有无悲观、恐惧情绪。

【护理措施】

（一）**术前护理**

（1）观察血压变化，定时测量血压及脉搏。

（2）术前遵医嘱给予舒张血管、降低血压、扩充血容量等药物治疗。

（3）多食高糖、高蛋白、高纤维素饮食。

（二）**术后护理**

（1）密切观察血压变化，注意有无心电图改变。

（2）维持水及电解质平衡。

（3）观察有无肾上腺危象的发生，如心率快、血压低、头痛、呕吐、无力等症状出现时及时通知医生。

（4）注意观察有无心血管并发症发生。

【健康指导】

（1）约有50%嗜铬细胞瘤患者手术后仍有一定程度的高血压，与术前长期高血压导致的周身血管壁硬化或合并有原发性高血压有关，遵医嘱调整口服降压药物治疗。

（2）加强营养，避免暴饮暴食，减少肾脏负担。

（3）适当进行户外活动及轻度体育锻炼，以增强体质，预防感冒，避免过度劳累及受凉。

（4）手术后半年复查B超或CT等。

第七节　骨科疾病护理常规

一、一般护理

（一）术前护理

（1）手术前全面评估患者的心理状况，加强与患者及家属沟通，鼓励其表达焦虑、感受或疑问，及时给予疏导和支持，保证手术顺利进行。

（2）全面评估患者的营养状态和手术耐受性。

（3）完善术前各项检查，若患者伴有糖尿病、冠心病、高血压或存在感染灶等疾病时，需先进行治疗，平稳后再行手术治疗。

（4）做好手术范围皮肤准备。生活能自理者自行洗浴；不能自理者，应进行床上擦浴。

（5）硬膜外麻醉或全麻患者，非肠道手术术前 1 日晚遵医嘱清洁肠道。若骶尾部肿瘤患者术前清洁灌肠。

（6）配血并遵医嘱做药物敏感试验。

（7）手术前 1 日遵医嘱禁食、禁水。

（8）知情同意和文件记录　护士在为患者行留置胃管和尿管等有创技术操作前，以及输入血制品和贵重药品前，应先检查患者及家属有无签署相关知情同意书。

（9）术日晨测量生命体征，若有病情变化，及时报告医生，决定是否延期手术。

（10）患者接入手术室后准备麻醉床、监护仪、输液架，根据需要准备吸氧设备、负压吸引装置、气垫床等。

（11）讲解手术方法、治疗效果、疾病预后，以取得患者配合。

（12）讲解术后疼痛的解决方法及术后伤口引流管的注意事项。

（13）根据病情制定功能锻炼的计划，于手术前指导并教会患者。

（二）术后护理

（1）执行麻醉后护理常规。

（2）平稳抬上床，保护手术肢体。

（3）遵医嘱给予生命体征监测，观察患者生命体征变化。

（4）卧硬板床。四肢手术，平卧位，抬高患肢。脊柱手术，平卧位，保持脊柱平直，按时给予轴向翻身。

（5）伤口及引流观察

①观察伤口有无出血、渗血、渗液、敷料脱落及感染的征象。

②保持引流管通畅，防止引流管阻塞、扭曲、折叠和脱落等。

③严密观察和记录引流液的性状和量，有异常及时通知医生。

（6）观察患肢感觉、运动及血液循环情况。

（7）术后伤口疼痛，应遵医嘱给予止痛剂。

（8）根据患者的手术情况给予不同的功能锻炼。

（9）预防并发症的发生

①预防压疮　入院时进行压疮危险因素评估，高危患者至少 2 小时翻身 1 次；应用防褥疮气垫；保持床单平整干燥；臀下可垫软垫等。

②预防坠积性肺炎　呼吸功能训练、翻身、拍背、咳痰、雾化吸入等。

③预防下肢深静脉血栓　踝关节屈伸训练、肌肉收缩训练，血液循环促进仪的应用等。

【健康指导】

(1) 局麻术后即可进食，蛛网膜下隙、硬脊膜外腔麻醉及全麻术后 4～6 小时根据病情给予适当饮食。

(2) 指导及早功能锻炼，恢复肢体功能，预防并发症。

(3) 鼓励患者早期床上活动（患肢关节制动），可使用牵引床上拉手，抬高躯体，避免压疮。

(4) 如需要卧床患者，应鼓励其床上自主活动或协助其床上翻身、拍背及活动肢体，必要时进行深呼吸、咳嗽、排痰练习。增加肺活量，促进循环，防止肺部感染及下肢深静脉血栓的发生。

(5) 术后遵医嘱协助患者下床活动，活动要循序渐进，根据患者具体情况制定相应的活动计划。

(6) 定期复查。

二、石膏固定术

【护理评估】

1. 病史

既往健康状况，有无骨质疏松、糖尿病、高血压、心脏病等合并症。

2. 身体评估

关节活动及功能状态、石膏固定效果、有无石膏固定后并发症的发生，即肌肉萎缩、血液循环障碍、压疮的发生等。

3. 社会心理状况

患者及家属对石膏固定的了解程度、应对能力，家庭支持能力。

【护理措施】

（一）**石膏包扎前护理**

(1) 一般将肢体放在功能位。

(2) 保证肢体皮肤清洁，但不需备皮。若有伤口，则用消毒纱布、棉垫覆盖，避免用绷带环绕包扎或粘贴橡皮胶。

(3) 骨突部加衬垫（常用棉织套、纸棉、毡、棉垫等物），保护骨突部的软组织，保护畸形纠正后固定的着力点，预防四肢肢体端发生血循环障碍。

（二）**石膏包扎后护理**

1. 预防石膏折断

石膏未干，不要搬动，不要按压。石膏须干硬后才能搬动患者，同时搬动时只能用手掌托起石膏而不能用手指，以免形成压迫点。石膏完全干固后，应按其凹凸的形状垫好枕头。

2. 抬高患肢

石膏固定后应让患肢高于心脏水平，这有利于静脉血及淋巴液的回流，减轻肢体肿胀。

3. 观察肢端血液循环及神经功能

认真听取患者主诉，若有固定肢端疼痛、跳痛、麻木感，需检查肢端温度，有无发绀、肿胀、血液循环障碍，必要时做减压处理或拆除石膏。石膏内有局限性疼痛时应及时开窗观察，并经常检查石膏边缘及骨突处防止压疮。

4. 观察出血与血浆渗出情况

切口或创面出血时，血渍可渗透到石膏表面上，可沿血迹的边缘用红笔划图将出血范围定时做标志观察，伤口出血较多时可能从石膏边缘流出，因此要认真查看血液可能流到外面，棉褥是否污染。

5. 预防石膏压迫压疮及“开窗水肿”

要警惕不在伤口或患处的压痛点，可能是石膏包扎太紧对局部压迫，不能随意用止痛剂，以免引起石膏压迫压疮，必要时做石膏开窗减压。

6. 保持石膏清洁

防止被水、尿、粪便浸渍和污染。

7. 注意功能锻炼

没有被石膏完全固定的关节需加强活动。即使是包裹在石膏里的肢体也要练习肌肉收缩运动。

【健康指导】

（1）在石膏固定前，应向患者说明上石膏的过程及可能出现的情况，以消除患者的疑虑，并取得配合。

（2）指导功能锻炼。应因病、因人而异，循序渐进。

（3）在病情允许情况下，鼓励患者下床活动。

（4）石膏固定期间，应鼓励患者进行固定范围内的肌肉收缩、舒张活动及固定范围以外的关节伸屈活动。

（5）拆除石膏后鼓励患者尽快恢复患肢各关节正常活动。

三、牵引术

【护理评估】

1. 病史

既往健康状况，有无骨质疏松、糖尿病、高血压、心脏病等合并症。

2. 身体评估

生命体征、关节活动及功能状态、牵引是否有效、有无牵引并发症的发生，如呼吸道感染、肌肉萎缩、关节僵硬、足下垂、肢体循环障碍等。

3. 社会心理状况

患者及家属对牵引治疗的了解程度、应对能力、家庭支持能力。

【护理措施】

（1）对牵引患者，应严格进行交接班，注意倾听患者主诉，每班观察患肢的血液循环、肢端皮肤颜色、温度、动脉搏动及指（趾）端活动情况。

（2）经常检查牵引带是否松散或脱落；防止牵引锤接触地面、牵引绳断裂或滑落，保持患肢处于正常的牵引体位；牵引重量适度。

（3）针孔处应用无菌纱条包绕，保持皮肤及床铺的清洁，不要触碰或移动牵引针。每日在牵引针孔处滴75%酒精2～3次。

（4）长期卧床患者预防便秘、坠积性肺炎、压疮、深静脉血栓等并发症的发生。每日检查皮肤完整性，尤其是下肢牵引。经常按摩受压部位，抬高臀部，鼓励患者深呼吸及用力咳嗽、咳痰。多饮水，多吃水果和粗纤维食物，并指导按摩腹部，增加肠蠕动，必要时可遵医嘱给予缓泻剂。

（5）牵引重量根据病情调整，不可随意加减或移去。重量过小，不利于骨折复位或畸形矫正；重量过大，可导致过度牵引，造成骨折不愈合。当牵引患者叙述患处疼痛时，应认真分析原因，不可简单地减轻重量。

（6）说明功能锻炼的重要性。辅导患者进行肌肉等长收缩运动及关节运动。牵引后早期进行功能锻可促进血液循环，减少肌肉萎缩、关节僵硬和下肢深静脉血栓的发生。

【健康指导】

（1）向患者说明功能锻炼的重要性，取得合作。

（2）早期主要进行肌肉的等长收缩，2周后开始练习关节活动，增大活动强度，但要以活动后患者不感到疼痛、疲劳为度。逐步增加活动范围。

（3）肌肉瘫痪的肢体应做关节的被动活动，以防止肌肉萎缩和关节僵硬。

（4）病情许可时应练习全身性活动，如扩胸、深呼吸、用力咳嗽、抬起上身等，以改善呼吸功能。

四、膝关节骨性关节炎围手术期护理

【护理评估】

1. 病史

既往健康状况，有无骨质疏松、糖尿病、高血压、心脏病等合并症。

2. 身体评估

膝关节活动受限程度、步态障碍程度、疼痛程度等。

3. 辅助检查

X线、CT、MRI等。

4. 社会心理状况

患者和家属对手术、术后康复过程和可能出现的并发症等了解程度，有无焦虑和恐惧心理，社会支持系统等情况。

【护理措施】

（一）术前护理

（1）正确使用拐杖或助行器　拐在身体两侧，与肩同宽，每次迈半步，脚后跟先着地，腿尽量伸直。

（2）对于行走困难的患者给予必要的生活护理。

（3）术前教会患者功能锻炼的方法，包括踝关节屈伸练习、股四头肌练习、膝关节活动度练习、负重及行走练习。

（4）患肢膝关节上、下 20cm 处备皮。

（5）术前晚为手术肢体做标记。

（二）术后护理

（1）回病房后取平卧位，踝关节下垫枕，使膝关节伸直。麻醉恢复后即可半坐卧位。

（2）抬高患肢，利于静脉血液和淋巴液的回流，减轻肿胀。保持患肢外展中立位，脚尖朝上，以免压迫腓总神经，引起下肢麻木。

（3）指导患者活动足趾，观察是否有神经损伤。

（4）评估患者术后疼痛情况，给予恰当止痛治疗，确保手术当日平稳度过。客观了解患者疼痛情况，给予相应止痛治疗并制定个性化的康复计划。

（5）伤口及引流观察

①膝关节置换术出血多，术后应密切观察伤口引流及敷料情况，保持引流管通畅，伤口敷料干燥，如伤口渗血、引流量异常应及时通知医生处理。

②术后使用自体血回输装置时应仔细检查引流装置是否通畅，引流液在规定时间内及时回输。

③一般术后 48 ~72 小时拔除引流管。

④尤其拔除引流管后，加之早期的康复锻炼，伤口会有不同程度的渗血。应密切观察伤口敷料的渗血情况，及时更换敷料以保持伤口清洁干燥，减少感染的发生。

（6）观察患肢感觉、血运、运动、肿胀情况

①患肢感觉　触觉、温度觉等。

②患肢血运　双侧对比性观察，皮肤颜色、温度、足背动脉搏动情况。

③患肢运动　观察足趾活动及踝关节活动等。

④患肢肿胀　对比性观察，视诊、触诊有无肿胀，动态观察肿胀变化。

（7）功能锻炼

①麻醉作用消失后床上进行踝关节屈伸及股四头肌等长收缩练习，预防下肢深静脉血栓及肌肉萎缩。

②术后第一日开始进行膝关节主动及被动屈曲训练。术后第三日要求尽量主动屈曲达到 90°。每次训练后冰敷 20 分钟。

③拔除引流管后即可下肢垂于床下端坐。

④病情允许情况下尽早下床活动，具体下床、行走时间需遵医嘱。

（8）预防下肢深静脉血栓及肺栓塞的发生。下肢深静脉血栓是膝关节置换术后最常见并发症。

①抬高患肢，减少局部压迫。

②麻醉恢复后床上进行踝关节屈伸练习。

③尽早下床活动。

④遵医嘱使用抗凝药物。观察伤口出血情况、睑结膜的颜色、皮肤有无出血点、甲床颜色等。询问患者是否有牙龈出血情况。并观察患者是否有乏力、嗜睡、食欲下

降等表现。

【健康指导】

（1）术前向患者讲解关节置换术后注意事项及康复锻炼的重要性，对康复锻炼所带来的疼痛的必然性给予理性对待，有所准备。

（2）指导患者锻炼股四头肌的方法及使用拐杖或助行器。

（3）康复锻炼应每日坚持，要求每次角度要有所改善，避免反复屈伸，多次练习，每次锻炼后可给予冰敷 15 ~20 分钟。

（4）关节肿胀会伴随康复锻炼的整个过程，直至角度及肌力基本恢复正常肿胀才会消退。如肿胀突然增加应调整计划，减少活动量。

（5）控制体重。

（6）关节局部不适及时就诊。

五、股骨颈骨折围手术期护理

【护理评估】

1. 病史

评估患者受伤过程和急救措施，是否有骨质疏松病史，是否有心、肝、肺和肾等重要器官的严重疾病史等。

2. 身体评估

患肢的感觉、活动、温度，皮肤的完整性及患肢的短缩畸形，骨折处疼痛程度。

3. 辅助检查

X 线。

4. 社会心理状况

患者多为老年人，骨折后可能担心生活上无人照顾，需长期卧床者可由于生活形态改变而产生烦躁情绪。评估患者是否有充足的社会支持系统和经济能力，以及对功能锻炼方法、相关注意事项的需求和掌握程度。

【护理措施】

（一）**术前护理**

（1）患肢抬高，给予皮牵引。行皮牵引的患者，护理同“牵引的护理”。

（2）整体搬运患者，必要时牵引下搬运预防移位。翻身时也要预防移位，可向患侧翻身，向健侧翻身时应防止骨折移位，两腿间可夹 1 个枕头。

（3）预防并发症的发生　压疮、坠积性肺炎、下肢深静脉血栓等。

（4）做好术前备皮。

（5）术前晚为手术肢体做标记。

（二）**术后护理**

（1）抬高患肢，保持患肢外展中立位。无论平卧还是侧卧均两腿间夹枕头，也可用皮牵引保持其位置或穿“丁字鞋”。

（2）搬动患者时需将髋关节及患肢整个托起，并指导患者利用牵引架的拉手抬起臀部，活动或按摩下肢肌肉。

（3）密切观察伤口引流及敷料情况，保持引流管通畅，伤口敷料干燥，如伤口渗血、引流量异常应及时通知医生处理。

（4）观察患肢感觉、血运、运动、肿胀情况

①患肢感觉　触觉、温度觉等。

②患肢血运　双侧对比性观察，皮肤颜色、温度、足背动脉搏动情况。

③患肢运动　观察足趾活动及踝关节活动等。

④患肢肿胀　对比性观察，视诊、触诊有无肿胀，动态观察肿胀变化。

（5）患者伤口疼痛，遵医嘱给予止痛剂。

（6）预防下肢深静脉血栓

①抬高患肢，减少局部压迫。

②麻醉恢复后床上进行踝关节屈伸练习。

③尽早下床活动。

④遵医嘱使用抗凝药物。观察伤口出血情况、睑结膜的颜色、皮肤有无出血点、甲床颜色等。询问患者是否有牙龈出血情况。并观察患者是否有乏力、嗜睡、食欲下降等表现。

（7）功能锻炼

①麻醉恢复后开始踝关节伸屈及股四头肌收缩训练。

②麻醉恢复后即可摇床坐起15°~30°。

③仰卧位患肢在床上进行水平运动。

④拔除引流管后即可下床活动，必须拄拐，患肢不能负重。

【健康指导】

（1）活动及功能训练　劳逸结合，根据自身情况，循序渐进。

（2）指导患者股四头肌及臀肌的收缩，以及足踇屈、背伸等活动。

（3）教会患者使用牵引床上拉手，活动躯体及上肢。

（4）患肢保持外展中立位，脚尖朝上，防止患肢外旋和内收。

（5）指导患者不要将两腿在膝部交叉放置、坐小矮凳、用蹲位、爬陡坡等。

（6）根据假体的类型、患者身体状况、肢体的康复情况来决定弃拐的时间。一般弃拐时间为术后6~8周。

（7）遵医嘱进行负重练习，预防骨质疏松。

六、脊柱畸形围手术期护理

脊柱畸形包括脊柱侧弯、脊柱前凸、脊柱侧凸。

【护理评估】

1. 病史

详细询问患者的全身情况、明确畸形的类型、了解脊柱的平衡状态、起病年龄、进展速度、了解患者有无内脏压迫症状。

2. 身体评估

患者的营养状况、肺功能情况、畸形的程度，有无压迫脊髓，是否伴有神经功能减退。

3. 辅助检查

X线、CT、MRI及心肺功能检查。

4. 社会心理状况

患者由于身体畸形，产生自卑心理，缺乏自信心，迫切需要治疗，但对手术存在恐惧心理，对于手术后效果的不确定性，造成巨大的心理压力，对术后外观畸形改善的期望值很高。基于上述问题全面评估患者和家属的心理承受能力和所需护理。

【护理措施】

（一）**术前护理**

（1）脊柱侧弯患者年龄小，自卑心理严重，护理人员给予相应的心理护理。

（2）向患者讲解增加营养的必要性和重要性，术前鼓励患者进食，荤素搭配。必要时遵医嘱输血。

（3）入院后开始练习在床上排便。

（4）进行呼吸功能训练　如吹气球、深呼吸训练、有效咳嗽。

（5）悬垂牵引时应有护理人员守护。

（6）防止外伤，限制患者的活动范围，并有专人陪护。

（二）**术后护理**

（1）术后返回病房，应严密观察患者意识状态，给予心电图、血压、心率、心律、血氧饱和度监测。

（2）鼓励患者深呼吸、咳嗽排痰，保持呼吸道通畅，持续吸氧6～24小时，血氧饱和度维持在95%以上。

（3）麻醉清醒后，观察双下肢的足背动脉的搏动、皮肤颜色温度、运动、感觉及排便的功能情况，可牵拉导尿管，询问患者的感觉，并与术前作比较。

（4）手术后伤口内放置伤口负压引流管。引流期间观察引流管是否通畅、引流量的变化及伤口敷料有无渗血。观察全身情况和生命体征变化。

（5）胸腔闭式引流的观察及护理

①保持管道通畅，防止扭曲、打折。

②引流瓶置于床旁低于水平位置。

③在倾倒引流液时，将引流管夹闭，严格无菌技术操作，防止逆行感染、气胸。

④观察引流瓶水柱随呼吸波动的情况，如果没有波动，可挤压引流管鼓励患者深呼吸、咳嗽，利于胸腔积液的排出，预防肺不张。如引流管不畅，及时通知医生处理。

⑤术后前3天患者侧卧位时，尽量采取引流管在下方的体位。

（6）按时给予轴向翻身，防止脱钩等并发症的发生。脊柱侧弯患者容易在侧弯部位发生褥疮，做好皮肤护理。

（7）侧弯手术伤口长，剥离深，术后伤口疼痛较严重，遵医嘱给予止痛剂。

（8）根据患者病情、体质、手术方式及内固定的坚固程度制定锻炼计划。活动范围及活动强度应循序渐进，早期禁忌脊柱弯曲、扭转及提取重物等活动或劳动。

（9）向患者讲解支具的功能，协助患者选择合适的支具，并教会患者穿脱。

【健康指导】

（1）让患者了解手术的作用和术后会发生的问题，做好思想准备，使其能在手术前后很好地配合治疗和护理。

（2）介绍预防或减缓疾病发生的方法，指导家属督促患者重塑自我形象，纠正由于长期畸形而导致的不正确姿势。

（3）出院患者穿戴石膏背心或支具至少半年，在此期间应避免剧烈体育运动，负重和脊柱过度弯曲、旋转等动作，防止发生脱钩、断棒等并发症。

（4）出院后半年复查。有异常情况，及时就诊。

七、脊柱骨折围手术期护理

【护理评估】

1. 病史

可有外伤史，询问受伤时间，了解患者是否有骨质疏松症、脊柱结核或脊柱肿瘤，有无心、肝、肺、肾等重要脏器疾病史等。

2. 身体评估

脊柱受伤部位及稳定性，脊髓受压情况，有无神经损伤及合并伤，四肢感觉、运动情况等。

3. 辅助检查

X 线、CT 和 MRI 等检查有助于确定损伤部位、类型和移位情况。

4. 社会心理状况

能否接受突如其来的病变，是否因担心遗留后遗症而产生焦虑情绪，能否配合治疗和康复训练。

【护理措施】

（一）**术前护理**

（1）给予良好的肢体位置，防止肌肉萎缩、关节畸形。

（2）加强对患者的心理疏导。给予心理支持，建立良好的护患关系，尤其对那些合并完全或不完全截瘫的患者，更要鼓起他们战胜疾病的信心和勇气。

（3）做好生活护理，给予耐心细致地照顾。

（4）对合并截瘫的患者，应定时轴向翻身，防止压疮。

（5）根据脊柱损伤部位给予皮肤准备。

（6）所有颈椎损伤患者，密切观察患者呼吸及血氧饱和度变化，保持呼吸道畅，必要时给予吸氧；患者常产生高热和低温。可行物理降温和升温法，维持正常体温。

（7）协助患者选择合适的颈托、腰围等支具，并教会患者正确佩戴方法。

（二）**术后护理**

（1）脊柱侧弯的护理。

（2）防止并发症

①定时轴向翻身，防止压疮。

②协助患者做颈部活动，双上肢扩胸，以及关节肌肉活动。进行深呼吸练习。防止肺部感染及肺不张。

③保留尿管者要保持会阴部清洁以及尿管通畅，防止泌尿系感染。

④多食粗纤维食物、多饮水、多吃水果，必要时用缓泻剂。大便失禁的患者，及时擦洗干净。

⑤对瘫痪肢体做关节的被动活动和肌肉按摩，静止时关节置于功能位。对未瘫痪

肢体，做肌肉的主动锻炼，防止肌肉萎缩。防止废用综合征。

⑥适时进行轮椅、腋拐的训练。

【健康指导】

（1）鼓励患者做力所能及的活动，可使用牵引床上拉手活动上肢。

（2）指导并帮助患者在床上进行功能锻炼，由被动到主动，鼓励并帮助患者尽早下床活动。

（3）病情稳定后进行康复治疗。

（4）鼓励患者树立战胜疾病、战胜自我的信心。

八、腰椎间盘突出围手术期护理

【护理评估】

1. 病史

了解患者年龄和工作性质，家族史，发病前是否有急性腰部扭伤、慢性损伤及腰部手术史，出现腰腿疼痛或感觉障碍时间等。

2. 身体评估

有无肢体麻木、疼痛、大小便功能障碍及强迫体位等。

3. 辅助检查

单纯X线检查不能直接作出诊断，CT和MRI对本病有较大的诊断价值。

4. 社会心理状况

评估患者及家属对手术、术后康复过程和可能出现的并发症等了解程度，有无焦虑和恐惧心理，社会支持系统和对本病预防保健知识掌握程度等。

【护理措施】

（一）**术前护理**

（1）了解患者腰痛及肢体疼痛的情况。

（2）掌握患者疼痛、感觉异常的部位，以便与术后作比较。

（3）向患者解释手术的方法、目的，消除焦虑和恐惧心理。

（4）练习俯卧位，坚持约3小时为宜。

（5）术前需选择大小合适的围腰或支具（围腰上至下肋弓，下至髂嵴下，后侧不宜过分前凸，前方不宜束扎过紧，以免引起腰部不适）。

（6）备皮范围　上至肩胛下缘，下至骶尾部，左右至两侧腋中线。

（二）**术后护理**

（1）搬运患者时注意轻抬轻放，动作一致，保持脊柱水平位，注意伤口及妥善放置引流管，将患者放在病床中央呈低枕平卧位。

（2）全麻术后脉搏、呼吸、血压、血氧饱和度监测，每小时1次至平稳。

（3）患者术后平卧4～6小时，以压迫止血。每2小时进行轴向翻身，更换1次体位，同时腰背部垫软枕，减少压疮发生率，并确保卧位舒适。

（4）麻醉完全清醒后即可指导患者进行踝关节主动屈伸练习、促进血液循环，预防血栓发生。同时严密观察双下肢感觉、运动、肌力及大小便情况，若症状加重或大小便功能出现障碍，应及时报告医生。

（5）术后禁食水4～6小时，肠功能恢复正常，肛门排气后再逐渐进食，以免引起腹胀。

（6）保持负压伤口引流管通畅，不扭曲、不打折，妥善固定，密切观察引流液的颜色、性质和量。一般术后48～72小时，引流量<50ml，即可拔除引流管。如引流量过多且液体呈淡血性液或清亮液，考虑为脑脊液漏可能，应立即通知医生，及时处理。

（7）术后第一日即可卧床进行双下肢、股四头肌等长收缩锻炼及直腿抬高练习。增加肌肉力量，防止神经根粘连。

（8）单纯腰椎间盘切除术后拔出引流管后即可下床活动，腰椎内固定术拔除引流管后拍腰椎X线片，遵医嘱下床活动。

（9）单纯腰椎间盘切除术后3～5日，腰椎内固定术后5～7日开始进行腰背肌的练习。特殊情况遵医嘱。

【健康指导】

（1）术后应平卧、侧卧交替。

（2）直腿抬高练习时严禁暴力动作，猛推猛拉，宜轻抬轻放，动作柔和，防止对神经根部刺激过强导致局部水肿，使症状加重。

（3）术后1个月内以卧床休息、床上练习为主，并尽量避免坐姿20分钟以上，下地活动必须佩戴弹力腰围或支具。术后2个月后可完全恢复除体育运动外各种日常生活动作，术后3个月可去除弹力腰围活动，半年后可逐渐尝试轻体力劳动，1年后逐渐尝试较强体力活动。特殊情况按医嘱。

（4）由于神经的恢复需要较长时间，下肢串麻、串痛等较轻症状可能需要数月至1年的时间才能恢复。

（5）由于术后要求较长期的卧床，其间下肢肌肉也会有相当程度的萎缩，力量及下肢稳定性从而下降，为保证患者术后尽快重返社会，应重视针对下肢的力量练习，防止由于下肢力量不足所致其他损伤出现。

（6）接受此项手术的老年患者，练习时应该时刻密切关注既往慢性病史，如果练习过程之中出现头晕、乏力、恶心、血压升高、心悸、冷汗等不适症状，则即刻中止练习，等身体状况稳定后再重新投入练习。

（7）出院后3～6个月复查。出现异常情况及时就诊。

九、颈椎病围手术期护理

【护理评估】

1. 病史

颈肩部急性、慢性损伤史，是否经常伏案工作，颈部不良姿势习惯等。

2. 身体评估

四肢感觉运动情况，肢体麻木、疼痛及活动受限的程度。

3. 辅助检查

颈椎X线检查对诊断有重要参考价值，必要时可辅助CT、MRI等。

4. 社会心理状况

患者及家属对手术、术后康复过程和可能出现的并发症等了解程度，有无焦虑和恐惧心理，社会支持系统情况。

【护理措施】

（一）**术前护理**

1. 手术适应性训练

（1）前路手术需要仰卧位练习。肩部垫枕，使颈部呈后伸位并制动，以坚持约2～3小时为宜。

（2）前路手术需气管推拉练习。一般在术前3～5日即开始练习气管牵拉，注意勿伤及皮肤。

（3）后路手术需俯卧位练习。以坚持3小时为宜，一般在术前1～2日即开始练习。

2. 颈围领的选择

围领上缘抵下颌，下缘达胸骨，保证颈部不能伸屈活动，检查围领是否合适（站立和平卧时）。

3. 皮肤准备

（1）颈椎前路手术　剃胡须，下至锁骨下缘，两侧至腋中线。

（2）颈椎后路手术　上至耳廓上缘平行线，下至肩胛下缘，两侧至腋中线。

（二）**术后护理**

（1）搬运患者时注意轻抬轻放，动作一致，保持头、颈、躯干水平位，注意伤口及妥善放置引流管，将患者放在病床中央呈平卧位。平卧时垫薄枕，侧卧时头部垫枕与肩高一致。患者在床上翻动时应保持头、颈、躯干一同运动，做轴向翻身。

（2）全麻术后脉搏、呼吸、血压、血氧饱和度监测，每小时1次至平稳。

（3）术后4小时患者就可以饮水，可进食流食或半流食，待咽部疼痛减轻后可改为普食。

（4）前路手术后，头颈两侧垫沙袋，使头部制动。后路开门手术后，垫枕时应避免颈部受压。

（5）保持伤口负压引流管通畅，不扭曲、不打折，妥善固定，密切观察引流液的颜色、性质和量。一般术后24～48小时，引流量 <50ml，即可拔除引流管。颈椎前路观察呼吸频率，有无憋气、紫绀，防止引流不畅颈深部血肿引起窒息。如引流量过多且液体呈淡血性液或清亮液，考虑为脑脊液漏可能，应立即通知医生，及时处理。

（6）术后要观察患者的四肢自主活动情况，双上肢上举困难提示C5神经根损害。颈椎前路术后需观察声音有无嘶哑、饮水有无呛咳。

（7）根据患者病情，鼓励患者术后2～7日下床活动。离床活动时应佩戴颈托，限制颈部活动，保持手术后颈部的绝对固定。注意患者起卧时要采取侧起侧卧，其防止暴力牵拉双臂以免引起脊髓再次损伤。下床后活动量以不疲劳为度，循序渐进。

（8）功能锻炼

①全麻清醒后即可进行抓卧、踝关节屈伸练习。

②术后第一日进行上肢力量、股四头肌练习。

③离床活动后逐渐进行静蹲、立位平衡练习。

④去除颈托后遵医嘱进行颈椎活动度练习。

【健康指导】

（1）解释神经功能的恢复需要时间，功能锻炼要循序渐进，不要急躁。

（2）指导患者自已做好运动保护，避免颈部剧烈运动。重视四肢力量练习，防止由于下肢力量不足所致其他损伤出现。

（3）卧床休息时鼓励平卧，允许侧卧。无论何种卧姿，都应该保证将头部垫起适当的高度。

（4）术后1个月内下地活动时要随时佩戴围领。术后4～6周内可逐渐恢复各种正常的生活动作，仍应随时佩戴围领。术后2个月后可完全恢复体育运动外的各种生活动作。如能保证力量练习的质量，手术半年后可逐渐尝试轻体力劳动，手术1年后可逐渐尝试较强的体力活动。

（5）接受此项手术的老年患者，练习时应该密切关注既往慢性病史，如果练习过程中出现头晕、乏力、恶心、血压升高、心悸及冷汗等症状不适，则即刻终止练习，待身体状况稳定后再重新投入练习

（6）按时复诊，如有异常及时就诊。

第八节 眼科疾病护理常规

眼科临床护理工作面对的是各种原因导致视力障碍并因此出现生活自理困难和精神负担的患者。眼科护理特点是由于眼球结构精密，病种划分细致，故治疗、用药、手术种类繁杂、途径多样等特点。

为了取得较满意的护理效果，要求护理人员不仅要保证专科治疗的有效性，恢复或保存患者视力，缓解患者身心痛苦，也要完成维持或提高患者生活质量，对患者进行健康教育预防各类并发症发生的任务。

一、一般护理

（一）术前护理

眼科手术多为复明手术，包括角膜、虹膜、晶状体、玻璃体、视网膜等部的多种手术，为保证手术的顺利进行，术前必须做好充分准备，术前护理则为重要环节。

1. 心理护理

重视患者的心理护理，患者希望手术改善视力，却又惧怕手术失败、意外等等。所以医护人员应根据病情及拟行手术向患者及家属介绍术前、术中、术后的注意事项及愈合的一般情况，以取得患者的信任和对手术的配合。对有顾虑和思想过于紧张的患者应耐心解释、开导，不可嘲笑患者、加重患者思想顾虑和负担而影响手术的顺利进行。决定手术日后应及时通知患者，以使患者及家属在心理和物质上都有良好的准备。

2. 术前注意事项

（1）手术成功与否，与患者全身情况有一定关系，护理人员应协助医师观察和掌握患者全身情况，并采取必要的治疗和护理措施。特别是高血压心脏病、糖尿病患者，精神紧张会使症状加重，均须给予药物控制。

（2）发现患者有发热、高血压（舒张压＞100mmHg、收缩压＞170mmHg）、腹泻、感冒、精神异常、月经来潮、颜面疥疮及全身感染等情况，均应暂时推延手术。

（3）小儿全麻患者应了解有无蛔虫症，以免引起术后腹痛或呕吐影响手术效果。

3. 术前准备

（1）完善各项术前检查。术前常规检查项目：血、尿常规，肝、肾功能，凝血功能 APTT＋PT，HBsAg，HIV，HCV，梅毒抗体，心电图，胸部 X 线。

（2）训练患者在仰卧、头部不动的情况下，按要求向各方向转动眼球以便配合手术操作和术后观察效果。

（3）为防止咳嗽、喷嚏振动眼部，要教会患者有咳嗽、喷嚏冲动时张口呼吸，用舌尖顶住上腭，以缓解冲动，避免手术意外和术后出血。

（4）嘱患者做好个人清洁卫生，洗头、洗澡，换好干净内衣、内裤。

（5）术前按内眼常规备皮，并给予消炎眼药水滴眼，并嘱患者保持眼部卫生，避免用手和不洁手帕擦眼，以防污染，延误手术进行。

（6）术前做好术中、术后用药的过敏试验。需输血的患者做好交叉配血的准备。

（7）情绪紧张者可在术前晚遵医嘱给予镇静安眠药，以保证充足睡眠，确保手术顺利进行。

（8）全麻患者需在术前禁食、水 6～8 小时。局麻患者术日晨可进少量易消化食物，不可过饱，以免术中发生呕吐。

（9）术日晨测体温、脉搏、血压，并记录于病例上，如有异常应及时通知医师处理。

（10）更换干净的住院服，摘掉假牙、取下手表、将贵重物品交予家属妥善保存，入手术室前排空二便。

（11）术日晨以温度适宜的生理盐水洗眼，遮盖眼垫，并遵医嘱于术前 1 小时给予术前止血针、散瞳或缩瞳及降压药。并将病历及术中用物带入手术室。

（12）患者到手术室后，按手术种类要求更换病床床单、被罩。

（13）枕套，准备术后护理用品，等待患者术后回病房。

（二）术后护理

（1）全麻患者按全麻术后护理常规

①患者由麻醉医生护送至病房，主管护士协助将患者移至病床上，并为其整理好床单位注意保暖，术后去枕平卧 3～4 小时，头偏向一侧。清醒后可取平卧，4 小时以后可头下垫枕。嘱患者及家属术后禁食、水 4～6 小时。

②待麻醉医生为患者测得血压后，主管护士为其测量体温、脉搏、呼吸，并记录在护理记录单上。

③呼唤患者姓名，观察患者清醒程度，并与麻醉医生交接班，询问该患者的麻醉恢复情况，有无特殊注意事项，是否需要吸氧等护理。

④交接患者带液情况，注意液体名称、剩余量、滴速及穿刺部位固定情况等。

⑤观察患者何时排尿，是否为自主排尿及尿量并记录在护理记录单上。

（2）术毕包扎术眼或双眼，以平车将患者推至床旁，避免震动。嘱患者头部保持不动，张口呼吸，腹部不可用力，同时托起患者头部和腰部，将患者轻轻移至床上。

（3）遵医嘱采取体位

①普通体位　青光眼手术、光学虹膜剪除术、板层角膜移植术等，通常卧床数小时后，即可自选体位。

②特殊体位　视网膜脱离手术后要严格执行特殊体位的要求。

（4）询问患者术后感觉，嘱患者安静休养，不得用力挤眼、咳嗽及大声说笑。

（5）术后呕吐是常见的术后反应，如因麻醉药反应或术中牵拉眼外肌而引起的呕吐，可遵医嘱肌内注射维生素 B_6 或口服其他止吐和镇静剂。

（6）如有疼痛可遵医嘱酌情给予镇静、止痛剂。但术眼剧痛并伴有头痛、恶心、呕吐及其他情况应及时报告医师。

（7）术后注意事项

①眼部术后感染通常发生于48小时内，如能及早发现，往往可通过紧急有效的处理而得到挽救。所以护理人员要按时巡视患者，注意观察眼部情况及全身情况。注意敷料有无松动，移位和渗血等。

②嘱患者不要弄湿、污染和自行拆开敷料，眼部有痒感或不适时不要用力闭眼或用手搔痒。

（8）术后饮食

①术后卧床应进易消化或半流饮食，不可食带有骨刺、坚硬或刺激性强的食物，以免影响术眼休息。

②术后嘱患者多吃水果和蔬菜，以保持大小便通畅。

③术后适当增加维生素及蛋白质对创口愈合会有所帮助，但正常人都具有创口自然愈合的功能，眼部手术创口一般较小，不必迷信某些贵重药物或营养品。除避免坚硬食物外，可自由选择。

④术后便秘增加腹压，对伤口不利，3日内无大便，应给缓泄剂。

⑤更改护理等级后，应嘱患者量力而行，逐步适应，不要剧烈运动，勿低头取物，避免碰撞。

（三）并发症的观察

（1）感染　观察眼部分泌物情况，观察体温变化。

（2）眼内出血　密切观察患者视功能，倾听患者主诉。

（3）眼压增高　注意观察患者视力有无改变，有无眼痛、眼胀、偏头痛、恶心、呕吐等眼内压增高的症状。

（四）出院宣教

（1）休养环境应安静舒适，保持温度、湿度适宜，注意通风，使室内空气新鲜。

（2）保持良好的心理状态，避免紧张激动的情绪，适当参加锻炼，增强自信心，愉快的心情有利于疾病的恢复。

（3）疾病恢复期应选择含丰富维生素、蛋白质的饮食以增强体质，促进疾病的恢复，如瘦肉、鸡蛋、鱼类、新鲜蔬菜和水果，还应注意粗细粮的搭配。

（4）出院后常规1周复诊，复诊时请携带门诊病历卡，挂号取门诊病历后到门诊复查，若病情发生变化，应及时来院就诊，以免延误病情。

（5）坚持按时点药，按时服药，预防感染。

(6) 适当休息，避免急、剧烈活动，避免高空作业，搬运重物，勿用力大便。

(7) 如出现视力下降和恶心呕吐，应及时到医院就诊。

二、眼外科围手术期护理

(一) 白内障手术

【术前护理】

1. 评估和观察要点

(1) 病情评估

①评估患者视力下降情况，包括视力下降的时间、程度、进展情况，有无单眼复视、屈光改变等症状。

②评估患者的生命体征、原发病治疗用药情况、既往病史及全身有无合并症等。

③了解患者饮食、二便及睡眠情况。

(2) 安全评估　评估患者有无视觉障碍、头晕等症状，评估患者年龄、精神状况及自理能力。

(3) 疾病认知　了解患者及家属对疾病和手术的认知程度，评估患者及家属的配合程度。

(4) 心理状况　了解患者和家属的心理状态。

2. 护理要点

(1) 术前检查

①常规检查　血、尿常规，肝、肾功能，APTT + PT，HBsAg，HIV，HCV，梅毒抗体，心电图，胸部 X 线。

②专科检查　影像学检查：眼科 B 超检查。眼专科检查：视力、眼压测量，角膜内皮检查，人工晶状体测量，验光。

③注意事项　向患者及家属讲解术前检查的目的、方法，积极协助其完成各项检查；告知患者静脉抽血前需要禁食水 6 小时以上；留取尿标本时，应取晨起、空腹、首次、中段尿液。

(2) 术前准备

①呼吸道　保暖，预防感冒，必要时遵医嘱应用抗生素控制感染。

②胃肠道　全麻手术需禁食、水 6 ~ 8 小时，防止全身麻醉所导致的吸入性肺炎、窒息等，局麻患者术日晨可进少量易消化食物，不可过饱，以免术中发生呕吐。

③术眼准备　术前 3 日点消炎滴眼液，术晨以温度适宜的生理盐水洗眼遮盖眼垫，遵医嘱点散瞳眼药，充分散大瞳孔。

④个人卫生　术前 1 日沐浴、剪指（趾）甲，保持全身清洁，男性患者剃净胡须。

⑤睡眠　创造良好环境，保证充足的睡眠，必要时，遵医嘱于术前晚给予口服镇静剂。

⑥术晨准备　嘱患者取下假牙、眼镜、角膜接触镜，将首饰及贵重物品交予家属妥善保存，入手术室前应排空二便。

⑦床单位准备　全麻患者需备全麻床、血压表、听诊器等。

⑧心理护理　合理运用沟通技巧，与患者进行有效沟通；向患者进行健康宣教，

讲解简要手术方法，告知患者白内障手术所需时间不长，但术中需要患者密切配合，这点非常重要，除不必要的紧张情绪。并向患者讲解术后可能出现的不适及需要的医疗处置；使患者有充分的心理准备，解除顾虑，消除紧张情绪，增强信心，促进患者术后的康复。

2. 宣教和指导要点

（1）病种宣教　就所患疾病对患者及家属进行宣教，包括疾病的原因、临床表现、治疗原则、预后、预防等。

（2）用药宣教　患者术前3日给予抗生素眼药水点眼，向患者讲解主要目的、方法及副作用，为手术做好准备。

（3）饮食指导　告知患者术后进温凉清淡易消化饮食，避免进食酸、辣、硬、刺激性饮食，以免因进食不善引起出血。

（4）体位指导　告知患者全麻术后回病房3～4小时内，采取去枕平卧位，头偏向一侧，目的是避免呕吐发生窒息及促进分泌物引流，局麻患者可采取自由体位，以不压迫术眼为宜。

3. 注意事项

（1）手术禁忌　注意患者有无上呼吸道感染症状，术前监测生命体征，注意有无发热，若有异常，应及时通知医生予以处理；女性患者月经来潮时及时通知医生。

（2）服药禁忌　入院后及时询问患者是否长期服用抗凝或麻醉禁忌的药物，服用者应及时通知医生，术前应停药1周，以免引起术中出血或麻醉意外。

（3）效果评价　评价患者对白内障疾病相关知识的了解程度，医患配合效果；评估责任护士对患者病情和精神状态的掌握程度。

【术后护理】

1. 评估和观察要点

（1）手术交接　患者安返病房后，责任护士与麻醉护士严格交班，了解患者的麻醉方式、术中病情变化、生命体征、出血量、意识恢复状态及皮肤完整性。

（2）病情评估　密切观察患者病情变化，如生命体征、意识、呼吸道通畅情况；观察伤口疼痛、敷料渗血渗液情况。

（3）并发症的观察　观察患者有无畏光、流泪等角膜水肿症状，观察有无人工晶体脱位、感染等症状。

（4）术后不适症状评估　观察患者有无明显眼痛、恶心、呕吐、发热等常见术后反应。

2. 护理要点

（1）体位护理　全麻术后回病房3～4小时内，应保持呼吸道通畅，采取去枕平卧，头偏向一侧，以免呕吐物误吸入呼吸道发生窒息；局麻患者可采取自由体位，以不压迫术眼为宜。

（2）生命体征监测　术后严密监测患者生命体征，每日测量体温、脉搏、呼吸4次。

（3）术眼护理　敷料打开后，观察术眼睑是否红肿、结膜是否充血及术眼分泌物情况，如分泌物较多者，可用无菌棉签蘸取生理盐水擦拭干净，部分患者术后仍有视物不清、轻度眼睑红肿、轻度结膜充血、轻度异物感、眼眶淤血属于正常现象，如有明显眼痛、恶心、呕吐症状，应及时通知主管医生予以处理。

(4) 并发症观察与护理

①感染　监测患者体温，若体温升高，或患者主诉视力下降，应及时遵医嘱给予用药处理，嘱患者放松心情，适量多饮水，注意休息，术后2周内勿让不洁水及肥皂水进入眼内，保持局部清洁干燥。

②植入性人工晶体脱位　倾听患者主诉是否有视物模糊，如出现症状及时通知医生。嘱患者术后避免长时间弯腰低头，避免用力过度，避免剧烈活动。

③角膜水肿　观察患者有无畏光、流泪症状，轻度角膜水肿可不予特殊处理，若出现严重异物感，疼痛等症状，应通知医生。

(5) 疼痛护理　患者术后出现头部轻微疼痛或眼痛属正常现象，可让患者听音乐、聊天等转移注意力；疼痛较重或不可耐受的患者，必要时遵医嘱使用止痛药。

(6) 基础护理　关注患者的需求，随时询问，积极提供相应的帮助，并按等级护理的要求及专科特点完成患者的基础护理内容。

3. 宣教和指导要点

(1) 用药宣教　告知患者术后给予抗炎治疗的目的：是为了预防感染、减轻黏膜水肿、减少出血。

(2) 饮食指导　根据患者的身体状况，有个性化地、针对性地指导患者进食，以清淡易消化饮食为主，避免进食酸、辣、硬、刺激性饮食，多进食高营养、高维生素饮食，多食新鲜蔬菜水果，糖尿病患者应选择低糖、低脂、适量蛋白质、高纤维素、高维生素饮食。保持大便通畅，注意饮食卫生，以免发生腹泻、腹胀的不适。

(3) 安全指导　术后观察患者有无乏力、头晕等症状，指导患者首次下床时应渐进下床活动，防止虚脱摔倒，教会患者使用床旁呼叫系统；老年人活动时应注意地面湿滑，防止摔倒，儿童患者注意不要随处跑动，以免撞伤。

4. 注意事项

(1) 活动指导　避免长时间弯腰低头，避免用力过度，避免剧烈活动。

(2) 效果评价　评价患者对手术及健康相关知识掌握程度；评价患者住院期间医患配合程度。

【出院指导】

1. 眼部护理

适当避免剧烈活动，勿碰伤术眼，以免引起植入的人工晶体移位、出血，避免长时间弯腰低头，避免用力过度。术后2周勿让不洁水进入眼内，以免引起感染，保持眼局部清洁干燥。

2. 治疗指导

嘱坚持按时点药，预防感染，点药前洁净双手，将下睑缘向下牵拉，眼药滴入下结膜囊内，轻轻闭合眼睑，缓慢转动眼球，使药液均匀分布，眼药瓶口距眼睛1～2cm，用后将瓶盖拧紧。

3. 复查

出院后常规1周复诊，复诊时请携带门诊病历卡，挂号取门诊病历后到白内障中心复查，若病情发生变化，应及时来院就诊，以免延误病情。

4. 饮食

疾病恢复期应选择含丰富维生素、蛋白质的饮食以增强体质，促进疾病的恢复，如瘦肉、鸡蛋、鱼类、新鲜蔬菜、水果（糖尿病患者除外），还应注意粗细粮的搭配。

5. 验光配镜

做白内障手术，未植入人工晶体者，可在术后3个月验光配镜。

6. 环境

环境应安静舒适，保持温度、湿度适宜，注意通风，保持室内空气清新。

7. 心理

保持良好的心理状态，避免情绪激动，适当参加锻炼，增强自信心，愉快的心情有利于疾病的康复。

8. 其他

人工晶体植入术后视力下降，可能出现后囊浑浊，医生检查后可行激光治疗。

（二）复合式青光眼滤过手术

【术前护理】

1. 评估和观察要点

（1）病情评估

①评估患者发病的时间，起病的缓急，视功能改变情况，特别是视野缺损，以及眼底视盘改变情况。

②评估24小时眼压的波动范围及眼压高峰值，眼压升高的程度、进展情况等症状。

③评估患者的生命体征、原发病治疗用药情况、既往病史、外伤史、家族史及全身有无合并症等。

④了解患者饮食、二便及睡眠情况。

（2）安全评估　评估患者有无视觉障碍、头晕等症状，评估患者年龄、精神状况及自理能力。

（3）疾病认知　了解患者及家属对疾病和手术的认知程度，评估患者及家属的配合程度。

（4）心理状况　了解患者和家属的心理状态。

2. 护理要点

（1）术前检查

①常规检查　血、尿常规，肝、肾功能，APTT + PT，HBsAg，HIV，HCV，梅毒抗体，心电图，胸部X线。

②专科检查　房角镜检查、视野检查、眼部超声检查、超声生物显微镜检查。

③注意事项　向患者及家属讲解术前检查的目的、方法，积极协助其完成各项检查；告知患者静脉抽血前需要禁食水6小时以上；留取尿标本时，应取晨起、空腹、首次、中段尿液。

（2）术前准备

①呼吸道　保暖，预防感冒，必要时遵医嘱应用抗生素控制感染。

②胃肠道　全麻手术需禁食、水 6～8 小时，防止全身麻醉所导致的吸入性肺炎、窒息等，局麻患者术日晨可进少量易消化食物，不可过饱，以免术中发生呕吐。

③术眼准备　术前 3 日点消炎滴眼液，术晨以温度适宜的生理盐水洗眼遮盖眼垫，眼压较高不稳定者，遵医嘱术前给予降眼压药物。

④个人卫生　术前 1 日沐浴、剪指（趾）甲，保持全身清洁，男性患者剃净胡须。

⑤睡眠　创造良好环境，保证充足的睡眠。

⑥术晨准备　嘱患者取下假牙、眼镜、角膜接触镜，将首饰及贵重物品交予家属妥善保存，入手术室前应排空二便。

⑦床单位准备　全麻患者需备全麻床、血压表、听诊器等。

⑧心理护理　针对青光眼患者的性格特点，耐心讲解青光眼手术的治疗方法、目的及简要手术步骤。讲解各项检查的目的、意义争取患者配合。

3. 宣教和指导要点

（1）病种宣教　就所患疾病对患者及家属进行宣教，包括疾病的原因、临床表现、治疗原则、预后及预防等。

（2）用药宣教　患者术前 3 日给予抗生素眼药水点眼，向患者讲解主要目的、方法及副作用，为手术做好准备。

（3）饮食指导　告知患者术后进温凉清淡易消化饮食，避免进食刺激性饮食，保持排便通畅。饮水以分次少量为宜，每次引水量不超过 300ml，不饮用如浓茶、咖啡等有兴奋作用的饮品。

（4）体位指导　告知患者全麻术后回病房 3～4 小时内，采取去枕平卧位，头偏向一侧，目的是避免因呕吐物导致窒息及促进分泌物引流，局麻患者可采取自由体位，以不压迫术眼为宜。

4. 注意事项

（1）手术禁忌　注意患者有无上呼吸道感染症状，术前监测生命体征，注意有无发热，若有异常，应及时通知医生予以处理；女性患者月经来潮时及时通知医生。

（2）服药禁忌　入院后及时询问患者是否长期服用抗凝或麻醉禁忌的药物，服用者应及时通知医生，术前应停药 1 周，以免引起术中出血或麻醉意外。

（3）效果评价　评价患者对白内障疾病相关知识的了解程度，医患配合效果；评估责任护士对患者病情和精神状态的掌握程度。

【术后护理】

1. 评估和观察要点

（1）手术交接　患者安返病房后，责任护士与麻醉护士严格交班，了解患者的麻醉方式、术中病情变化、生命体征、意识恢复状态及皮肤完整性。

（2）病情评估　密切观察患者眼压的变化，病情变化如生命体征、意识、呼吸道通畅情况；观察伤口疼痛、敷料渗血渗液情况、有无松脱，观察有无视力突然丧失等症状。

（3）并发症的观察　观察患者有无眼痛、眼胀、头痛、恶心、呕吐等高眼压症状，观察有无浅前房、脉络膜上腔出血等症状。

（4）术后不适症状评估　观察患者有无明显眼痛、眼胀、恶心、呕吐、发热等常见术后反应。

2. 护理要点

（1）体位护理　全麻术后回病房3～4小时内，应保持呼吸道通畅，采取去枕平卧，头偏向一侧，以免呕吐物误吸入呼吸道发生窒息；局麻患者可采取自由体位，以不压迫术眼为宜。

（2）生命体征监测　术后严密监测患者生命体征，每日测量体温、脉搏、呼吸4次。

（3）术眼护理　敷料打开后，观察术眼睑是否红肿、结膜是否充血及术眼分泌物情况，如分泌物较多者，可用无菌棉签蘸取生理盐水擦拭干净，如患者有明显眼痛、眼胀、恶心、呕吐症状，应及时通知主管医生予以处理。

（4）并发症观察与护理

①高眼压　密切观察患者眼压的变化，倾听患者主诉，告知患者如出现眼痛、眼胀、头痛、恶心症状，应立即通知医护人员，遵医嘱应用降眼压药物，并嘱患者饮水注意分次少量，每次引水量不超过300ml。

②浅前房　注意观察患者视力有无明显下降，角膜有无水肿或角膜刺激症状，如有此类症状应通知主管医师。对于伴有低眼压的Ⅰ度浅前房，可加强病情观察，不需要特殊治疗，对于伴有低眼压的Ⅱ度浅前房，采取药物保守治疗，局部加压包扎。

③脉络膜上腔出血　密切观察患者可有剧烈的眼痛、视力突然丧失、头痛等症状，出现上述症状，应立即通知医生，遵医嘱给予镇静剂、止血剂、高渗脱水剂治疗，控制出血和眼压。

④感染　监测患者体温，若体温升高或患者主诉视力下降，应及时遵医嘱给予用药处理。嘱患者放松心情，适量多饮水，注意休息，术后2周内勿让不洁水及肥皂水进入眼内，保持局部清洁干燥。

（5）疼痛护理　患者术后出现头部轻微疼痛或眼痛属正常现象，可让患者听音乐、聊天等转移注意力；疼痛较重或不可耐受的患者，必要时遵医嘱使用止痛药。

（6）基础护理　关注患者的需求，随时询问，积极提供相应的帮助，并按等级护理的要求及专科特点完成患者的基础护理内容。

3. 宣教和指导要点

（1）用药宣教　告知患者术后给予抗炎治疗的目的：是为了预防感染、减轻黏膜水肿、减少出血。给予散瞳剂的目的是预防炎症发生和促进前房形成。

（2）饮食指导　根据患者的身体状况，个性化地、有针对性地指导患者进食，以清淡易消化饮食为主，避免进食刺激性饮食，保持大便通畅，注意饮食卫生，以免发生腹泻、腹胀的不适。饮水宜分次少量，每次饮水量不超过300ml。避免饮用兴奋性饮品。

（3）安全指导　术后观察患者有无乏力、头晕等症状，指导患者首次下床时应渐进活动，防止虚脱摔倒，教会患者使用床旁呼叫系统；对视觉障碍患者，应保持病室整洁无障碍物，防止磕碰；老年人活动时应注意地面湿滑，防止摔倒，儿童患者注意不要随处跑动，以免撞伤。

（4）按摩眼球指导　协助和指导患者按摩眼球，并按医嘱监督患者按摩，具体方法为嘱其闭眼，示指和中指适当用力，一放一压，压迫眼球10～15秒，以促进视网膜动脉扩张，加速眼内血液流通，降低眼压。

4. 注意事项

（1）眼压控制　密切观察眼压的变化，嘱患者避免一些升高眼压的诱因，如术后不大声说话等。如出现头痛、眼痛、恶心呕吐，应遵医嘱给予降眼压药物治疗。

（2）效果评价　评价患者对手术及健康相关知识掌握程度；评价患者住院期间医患配合程度。

【出院指导】

1. 眼部护理

做滤过手术的患者应遵照医生的要求，定时按摩眼球，保证房水的正常流通维持正常眼压。嘱患者不要在阴暗处久留，看电视时要开一小瓦数的照明灯。术后2周勿让不洁水进入眼内，以免引起感染，保持眼局部清洁干燥。

2. 治疗指导

嘱坚持按时点药，预防感染，防止眼压升高，点药前洁净双手，将下睑缘向下牵拉，眼药滴入下结膜囊内，轻轻闭合眼睑，缓慢转动眼球，使药液均匀分布，眼药瓶口距眼睛1～2cm，用后将瓶盖拧紧。

3. 复查

出院后常规1周复诊，若病情发生变化，应及时来院就诊，以免延误病情。

4. 饮食

疾病恢复期应选择含丰富维生素、蛋白质的饮食以增强体质，促进疾病的恢复，如瘦肉、鸡蛋、鱼类、新鲜蔬菜、水果（糖尿病患者除外），还应注意粗细粮的搭配。少吃或不吃刺激较强的食物如辣椒、酒类。饮水宜分次少量，每次饮水量不超过300ml。避免饮用兴奋性饮品。

5. 环境

环境应安静舒适，保持温湿度适宜，注意通风，保持室内空气清新。

6. 心理

保持良好的心理状态，避免情绪激动，适当参加锻炼，增强自信心，愉快的心情有利于疾病的康复。

（三）非穿透性小梁手术

【术前护理】

1. 评估和观察要点

（1）病情评估

①评估患者发病的时间、起病的缓急、视功能改变情况，特别是视野缺损，以及眼底视盘改变情况。

②评估24小时眼压的波动范围及眼压高峰值，眼压升高的程度、进展情况等症状。

③评估患者的生命体征、原发病治疗用药情况、既往病史、外伤史、家族史及全身有无合并症等。

④了解患者饮食、二便及睡眠情况。

（2）安全评估　评估患者有无视觉障碍、头晕等症状，评估患者年龄、精神状况及自理能力。

（3）疾病认知　了解患者及家属对疾病和手术的认知程度，评估患者及家属的配合程度。

（4）心理状况　了解患者和家属的心理状态。

2. 护理要点

（1）术前检查

①常规检查　血、尿常规，肝、肾功能，APTT + PT，HBsAg，HIV，HCV，梅毒抗体，心电图，胸部 X 线。

②专科检查　房角镜检查、视野检查、眼部超声检查、超声生物显微镜检查、眼底立体像检查。

③注意事项　向患者及家属讲解术前检查的目的、方法，积极协助其完成各项检查；告知患者静脉抽血前需要禁食、水 6 小时以上；留取尿标本时，应取晨起、空腹、首次、中段尿液。

（2）术前准备

①呼吸道　保暖，预防感冒，必要时遵医嘱应用抗生素控制感染。

②胃肠道　全麻手术需禁食、水 6 ~ 8 小时，防止全身麻醉所导致的吸入性肺炎、窒息等，局麻患者术日晨可进少量易消化食物，不可过饱，以免术中发生呕吐。

③术眼准备　术前 3 日点消炎滴眼液，术晨以温度适宜的生理盐水洗眼遮盖眼垫，眼压较高不稳定者，遵医嘱术前给予降眼压药物。

④个人卫生　术前 1 日沐浴、剪指（趾）甲，保持全身清洁，男性患者剃净胡须。

⑤睡眠　创造良好环境，保证充足的睡眠。

⑥术晨准备　嘱患者取下假牙、眼镜、角膜接触镜，将首饰及贵重物品交予家属妥善保存，入手术室前应排空大、小便。

⑦床单位准备　全麻患者需备全麻床、血压表、听诊器等。

⑧心理护理　针对青光眼患者的性格特点，耐心讲解青光眼手术的治疗方法、目的及简要手术步骤。讲解各项检查的目的、意义争取患者配合。

3. 宣教和指导要点

（1）病种宣教　就所患疾病对患者及家属进行宣教，包括疾病的原因、临床表现、治疗原则、预后及预防等。

（2）用药宣教　患者术前 3 日给予抗生素眼药水点眼，向患者讲解主要目的、方法及副作用，为手术做好准备。

（3）饮食指导　告知患者术后进温凉清淡易消化饮食，避免进食刺激性饮食，保持排便通畅。饮水以分次少量为宜，每次引水量不超过 300ml，不饮用如浓茶、咖啡等有兴奋作用的饮品。

（4）体位指导　告知患者全麻术后回病房 3 ~ 4 小时内，采取去枕平卧位，头偏向一侧，目的是避免因呕吐物导致窒息及促进分泌物引流，局麻患者可采取自由体位，以不压迫术眼为宜。

4. 注意事项

（1）手术禁忌　注意患者有无上呼吸道感染症状，术前监测生命体征，注意有无发热，若有异常，应及时通知医生予以处理；女性患者月经来潮时及时通知医生。

（2）服药禁忌　入院后及时询问患者是否长期服用抗凝或麻醉禁忌的药物，服用者应及时通知医生，术前应停药 1 周，以免引起术中出血或麻醉意外。

（3）效果评价　评价患者对白内障疾病相关知识的了解程度，医患配合效果；评估责任护士对患者病情和精神状态的掌握程度。

【术后护理】

1. 评估和观察要点

（1）手术交接　患者安返病房后，责任护士与麻醉护士严格交班，了解患者的麻醉方式、术中病情变化、生命体征、意识恢复状态及皮肤完整性。

（2）病情评估　密切观察患者眼压的变化，病情变化如生命体征、意识、呼吸道通畅情况；观察伤口疼痛、敷料渗血渗液情况、有无松脱，观察有无视力突然丧失等症状。

（3）并发症的观察　观察患者有无眼痛、眼胀、头痛、恶心、呕吐等高眼压症状，观察有无浅前房、脉络膜上腔出血等症状。

（4）术后不适症状评估　观察患者有无明显眼痛、眼胀、恶心、呕吐、发热等常见术后反应。

2. 护理要点

（1）体位护理　全麻术后回病房 3 ~ 4 小时内，应保持呼吸道通畅，采取去枕平卧，头偏向一侧，以免呕吐物误吸入呼吸道发生窒息；局麻患者可采取自由体位，以不压迫术眼为宜。

（2）生命体征监测　术后严密监测患者生命体征，每日测量体温、脉搏、呼吸 4 次。

（3）术眼护理　敷料打开后，观察术眼睑是否红肿、结膜是否充血及术眼分泌物情况，如分泌物较多者，可用无菌棉签蘸取生理盐水擦拭干净，如患者有明显眼痛、眼胀、恶心、呕吐症状，应及时通知主管医生予以处理。

（4）并发症观察与护理

①高眼压　密切观察患者眼压的变化，倾听患者主诉，告知患者如出现眼痛、眼胀、头痛、恶心症状，应立即通知医护人员，遵医嘱应用降眼压药物，并嘱患者饮水注意分次少量，每次引水量不超过 300ml。

②浅前房　注意观察患者视力有无明显下降，角膜有无水肿或角膜刺激症状，如有此类症状应通知主管医师。对于伴有低眼压的 Ⅰ 度浅前房，可加强病情观察，不需要特殊治疗；对于伴有低眼压的Ⅱ度浅前房，采取药物保守治疗，局部加压包扎。

③脉络膜上腔出血　密切观察患者可有剧烈的眼痛、视力突然丧失、头痛等症状，出现上述症状，应立即通知医生，遵医嘱给予镇静剂、止血剂、高渗脱水剂治疗，控制出血和眼压。

④感染　监测患者体温，若体温升高或患者主诉视力下降，应及时遵医嘱给予处理及用药，嘱患者放松心情，适量多饮水，注意休息，术后 2 周内勿让不洁水及肥皂

水进入眼内，保持局部清洁干燥。

（5）疼痛护理　评估患者疼痛情况，患者术后出现头部轻微疼痛或眼痛属正常现象，可让患者听音乐、聊天等转移注意力；疼痛较重或不可耐受的患者，必要时遵医嘱使用止痛药。

（6）基础护理　关注患者的需求，随时询问，积极提供相应的帮助，并按等级护理的要求及专科特点完成患者的基础护理内容。

3. 宣教和指导要点

（1）用药宣教　告知患者术后给予抗炎治疗的目的：是为了预防感染、减轻黏膜水肿、减少出血。给予散瞳剂的目的是预防炎症发生和促进前房形成。

（2）饮食指导　根据患者的身体状况，个性化地、有针对性地指导患者进食，以清淡易消化饮食为主，避免进食刺激性饮食，保持大便通畅，注意饮食卫生，以免发生腹泻、腹胀的不适。饮水宜分次少量，每次饮水量不超过300ml。避免饮用兴奋性饮品。

（3）安全指导　术后观察患者有无乏力、头晕等症状，指导患者首次下床时应渐进活动，防止虚脱摔倒，教会患者使用床旁呼叫系统；对视觉障碍患者，应保持病室整洁无障碍物，防止磕碰；老年人活动时应注意地面湿滑，防止摔倒，儿童患者注意不要随处跑动，以免撞伤。

（4）按摩眼球指导　协助和指导患者按摩眼球，并按医嘱监督患者按摩，具体方法为嘱其闭眼，示指和中指适当用力，一放一压，压迫眼球10～15秒，以促进视网膜动脉扩张，加速眼内血液流通，降低眼压。

4. 注意事项

（1）眼压控制　密切观察眼压的变化，嘱患者避免一些升高眼压的诱因，如术后勿大声说话等。如出现头痛、眼痛、恶心呕吐，应遵医嘱给予降眼压药物治疗。

（2）非穿透性小梁切除手术因为术中未进入前房，所以术后炎症反应轻，并发症小，患者不适感小，因此更应提醒患者注意休息，避免过分低头、弯腰的动作、大声说话、打喷嚏、擤鼻涕等。

（3）效果评价　评价患者对手术及健康相关知识掌握程度；评价患者住院期间医患配合程度。

【出院指导】

1. 眼部护理

做滤过手术的患者遵照医生的要求，定时按摩眼球，保证房水的正常流通维持正常眼压。嘱患者不要在阴暗处久留，看电视时要开一小瓦数的照明灯。术后2周勿让不洁水进入眼内，以免引起感染，保持眼局部清洁干燥。

2. 治疗指导

嘱坚持按时点药，预防感染，防止眼压升高，点药前洁净双手，将下睑缘向下牵拉，眼药滴入下结膜囊内，轻轻闭合眼睑，缓慢转动眼球，使药液均匀分布，眼药瓶口距眼睛1～2cm，用后将瓶盖拧紧。

3. 复查

出院后常规1周复诊，若病情发生变化，如眼红、畏光、流泪应及时来院就诊，以免延误病情。

4. 饮食

疾病恢复期应选择含丰富维生素、蛋白质的饮食以增强体质，促进疾病的恢复，如瘦肉、鸡蛋、鱼类、新鲜蔬菜、水果（糖尿病患者除外），还应注意粗细粮的搭配。少吃或不吃刺激较强的食物如辣椒、酒类。饮水宜分次少量，每次饮水量不超过300ml。避免饮用兴奋性饮品。

5. 环境

环境应安静舒适，保持温度、湿度适宜，注意通风，保持室内空气清新。

6. 心理

保持良好的心理状态，避免情绪激动，适当参加锻炼，增强自信心，愉快的心情有利于疾病的康复。

（四）板层角膜移植手术

【术前护理】

1. 评估和观察要点

（1）病情评估

①评估患眼疼痛、畏光、流泪、异物感、视力下降情况，起病的缓急。

②评估患者眼睑肿胀、球结膜充血、水肿、角膜溃疡情况，原发病治疗用药情况、既往病史、外伤史、家族史以及全身有无合并症等。

③了解患者饮食、二便及睡眠情况。

（2）安全评估　评估患者有无视觉障碍，评估患者年龄、精神状况及自理能力。

（3）疾病认知　了解患者及家属对疾病和手术的认知程度，评估患者及家属的配合程度。

（4）心理状况　了解患者和家属的心理状态。

2. 护理要点

（1）术前检查

①常规检查　血、尿常规，肝、肾功能，APTT + PT，HBsAg，HIV，HCV，梅毒抗体，心电图，胸部X线。

②专科检查　泪液分泌试验、眼科超声检查。

③注意事项　向患者及家属讲解术前检查的目的、方法，积极协助其完成各项检查；告知患者静脉抽血前需要禁食水6小时以上；留取尿标本时，应取晨起、空腹、首次、中段尿液。

（2）术前准备

①呼吸道　保暖，预防感冒，必要时遵医嘱应用抗生素控制感染。

②胃肠道　全麻手术需禁食、水6～8小时，防止全身麻醉所导致的吸入性肺炎、窒息等，局麻患者术日晨可进少量易消化食物，不可过饱，以免术中发生呕吐。

③术眼准备　冲洗泪道，术日晨以温度适宜的生理盐水冲洗结膜囊（角膜穿孔严禁冲洗），遮盖眼垫。

④术前用药　术前1小时滴用2%毛果芸香碱眼药水，10分钟1次，共3次。术前30分钟给予20%甘露醇250ml静脉快速输入（全麻患者禁止）。

⑤个人卫生　术前1日沐浴、剪指（趾）甲，保持全身清洁，男性患者剃净胡须。

⑥睡眠　创造良好环境，保证充足的睡眠。

⑦术晨准备　嘱患者取下假牙、眼镜、角膜接触镜，将首饰及贵重物品交予家属妥善保存，入手术室前应排空二便。

⑧床单位准备　全麻患者需备全麻床、血压表、听诊器等。

⑨心理护理　向患者讲述手术前注意事项，讲解术前用药的目的。讲解放松技巧，减轻疼痛，提高睡眠质量。介绍麻醉方式手术医生，术前晚保证充足睡眠，防止感冒。

3. 宣教和指导要点

（1）病种宣教　就所患疾病对患者及家属进行宣教，包括疾病的原因、临床表现、治疗原则、预后及预防等。

（2）用药宣教　患者术前给予抗生素眼药水、缩瞳剂点眼，降眼压药物输入，向患者讲解主要目的、方法及副作用，为手术做好准备。

（3）饮食指导　告知患者术后进温凉、清淡、易消化的饮食，鼓励患者多食富含维生素A的食物，以促进溃疡面的愈合，禁食刺激性食物。

（4）体位指导　告知患者全麻术后回病房3~4小时内，采取去枕平卧位，头偏向一侧，目的是避免因呕吐物导致窒息及促进分泌物引流，局麻患者可采取自由体位，以不压迫术眼为宜。

4. 注意事项

（1）手术禁忌

①注意患者有无全身手术禁忌证，全身情况不能耐受眼科手术，如严重高血压、糖尿病、心脏病、精神障碍等。

②注意有无眼部禁忌证，如青光眼、眼内活动性炎症、麻痹性角膜炎等。

③注意患者有无上呼吸道感染症状，术前监测生命体征，注意有无发热，若有异常，应及时通知医生予以处理。

④女性患者月经来潮时及时通知医生。

（2）服药禁忌　入院后及时询问患者是否长期服用抗凝或麻醉禁忌的药物，服用者应及时通知医生，术前应停药1周，以免引起术中出血或麻醉意外。

（3）效果评价　评价患者对白内障疾病相关知识的了解程度，医患配合效果；评估责任护士对患者病情和精神状态的掌握程度。

【术后护理】

1. 评估和观察要点

（1）手术交接　患者安返病房后，责任护士与麻醉护士严格交班，了解患者的麻醉方式、术中病情变化、生命体征、意识恢复状态及皮肤完整性。

（2）病情评估　密切观察患者眼压的变化；观察病情变化如生命体征、意识、呼吸道通畅情况；观察伤口疼痛、敷料渗血渗液情况、有无松脱。观察有无疼痛、流泪、畏光等症状。

（3）并发症的观察　观察患者有无高眼压症状，观察有无疼痛及有无角膜穿孔等症状。

（4）术后不适症状评估　观察患者有无视力改变、眼磨、流泪、眼痛、眼胀、恶心、呕吐及发热等常见术后反应。

2. 护理要点

（1）体位护理　全麻术后回病房3～4小时内，应保持呼吸道通畅，采取去枕平卧，头偏向一侧，以免呕吐物误吸入呼吸道发生窒息；局麻患者可采取自由体位，以不压迫术眼为宜。有前房积血者取半卧位，利于血液沉积于前房下部。

（2）生命体征监测　术后严密监测患者生命体征，每日测量体温、脉搏、呼吸4次。

（3）术眼护理　术后佩戴硬性眼罩，保护术眼；患者主诉磨、流泪等不适均属于术后正常反应，应向患者做好解释工作。敷料打开后，观察术眼睑是否红肿、结膜是否充血及术眼分泌物情况，如分泌物较多者，可用无菌棉签蘸取生理盐水擦拭干净，如患者有视力改变、明显眼痛、眼胀、恶心、呕吐症状，应及时通知主管医生予以处理。

（4）并发症观察与护理

①高眼压　密切观察患者眼压的变化，倾听患者主诉，告知患者如出现眼痛、眼胀、头痛、恶心症状，应立即通知医护人员，遵医嘱应用降眼压药物，并嘱患者饮水注意分次少量，每次引水量不超过300ml。

②角膜穿孔的危险　注意患者有无视力改变，患眼有无疼痛、流热泪等不适症状。对患者进行眼部操作时动作须轻柔、避免对眼球施压；嘱患者勿用力打喷嚏、咳嗽；患眼遮盖眼垫，嘱患者勿用手揉眼；遵医嘱使用散瞳剂，防止虹膜后粘连，防止眼压升高。

③疼痛　注意观察患者的面部表情及患者的主诉。患者术后出现轻微疼痛属正常现象，可让患者听音乐、聊天等转移注意力；疼痛较重或不可耐受的患者，必要时遵医嘱使用止痛药。

④感染　监测患者体温，若体温升高或患者主诉视力下降，应及时遵医嘱给予用药处理，嘱患者放松心情，适量多饮水，注意休息，术后2周内勿让不洁水及肥皂水进入眼内，保持局部清洁干燥。

（5）保护隔离　术后实行保护性隔离，眼药专用，操作前消毒双手。

（6）基础护理　关注患者的需求，随时询问，积极提供相应的帮助，并按等级护理的要求及专科特点完成患者的基础护理内容。

3. 宣教和指导要点

（1）用药宣教　告知患者术后遵医嘱应用糖皮质类固醇及免疫抑制剂者，注意观察有无药物副作用。糖皮质类固醇有抗排斥作用，要坚持足量、规则用药和缓慢停药的原则，并注意观察有无眼压升高等副作用。

（2）饮食指导　根据患者的身体状况，个性化地、有针对性地指导患者进食，以清淡易消化饮食为主，避免进食刺激性饮食，鼓励患者多食富含维生素A的食物，以促进溃疡面的愈合，保持大便通畅。

（3）安全指导　术后观察患者有无乏力、头晕等症状，指导患者首次下床时应渐进下床活动，防止虚脱摔倒，教会患者使用床旁呼叫系统；对视觉障碍患者，应保持病室整洁无障碍物，防止磕碰；老年人活动时应注意地面湿滑，防止摔倒，儿童患者注意不要随处跑动，以免撞伤。

4. 注意事项

（1）培养良好卫生习惯　嘱患者不随意用脏手或脏手帕揉拭眼睛，洗脸用具定期煮沸消毒，预防感染。

（2）动作轻柔　对患者实施眼部操作时，动作要轻柔，严防对眼球施压而致移植片移位、创口裂开、创口渗漏等并发症。

（3）效果评价　评价患者对手术及健康相关知识掌握程度；评价患者住院期间医患配合程度。

【出院指导】

1. 眼部护理

（1）培养良好卫生习惯，嘱患者不随意用脏手或脏手帕揉拭眼睛，洗脸用具定期煮沸消毒，预防感染。

（2）术后 2 周勿让不洁水进入眼内，以免引起感染，保持眼局部清洁干燥。

（3）避免长时间低头及俯卧，避免用力咳嗽等动作。

2. 治疗指导

（1）讲解家庭用药的注意事项，遵医嘱坚持按时用药，不可随意停用激素类药物，停药时应遵医嘱逐渐减量。

（2）滴眼液用药前洁净双手，将下睑缘向下牵拉，眼药滴入下结膜囊内，轻轻闭合眼睑，缓慢转动眼球，使药液均匀分布，眼药瓶口距眼睛 1～2cm，用后将瓶盖拧紧。

3. 复查

出院后常规 1 周复诊，若病情发生变化，如出现移植片混浊，结膜充血，应及时来院复诊，以免延误病情。

4. 拆线

角膜移植缝线一般于术后 6 个月～1 年拆线。

5. 饮食

疾病恢复期应选择含丰富维生素、蛋白质的饮食以增强体质，促进疾病的恢复，如瘦肉、鸡蛋、鱼类、新鲜蔬菜、水果（糖尿病患者除外），还应注意粗细粮的搭配。

6. 环境

环境应安静舒适，保持温度、湿度适宜，注意通风，保持室内空气清新。

7. 心理

保持良好的心理状态，避免情绪激动，适当参加锻炼，增强自信心，愉快的心情有利于疾病的康复。

（五）穿透性角膜移植术

【术前护理】

1. 评估和观察要点

（1）病情评估

①评估患眼疼痛、畏光、流泪、异物感、视力下降情况，起病的缓急。

②评估患者眼睑肿胀、球结膜充血、水肿、角膜情况等，原发病治疗用药情况、既往病史、外伤史、家族史及全身有无合并症等。

③了解患者饮食、二便及睡眠情况。

(2) 安全评估　评估患者有无视觉障碍，评估患者年龄、精神状况及自理能力。

(3) 疾病认知　了解患者及家属对疾病和手术的认知程度，评估患者及家属的配合程度。

(4) 心理状况　了解患者和家属的心理状态。

2. 护理要点

(1) 术前检查

①常规检查　血、尿常规，肝、肾功能，APTT + PT，HBsAg，HIV，HCV，梅毒抗体，心电图，胸部 X 线。

②专科检查　泪液分泌试验、眼科超声检查。

③注意事项　向患者及家属讲解术前检查的目的、方法，积极协助其完成各项检查；告知患者静脉抽血前需要禁食水 6 小时以上；留取尿标本时，应取晨起、空腹、首次、中段尿液。

(2) 术前准备

①呼吸道　保暖，预防感冒，必要时遵医嘱应用抗生素控制感染。

②胃肠道　全麻手术需禁食、水 6 ~ 8 小时，防止全身麻醉所导致的吸入性肺炎、窒息等，局麻患者术日晨可进少量易消化食物，不可过饱，以免术中发生呕吐。

③术眼准备　冲洗泪道，术日晨以温度适宜的生理盐水冲洗结膜囊（角膜穿孔严禁冲洗），遮盖眼垫。

④术前用药　术前 1 小时滴用 2% 毛果芸香碱眼药水，10 分钟 1 次，共 3 次。术前 30 分钟给予 20% 甘露醇 250ml 静脉快速输入（全麻患者禁止）。

⑤个人卫生　术前 1 日沐浴、剪指（趾）甲，保持全身清洁，男性患者剃净胡须。

⑥睡眠　创造良好环境，保证充足的睡眠。

⑦术晨准备　嘱患者取下假牙、眼镜、角膜接触镜，将首饰及贵重物品交予家属妥善保存，入手术室前应排空二便。

⑧床单位准备　全麻患者需备全麻床、血压表、听诊器等。

⑨心理护理　向患者讲述手术前注意事项，讲解术前用药的目的。讲解放松技巧，减轻疼痛，提高睡眠质量。介绍麻醉方式手术医生，术前晚保证充足睡眠，防止感冒。

3. 宣教和指导要点

(1) 病种宣教　就所患疾病对患者及家属进行宣教，包括疾病的原因、临床表现、治疗原则、预后、预防等。

(2) 用药宣教　患者术前给予抗生素眼药水、缩瞳剂点眼，降眼压药物输入，向患者讲解主要目的、方法及副作用，为手术做好准备。

(3) 饮食指导　告知患者术后进温凉清淡易消化饮食，鼓励患者多食富含维生素 A 的食物，以促进溃疡面的愈合，禁食刺激性食物。

(4) 体位指导　告知患者全麻术后回病房 3 ~ 4 小时内，采取去枕平卧位，头偏向一侧，目的是避免因呕吐物导致窒息及促进分泌物引流，局麻患者可采取自由体位，以不压迫术眼为宜。

4. 注意事项

（1）手术禁忌　注意患者有无全身手术禁忌证，全身情况不能耐受眼科手术，如严重高血压、糖尿病、心脏病、精神障碍等；注意有无眼部禁忌证，如青光眼、眼内活动性炎症、麻痹性角膜炎等；注意患者有无上呼吸道感染症状，术前监测生命体征，注意有无发热，若有异常，应及时通知医生予以处理；女性患者月经来潮时及时通知医生。

（2）服药禁忌　入院后及时询问患者是否长期服用抗凝或麻醉禁忌的药物，服用者应及时通知医生，术前应停药1周，以免引起术中出血或麻醉意外。

（3）效果评价　评价患者对白内障疾病相关知识的了解程度，医患配合效果；评估责任护士对患者病情和精神状态的掌握程度。

【术后护理】

1. 评估和观察要点

（1）手术交接　患者安返病房后，责任护士与麻醉护士严格交班，了解患者的麻醉方式、术中病情变化、生命体征、意识恢复状态及皮肤完整性。

（2）病情评估　密切观察患者眼压的变化；观察病情变化如生命体征、意识、呼吸道通畅情况；观察伤口疼痛、敷料渗血渗液情况、有无松脱。观察有无疼痛、流泪、畏光等症状。

（3）并发症的观察　观察患者有无高眼压症状，观察有无疼痛及有无排斥反应等症状。

（4）术后不适症状评估　观察患者有无视力改变、眼磨、流泪、眼痛、眼胀、恶心、呕吐及发热等常见术后反应。

2. 护理要点

（1）体位护理　全麻术后回病房3～4小时内，应保持呼吸道通畅，采取去枕平卧，头偏向一侧，以免呕吐物误吸入呼吸道发生窒息；局麻患者可采取自由体位，以不压迫术眼为宜。有前房积血者取半卧位，利于血液沉积于前房下部。

（2）生命体征监测　术后严密监测患者生命体征，每日测量体温、脉搏、呼吸4次。

（3）术眼护理　术后佩戴硬性眼罩，保护术眼；患者主诉眼磨、流泪等不适均属于术后正常反应，应向患者做好解释工作。敷料打开后，观察术眼睑是否红肿、结膜是否充血及术眼分泌物情况，如分泌物较多者，可用无菌棉签蘸取生理盐水擦拭干净，如患者有视力改变、明显眼痛、眼胀、恶心、呕吐症状，应及时通知主管医生予以处理。

（4）并发症观察与护理

①高眼压　密切观察患者眼压的变化，倾听患者主诉，告知患者如出现眼痛、眼胀、头痛、恶心症状，应立即通知医护人员，遵医嘱应用降眼压药物，并嘱患者饮水注意分次少量，每次引水量不超过300ml。

②排斥反应　注意患者有无视力改变，患眼有无疼痛，观察角膜植片的透明度及有无水肿、混浊等现象。如出现上述症状，立即通知医生，遵医嘱用药。

③疼痛　注意观察患者的面部表情及患者的主诉。患者术后出现轻微疼痛属正常

现象，可让患者听音乐、聊天等转移注意力；疼痛较重或不可耐受的患者，必要时遵医嘱使用止痛药。

④感染 监测患者体温，若体温升高或患者主诉视力下降，应及时遵医嘱给予处理及用药，嘱患者放松心情，适量多饮水，注意休息，术后2周内勿让不洁水及肥皂水进入眼内，保持局部清洁干燥。

（5）保护隔离 术后实行保护性隔离，眼药专用，操作前消毒双手。

（6）基础护理 关注患者的需求，随时询问，积极提供相应的帮助，并按等级护理的要求及专科特点完成患者的基础护理内容。

3. 宣教和指导要点

（1）用药宣教 告知患者术后遵医嘱应用糖皮质类固醇及免疫抑制剂者，注意观察有无药物副作用。糖皮质类固醇有抗排斥作用，要坚持足量、规则用药和缓慢停药的原则，并注意观察有无眼压升高等副作用。

（2）饮食指导 根据患者的身体状况，个性化地、有针对性地指导患者进食，以清淡、易消化饮食为主，避免进食刺激性饮食，鼓励患者多食富含维生素A的食物，以促进溃疡面的愈合，保持大便通畅。

（3）安全指导 术后观察患者有无乏力、头晕等症状，指导患者首次下床时应渐进下床活动，防止虚脱摔倒，教会患者使用床旁呼叫系统；对视觉障碍患者，应保持病室整洁无障碍物，防止磕碰；老年人活动时应注意地面湿滑，防止摔倒；儿童患者注意不要随处跑动，以免撞伤。

4. 注意事项

（1）培养良好卫生习惯 嘱患者不随意用脏手或脏手帕揉拭眼睛，洗脸用具定期煮沸消毒，预防感染。

（2）动作轻柔 对患者实施眼部操作时，动作要轻柔，严防对眼球施压而致移植片移位、创口裂开、创口渗漏等并发症。

（3）效果评价 评价患者对手术及健康相关知识掌握程度；评价患者住院期间医患配合程度。

【出院指导】

1. 眼部护理

（1）培养良好卫生习惯，嘱患者不随意用脏手或脏手帕揉拭眼睛，洗脸用具定期煮沸消毒，预防感染。

（2）术后2周勿让不洁水进入眼内，以免引起感染，保持眼局部清洁干燥。

（3）避免长时间低头及俯卧，避免用力咳嗽等动作。

2. 治疗指导

（1）讲解家庭用药的注意事项，遵医嘱坚持按时用药，不可随意停用激素类药物，停药时应遵医嘱逐渐减量。

（2）滴眼液用药前洁净双手，将下睑缘向下牵拉，眼药滴入下结膜囊内，轻轻闭合眼睑，缓慢转动眼球，使药液均匀分布，眼药瓶口距眼睛1～2cm，用后将瓶盖拧紧。

3. 复查

（1）出院后常规1周复诊，若病情发生变化，如出现移植片混浊，结膜充血，可随时来院复诊，以免延误病情。

（2）排斥反应多发生在术后数周到术后2年，即使手术成功也不能掉以轻心，凡出现视力下降、眼部红痛、畏光、流泪等症状，应及时就诊。

4. 拆线

角膜移植缝线一般于术后6个月~1年拆线。

5. 饮食

疾病恢复期应选择含丰富维生素、蛋白质的饮食以增强体质，促进疾病的恢复，如瘦肉、鸡蛋、鱼类、新鲜蔬菜、水果（糖尿病患者除外），还应注意粗细粮的搭配。

6. 环境

环境应安静舒适，保持温度、湿度适宜，注意通风，保持室内空气清新。

7. 心理

保持良好的心理状态，避免情绪激动，适当参加锻炼，增强自信心，愉快的心情有利于疾病的康复。

（六）巩膜扣带手术

【术前护理】

1. 评估和观察要点

（1）病情评估

①评估患者视力下降情况及有无视物变形、视野缺损情况。

②评估有无眼部前驱症状，如飞蚊症、雾尘样混浊、闪光感等症状。

③评估既往病史，有无高度近视、眼部外伤或眼部手术史。

④评估患者的生命体征、原发病治疗用药情况，以及全身有无合并症等。

⑤了解患者饮食、大小便及睡眠情况。

（2）安全评估　评估患者有无视觉障碍、头晕等症状，评估患者年龄、精神状况及自理能力。

（3）疾病认知　了解患者及家属对疾病和手术的认知程度，评估患者及家属的配合程度。

（4）心理状况　了解患者和家属的心理状态。

2. 护理要点

（1）术前检查

①常规检查　血、尿常规，肝、肾功能，APTT + PT，HBsAg，HIV，HCV，梅毒抗体，心电图，胸部X线。

②专科检查　间接检眼镜检查、眼底血管造影、视觉电生理、光学相干断层成像及眼科超声检查。

③注意事项　向患者及家属讲解术前检查的目的、方法，积极协助其完成各项检查；告知患者静脉抽血前需要禁食、水6小时以上；留取尿标本时，应取晨起、空腹、首次、中段尿液。

（2）术前准备

①呼吸道　保暖，预防感冒，必要时遵医嘱应用抗生素控制感染。

②胃肠道　全麻手术需禁食、水6~8小时，防止全身麻醉所导致的吸入性肺炎、

窒息等；局麻患者术日晨可进少量易消化食物，不可过饱，以免术中发生呕吐。

③术眼准备　术前3日点消炎滴眼液，术晨以温度适宜的生理盐水洗眼遮盖眼垫，遵医嘱点散瞳眼药，充分散大瞳孔。

④个人卫生　术前1日沐浴、剪指（趾）甲，保持全身清洁，男性患者剃净胡须。

⑤睡眠　创造良好环境，保证充足的睡眠，必要时，遵医嘱于术前晚给予口服镇静剂。

⑥术晨准备　嘱患者取下假牙、眼镜、角膜接触镜，将首饰及贵重物品交予家属妥善保存，入手术室前应排空二便。

⑦床单位准备　全麻患者需备全麻床、血压表、听诊器等。

⑧心理护理　讲解视网膜脱离病因及简要手术方法，告知患者由于手术中需要牵拉肌肉，所以可能会有恶心感，需要患者的配合，使患者有足够的思想准备。为手术的顺利进行，奠定基础。

3. 宣教和指导要点

（1）病种宣教　就所患疾病对患者及家属进行宣教，包括疾病的原因、临床表现、治疗原则、预后、预防等。

（2）用药宣教　患者术前3日给予抗生素眼药水点眼，向患者讲解主要目的、方法及副作用，为手术做好准备。

（3）体位护理　嘱患者术前调整好心情，多休息，限制头部过度活动，保持裂孔处于最低位，以免视网膜脱离范围增大。对拟行惰性气体注入或硅油填充术的患者进行术后体位的训练，告知患者只有充分发挥气体或硅油的顶压作用，才最利于视网膜的复位及裂孔的粘闭。

（4）生活、饮食指导　告知患者术后进温凉、清淡、易消化饮食，避免进食酸、辣、硬、刺激性饮食，以免因进食不善引起出血。患者保证充足的睡眠，糖尿病、高血压患者要保持血糖、血压的平稳。

（5）体位指导　告知患者全麻术后回病房3～4小时内，采取去枕平卧位，头偏向一侧，目的是避免因呕吐物导致窒息及促进分泌物引流，局麻患者可采取自由体位，以不压迫术眼为宜。

4. 注意事项

（1）手术禁忌　注意患者有无全身手术禁忌证，全身情况不能耐受眼科手术，如严重高血压、糖尿病、心脏病、精神障碍等；注意有无眼部禁忌证，如青光眼、眼内活动性炎症、麻痹性角膜炎等；注意患者有无上呼吸道感染症状，术前监测生命体征，注意有无发热，若有异常，应及时通知医生予以处理；女性患者月经来潮时及时通知医生。

（2）服药禁忌　入院后及时询问患者是否长期服用抗凝或麻醉禁忌的药物，服用者应及时通知医生，术前应停药1周，以免引起术中出血或麻醉意外。

（3）效果评价　评价患者对视网膜疾病相关知识的了解程度，医患配合效果；评估责任护士对患者病情和精神状态的掌握程度。

【术后护理】

1. 评估和观察要点

（1）手术交接　患者安返病房后，责任护士与麻醉护士严格交班，了解患者的麻醉方式、术中病情变化、生命体征、出血量、意识恢复状态及皮肤完整性。

（2）病情评估　密切观察患者视力变化情况及病情变化，如生命体征、意识情况；观察伤口疼痛、敷料渗血渗液情况、眼睑有无肿胀、流泪等眼部刺激症状。

（3）并发症的观察　观察患者有无恶心、呕吐等高眼压症状，观察有无脉络膜脱离、感染等症状。

（4）术后不适症状评估　观察患者有无眼磨、眼痛、恶心、呕吐、发热等常见术后反应。

2. 护理要点

（1）体位护理　全麻术后回病房3～4小时内，应保持呼吸道通畅，采取去枕平卧，头偏向一侧，以免呕吐物误吸入呼吸道发生窒息；局麻患者可采取自由体位。一般情况，单纯视网膜复位术后，患者可自由体位，以不压迫术眼为宜。硅油及气体填充术后，需保持裂孔位于最高点（相反，重硅油填充术后，患者需保持裂孔处于最低点），充分发挥其顶压作用，以利于视网膜的复位及裂孔的粘闭。

（2）生命体征监测　术后严密监测患者生命体征，每日测量体温、脉搏、呼吸4次。

（3）术眼护理　手术当日严密观察敷料有无渗血、渗液、包扎带有无松脱。敷料打开后，观察术眼睑是否红肿、结膜是否充血及术眼分泌物情况，如分泌物较多者，可用无菌棉签蘸取生理盐水擦拭干净，部分患者术后仍有视物不清、轻度眼睑红肿、轻度结膜充血、轻度异物感，属于正常现象，如有明显眼痛、恶心、呕吐症状，应及时通知主管医生予以处理。

（4）皮肤护理　由于术后长期保持同一体位，需密切观察受压局部组织的血液循环情况，尤其枕后、肩胛骨、肘部、尾骨、臀部、足跟、内踝及外踝部位。指导并协助患者按摩颈肩、背部及肢体，2次/日，20～30分/次，以缓解肌肉疲劳和酸痛，增加舒适程度；臀部及肢体部位可以垫软枕或气圈，避免易受损部位因长期受压而发红，甚至引起压疮。

（5）生活护理　指导患者避免头部和眼部过度活动，勿用力憋气、咳嗽或打喷嚏，勿用力挤眼、大声谈话。有咳嗽或呕吐者，要服用镇咳或止吐药。指导患者保持大便通畅，不可用力大便，有便秘者通知医生，可给予缓泻剂。

（6）并发症观察与护理

①高眼压　密切观察患者眼压的变化，倾听患者主诉，告知患者如出现眼痛、眼胀、头痛、恶心症状，应立即通知医护人员，遵医嘱应用降眼压药物，并嘱患者饮水注意分次少量，每次引水量不超过300ml。

②脉络膜脱离　注意患者主诉，询问患者有无视力改变、视物变形等视觉功能改变症状，如有发生及时通知医师处理。

③感染　监测患者体温，若体温升高或患者在术后反应减轻时，又突然主诉眼痛、眼睑结膜水肿，且有脓性分泌物，应立即通知主管医师，及时遵医嘱给予处理及用药，

嘱患者放松心情，适量多饮水，注意休息，术后 2 周内勿让不洁水及肥皂水进入眼内，保持局部清洁干燥。

（7）疼痛护理　一般情况下，患者 24 小时内可有轻微的疼痛，不需要用止痛药，可让患者听音乐、聊天等转移注意力；如有疼痛剧烈、头痛、眼胀、恶心、呕吐等症状及时通知医生，以免延误病情，必要时遵医嘱使用止痛药。

（8）基础护理　关注患者的需求，随时询问，积极提供相应的帮助，并按等级护理的要求及专科特点完成患者的基础护理内容。

3. 宣教和指导要点

（1）用药宣教　根据医嘱选择药物，术后眼部用消炎目水，预防术后感染发生；口服抗生素和止血药，起到抗感染和预防术后出血发生的作用；如有其他用药，遵医嘱执行。

（2）饮食指导　根据患者的身体状况，个性化地、有针对性地指导患者进食，以清淡、易消化饮食为主，避免进食酸、辣、硬、刺激性饮食，多进食高营养、高维生素饮食，多食新鲜蔬菜水果，糖尿病患者应选择低糖、低脂、适量蛋白质、高纤维素、高维生素饮食。保持大便通畅，注意饮食卫生，以免发生腹泻、腹胀的不适。

（3）安全指导　术后观察患者有无乏力、头晕等症状，指导患者首次下床时应渐进下床活动，防止虚脱摔倒，教会患者使用床旁呼叫系统；视觉障碍的患者，应加强巡视，避免摔伤或坠床等意外情况发生，老年人活动时应注意地面湿滑，防止摔倒，儿童患者注意不要随处跑动，以免撞伤。

4. 注意事项

（1）体位指导　术后眼内注入硅油或气体的患者，一定要保持医嘱体位，即裂孔最高位（重硅油患者为裂孔最低位），教会患者各种体位方式，并 1 ~ 2 小时更换体位，减少疲劳，防止受压部位皮肤压红或压疮的发生。

（2）效果评价　评价患者对手术及健康相关知识掌握程度；评价患者住院期间医患配合程度。

【出院指导】

1. 眼部护理

（1）适当避免剧烈活动，避免高空作业，避免搬运重物用力过度。

（2）眼内注入气体的患者，气体未完全吸收前禁止坐飞机。

（3）术后 2 周勿让不洁水进入眼内，以免引起感染，保持眼局部清洁干燥。

2. 治疗指导

（1）嘱坚持按时点药，预防感染，点药前洁净双手，将下睑缘向下牵拉，眼药滴入下结膜囊内，轻轻闭合眼睑，缓慢转动眼球，使药液均匀分布，眼药瓶口距眼睛 1 ~ 2cm，用后将瓶盖拧紧，立即恢复体位。

（2）先滴刺激性弱的，后滴刺激性强的，毒性药物滴后压迫泪囊 2 ~ 3 分钟，混悬液摇匀后滴，2 种及以上眼药水之间间隔5 ~ 10 分钟。

3. 复查

出院后常规 1 周复诊，若病情发生变化，如出现眼前闪光、视物变形、暗视、眼胀、眼疼、视力忽然下降等情况，立即到医院就诊，以免延误病情。

4. 定期检查眼底

检查眼底对于视网膜患者至关重要。通过检查眼底，患者可以了解视网膜脱离情况，包括黄斑受累的程度、视网膜裂孔的位置、周边视网膜变性区、视网膜下液的深度和流动性、脱离视网膜的活动性，以便采取有效的治疗方案。

5. 饮食

疾病恢复期应选择含丰富维生素、蛋白质的饮食以增强体质，促进疾病的恢复，如瘦肉、鸡蛋、鱼类、新鲜蔬菜、水果（糖尿病患者除外），还应注意粗细粮的搭配。

6. 环境

环境应安静舒适，保持温度、湿度适宜，注意通风，保持室内空气清新。

7. 心理

保持良好的心理状态，避免情绪激动，适当参加锻炼，增强自信心，愉快的心情有利于疾病的康复。

8. 避免诱发因素

老年人、高度近视者、白内障术后无晶体眼者、有眼外伤病史者、视网膜变性者是视网膜脱离的高危人群，此类人群应尽量避免其诱发因素。

（七）玻璃体切除手术

【术前护理】

1. 评估和观察要点

（1）病情评估

①评估患者视力下降情况及有无实物变形、视野缺损情况。

②评估有无眼部前驱症状，如飞蚊症、闪光感等症状。

③评估既往病史，有无高度近视，眼部外伤或眼部手术史，有无自身免疫性疾病、身体其他部位是否有感染病灶及治疗的情况。

④评估患者的生命体征、原发病治疗用药情况，以及全身有无合并症等。

⑤了解患者饮食、二便及睡眠情况。

（2）安全评估　评估患者有无视觉障碍、头晕等症状，评估患者年龄、精神状况及自理能力。

（3）疾病认知　了解患者及家属对疾病和手术的认知程度，评估患者及家属的配合程度。

（4）心理状况　了解患者和家属的心理状态。

2. 护理要点

（1）术前检查

①常规检查　血、尿常规，肝、肾功能，APTT＋PT，HBsAg，HIV，HCV，梅毒抗体，心电图，胸部X线。

②专科检查　间接检眼镜检查、眼底血管造影、视觉电生理、光学相干断层成像、彩色多普勒超声检查。

③注意事项　向患者及家属讲解术前检查的目的、方法，积极协助其完成各项检查；告知患者静脉抽血前需要禁食水6小时以上；留取尿标本时，应取晨起、空腹、首次、中段尿液。

（2）术前准备

①呼吸道　保暖，预防感冒，必要时遵医嘱应用抗生素控制感染。

②胃肠道　全麻手术需禁食、水 6 ~ 8 小时，防止全身麻醉所导致的吸入性肺炎、窒息等，局麻患者术日晨可进少量易消化食物，不可过饱，以免术中发生呕吐。

③术眼准备　术前 3 日点消炎滴眼液，术前 1 日备皮、剪眼睫毛，术晨手术当日用 20% 肥皂水充分擦洗备皮范围，以温度适宜的生理盐水冲洗结膜囊，遮盖眼垫，遵医嘱点散瞳眼药，充分散大瞳孔。

④个人卫生　术前 1 日沐浴、剪指（趾）甲，保持全身清洁，男性患者剃净胡须。

⑤睡眠　创造良好环境，保证充足的睡眠，必要时，遵医嘱于术前晚给予口服镇静剂。

⑥术晨准备　嘱患者取下假牙、眼镜、角膜接触镜，将首饰及贵重物品交予家属妥善保存，入手术室前应排空二便。

⑦床单位准备　全麻患者需备全麻床、血压表、听诊器等。

⑧心理护理　讲解玻璃体混浊病因及简要手术方法，告知患者手术时间一般较长，让患者做好心理准备，以减轻不必要的恐惧、紧张心理。取得患者术中、术后的配合，使患者得到预期的康复。

3. 宣教和指导要点

（1）病种宣教　就所患疾病对患者及家属进行宣教，包括疾病的原因、临床表现、治疗原则、预后、预防等。

（2）用药宣教　患者术前 3 日给予抗生素眼药水点眼，向患者讲解主要目的、方法及副作用，为手术做好准备。

（3）生活护理　嘱患者术前调整好心情，多休息，保证充足的睡眠，糖尿病、高血压患者要保持血糖、血压的平稳。

（4）饮食指导　告知患者术后进温凉、清淡、易消化饮食，避免进食酸、辣、硬、刺激性饮食。

（5）体位指导　告知患者全麻术后回病房 3 ~ 4 小时内，采取去枕平卧位，头偏向一侧，目的是避免因呕吐物导致窒息及促进分泌物引流，局麻患者可采取自由体位，以不压迫术眼为宜。

4. 注意事项

（1）手术禁忌　注意患者有无全身手术禁忌证，全身情况不能耐受眼科手术，如严重高血压、糖尿病、心脏病、精神障碍等；注意有无眼部禁忌证，如青光眼、眼内活动性炎症、麻痹性角膜炎等；注意患者有无上呼吸道感染症状，术前监测生命体征，注意有无发热，若有异常，应及时通知医生予以处理；女性患者月经来潮时及时通知医生。

（2）服药禁忌　入院后及时询问患者是否长期服用抗凝或麻醉禁忌的药物，服用者应及时通知医生，术前应停药 1 周，以免引起术中出血或麻醉意外。

（3）效果评价　评价患者对视网膜疾病相关知识的了解程度，医患配合效果；评估责任护士对患者病情和精神状态的掌握程度。

【术后护理】

1. 评估和观察要点

（1）手术交接　患者安返病房后，责任护士与麻醉护士严格交班，了解患者的麻醉方式、术中病情变化、生命体征、出血量、意识恢复状态及皮肤完整性。

（2）病情评估　密切观察患者视力变化情况及病情变化，如生命体征、意识、呼吸道通畅情况；观察伤口疼痛、敷料渗血渗液情况、眼睑有无肿胀、流泪等眼部刺激症状。

（3）并发症的观察　观察患者有无恶心、呕吐等高眼压症状，观察有无角膜水肿、白内障、青光眼、玻璃体出血等症状。

（4）术后不适症状评估　观察患者有无眼磨、眼痛、恶心、呕吐、发热等常见术后反应。

2. 护理要点

（1）体位护理　全麻术后回病房 3～4 小时内，应保持呼吸道通畅，采取去枕平卧，头偏向一侧，以免呕吐物误吸入呼吸道发生窒息；局麻患者可采取自由体位。一般情况，单纯视玻璃体切除术后，患者可自由体位，以不压迫术眼为宜。硅油及气体填充术后，需保持裂孔位于最高点（相反，重硅油填充术后，患者需保持裂孔处于最低点），充分发挥其顶压作用，以利于视网膜的复位及裂孔的粘闭。

（2）生命体征监测　术后严密监测患者生命体征，每日测量体温、脉搏、呼吸 4 次。

（3）术眼护理　手术当日严密观察敷料有无渗血、渗液、包扎带有无松脱。敷料打开后，观察术眼睑是否红肿、结膜是否充血及术眼分泌物情况，如分泌物较多者，可用无菌棉签蘸取生理盐水擦拭干净，部分患者术后仍有视物不清、轻度眼睑红肿、轻度结膜充血、轻度异物感，属于正常现象，如有明显眼痛、恶心、呕吐症状，应及时通知主管医生予以处理。

（4）皮肤护理　由于术后长期保持同一体位，需密切观察受压局部组织的血液循环情况，尤其枕后、肩胛骨、肘部、尾骨、臀部、足跟、内踝、外踝部位。指导并协助患者按摩颈肩、背部及肢体，2 次/日，20～30 分/次，以缓解肌肉疲劳和酸痛，增加舒适程度；臀部及肢体部位可以垫软枕或气圈，避免易受损部位因长期受压而发红甚至引起压疮。

（5）生活护理　指导患者避免头部和眼部过度活动，勿用力憋气、咳嗽或打喷嚏，勿用力挤眼、大声谈话。有咳嗽或呕吐者，要服用镇咳或止吐药。指导患者保持大便通畅，不可用力大便，有便秘者通知医生，可给予缓泻剂。

（6）并发症观察与护理

①高眼压　密切观察患者眼压的变化，倾听患者主诉，告知患者如出现眼痛、眼胀、头痛、恶心症状，应立即通知医护人员，遵医嘱应用降眼压药物，必要时前房穿刺，并嘱患者饮水注意分次少量，每次引水量不超过 300ml。

②角膜水肿　注意患者主诉，有无眼痛症状，询问患者有无视力改变、视物变形等视觉功能改变症状，观察角膜透明程度，如有发生及时通知医师处理、遵医嘱用药。嘱患者勿揉眼，避免损伤角膜，注意休息。

③白内障　注意观察患者视力改变，向患者强调体位重要性，避免因体位不当，填充物影响晶状体代谢造成白内障。

④青光眼　密切观察患者眼压变化，如出现眼压高的症状及时通知医生给予处理。

⑤玻璃体出血　护士应密切观察患者视功能，倾听患者主诉，如出现视力突然下降或仅有光感、眼前有飞蚊症或大片黑影出现，及时通知医生，遵医嘱给予止血、加压绷带包扎治疗。

⑥感染　监测患者体温，若体温升高，或患者在术后反应减轻时，又突然主诉眼痛、眼睑结膜水肿，且有脓性分泌物，应立即通知主管医师，及时遵医嘱给予处理及用药，嘱患者放松心情，适量多饮水，注意休息，术后 2 周内勿让不洁水及肥皂水进入眼内，保持局部清洁干燥。

（7）疼痛护理　评估患者疼痛情况，一般情况下，患者 24 小时内可有轻微的疼痛，不需要用止痛药，可让患者听音乐、聊天等转移注意力；如有疼痛剧烈、头痛、眼胀、恶心、呕吐等症状及时通知医生，以免延误病情，必要时遵医嘱使用止痛药，眼压高者使用降眼压药物。

（8）基础护理　关注患者的需求，随时询问，积极提供相应的帮助，并按等级护理的要求及专科特点完成患者的基础护理内容。

3. 宣教和指导要点

（1）用药宣教　根据医嘱选择药物，术后眼部用消炎目水，预防术后感染发生；口服抗生素和止血药，起到抗感染和预防术后出血发生的作用；使用降眼压药物起到降低眼压的作用。

（2）饮食指导　根据患者的身体状况，个性化地、有针对性地指导患者进食，以清淡、易消化饮食为主，避免进食酸、辣、硬、刺激性饮食，多进食高营养、高维生素饮食，多食新鲜蔬菜、水果，糖尿病患者应选择低糖、低脂、适量蛋白质、高纤维素及高维生素饮食。保持大便通畅，注意饮食卫生，以免发生腹泻、腹胀的不适。

（3）安全指导　术后观察患者有无乏力、头晕等症状，指导患者首次下床时应渐进下床活动，防止虚脱摔倒，教会患者使用床旁呼叫系统；视觉障碍的患者，应加强巡视，避免摔伤或坠床等意外情况发生；老年人活动时应注意地面湿滑，防止摔倒；儿童患者注意不要随处跑动，以免撞伤。

4. 注意事项

（1）体位指导　术后眼内注入硅油或气体的患者，一定要保持医嘱体位，即裂孔最高位（重硅油患者为裂孔最低位），教会患者各种体位姿势，并 1～2 小时更换体位，减少疲劳，防止受压部位皮肤压红或压疮的发生。

（2）效果评价　评价患者对手术及健康相关知识掌握程度；评价患者住院期间医患配合程度。

【出院指导】

1. 眼部护理

（1）适当避免剧烈活动，避免高空作业，避免搬运重物用力过度。

（2）眼内注入气体的患者，气体未完全吸收前禁止乘坐飞机。

（3）术后 2 周勿让不洁水进入眼内，以免引起感染，保持眼局部清洁干燥。

2. 治疗指导

（1）嘱坚持按时点药，预防感染，点药前洁净双手，将下睑缘向下牵拉，眼药滴入下结膜囊内，轻轻闭合眼睑，缓慢转动眼球，使药液均匀分布，眼药瓶口距眼睛 1 ~ 2cm，用后将瓶盖拧紧，立即恢复体位。

（2）先滴刺激性弱的，后滴刺激性强的，毒性药物滴后压迫泪囊 2 ~3 分钟，混悬液摇匀后滴，2 种及 2 种以上眼药水之间间隔5 ~10 分钟。

3. 复查

出院后常规 1 周复诊，若病情发生变化，如出现眼前闪光、视物变形、暗视、眼胀、眼疼、视力忽然下降等情况，立即到医院就诊，以免延误病情。

4. 硅油取出时间

眼内注入硅油，复查时医生将根据眼底情况及硅油的反应决定取出时间，一般为术后 3 ~6 个月取出。

5. 活动指导

注入硅油者，出院后注意休息、卧位、减少活动。

6. 饮食

疾病恢复期应选择含丰富维生素、蛋白质的饮食以增强体质，促进疾病的恢复，如瘦肉、鸡蛋、鱼类、新鲜蔬菜、水果（糖尿病患者除外），还应注意粗细粮的搭配。

7. 环境

环境应安静舒适，保持温度、湿度适宜，注意通风，保持室内空气清新。

8. 心理

保持良好的心理状态，避免情绪激动，适当参加锻炼，增强自信心，愉快的心情有利于疾病的康复。

9. 验光配镜

术中晶体摘除，注入硅油患者待硅油取出 3 个月后再验光配镜。

10. 监测血糖

糖尿病患者定期内科复查，严格控制饮食，遵医嘱按时服药。可随时查尿糖，定期查血糖。

（八）斜视矫正术

【术前护理】

1. 评估和观察要点

（1）病情评估

①评估患者发病的时间、年龄、有何诱因、斜视的变化和发展情况，有无治疗及家族史。

②评估患者的视力及屈光度、眼球偏斜的方向、眼球运动，生命体征、原发病治疗用药情况，以及全身有无合并症等。

③了解患者饮食、二便及睡眠情况。

（2）安全评估

①评估患者有无视觉障碍。

②评估患者年龄、精神状况及自理能力。

（3）疾病认知　了解患者及家属对疾病和手术的认知程度，评估患者及家属的配合程度。

（4）心理状况　了解患者和家属的心理状态。

2. 护理要点

（1）术前检查

①常规检查　血、尿常规，肝、肾功能，APTT + PT，HBsAg，HIV，HCV，梅毒抗体，心电图，胸部X线。

②专科检查　同视机检查、斜视度检查、立体视检查、Hess屏检查、验光。

③注意事项　向患者及家属讲解术前检查的目的、方法，积极协助其完成各项检查；告知患者静脉抽血前需要禁食水6小时以上；留取尿标本时，应取晨起、空腹、首次、中段尿液。

（2）术前准备

①呼吸道　保暖，预防感冒，必要时遵医嘱应用抗生素控制感染。

②胃肠道　全麻手术需禁食、水6～8小时，防止全身麻醉所导致的吸入性肺炎、窒息等，局麻患者术日晨可进少量易消化食物，不可过饱，以免术中发生呕吐。

③术眼准备　术前3日点消炎滴眼液，术前1日备皮，术日晨以20%的肥皂水充分擦洗备皮范围，用0.9%的生理盐水洗眼遮盖眼垫，遵医嘱注射术前针。

④个人卫生　术前1日沐浴、剪指（趾）甲，保持全身清洁，男性患者剃净胡须。

⑤睡眠　创造良好环境，保证充足的睡眠，必要时，遵医嘱于术前晚给予口服镇静剂。

⑥术晨准备　嘱患者取下假牙、眼镜、角膜接触镜，将首饰及贵重物品交予家属妥善保存，入手术室前应排空二便。

⑦床单位准备　全麻患者需备全麻床、血压表、听诊器等。

⑧心理护理　讲解斜视手术的简要方法，以减轻患者的恐惧紧张心理。取得患者术中、术后的配合。做好患儿家属的心理护理，术前预防感冒。

3. 宣教和指导要点

（1）病种宣教　就所患疾病对患者及家属进行宣教，包括疾病的原因、临床表现、治疗原则、预后、预防等。

（2）用药宣教　患者术前3日给予抗生素眼药水点眼，向患者讲解主要目的、方法及副作用，为手术做好准备。

（3）饮食指导　告知患者术后进温凉、清淡、易消化饮食，避免进食酸、辣、硬、刺激性饮食。

（4）体位指导　告知患者全麻术后回病房3～4小时内，采取去枕平卧位，头偏向一侧，目的是避免因呕吐物导致窒息及促进分泌物引流，局麻患者可采取自由体位，以不压迫术眼为宜。

4. 注意事项

（1）手术禁忌　注意患者有无全身手术禁忌证，全身情况不能耐受眼科手术；注意有无眼部禁忌证；注意患者有无上呼吸道感染症状；术前监测生命体征，注意有无发热，若有异常，应及时通知医生予以处理；女性患者月经来潮时及时通知医生。

（2）服药禁忌　入院后及时询问患者是否长期服用抗凝或麻醉禁忌的药物，服用者应及时通知医生，术前应停药1周，以免引起术中出血或麻醉意外。

（3）效果评价　评价患者对疾病相关知识的了解程度，医患配合效果；评估责任护士对患者病情和精神状态的掌握程度。

【术后护理】

1. 评估和观察要点

（1）手术交接　患者安返病房后，责任护士与麻醉护士严格交班，了解患者的麻醉方式、术中病情变化、生命体征、出血量、意识恢复状态及皮肤完整性。

（2）病情评估　密切观察患者病情变化，如生命体征、意识情况；观察伤口疼痛、敷料渗血渗液、敷料有无松脱情况。

（3）并发症的观察　观察患者有无恶心、呕吐等症状，观察有无矫正不足、矫正过度、复视等症状。

（4）术后不适症状评估　观察患者有无恶心、呕吐、发热、疼痛等常见术后反应。

2. 护理要点

（1）体位护理　全麻术后回病房3～4小时内，应保持呼吸道通畅，采取去枕平卧，头偏向一侧，以免呕吐物误吸入呼吸道发生窒息；局麻患者可采取自由体位，以不压迫术眼为宜。

（2）生命体征监测　术后严密监测患者生命体征，每日测量体温、脉搏、呼吸4次。

（3）术眼护理　手术当日严密观察敷料有无渗血、渗液、包扎带有无松脱。敷料打开后，观察术眼睑是否红肿及术眼分泌物情况，如有明显眼痛、恶心、呕吐症状，应及时通知主管医生予以处理。

（4）生活护理　指导患者安静休息，避免头部和眼部过度活动，勿用力憋气、咳嗽或打喷嚏，勿用力挤眼、大声说话。有咳嗽或呕吐者，要服用镇咳或止吐药。

（5）并发症观察与护理

①矫正不足　若明显矫正不足，6周左右后行第二次手术。

②矫正过度　对轻度外斜，可嘱患者做集合训练。

③复视　术前必须向患者及家属交待清楚，以使其具有充分思想准备。

（6）疼痛护理　一般情况下，患者24小时内可有轻微的疼痛，不需要用止痛药，可让患者听音乐、聊天等转移注意力；如疼痛剧烈、恶心、呕吐等症状及时通知医生，以免延误病情，必要时遵医嘱使用止痛药。

（7）基础护理　关注患者的需求，随时询问，积极提供相应的帮助，并按等级护理的要求及专科特点完成患者的基础护理内容。

3. 宣教和指导要点

（1）用药宣教　根据医嘱选择药物，术后眼部用消炎目水，预防术后感染发生。口服抗生素和止血药，起到抗感染和预防术后出血发生的作用。注意观察患者用药后反应。

（2）饮食指导　以清淡、易消化饮食为主，避免进食酸、辣、硬、刺激性饮食；多食新鲜蔬菜、水果，保持大便通畅；注意饮食卫生，以免发生腹泻、腹胀的不适。

（3）安全指导　斜视患者多为学龄前儿童，因此嘱家长注意患儿日常活动安全，防止意外发生。术后观察患者有无乏力、头晕等症状，指导患者首次下床时应渐进下床活动，防止虚脱摔倒，教会患者使用床旁呼叫系统；视觉障碍的患者，应加强巡视，避免摔伤或坠床等意外情况发生。

4. 注意事项

（1）安全指导　斜视患者多为学龄前儿童，因此嘱家长注意患儿日常活动安全，防止意外发生。

（2）效果评价　评价患者对手术及健康相关知识掌握程度；评价患者住院期间医患配合程度。

【出院指导】

1. 眼部护理

适当避免剧烈活动，术后2周勿让不洁水进入眼内，以免引起感染，保持眼局部清洁干燥。

2. 治疗指导

嘱坚持按时点药，预防感染，点药前洁净双手，将下睑缘向下牵拉，眼药滴入下结膜囊内，轻轻闭合眼睑，缓慢转动眼球，使药液均匀分布，眼药瓶口距眼睛1～2cm，用后将瓶盖拧紧。先滴刺激性弱的，后滴刺激性强的，混悬液摇匀后滴，2种及以上眼药水之间间隔5～10分钟。

3. 复查

出院后常规1周复诊，可选择术后2周或1个月门诊复查，斜视患者术后定期（3～6个月）复查眼位，必要时行二次手术。若病情发生变化，立即到医院就诊，以免延误病情。

4. 饮食

疾病恢复期应选择含丰富维生素、蛋白质的饮食以增强体质，促进疾病的恢复，如瘦肉、鸡蛋、鱼类、新鲜蔬菜和水果（糖尿病患者除外），还应注意粗细粮的搭配。

5. 环境

环境应安静舒适，保持温度、湿度适宜，注意通风，保持室内空气清新。

6. 心理

保持良好的心理状态，避免情绪激动，适当参加锻炼，增强自信心，愉快的心情有利于疾病的康复。

7. 其他

对于部分调节性内斜视患儿，术后应该继续戴镜矫正眼位；有弱视的患儿术后应至弱视门诊继续治疗弱视；如需更换眼镜，应于术后6周进行验光配镜。

（九）眼球摘除联合羟基磷灰石植入术

【术前护理】

1. 评估和观察要点

（1）病情评估

①评估患者发病的时间、年龄、有何诱因、病情发展情况，有无治疗及家族史。

②评估患者的视力。

③评估患者的生命体征、原发病治疗用药情况，以及全身有无合并症等。

④了解患者饮食、二便及睡眠情况。

（2）安全评估

①评估患者有无视觉障碍。

②评估患者年龄、精神状况及自理能力。

（3）疾病认知　了解患者及家属对疾病和手术的认知程度，评估患者及家属的配合程度。

（4）心理状况　了解患者和家属的心理状态。

2. 护理要点

（1）术前检查

①常规检查　血、尿常规，肝、肾功能，APTT + PT，HBsAg，HIV，HCV，梅毒抗体，心电图，胸部X线。

②专科检查　CT检查。

③注意事项　向患者及家属讲解术前检查的目的、方法，积极协助其完成各项检查；告知患者静脉抽血前需要禁食水6小时以上；留取尿标本时，应取晨起、空腹、首次、中段尿液。

（2）术前准备

①呼吸道　保暖，预防感冒，必要时遵医嘱应用抗生素控制感染。

②胃肠道　全麻手术需禁食水6～8小时，防止全身麻醉所导致的吸入性肺炎、窒息等，局麻患者术日晨可进少量易消化食物，不可过饱，以免术中发生呕吐。

③术眼准备　术前3日点消炎滴眼液，术前1日备皮，术日晨以20%的肥皂水充分擦洗备皮范围，用0.9%的生理盐水洗眼遮盖眼垫，遵医嘱注射术前针。

④义眼台的准备　术前根据患者的年龄、眼窝大小及经济情况选择直径合适的义眼台。

⑤个人卫生　术前1日沐浴、剪指（趾）甲，保持全身清洁，男性患者剃净胡须。

⑥睡眠　创造良好环境，保证充足的睡眠，必要时，遵医嘱于术前晚给予口服镇静剂。

⑦术晨准备　将术中用物如羟基磷灰石眼台及异体巩膜，连同患者病历一并带入手术室。嘱患者取下假牙、眼镜、角膜接触镜，将首饰及贵重物品交予家属妥善保存，入手术室前应排空二便。

⑧床单位准备　全麻患者需备全麻床、血压表、听诊器等。

⑨心理护理　眼球摘除术患者常非常自卑，由于他们求治心切，既对手术效果寄予过高期望，又对手术并发症思虑较多，担心手术不成功，心理负担很重，我们对患者及家属应表示同情，劝慰他们理智面对现实，并根据患者的具体情况介绍相关的医学知识，告之术中的配合要点及注意事项，使他们充分了解情况，减轻焦虑及自卑心理，树立信心，调动起主观能动性，积极配合治疗。

3. 宣教和指导要点

（1）病种宣教　就所患疾病对患者及家属进行宣教，包括疾病的原因、临床表现、治疗原则、预后、预防等。

（2）用药宣教　患者术前3日给予抗生素眼药水点眼，向患者讲解主要目的、方法及副作用，为手术做好准备。

（3）饮食指导　告知患者术后进温凉、清淡、易消化饮食，避免进食酸、辣、硬、刺激性饮食。

（4）体位指导　告知患者全麻术后回病房3～4小时内，采取去枕平卧位，头偏向一侧，目的是避免因呕吐物导致窒息及促进分泌物引流，局麻患者可采取自由体位，以不压迫术眼为宜。

4. 注意事项

（1）手术禁忌　注意患者有无全身手术禁忌证，全身情况不能耐受眼科手术，如严重高血压、糖尿病、心脏病、精神障碍等；注意有无眼部禁忌证，如青光眼、眼内活动性炎症、麻痹性角膜炎等；注意患者有无上呼吸道感染症状，术前监测生命体征，注意有无发热，若有异常，应及时通知医生予以处理；女性患者月经来潮时及时通知医生。

（2）服药禁忌　入院后及时询问患者是否长期服用抗凝或麻醉禁忌的药物，服用者应及时通知医生，术前应停药1周，以免引起术中出血或麻醉意外。

（3）效果评价　评价患者对疾病相关知识的了解程度，医患配合效果；评估责任护士对患者病情和精神状态的掌握程度。

【术后护理】

1. 评估和观察要点

（1）手术交接　患者安返病房后，责任护士与麻醉护士严格交班，了解患者的麻醉方式、术中病情变化、生命体征、出血量、意识恢复状态及皮肤完整性。

（2）病情评估　密切观察患者病情变化，如生命体征、意识情况、呼吸道通畅情况；观察伤口疼痛、敷料渗血渗液、敷料有无松脱情况。

（3）并发症的观察　观察患者有无恶心、呕吐等症状，观察有无结膜水肿、球后出血、结膜及Tenon膜切口裂开、疼痛，义眼台暴露、移位、脱出，结膜囊狭窄等症状。

（4）术后不适症状评估　观察患者有无恶心、呕吐、发热、疼痛等常见术后反应。

2. 护理要点

（1）体位护理　全麻术后回病房3～4小时内，应保持呼吸道通畅，采取去枕平卧，头偏向一侧，以免呕吐物误吸入呼吸道发生窒息；局麻患者可采取自由体位。以不压迫术眼为宜。

（2）生命体征监测　术后严密监测患者生命体征，每日测量体温、脉搏、呼吸4次。

（3）术眼护理　手术当日严密观察敷料有无渗血、渗液、包扎带有无松脱。敷料打开后，观察结膜水肿情况，如有明显眼痛、恶心、呕吐症状，应及时通知主管医生予以处理。若呕吐频繁，可遵医嘱肌内注射维生素B_6，疼痛不耐受者应用止痛剂。

（4）生活护理　指导患者安静休息，不可剧烈活动，避免抬头、低头、咳嗽，防止缝线脱落、脱出，防止出血。

（5）并发症观察与护理

①疼痛　对于轻微的疼痛，不需要用止痛药，可让患者听音乐、聊天等转移注意力；如疼痛剧烈或不耐受者应及时通知医生，以免延误病情，必要时遵医嘱使用止痛药。

②义眼台暴露、移位、脱出　注意患者的主诉，换药时注意义眼台的位置。如出现上述现象，及时通知医生给予处理。

③结膜囊狭窄　注意观察有无眼窝缩窄、上下穹窿有无消失、义眼片容易脱落等情况，如出现上述情况，立即通知医生，进行穹窿重定或眼窝再造术。

（6）基础护理　关注患者的需求，随时询问，积极提供相应的帮助，并按等级护理的要求及专科特点完成患者的基础护理内容。

3. 宣教和指导要点

（1）用药宣教　根据医嘱选择药物，术后眼部用消炎目水，预防术后感染发生口服抗生素和止血药，起到抗感染和预防术后出血的发生，注意观察患者用药后反应。

（2）饮食指导　以清淡、易消化饮食为主，避免进食酸、辣、硬、刺激性饮食，多食新鲜蔬菜、水果，保持大便通畅，注意饮食卫生，以免发生腹泻、腹胀的不适。

（3）安全指导　术后观察患者有无乏力、头晕等症状，指导患者首次下床时应渐进下床活动，防止虚脱摔倒，教会患者使用床旁呼叫系统；视觉障碍的患者，应加强巡视，避免摔伤或坠床等意外情况发生；老年人活动时应注意地面湿滑，防止摔倒；儿童患者注意不要随处跑动，以免撞伤。

4. 注意事项

（1）心理护理　眼球摘除术后的患者开始时很难接受失去一只眼睛的事实，应密切关注患者的心理状态，加强与其沟通，鼓励患者多与其他病友交流，解除顾虑，勇敢面对事实。

（2）效果评价　评价患者对手术及健康相关知识掌握程度；评价患者住院期间医患配合程度。

【出院指导】

1. 心理护理

指导患者自我心理调试，使患者克服心理障碍，树立生活信心。保持良好的心理状态，避免情绪激动，适当参加锻炼，增强自信心，愉快的心情有利于疾病的康复。

2. 义眼片的护理

教会装卸义眼，义眼片应于术后3周安装，义眼片要及时清水冲洗，不可用汽油、酒精清洗。

3. 眼部护理

适当避免剧烈活动，术后2周勿让不洁水进入眼内，以免引起感染，保持眼局部清洁干燥。

4. 治疗指导

嘱坚持按时点药，预防感染，点药前洁净双手，将下睑缘向下牵拉，眼药滴入下结膜囊内，轻轻闭合眼睑，缓慢转动眼球，使药液均匀分布，眼药瓶口距眼睛1～2cm，用后将瓶盖拧紧。先滴刺激性弱的，后滴刺激性强的，混悬液摇匀后滴，2种及2种以上眼药水之间间隔5～10分钟。

5. 复查

出院后常规 1 周复诊，如有异常情况，如眼部分泌物增多，健眼视力下降应及时到医院复诊。

6. 饮食

疾病恢复期应选择含丰富维生素、蛋白质的饮食以增强体质，促进疾病的恢复，如瘦肉、鸡蛋、鱼类、新鲜蔬菜和水果（糖尿病患者除外），还应注意粗细粮的搭配。

7. 环境

环境应安静舒适，保持温度、湿度适宜，注意通风，保持室内空气清新。

（十）眼睑整形手术

【术前护理】

1. 评估和观察要点

（1）病情评估

①评估患者有无眼部外伤史，如眼部创伤、烧伤、化学伤等，有无眼睑手术史。

②评估有无神经系统疾病，发病的时间、年龄、有何诱因、病情发展情况和特点。

③评估视力情况。

④评估患者的生命体征、原发病治疗用药情况，以及全身有无合并症等。

⑤了解患者饮食、二便及睡眠情况。

（2）安全评估

①评估患者有无视觉障碍。

②评估患者年龄、精神状况及自理能力。

（3）疾病认知　了解患者及家属对疾病和手术的认知程度，评估患者及家属的配合程度。

（4）心理状况　了解患者和家属的心理状态。

2. 护理要点

（1）术前检查

①常规检查　血、尿常规，肝、肾功能，APTT + PT，HBsAg，HIV，HCV，梅毒抗体，心电图，胸部 X 线。

②注意事项　向患者及家属讲解术前检查的目的、方法，积极协助其完成各项检查；告知患者静脉抽血前需要禁食水 6 小时以上；留取尿标本时，应取晨起、空腹、首次、中段尿液。

（2）术前准备

①呼吸道　保暖，预防感冒，必要时遵医嘱应用抗生素控制感染。

②胃肠道　全麻手术需禁食、水 6 ~ 8 小时，防止全身麻醉所导致的吸入性肺炎、窒息等，局麻患者术日晨可进少量易消化食物，不可过饱，以免术中发生呕吐。

③术眼准备　术前 3 日点消炎滴眼液，术前 1 日备皮，术日晨以 20% 的肥皂水充分擦洗备皮范围，用 0.9% 的生理盐水洗眼遮盖眼垫，遵医嘱注射术前针。

④保护角膜　眼睑畸形的患者多伴有眼睑闭合不全，应注意保护好患者的角膜，防止暴露性角膜炎的发生。

⑤个人卫生　术前 1 日沐浴、剪指（趾）甲，保持全身清洁，男性患者剃净胡须。

⑥睡眠　创造良好环境，保证充足的睡眠，必要时，遵医嘱于术前晚给予口服镇静剂。

⑦术晨准备　嘱患者取下假牙、眼镜、角膜接触镜，将首饰及贵重物品交予家属妥善保存，入手术室前应排空二便。

⑧床单位准备　全麻患者需备全麻床、血压表、听诊器等。

⑨心理护理　此种患者多伴有自卑心理，心理负担较重，对手术期望较高，应多关心患者，向患者讲述手术前注意事项及术前用药的目的。讲解放松技巧，减轻疼痛，提高睡眠质量。介绍麻醉方式及手术医生，术前晚保证充足睡眠。

3. 宣教和指导要点

（1）病种宣教　就所患疾病对患者及家属进行宣教，包括疾病的原因、临床表现、治疗原则、预后、预防等。

（2）用药宣教　患者术前 3 日给予抗生素眼药水点眼，向患者讲解主要目的、方法及副作用，为手术做好准备。

（3）饮食指导　告知患者术后进温凉、清淡、易消化饮食，避免进食酸、辣、硬、刺激性饮食。

（4）体位指导　告知患者全麻术后回病房 3 ~4 小时内，采取去枕平卧位，头偏向一侧，目的是避免因呕吐物导致窒息及促进分泌物引流，局麻患者可采取自由体位，以不压迫术眼为宜。

4. 注意事项

（1）手术禁忌　注意患者有无全身手术禁忌证，全身情况不能耐受眼科手术，如严重高血压、糖尿病、心脏病、精神障碍等；注意有无眼部禁忌证，如青光眼、眼内活动性炎症、麻痹性角膜炎等；注意患者有无上呼吸道感染症状，术前监测生命体征，注意有无发热，若有异常，应及时通知医生予以处理；女性患者月经来潮时及时通知医生。

（2）服药禁忌　入院后及时询问患者是否长期服用抗凝或麻醉禁忌的药物，服用者应及时通知医生。术前应停药 1 周，以免引起术中出血或麻醉意外。

（3）效果评价　评价患者对疾病相关知识的了解程度，医患配合效果；评估责任护士对患者病情和精神状态的掌握程度。

【术后护理】

1. 评估和观察要点

（1）手术交接　患者安返病房后，责任护士与麻醉护士严格交班，了解患者的麻醉方式、术中病情变化、生命体征、出血量、意识恢复状态及皮肤完整性。

（2）病情评估　密切观察患者病情变化，如生命体征、意识情况、呼吸道通畅情况；观察伤口疼痛、敷料渗血渗液、敷料有无松脱情况。

（3）并发症的观察　观察患者有无恶心、呕吐等全麻反应症状，观察有疼痛、出血、感染等症状。

（4）术后不适症状评估　观察患者有无恶心、呕吐、发热、疼痛等常见术后反应。

2. 护理要点

（1）体位护理　全麻术后回病房 3 ~4 小时内，应保持呼吸道通畅，采取去枕平卧，头偏向一侧，以免呕吐物误吸入呼吸道发生窒息；局麻患者可采取自由体位。以不压迫术眼为宜。

（2）生命体征监测　术后严密监测患者生命体征，每日测量体温、脉搏、呼吸4次。

（3）术眼护理　手术当日严密观察敷料有无渗血、渗液、包扎带有无松脱，如渗血较多应及时更换敷料，重新包扎。敷料打开后，观察眼睑情况，如有眼痛、恶心、呕吐症状，应及时通知主管医生予以处理。若呕吐频繁，可遵医嘱肌内注射维生素 B_6，疼痛不耐受者应用止痛剂。

（4）清洁换药　每日清洁换药，常规绷带包扎2日，嘱患者不要自行解开，以防伤口水肿、出血。对于供区伤口也应每日清洁换药。皮肤缝线应在5～7日后拆除。

（5）保护角膜　眼睑整形术后的患者仍多伴有眼睑闭合不全，应遵医嘱用药，保护好患者的角膜，防止暴露性角膜炎的发生。

（6）并发症观察与护理

①疼痛　对于轻微的疼痛，不需要用止痛药，可让患者听音乐、聊天等转移注意力；如疼痛剧烈或不耐受者应及时通知医生，以免延误病情，必要时遵医嘱使用止痛药。

②出血　注意观察伤口敷料有无渗血，如渗血较多者，通知医生，重新包扎，必要时给予止血剂。

③感染　观察眼部分泌物情况，观察体温变化。如出现异常情况，应及时遵医嘱给予处理及用药，嘱患者放松心情，适量多饮水，注意休息，保持局部清洁干燥。

（7）基础护理　关注患者的需求，随时询问，积极提供相应的帮助，并按等级护理的要求及专科特点完成患者的基础护理内容。

3. 宣教和指导要点

（1）用药宣教　根据医嘱选择药物，术后眼部用消炎目水，预防术后感染的发生。口服抗生素和止血药，起到抗感染和预防术后出血发生的作用。注意观察患者用药后反应。

（2）饮食指导　以清淡、易消化饮食为主，避免进食酸、辣、硬、刺激性饮食，多食新鲜蔬菜、水果，保持大便通畅，注意饮食卫生，以免发生腹泻、腹胀的不适。

（3）安全指导　术后观察患者有无乏力、头晕等症状，指导患者首次下床时应渐进下床活动，防止虚脱摔倒，教会患者使用床旁呼叫系统；视觉障碍的患者，应加强巡视，避免摔伤或坠床等意外情况发生。老年人活动时应注意地面湿滑，防止摔倒；儿童患者注意不要随处跑动，以免撞伤。

4. 注意事项

（1）保护角膜　眼睑整形术后的患者仍多伴有眼睑闭合不全，应遵医嘱用药，保护好患者的角膜，防止暴露性角膜炎的发生。

（2）效果评价　评价患者对手术及健康相关知识掌握程度；评价患者住院期间医患配合程度。

【出院指导】

1. 眼部护理

适当避免剧烈活动，勿用不洁手或脏手帕擦眼睛，保持眼局部清洁干燥。

2. 治疗指导

嘱坚持按时点药，预防感染，点药前洁净双手，将下睑缘向下牵拉，眼药滴入下结膜囊内，轻轻闭合眼睑，缓慢转动眼球，使药液均匀分布，眼药瓶口距眼睛1～2cm，用后将瓶盖拧紧。先滴刺激性弱的，后滴刺激性强的，混悬液摇匀后滴，2种及2种以上眼药水之间间隔5～10分钟。

3. 拆线

遵医嘱按时拆除皮肤缝线。

4. 复查

出院后常规1周复诊，如有异常情况，如眼部分泌物增多等应及时到医院复诊。

5. 饮食

疾病恢复期应选择含丰富维生素、蛋白质的饮食以增强体质，促进疾病的恢复，如瘦肉、鸡蛋、鱼类、新鲜蔬菜、水果（糖尿病患者除外），还应注意粗细粮的搭配。

6. 环境

环境应安静舒适，保持温度、湿度适宜，注意通风，保持室内空气清新。

（十一）眼外伤

【术前护理】

1. 评估和观察要点

（1）病情评估

①评估患者眼局部情况，有无眼痛、头痛、视力下降或复视、视物变形等症状。

②评估患者眼压、瞳孔、眼底、伤口大小、出血及视力状况。

③评估患者受伤时间、经过、受伤时的环境、致伤物质、磁性或非磁性、是否有昏迷、伤后处理诊治过程等。

④评估患者全身状况，意识及有无全身出血。

⑤评估患者的生命体征、原发病治疗用药情况，以及全身有无合并症等。

⑥了解患者饮食、二便及睡眠情况。

（2）安全评估

①评估患者有无视觉障碍、昏迷。

②评估患者年龄、精神状况及自理能力。

（3）疾病认知　了解患者及家属对疾病和手术的认知程度，评估患者及家属的配合程度。

（4）心理状况　了解患者和家属的心理状态。

2. 护理要点

（1）术前检查

①常规检查　血、尿常规，肝、肾功能，APTT + PT，HBsAg，HIV，HCV，梅毒抗体，心电图，胸部X线。

②专科检查　X线检查、眼科超声检查，必要时行CT检查。

③注意事项　向患者及家属讲解术前检查的目的、方法，积极协助其完成各项检查；告知患者静脉抽血前需要禁食水 6 小时以上；留取尿标本时，应取晨起、空腹、首次、中段尿液。

（2）术前准备

①呼吸道　保暖，预防感冒，必要时遵医嘱应用抗生素控制感染。

②胃肠道　全麻手术需禁食、水 6～8 小时，防止全身麻醉所导致的吸入性肺炎、窒息等，局麻患者术日晨可进少量易消化食物，不可过饱，以免术中发生呕吐。

③术眼准备　术前 1 小时备皮，以 20% 的肥皂水充分擦洗备皮范围，用 0.9% 的生理盐水洗眼遮盖眼垫，遵医嘱注射术前针。

④个人卫生　术前 1 日沐浴、剪指（趾）甲，保持全身清洁，男性患者剃净胡须。

⑤睡眠　创造良好环境，保证充足的睡眠，必要时，遵医嘱于术前晚给予口服镇静剂。

⑥术晨准备　嘱患者取下假牙、眼镜、角膜接触镜，将首饰及贵重物品交予家属妥善保存，入手术室前应排空二便。

⑦床单位准备　全麻患者需备全麻床、血压表、听诊器等。

⑧心理护理　眼外伤多为意外伤害，患者多伴有紧张、焦虑、悲观，难于接受，应多关心鼓励患者，讲解手术的注意事项，取得患者的积极配合。

3. 宣教和指导要点

（1）病种宣教　就所患疾病对患者及家属进行宣教，包括疾病的原因、临床表现、治疗原则、预后、预防等。

（2）用药宣教　患者术前 3 日给予抗生素眼药水点眼，向患者讲解主要目的、方法及副作用，为手术做好准备。

（3）饮食指导　告知患者术后进温凉、清淡、易消化饮食，避免进食酸、辣、硬、刺激性饮食。

（4）体位指导　告知患者全麻术后回病房 3～4 小时内，采取去枕平卧位，头偏向一侧，目的是避免因呕吐物导致窒息及促进分泌物引流，局麻患者可采取自由体位，以不压迫术眼为宜。

4. 注意事项

（1）手术禁忌　注意患者有无全身手术禁忌证，全身情况不能耐受眼科手术，如严重高血压、糖尿病、心脏病、精神障碍等；注意有无眼部禁忌证，如青光眼、眼内活动性炎症、麻痹性角膜炎等；注意患者有无上呼吸道感染症状，术前监测生命体征，注意有无发热，若有异常，应及时通知医生予以处理；女性患者月经来潮时及时通知医生。

（2）服药禁忌　入院后及时询问患者是否长期服用抗凝或麻醉禁忌的药物，服用者应及时通知医生，术前应停药 1 周，以免引起术中出血或麻醉意外。

（3）效果评价　评价患者对疾病相关知识的了解程度，医患配合效果；评估责任护士对患者病情和精神状态的掌握程度。

【术后护理】

1. 评估和观察要点

（1）手术交接　患者安返病房后，责任护士与麻醉护士严格交班，了解患者的麻醉方式、术中病情变化、生命体征、出血量、意识恢复状态及皮肤完整性。

（2）病情评估　密切观察患者病情变化，如生命体征、意识情况、呼吸道通畅情况；观察伤口疼痛、敷料渗血渗液、敷料有无松脱情况。

（3）并发症的观察　观察患者有无恶心、呕吐等全麻反应症状，观察有疼痛、出血、感染等症状。

（4）术后不适症状评估　观察患者有无恶心、呕吐、发热、疼痛等常见术后反应。

2. 护理要点

（1）体位护理　全麻术后回病房3～4小时内，应保持呼吸道通畅，采取云枕平卧，头偏向一侧，以免呕吐物误吸入呼吸道发生窒息；局麻患者可采取自由体位。以不压迫术眼为宜。

（2）生命体征监测　术后严密监测患者生命体征，每日测量体温、脉搏、呼吸4次。

（3）术眼护理　手术当日严密观察敷料有无渗血、渗液、包扎带有无松脱，如渗血较多应及时更换敷料，重新包扎。敷料打开后，观察结膜充血及分泌物、视力情况，如有眼痛、恶心、呕吐症状，应及时通知主管医生予以处理。若呕吐频繁，可遵医嘱肌内注射维生素 B_6；疼痛不耐受者应用止痛剂；眼压高者应用降眼压药物。

（4）并发症观察与护理

①疼痛　对于轻微的疼痛，不需要用止痛药，可让患者听音乐、聊天等转移注意力；如疼痛剧烈或不耐受者应及时通知医生，以免延误病情，必要时遵医嘱使用止痛药。

②出血　注意观察伤口敷料有无渗血，如渗血较多者，通知医生，重新包扎，必要时给予止血剂。

③感染　观察眼部分泌物情况，观察体温变化。如出现异常情况，应及时遵医嘱给予处理及用药，嘱患者放松心情，适量多饮水，注意休息，保持局部清洁干燥。

（5）基础护理　关注患者的需求，随时询问，积极提供相应的帮助，并按等级护理的要求及专科特点完成患者的基础护理内容。

3. 宣教和指导要点

（1）用药宣教　根据医嘱选择药物，术后眼部用消炎目水，预防术后感染的发生。口服抗生素和止血药，起到抗感染和预防术后出血发生的作用。注意观察患者用药后反应。

（2）饮食指导　以清淡、易消化饮食为主，避免进食酸、辣、硬、刺激性饮食，多食新鲜蔬菜、水果，保持大便通畅，注意饮食卫生，以免发生腹泻、腹胀的不适。

（3）安全指导　术后观察患者有无乏力、头晕等症状，指导患者首次下床时应渐进下床活动，防止虚脱摔倒，教会患者使用床旁呼叫系统；视觉障碍的患者，应加强巡视，避免摔伤或坠床等意外情况发生。老年人活动时应注意地面湿滑，防止摔倒；儿童患者注意不要随处跑动，以免撞伤。

4. 注意事项

（1）心理护理　告知患者急诊手术往往只能做前期缝合，后期可能仍需多次手术，让患者做好足够的思想准备。

（2）效果评价　评价患者对手术及健康相关知识掌握程度；评价患者住院期间医患配合程度。

【出院指导】

1. 眼部护理

适当避免剧烈活动，勿用不洁手或脏手帕擦眼睛，保持眼局部清洁干燥。不得用力挤眼及大声说笑。勿碰伤术眼，以免引起出血感染。

2. 治疗指导

嘱坚持按时点药，预防感染，点药前洁净双手，将下睑缘向下牵拉，眼药滴入下结膜囊内，轻轻闭合眼睑，缓慢转动眼球，使药液均匀分布，眼药瓶口距眼睛1～2cm，用后将瓶盖拧紧。先滴刺激性弱的，后滴刺激性强的，混悬液摇匀后滴，2种及2种以上眼药水之间间隔5～10分钟。

3. 复查

出院后常规1周复诊，如有异常情况，如出现视力改变、疼痛、分泌物增多等症状时，应及时到医院复诊。

4. 饮食

疾病恢复期应选择含丰富维生素、蛋白质的饮食以增强体质，促进疾病的恢复，如瘦肉、鸡蛋、鱼类、新鲜蔬菜和水果（糖尿病患者除外），还应注意粗细粮的搭配。

5. 环境

环境应安静舒适，保持温度、湿度适宜，注意通风，保持室内空气清新。

6. 心理

保持良好的心理状态，避免紧张激动的情绪，适当参加锻炼，增强自信心，愉快的心情有利于疾病的恢复。

（十二）眶壁骨折整复术

【术前护理】

1. 评估和观察要点

（1）病情评估

①评估患者视功能情况、眼内出血及眼压情况。

②评估是否眼球运动障碍或复视、眼球内陷程度等。

③评估患者全身状况、意识状态。

④评估患者的生命体征及全身有无合并症等。

⑤了解患者饮食、二便及睡眠情况。

（2）安全评估

①评估患者有无视觉障碍、昏迷。

②评估患者年龄、精神状况及自理能力。

（3）疾病认知　了解患者及家属对疾病和手术的认知程度，评估患者及家属的配合程度。

（4）心理状况　了解患者和家属的心理状态。

2. 护理要点

（1）术前检查

①常规检查　血、尿常规，肝、肾功能，APTT + PT，HBsAg，HIV，HCV，梅毒抗体，心电图，胸部X线。

②专科检查　眼眶CT检查、眼部MRI检查。

③注意事项　向患者及家属讲解术前检查的目的、方法，积极协助其完成各项检查；告知患者静脉抽血前需要禁食水6小时以上；留取尿标本时，应取晨起、空腹、首次、中段尿液。

（2）术前准备

①呼吸道　保暖，预防感冒，必要时遵医嘱应用抗生素控制感染。

②胃肠道　全麻手术需禁食、水6～8小时，防止全身麻醉所导致的吸入性肺炎、窒息等。

③术眼准备　术前1小时备皮，以20%的肥皂水充分擦洗备皮范围，用0.9%的生理盐水洗眼遮盖眼垫，遵医嘱注射术前针。

④个人卫生　术前1日沐浴、剪指（趾）甲，保持全身清洁，男性患者剃净胡须。

⑤睡眠　创造良好环境，保证充足的睡眠，必要时，遵医嘱于术前晚给予口服镇静剂。

⑥术晨准备　嘱患者取下假牙、眼镜、角膜接触镜，将首饰及贵重物品交予家属妥善保存，入手术室前应排空二便。

⑦床单位准备　全麻患者需备全麻床、血压表、听诊器等。

⑧心理护理　眼外伤多为意外伤害，患者多伴有紧张、焦虑、悲观，难于接受，应多关心鼓励患者，讲解手术的注意事项，取得患者的积极配合。

3. 宣教和指导要点

（1）病种宣教　就所患疾病对患者及家属进行宣教，包括疾病的原因、临床表现、治疗原则、预后、预防等。

（2）用药宣教　患者术前3日给予抗生素眼药水点眼，向患者讲解主要目的、方法及副作用，为手术做好准备。

（3）饮食指导　告知患者术后进温凉、清淡、易消化饮食，避免进食酸、辣、硬、刺激性饮食。

（4）体位指导　告知患者全麻术后回病房3～4小时内，采取去枕平卧位，头偏向一侧，目的是避免因呕吐物导致窒息及促进分泌物引流。

4. 注意事项

（1）手术禁忌　注意患者有无全身手术禁忌证，全身情况不能耐受眼科手术，如严重高血压、糖尿病、心脏病、精神障碍等；注意有无眼部禁忌证，如青光眼、眼内活动性炎症、麻痹性角膜炎等；注意患者有无上呼吸道感染症状，术前监测生命体征，注意有无发热，若有异常，应及时通知医生予以处理；女性患者月经来潮时及时通知医生。

（2）服药禁忌　入院后及时询问患者是否长期服用抗凝或麻醉禁忌的药物，服用者应及时通知医生，术前应停药1周，以免引起术中出血或麻醉意外。

（3）效果评价　评价患者对疾病相关知识的了解程度，医患配合效果；评估责任护士对患者病情和精神状态的掌握程度。

【术后护理】

1. 评估和观察要点

（1）手术交接　患者安返病房后，责任护士与麻醉护士严格交班，了解患者的麻醉方式、术中病情变化、生命体征、出血量、意识恢复状态及皮肤完整性。

（2）病情评估　密切观察患者病情变化，如生命体征、意识情况、呼吸道通畅情况；观察伤口疼痛、敷料渗血渗液、敷料有无松脱情况。

（3）并发症的观察　观察患者有无恶心、呕吐等症状，观察有疼痛、出血、感染、眼球位置上移、眶尖综合征等症状。

（4）术后不适症状评估　观察患者有无恶心、呕吐、发热、疼痛等常见术后反应。

2. 护理要点

（1）体位护理　全麻术后回病房3～4小时内，应保持呼吸道通畅，采取去枕平卧，头偏向一侧，以免呕吐物误吸入呼吸道发生窒息。

（2）生命体征监测　术后严密监测患者生命体征，每日测量体温、脉搏、呼吸4次。

（3）术眼护理　手术当日严密观察敷料有无渗血、渗液、包扎带有无松脱，如渗血较多应及时更换敷料，重新包扎。敷料打开后，观察视力情况，如有眼痛、恶心、呕吐症状，应及时通知主管医生予以处理。若呕吐频繁，可遵医嘱肌内注射维生素B_6，疼痛不耐受者应用止痛剂，眼压高者应用降眼压药物。

（4）眼球运动训练　指导于术后第一日开始进行眼球运动训练。

（5）并发症观察与护理

①疼痛　评估患者疼痛情况，对于轻微的疼痛，不需要用止痛药，可让患者听音乐、聊天等转移注意力；如疼痛剧烈或不耐受者应及时通知医生，以免延误病情，必要时遵医嘱使用止痛药。

②出血　注意观察伤口敷料有无渗血，如渗血较多者，通知医生，重新包扎，必要时给予止血剂。

③感染　观察眼部分泌物情况，观察体温变化。如出现异常情况，应及时遵医嘱给予处理及用药。嘱患者放松心情，适量多饮水，注意休息，保持局部清洁干燥。

④眼球位置上移　平视时双眼眼位不一致。

⑤眶尖综合征　注意观察患者视力变化，有无上睑下垂症状出现等。

（6）基础护理　关注患者的需求，随时询问，积极提供相应的帮助，并按等级护理的要求及专科特点完成患者的基础护理内容。

3. 宣教和指导要点

（1）用药宣教　根据医嘱选择药物，术后眼部用消炎目水，预防术后感染的发生。口服抗生素和止血药，起到抗感染和预防术后出血发生的作用。注意观察患者用药后反应。

（2）饮食指导　以清淡、易消化饮食为主，避免进食酸、辣、硬、刺激性饮食，多食新鲜蔬菜、水果，保持大便通畅，注意饮食卫生，以免发生腹泻、腹胀的不适。

（3）安全指导　术后观察患者有无乏力、头晕等症状，指导患者首次下床时应渐进下床活动，防止虚脱摔倒，教会患者使用床旁呼叫系统；视觉障碍的患者，应加强巡视，避免摔伤或坠床等意外情况发生。老年人活动时应注意地面湿滑，防止摔倒；儿童患者注意不要随处跑动，以免撞伤。

4. 注意事项

（1）病情观察　观察病情，询问患者感受，注意区别术后伤口痛与眼压增高、眶压增高引起的疼痛，通知医生及时给予相应处理。

（2）效果评价　评价患者对手术及健康相关知识掌握程度；评价患者住院期间医患配合程度。

【出院指导】

1. 眼部护理

适当避免剧烈活动，勿用不洁手或脏手帕擦眼睛，保持眼局部清洁干燥。不得用力挤眼及大声说笑。出院半年内勿碰伤术眼，以免引起出血感染。

2. 治疗指导

嘱坚持按时点药，预防感染，点药前洁净双手，将下睑缘向下牵拉，眼药滴入下结膜囊内，轻轻闭合眼睑，缓慢转动眼球，使药液均匀分布，眼药瓶口距眼睛1～2cm，用后将瓶盖拧紧。先滴刺激性弱的，后滴刺激性强的，混悬液摇匀后滴，2种及2种以上眼药水之间间隔5～10分钟。

3. 复查

出院后常规1周复诊，如有异常情况应及时到医院复诊。

4. 眼球运动训练

告知患者坚持做眼球运动训练。

5. 缝线拆除

眼睑缝线将于术后5～7日拆除。

6. 饮食

疾病恢复期应选择含丰富维生素、蛋白质的饮食以增强体质，促进疾病的恢复，如瘦肉、鸡蛋、鱼类、新鲜蔬菜、水果（糖尿病患者除外），还应注意粗细粮的搭配。

7. 环境

环境应安静舒适，保持温度、湿度适宜，注意通风，保持室内空气清新。

8. 心理

保持良好的心理状态，避免紧张激动的情绪，适当参加锻炼，增强自信心，愉快的心情有利于疾病的恢复。

（十三）LASIK手术

【术前护理】

1. 评估和观察要点

（1）病情评估

①评估患者年龄，是否满18周岁，近2年近视屈光是否稳定，双眼近视度及散光度，是否佩戴隐形眼镜等。

②评估有无眼部疾患、全身状况。

③评估患者的生命体征以及全身有无合并症等。

④了解患者饮食、二便及睡眠情况。

（2）安全评估

①评估患者有无视觉障碍。

②评估患者年龄、精神状况及自理能力。

（3）疾病认知　了解患者及家属对疾病和手术的认知程度，评估患者及家属的配合程度。

（4）心理状况　了解患者和家属的心理状态。

2. 护理要点

（1）术前检查

①常规检查　血、尿常规，肝、肾功能，APTT + PT，HBsAg，HIV，HCV，梅毒抗体，心电图，胸部 X 线。

②专科检查　眼底检查，角膜地形图，角膜内皮镜，视功能。

③注意事项　向患者及家属讲解术前检查的目的、方法，积极协助其完成各项检查；告知患者静脉抽血前需要禁食水 6 小时以上；留取尿标本时，应取晨起、空腹、首次、中段尿液。

（2）术前准备

①呼吸道　保暖，预防感冒，必要时遵医嘱应用抗生素控制感染。

②胃肠道　LASIK 手术为局部麻醉手术，术日不可进食过饱即可。

③术眼准备　手术当日洗脸，眼部不化妆，以免影响术前眼部消毒效果。

④注视训练　术前应做注视训练，以便在术中与医生更好的配合。

⑤个人卫生　术前 1 日沐浴、剪指（趾）甲，保持全身清洁，男性患者剃净胡须。

⑥睡眠　创造良好环境，术前 1 晚保证充足的睡眠，必要时，遵医嘱于术前晚给予口服镇静剂。

⑦术晨准备　嘱患者取下眼镜、角膜接触镜，将首饰及贵重物品交予家属妥善保存，入手术室前应排空二便。

⑧心理护理　因为准分子激光屈光性角膜手术是目前矫正近视最有效的、最安全的手术方法，但这是在健康眼睛上进行的手术，所以患者往往期望值较高，对手术医生的要求更高。因此要求我们术前必须完善各种检查，耐心回答患者的各项疑问，消除紧张情绪，以最好的精神状态迎接手术。

3. 宣教和指导要点

（1）用药宣教　患者术前 3 日给予抗生素眼药水点眼，向患者讲解主要目的、方法及副作用，为手术做好准备。

（2）饮食指导　告知患者术后进温凉、清淡、易消化饮食，避免进食酸、辣、硬、刺激性饮食。

4. 注意事项

（1）手术禁忌　注意患者有无全身手术禁忌证，全身情况不能耐受眼科手术；注意有无眼部禁忌证，如青光眼、眼内活动性炎症、麻痹性角膜炎等；注意有无佩戴隐形眼镜，应停戴1周后检查、2周后手术；注意患者有无上呼吸道感染症状，术前监测生命体征，注意有无发热，若有异常，应及时通知医生予以处理；女性患者月经来潮时及时通知医生。

（2）服药禁忌　入院后及时询问患者是否长期服用抗凝或麻醉禁忌的药物，服用者应及时通知医生，术前应停药1周，以免引起术中出血或麻醉意外。

（3）效果评价　评价患者对手术相关知识的了解程度，医患配合效果；评估护士对患者病情和精神状态的掌握程度。

【术后护理】

1. 评估和观察要点

（1）病情评估　密切观察患者病情变化，如生命体征、观察伤口疼痛、敷料渗血渗液情况。

（2）并发症的观察　观察患者有无疼痛、出血、感染等症状。

（3）术后不适症状评估　观察患者有无发热、疼痛等常见术后反应。

2. 护理要点

（1）生命体征监测　术后严密监测患者生命体征，每日测量体温、脉搏、呼吸4次。

（2）术眼护理　手术当日严密观察敷料有无渗血、渗液。敷料打开后，观察视力情况，刺痛缓解后，应保持正常睁闭双眼，不可用力挤眼、揉眼，以免角膜瓣移位或发生皱褶。

（3）眼部刺痛护理　术后明显的不适感就是眼部刺痛，一般持续3～4小时，必要时遵医嘱给予口服止痛药。

3. 宣教和指导要点

因准分子激光屈光性角膜手术不需住院，因此应详细交待术后注意事项。

（1）复诊　要保证按时复诊，术后第一日、第三日、第七日，以后术后1个月，3个月、半年、1年均应复诊。外地患者可于1周后在当地复诊。

（2）治疗指导　遵医嘱按时用药，用药不当会影响手术效果。

（3）注意用眼　伤口愈合需要1个周期，所以2周内尽量避免近距离用眼，如阅读、电脑操作等。强烈建议1个月之内不要开车。用药期间不要到公共游泳池内游泳。

（4）避免剧烈活动及头部和眼部的撞击。

（5）避免接触刺激性气体和尘埃，早期禁辛辣、禁烟酒。

4. 效果评价

评价患者对手术及健康相关知识掌握程度。

（十四）眼科门诊外眼手术

【术前护理】

1. 评估和观察要点

（1）病情评估

①评估患者视力下降情况及有无畏光、流泪、红肿热痛、脓性分泌物情况。

②评估病情发展史、治疗经过、治疗结果。

③评估有无既往眼部疾病史，有无不良卫生习惯及不良嗜好。

④评估既往全身病史、眼部外伤或眼部手术史。

⑤评估患者的生命体征、原发病治疗用药情况，以及全身有无合并症等。

⑥了解患者饮食、二便及睡眠情况。

（2）安全评估

①评估患者有无视觉障碍症状。

②评估患者年龄、精神状况及自理能力。

（3）疾病认知　了解患者及家属对疾病和手术的认知程度，评估患者及家属的配合程度。

（4）心理状况　了解患者和家属的心理状态。

2. 护理要点

（1）术前准备　外眼手术一般在门诊手术室进行。因此术前很多护理工作是由患者或家属自行完成的。预约手术时，应将护理内容和注意事项向患者及其家属详细交待，或把护理内容和注意事项印在手术预约单的背面，以便参阅。

①时间　首先告知患者何月、何日手术，在可行的条件下，应尽可能满足患者在时间上的要求。

②点眼药　为防止术后感染，术前 3 日必须滴用消炎药。要把滴药的方法和注意事项向患者交待清楚，必要时可给以示范表演，以保证手术如期施行。

③心理护理　外眼手术为小手术，但有的患者仍很紧张。为消除患者的紧张情绪可讲解手术简单过程及手术所需时间。

④术眼准备　手术当日，检查患眼有无炎症，确定可行手术后，认真核对手术眼别，洗眼。协助患者躺上手术床后以治疗巾包裹头部并再次核对眼别。以 75% 酒精消毒术眼皮肤。

⑤个人卫生　术前 1 日沐浴、剪指（趾）甲，保持全身清洁，男性患者剃净胡须。

⑥睡眠　创造良好环境，保证充足的睡眠，必要时，遵医嘱于术前晚给予口服镇静剂。

⑦术晨准备　嘱患者取下假牙、眼镜、角膜接触镜，将首饰及贵重物品交予家属妥善保存，入手术室前应排空二便。

3. 宣教和指导要点

（1）病种宣教　就所患疾病对患者及家属进行宣教，包括疾病的原因、临床表现、治疗原则、预后、预防等。

（2）用药宣教　患者术前 3 日给予抗生素眼药水点眼，向患者讲解主要目的、方法及副作用，为手术做好准备。

（3）生活护理　嘱患者术前调整好心情，多休息，保证充足的睡眠，糖尿病、高血压患者要保持血糖、血压的平稳。

（4）饮食指导　告知患者术后进温凉清淡易消化饮食，避免进食酸、辣、硬、刺激性饮食。

（5）体位指导　患者术后可采取自由体位，以不压迫术眼为宜。

4. 注意事项

（1）手术禁忌　注意患者有无全身手术禁忌证，全身情况不能耐受眼科手术，如严重高血压、糖尿病、心脏病、精神障碍等；注意有无眼部禁忌证，如青光眼、眼内活动性炎症、麻痹性角膜炎等；注意患者有无上呼吸道感染症状，术前监测生命体征，注意有无发热，若有异常，应及时通知医生予以处理；女性患者月经来潮时及时通知医生。

（2）服药禁忌　入院后及时询问患者是否长期服用抗凝或麻醉禁忌的药物，服用者应及时通知医生，术前应停药1周，以免引起术中出血或麻醉意外。

（3）效果评价　评价患者对疾病相关知识的了解程度，医患配合效果；评估护士对患者病情和精神状态的掌握程度。

【术后护理】

1. 宣教和指导要点

（1）病情评估　术后请患者到观察室稍行观察，如无出血或其他不适，即可离院。

（2）嘱患者按医嘱服药、换药和检查，并嘱其在拆线前避免着水，以免引起眼部感染。

（3）霰粒肿切除无缝线患者，术后覆盖双层眼垫，嘱其用手掌稍用力按压手术部位，10分钟后观察有无出血，如无出血即可更换眼垫离院。嘱患者翌日揭去眼垫，自用消炎药膏和药水，无须换药及再检查。如有缝线，则按外眼手术换药要求常规换药。

（4）泪囊摘除患者手术毕须单眼加压包扎，其目的在于止血，观察10分钟后，无出血方可离去。如10分钟内绷带有渗血，即应报告医师，给予必要的处理并重新包扎术眼。

（5）肿物切除术毕一般常规送病理检查，尤其怀疑有恶性病理改变之患者，须等待切片检查结果再做最后诊断。如患者有家属陪同，应嘱患者家属数日后到病案室取病理报告；如患者无家属陪伴，医护人员应注意保护性医疗，切勿直言告知患者自取病理结果，以免加重患者思想负担，而应婉转、策略地嘱其复查日由家属陪同前来会诊，先取病理报告再复查。避免病理结果对患者的直接刺激而引起其他问题。

2. 效果评价

评价患者对手术及健康相关知识掌握程度。

三、常见眼内科疾病护理

（一）急性闭角性青光眼

【护理常规】

1. 评估和观察要点

（1）病情评估

①评估患者发病的时间，发病前有无情绪激动或暗室停留时间过长、过度疲劳和疼痛等。

②评估发病前有无局部或全身应用抗胆碱类药物。

③评估有无眼部外伤或眼部手术史，有无青光眼家族史、特殊生活习惯及嗜好。

④评估患者的生命体征、原发病治疗用药情况，以及全身有无合并症等。

⑤了解患者饮食、二便及睡眠情况。

（2）安全评估

①评估患者有无视觉障碍、头晕等症状。

②评估患者年龄、精神状况及自理能力。

（3）疾病认知　了解患者及家属对疾病的认知程度，评估患者及家属的配合程度。

（4）心理状况　了解患者和家属的心理状态。

2. 护理要点

（1）专科检查　眼压、视野检查、房角镜、眼科超声检查、眼科超声生物显微镜检查。

（2）注意事项　向患者及家属讲解各项检查的目的、方法，积极协助其完成各项检查。

3. 宣教和指导要点

（1）病种宣教　就所患疾病对患者及家属进行宣教，包括疾病的原因、临床表现、治疗原则、预后、预防等。

（2）用药宣教　严格遵医嘱用药，注意观察患者用药后的反应。

（3）生活护理　嘱患者调整好心情，多休息，保证充足的睡眠，糖尿病、高血压患者要保持血糖、血压的平稳。

（4）饮食指导　告知患者进清淡、易消化饮食，避免进食酸、辣、硬、刺激性饮食，戒烟酒。

（5）控制眼压　讲解定期测量眼压的重要性。指导患者避免一些引起眼压升高的诱因。

①避免一次性饮水超过300ml。

②慎用浓茶、咖啡、烟、酒。

③不宜在光线过暗、过亮处停留过久。

④保持大便通畅，避免用力排便。

⑤保证充分睡眠，保持情绪稳定。

⑥避免暴饮、暴食，少食辛辣刺激性食物。

（6）定期监测　定期监测患者的眼压、视力及视野的变化。

（二）视网膜中央静脉阻塞

【护理常规】

1. 评估和观察要点

（1）病情评估

①评估患者病史及发病原因，询问有无全身疾病。

②评估患者的视力情况，常为无痛性视力下降、通常单侧。

③评估有无眼部疾病史。

④评估患者的生命体征、原发病治疗用药情况，以及全身有无合并症等。

⑤了解患者饮食、二便及睡眠情况。

（2）安全评估

①评估患者有无视觉障碍、头晕等症状。

②评估患者年龄、精神状况及自理能力。

（3）疾病认知　了解患者及家属对疾病的认知程度，评估患者及家属的配合程度。

（4）心理状况　了解患者和家属的心理状态。

2. 护理要点

（1）常规检查　测血压，检查血常规、尿常规、血小板计数、红细胞沉降率、血糖等。

（2）专科检查　眼压、视力、裂隙灯、房角镜、眼底检查、荧光素眼底血管造影。

（3）注意事项　向患者及家属讲解各项检查的目的、方法，积极协助其完成各项检查。告知患者静脉抽血前需要禁食、水 6 小时以上；留取尿标本时，应取晨起、空腹、首次、中段尿液。

3. 宣教和指导要点

（1）病种宣教　就所患疾病对患者及家属进行宣教，包括疾病的原因、临床表现、治疗原则、预后、预防等。

（2）用药宣教　严格遵医嘱用药，注意观察患者用药后的反应。如激素类药物，坚持足量、规则用药和缓慢停药的原则。

（3）生活护理　嘱患者调整好心情，多休息，保证充足的睡眠，避免疲劳、精神紧张及各种不良刺激，保持心情平和，保持生活规律。糖尿病、高血压患者要保持血糖、血压的平稳。

（4）饮食指导　告知患者进清淡、易消化饮食，避免进食酸、辣、刺激性饮食，戒烟、酒。

（5）定期复查　嘱患者定期复查，一般每 4 周复查 1 次，如有异常情况，如视力下降，及时来院就诊。

（三）视网膜中央动脉阻塞

【护理常规】

1. 评估和观察要点

（1）病情评估

①评估患者病史及发病原因。

②评估患者的视力情况、瞳孔，患者眼底情况，有无眼部疾病史。

③评估患者的生命体征、原发病治疗用药情况，以及全身有无合并症等。

④了解患者饮食、大小便及睡眠情况。

（2）安全评估

①评估患者有无视觉障碍、头晕等症状。

②评估患者年龄、精神状况及自理能力。

（3）疾病认知　了解患者及家属对疾病的认知程度，评估患者及家属的配合程度。

（4）心理状况　了解患者和家属的心理状态。

2. 护理要点

（1）常规检查　55 岁以上眼底无栓子的患者应查红细胞沉降率，年轻患者应做抗凝血学检查，常规检查 C 蛋白、S 蛋白及抗凝血酶Ⅲ、超声心动图。

（2）专科检查　视野、荧光素眼底血管造影、视网膜电流图。

（3）注意事项　向患者及家属讲解各项检查的目的、方法，积极协助其完成各项检查。告知患者静脉抽血前需要禁食、水 6 小时以上。

3. 宣教和指导要点

（1）病种宣教　就所患疾病对患者及家属进行宣教，包括疾病的原因、临床表现、治疗原则、预后、预防等。尤其告知患者如出现阵发性黑朦，随时就诊，切勿失去治疗时机。

（2）急救护理　一经确诊必须争分夺秒抢救，医护人员的密切配合采取及时、有效的急救与护理措施，尽快恢复视网膜血液循环。立即为患者采取平卧位，氧气吸入，遵医嘱给予硝酸甘油舌下含服，烟酸和50%葡萄糖溶液配伍静脉推注，推注的速度要缓慢，以促进视网膜动脉血管扩张，缓解视网膜动脉缺氧状态。

（3）降低眼压　遵医嘱给予口服醋甲唑胺抑制房水生成。用药期观察药物不良反应，如恶心、感觉异常等，并做好解释工作，以消除患者疑虑、紧张，告之停药后此症状可自行消失。必要时配合医生行前房穿刺，迅速降低眼压。

（4）用药宣教　严格遵医嘱用药，注意观察患者用药后的反应。密切观察病情变化。使用扩血管药物过程中，监测患者生命体征，发现异常及时通知医生进行处理。

①硝酸甘油片舌下含服的护理　嘱患者将药片置于舌下，舌下保留少量唾液。此类药物的不良反应继发于血管扩张作用，会发生面部潮红、直立性晕厥等，嘱患者用此药期间卧床休息。

②50%葡萄糖溶液和烟酸配伍静脉推注的护理　静脉推注的速度要缓慢，同时要观察患者皮肤潮红、发痒等用药不良反应，询问患者患眼视力恢复情况。有青光眼、糖尿病、溃疡病及肝功能不全的患者慎用烟酸。

（5）心理护理　视网膜动脉阻塞因视力突发性骤降或丧失。故给患者身心造成巨大压力，导致紧张、恐惧、焦虑等不良心理应激反应，致使血管活性物质增加，小动脉痉挛使血压升高，从而进一步加重视网膜缺血。因此，做好心理疏导尤为重要。故在进行紧急救治的同时，适时做好安慰解释工作，使患者了解发病的原因，治疗的目的、方法及预后，以消除紧张、焦虑等负面心理，保持情绪稳定，树立信心积极配合治疗与护理，以取得最佳的治疗效果。

（6）按摩眼球　为患者做间歇性按摩眼球，方法为嘱其闭眼，示指和中指适当用力，一放一压，压迫眼球10～15秒，以促进视网膜动脉扩张，加速眼内血液流通，降低眼压。

（7）生活护理　嘱患者调整好心情，多休息，保证充足的睡眠，避免疲劳、精神紧张及各种不良刺激，保持心情平和，保持生活规律。糖尿病、高血压患者要保持血糖、血压的平稳。

（8）饮食指导　告知患者进清淡、易消化饮食，避免进食酸、辣、刺激性饮食，戒烟、酒。

（9）定期复查　嘱患者定期复查，如有异常情况，及时来院就诊。

（10）早期预防　视网膜动脉阻塞多见于中老年人，而心血管疾病、高血脂、动脉硬化及糖尿病是视网膜动脉阻塞的诱发因素，与发病有着密切关系。因此，告知患者应积极控制和治疗原发病。指导患者通过定期查眼底和控制全身系统疾病，加强随诊，早发现、早治疗。

（四）中心性浆液性脉络膜视网膜病变

【护理常规】

1. 评估和观察要点

（1）病情评估

①评估患者发病的时间。

②评估患者视力下降、视野情况。

③评估患者的生命体征、原发病治疗用药情况，以及全身有无合并症等。

④了解患者饮食、二便及睡眠情况。

（2）安全评估

①评估患者有无视觉障碍症状。

②评估患者年龄、精神状况及自理能力。

（3）疾病认知　了解患者及家属对疾病的认知程度，评估患者及家属的配合程度。

（4）心理状况　了解患者和家属的心理状态。

2. 护理要点

（1）专科检查　视力、视野检查、眼底荧光造影及光学相干断层扫描检查。

（2）注意事项　向患者及家属讲解各项检查的目的、方法、重要性，积极协助其完成各项检查。

3. 宣教和指导要点

（1）病种宣教　向患者介绍本病的特点：有较大程度的自限性，一般在数月内痊愈；也有病例迁延数年，据统计 50% 病例复发期在 1 年左右。多数患者视力可自行恢复至 0.7 以上，预后良好；少数复发性，多病灶或病情迁延病例预后较差。

（2）用药宣教　本病无特殊药物治疗，禁用糖皮质激素和血管扩张剂。

（3）生活护理　嘱患者调整好心情，多休息，保证充足的睡眠。

（4）饮食指导　建议患者戒烟酒。

（5）定期复查　告知患者定期复查的重要意义。

（五）视神经炎

【护理常规】

1. 评估和观察要点

（1）病情评估

①评估患者病史及发病原因，近期是否患有流行性感冒、麻疹、伤寒、结核等疾病，是否接触过有毒物质，有无家族史。

②评估患者视力状况、眼痛部位及性质，瞳孔的变化。

③评估患者的生命体征、原发病治疗用药情况，以及全身有无合并症等。

④了解患者饮食、二便及睡眠情况。

（2）安全评估

①评估患者有无视觉障碍症状。

②评估患者年龄、精神状况及自理能力。

（3）疾病认知　了解患者及家属对疾病的认知程度，评估患者及家属的配合程度。

（4）心理状况　了解患者和家属的心理状态。

2. 护理要点

(1) 常规检查　血压、血细胞计数、RPR、FTA-ABS、ANA、红细胞沉降率等。

(2) 专科检查　视力、视野检查、色觉检查、视觉诱发电位检查、眼底检查。

(3) 注意事项　向患者及家属讲解各项检查的目的、方法、重要性，积极协助其完成各项检查。告知患者静脉抽血前需要禁食水6小时以上。

3. 宣教和指导要点

(1) 病种宣教　就所患疾病对患者及家属进行宣教，包括疾病的原因、临床表现、治疗原则、预后、预防等。视神经炎多与全身疾病有关，治疗一般需眼部与全身同时进行，需患者积极配合。

(2) 用药宣教　严格遵医嘱用药，注意观察患者用药后的反应。激素类药物，坚持足量、规则用药和缓慢停药的原则，应用血管扩张剂，应注意生命体征的监测。如患者是哺乳期妇女，应告知患者立即停止哺乳，并加大量服用维生素B类药物。

(3) 生活护理　嘱患者调整好心情，多休息，保证充足的睡眠。

(4) 心理护理　视神经炎一般起病急骤，视力高度减退。患者情况不稳，多焦虑、急躁，需进行疾病知识的讲解。

(5) 饮食指导　合理配餐，注意营养均衡，建议患者戒烟酒。

(6) 定期复查　1周后门诊复查，注意视力及视野变化，如有异常及时就诊。恢复期需做全面检查。

(六) 视神经萎缩

【护理常规】

1. 评估和观察要点

(1) 病情评估

①评估患者病史及发病原因。

②评估患者视力状况。

③评估患者的生命体征、原发病治疗用药情况，以及全身有无合并症等。

④了解患者饮食、二便及睡眠情况。

(2) 安全评估

①评估患者有无视觉障碍症状。

②评估患者年龄、精神状况及自理能力。

(3) 疾病认知　了解患者及家属对疾病的认知程度，评估患者及家属的配合程度。

(4) 心理状况　了解患者和家属的心理状态。

2. 护理要点

(1) 常规检查　定期抽血检查生化和肝功能，预防水及电解质紊乱。

(2) 专科检查　检查视力、眼底、视野、VEP、色觉检查、眼底血管荧光造影及CT等项。

(3) 注意事项　向患者及家属讲解各项检查的目的、方法、重要性，积极协助其完成各项检查。告知患者静脉抽血前需要禁食水6小时以上。

3. 宣教和指导要点

(1) 病种宣教　就所患疾病对患者及家属进行宣教，包括疾病的原因、临床表现、治疗原则、预后、预防等。

（2）用药宣教　严格遵医嘱用药，注意观察患者用药后的反应。本病除应用激素外，遵医嘱早期给予大量维生素B族、血管扩张剂、碘剂、能量合剂及激素类药物，坚持足量、规则用药和缓慢停药的原则，应用血管扩张剂时注意生命体征的监测。如患者是哺乳期妇女，应告知患者立即停止哺乳，并加大量服用维生素B类药物。

（3）生活护理　嘱患者调整好心情，避免疲劳、精神紧张及各种不良刺激，注意休息，保证充足的睡眠。

（4）心理护理　视神经萎缩是不可逆的，所以会引起患者及家属心理上的忧虑，需进行疾病知识的讲解，说明疾病治疗愈后。

（5）饮食指导　合理配餐，注意营养均衡，建议患者戒烟酒。

（6）定期复查　定期门诊复查，注意视力、视野及眼底变化，如有异常及时就诊。

（七）糖尿病视网膜病变

【护理常规】

1. 评估和观察要点

（1）病情评估

①评估患者病史及发病原因。

②评估患者视力下降程度。

③评估糖尿病进程及治疗情况。

④评估糖尿病眼病并发症发生情况。

⑤评估患者的生命体征、全身有无合并症等。

⑥了解患者饮食、二便及睡眠情况。

（2）安全评估

①评估患者有无视觉障碍、头晕等症状。

②评估患者年龄、精神状况及自理能力。

（3）疾病认知　了解患者及家属对疾病的认知程度，评估患者及家属的配合程度。

（4）心理状况　了解患者和家属的心理状态。

2. 护理要点

（1）常规检查　定期监测血糖变化。

（2）专科检查　检查视力、眼底、视野、眼底血管荧光造影。

（3）注意事项　向患者及家属讲解各项检查的目的、方法、重要性，积极协助其完成各项检查。告知患者静脉抽血前需要禁食水6小时以上。

3. 宣教和指导要点

（1）病种宣教　就所患疾病对患者及家属进行宣教，包括疾病的原因、临床表现、治疗原则、预后、预防等。详细讲解糖尿病的控制方法，此病的防治知识。

（2）用药宣教　严格遵医嘱用药，注意观察患者用药后的反应。糖尿病患者应禁忌用激素类药物。

（3）治疗并发症　视网膜激光光凝或冷冻术，预防新生血管性青光眼和玻璃体大出血的发生，药物或手术治疗玻璃体出血、混浊。对已发生玻璃体积血长时间不吸收、牵拉性视网膜脱离，特别是黄斑受累时，应行玻璃体切除术。

(4) 生活护理　嘱患者调整好心情，避免疲劳、精神紧张及各种不良刺激，注意休息，保证充足的睡眠。

(5) 心理护理　糖尿病视网膜病变患者由于视觉障碍，尤其是严重病变视力较差者，生活自理能力受到影响，出现心情压抑、忧郁等情绪，并且对病情能否控制、严重程度、视力预后情况等表示焦虑、担忧。糖尿病视网膜病变病程长，患者容易产生悲观失望心理，特别是老年患者，因反复治疗，病情无明显好转，疗费用增多，丧失了坚持治疗的信心，产生极度消沉的情绪。因此，应针对患者病情特点、年龄层次进行心理疏导，耐心讲解本病治疗的知识，明确治疗的目的和效果，积极坚持治疗的重要性和必要性，加强患者战胜疾病的自信心，积极配合治疗。

(6) 控制血糖　血糖的良好控制对视网膜病变患者起到至关重要的作用。

①用药护理　糖尿病患者随着病情的进展，绝大多数都使用口服降糖药或胰岛素治疗，因此了解药物的作用、副作用和服用方法就显得尤为重要。要向患者及家属详细讲解降糖药的种类、作用、副作用和服用方法，如阿卡波糖要与第一口主食一起嚼服才能更好地发挥药物的作用。对注射胰岛素的患者，还要教会患者或家属胰岛素的注射技术、低血糖的防治。对所有采用药物治疗的患者要强调按时进餐，妥善保管药物，勿自行停药。

②饮食护理　饮食控制是糖尿病患者非常重要的一项治疗措施。食物选择要多样化，并进行合理烹饪，尽量选择炖、煮、蒸、卤、凉拌等方法，避免煎、炸、烧烤、熏等，同时督促患者戒烟、酒。通过合理饮食，控制血糖在理想范围，对视网膜病变患者的病情控制产生积极作用。

③运动指导　建议患者在餐后1～1.5小时进行运动，对视网膜病变患者宜选择低强度的运动，如散步、打太极拳等运动方式，避免跳跃、潜水、头部低垂等运动，每次30～60分钟，每周至少3次以上。运动时要选择大小适宜的运动鞋，随身携带糖果和急救卡。

(7) 定期复查　定期门诊复查，注意视力、视野及眼底变化，半年散瞳检查1次眼底，遵医嘱检查眼底荧光血管造影，如有异常如突然出现视物模糊或眼前大面积黑影飘动及时就诊。

(8) 监测血糖　教会患者在家监测血糖的方法，定期监测血糖及内分泌科治疗。

（八）高血压视网膜病变

【护理常规】

1. 评估和观察要点

(1) 病情评估

①评估患者病史及发病原因。

②评估患者视力下降程度。

③评估高血压进程及治疗情况。

④评估高血压眼病并发症发生情况。

⑤评估患者的生命体征、既往病史、全身有无合并症等。

⑥了解患者饮食、二便及睡眠情况。

(2) 安全评估

①评估患者有无视觉障碍、症状。

②评估患者年龄、精神状况及自理能力。

（3）疾病认知　了解患者及家属对疾病的认知程度，评估患者及家属的配合程度。

（4）心理状况　了解患者和家属的心理状态。

2. 护理要点

（1）常规检查　血压、血液生化检查、血小板及血黏稠度检查。

（2）专科检查　检查视力、眼底、眼底血管荧光造影。

（3）注意事项　向患者及家属讲解各项检查的目的、方法、重要性，积极协助其完成各项检查。告知患者静脉抽血前需要禁食水6小时以上。

3. 宣教和指导要点

（1）病种宣教　就所患疾病对患者及家属进行宣教，包括疾病的原因、临床表现、治疗原则、预后、预防等。

（2）用药宣教　遵医嘱用药，使血压稳定在正常范围，注意观察用药后的反应，监测血压变化，及时调整药物剂量，合理用药。应用维生素C、碘剂及血管扩张剂，促进视网膜水肿、渗出和出血的吸收。

（3）生活护理　嘱患者调整好心情，避免疲劳、精神紧张及各种不良刺激，注意休息，保证充足的睡眠。

（4）心理护理　由于高血压为终身性和全身性疾病，高血压视网膜病变也无法治愈，患者易出现情绪不稳定，尤其对于病程长和年龄大的患者，因反复治疗，病情无明显好转，再次手术也无明显效果，容易出现心情抑郁和悲观心理。因此，应详细讲解疾病相关知识，预防和治疗疾病的目的和重要性，使患者积极配合治疗，同时做好自我管理和自我保健。

（5）血压的良好控制对于高血压性视网膜病变患者起到至关重要的作用。

①饮食护理　宜选择低盐低脂、清淡、富含营养的饮食，多食新鲜蔬菜、水果（合并糖尿病患者除外），禁辛辣刺激性食物，戒烟、酒。

②用药护理　指导患者必须坚持长期遵医嘱用药，并了解药物作用和副作用。应用降压药物过程中，避免突然改变体位，以免体位性低血压，引起晕厥。

③监测血压　指导患者经常监测血压，有不适症状，立即就医。指导自我监测血压的患者，做到“四定”，即“定时间、定体位、定部位、定血压计”。

④运动指导　指导患者适量活动，勿剧烈运动，选择有氧、低强度运动，如散步、打太极等。

⑤充足睡眠　指导患者保持充足的睡眠，指导促进睡眠的方法，如热水泡脚、睡前喝热牛奶、听轻音乐等。

（6）定期复查　指导患者最初每2～3个月复查眼底，血压平稳后可6～12个月复查1次。定期门诊复查，注意视力、视野及眼底变化，如有异常及时就诊。定期监测血压及内科治疗。

第九节　口腔颌面外科疾病护理常规

口腔颌面外科是以治疗口腔器官、面部软组织、颌面骨（上颌骨、下颌骨、颧骨等)、颞下颌关节、唾液腺等疾病的学科。

颌面外科常见疾病：颌面外科间隙感染，颌骨骨髓炎，颌面部外伤颌骨损伤，良性肿瘤和瘤样病变，唾液腺疾病，颌骨畸形，颞下颌关节疾病，先天性唇、腭裂，颌面后天畸形和缺损的重建等。

颌面外科常见的护理问题如下。

①疼痛　与手术创伤有关，要及时评估患者疼痛情况，与医师及时沟通处理。

②呼吸形态改变　全麻手术后要注意保持呼吸道通畅。

③自我形象改变　颌面外科手术有时可能影响患者形象，患者需要一个接受的过程。

④营养失调问题　患者手术后进食可能受到影响，导致营养失调。

⑤潜在的感染风险　手术创伤后护理不当可以导致感染。

⑥焦虑和恐惧　患者对手术预期后果的不确定可能产生顾虑和恐惧。

一、一般护理

【护理评估】

1. 术前评估

（1）患者入院的原因，方式；专科检查；药物过敏史。

（2）患者及家属对疾病的认知情况。

2. 术后评估

（1）患者意识、生命体征、呼吸道通畅情况、伤口情况。

（2）自理能力、皮肤情况、治疗用药。

（3）各种管路安全情况。

（4）饮食情况、口腔情况等。

3. 患者的心理状态。

【护理措施】

1. 术前护理

（1）病室环境　安静、干净，温度、湿度适宜，床单位整洁。入院介绍。

（2）安全护理　对老、幼及残疾患者设安全防护标识，加强与患者及家属的沟通，必要时有专人护理。

（3）饮食护理　根据医生医嘱，指导患者进流食、半流食及普食。

（4）术前常规检查　血常规、尿常规、血生化、免疫、心电图、胸部 X 线及 B 超。

（5）心理护理　向患者介绍手术相关知识及术后注意事项，减轻患者焦虑。教会患者咳痰、深呼吸，床上肢体活动及术后交流方式。

（6）皮肤准备　备皮范围大于手术区 5 ~ 10cm。供皮区术前 1 日用肥皂水清洗干净并保持无破损，剃胡须、剪鼻毛。

（7）口腔准备　去除口腔牙石及病灶，根据患者口腔情况行牙周洁治术。

（8）胃肠道准　全麻患者成人术前8～12小时，小儿4～8小时禁食水。

（9）做好抗生素过敏试验并记录。全麻术患者遵医嘱在手术室行导尿术。

2. 术晨准备

取下假牙、眼镜、发卡、饰物，贵重物品交家属保管，排空二便，遵医嘱术前30分钟给予术前用药并观察用药后反应。

3. 术后护理

（1）全麻手术后进麻醉恢复室，待麻醉清醒后回病房（见麻醉恢复护理）。

（2）回病房后让患者保持舒适体位，与麻醉恢复室护士做好交接记录。

（3）保持呼吸道通畅，监测患者生命体征。

（4）安全护理　制动患者注意局部皮肤受压情况，老幼患者加好床档。

（5）管路护理　固定好各种管路保持其通畅。观察引流液的色、质、量，告知患者相关注意事项，取得患者配合。

（6）饮食护理　按照饮食医嘱，护士指导并协助患者进食：流食（肉汤、牛奶、混合奶、匀浆、蔬菜汤等），半流食（粥、面汤、蛋羹等）。

（7）口腔清洁　用清水或漱口液漱口，每日3次；不能自行漱口者做口腔冲洗（见口腔冲洗法）。

（8）术区观察　观察伤口敷料包扎的松紧度，有无伤口渗出及肿胀情况，有异常随时告知医生并做好护理记录。

二、颌面外科手术后全麻恢复的护理

（1）全麻手术患者术后进入麻醉恢复室。

（2）麻醉恢复室常规准备　全麻床、手术患者特护记录单，心电监护仪、全麻盘（开口器、舌钳、止血钳、压舌板、镊子、棉球）、吸痰用物、吸氧用物、输液用具、导尿包、尿袋、气管切开包、急救药品等。

（3）患者回麻醉恢复室后立即连接心电监护设备并设有专人护理，去枕平卧，头偏健侧，以防分泌物或呕吐物吸入气管内或浸湿伤口，引起感染。

（4）密切观察患者病情变化，随时观察血压、脉搏、呼吸、血氧情况，面部及口唇颜色，如有异常及时通知医生给予相应处理。

（5）保持呼吸道通畅，防止窒息，及时吸出口、鼻腔分泌物，呕吐物及口内伤口渗血，如患者留有气管插管或鼻咽通气道，应标记管道深度，待患者完全清醒后协助麻醉医生拔出导管，并注意观察患者呼吸情况。

（6）预防水肿　遵医嘱在伤口局部及口底、颈部放置冰袋。观察有无血肿、舌后坠、下颌骨移位、喉头水肿、呼吸困难等情况发生，如有异常及时报告医生处理。

（7）注意伤口的部位及肿胀程度，有无出血，出血的性质、出血量。

（8）患者未完全清醒时，要注意有无规律性的吞咽动作，防止将血咽下，带有通气道的患者，待麻醉完全清醒后由麻醉师或护士拔出通气道。

（9）对于全麻未完全清醒的躁动患者，应给予保护性约束，防止坠床或撕抓伤口，并注意观察被约束部位血运情况，待患者完全清醒后及时给予解除约束。

（10）注意输液速度，防止液体外漏。观察患者有无输血、输液反应，发现问题及时报告医师。

（11）患者清醒后鼓励其自行排尿，出现排尿困难、尿潴留者及时通知医生做相应处理。对留置导尿者，应观察导尿管是否通畅，有无脱出，遵医嘱记录尿量。

（12）将以上观察结果及术后所用药物详细记录在特护记录单上，放入病历存档。

三、口腔冲洗技术的护理

【目的】

保持口腔清洁，去除口臭，预防口腔伤口感染，促进切口愈合。

【用物准备】

治疗车、一次性口腔器械盘、盐水棉球数个、注射器、吸引管、吸引器头、棉签、抗生素软膏、垫巾、临时医嘱单（或治疗本）、记录单、快速手消毒液、污物桶。

【冲洗液】

1% ~3%过氧化氢，0.02%呋喃西林，生理盐水，漱口液（氯己定等）。

【操作步骤】

患者取平卧位，床头抬高30°为宜（皮瓣患者勿抬高）垫巾→置器械盘于胸前→盐水棉球湿润口周→用口镜拉开口角检查口腔黏膜情况→护士甲拿盐水注射器→护士乙检查负压吸引装置并连接吸引管及吸引器头→嘱患者闭合双眼→甲乙二人同时用口镜向斜上方轻轻拉开患者口角，暴露冲洗视野。

【冲洗顺序】

（1）适用于肿瘤手术患者　用生理盐水冲洗，从左侧颊部沿上龈颊沟、上牙齿间隙至右侧颊部，再从左侧颊部沿下龈颊沟、下牙齿间隙冲至右侧颊部，然后冲洗上腭、舌、口底，冲净为止。

（2）颌间结扎患者　用生理盐水冲洗，从左侧上龈颊沟环行至左侧下龈颊沟，再由左侧牙间隙至右侧牙间隙，冲净为止。护士乙持吸引器头吸净患者口腔内冲洗液，吸引器头始终置于口腔最低点，避开缝线及伤口。

（3）冲洗中观察患者反应及耐受力。用过氧化氢冲洗时产生大量泡沫，易出现呛咳、憋气症状，及时吸净，指导患者将口内液体用舌头顶出，吸净。冲洗完毕用棉签擦净口周，嘴角有溃烂者用棉签蘸抗生素软膏涂抹，协助患者取安全舒适卧。

【注意事项】

（1）动作应轻柔，避免损伤黏膜及牙龈，勿触及软腭、咽部，以免引起恶心。

（2）擦洗时每次夹取一个棉球，棉球不可过湿，防止将溶液吸入患者呼吸道。昏迷患者禁止漱口，免引起误吸。

（3）有义齿者，应取下用冷水刷洗干净，待冲洗后戴好。暂时不用时，可浸泡于清水中，每日更换清水。义齿禁用热水或消毒液浸泡。

（4）昏迷患者须用开口器时，应从臼齿处放入，牙关紧闭者不可用力过猛避免造成组织损伤。

（一）间隙感染切开引流术

【护理评估】

（1）颌面外科手术患者一般护理评估。

（2）全身情况及营养状况，感染部位及来源。

（3）关注血糖化验指标，有无其他合并症。

（4）评估间隙感染部位（多见于眶下间隙、下颌下间隙、口底蜂窝织炎及多间隙感染）。

【护理措施】

1. 术前护理

（1）颌面外科手术患者术前一般护理。

（2）密切观察体温、脉搏、呼吸变化，是否有张口受限。

（3）遵医嘱给予抗生素，保持静脉输液通畅。

（4）伴有糖尿病患者加强血糖的检测。

2. 术后护理

（1）颌面外科手术患者术后一般护理。

（2）严密观察患者全身情况。注意体温、脉搏、呼吸的变化，如有异常及时报告医师。

（3）全身抵抗力低的患者行引流术后，特别关注是否有寒战、体温升高，发现异常即刻通知医师，协助对症治疗。

（4）根据间隙感染的部位，采取有利于引流通畅体位。观察引流物的色、量、性质。

（5）保持口腔清洁，遵医嘱每日三餐后用漱口水漱口，不能自行漱口者每日做口腔冲洗2次。

（6）合理饮食，给予高热量、易消化的半流食或全流食（粥、面汤、蛋羹、肉汤、牛奶、蔬菜汤等）。必要时遵医嘱补液，保持电解质的平衡。

（7）气管切开的患者，参照气管切开护理常规。

【健康指导】

（1）介绍疾病相关知识，要及早治疗引起感染病灶，如龋坏牙、阻生齿。

（2）病程初期要及时治疗，不得延误。

（3）张口受限、影响进食者要采取积极方法进食，用吸管进流食，合理搭配高营养、高维生素饮食，尽早恢复体力。

（4）注意劳逸结合，适当休息，按时换药及复诊。

（二）颌骨骨折固定术

【护理评估】

（1）颌面外科手术患者一般护理。

（2）明确骨折类型、病史、部位。是否影响进食，张口受限或愈后造成畸形。

（3）精神状态，是否伴有轻微脑震荡及潜在出血。

（4）严密观察生命体征。

【护理措施】

1. 术前护理

(1) 颌面外科手术患者术前一般护理。

(2) 尽量减少颌骨活动，避免骨折线出血。

(3) 关注患者进食情况，注意口腔清洁。

2. 术后护理

(1) 颌面外科手术患者术后一般护理。

(2) 根据骨折部位，采取半卧位或侧卧位易于伤口引流，避免伤口受压。

(3) 观察耳、鼻是否有带血色水样液或清凉的液体流出，发现异常及时报告医师。

(4) 进行颌间结扎患者注意呼吸情况，及时清理口腔内分泌物，保持呼吸道通畅。

(5) 口腔内有夹板、结扎丝者，要注意有无脱落、断开、移位。

(6) 饮食应给予高营养、高维生素易于消化吸收的流食、半流食。

(7) 保持口腔清洁，加强口腔冲洗。

【健康指导】

(1) 介绍疾病的相关知识及手术前后注意事项，取得患者及家属的积极配合。

(2) 指导患者进行功能训练，上颌颌间固定一般在4~6周，下颌在3~4周后开始训练，根据伤口愈合情况训练应循序渐进。

(3) 对自我形象改变的患者加强心理指导。鼓励患者正确对待疾病造成的损伤，建立重新面对社会的信心。

(4) 按时复诊。

(三) **肿瘤切除术**

【护理评估】

(1) 颌面外科手术患者一般护理评估。

(2) 肿瘤部位、性质，患者家族史及自我形象改变。

(3) 进食情况，沟通是否障碍。

(4) 疼痛、感染、营养状况及潜在并发症。

【护理措施】

1. 术前护理

(1) 面外科手术患者术前一般护理。

(2) 避免刺激性食物，戒烟、酒。

2. 术后护理

全麻术后患者按全麻术后复苏护理。

(1) 颌面外科手术患者术后一般护理。

(2) 注意呼吸情况，保持呼吸道通畅。

(3) 观察伤口引流情况，发现异常及时报告医师。

(4) 保持口腔清洁，加强口腔冲洗。

(5) 饮食给予高热量、高蛋白、高维生素、易消化的流食。

(6) 加强基础护理，防止肺炎、褥疮等并发症的发生。

(7) 保持呼吸道通畅，及时吸出口腔、鼻腔分泌物。特别关注有无喉部水肿、颈部水肿，注意防止舌后坠。

（8）详细记录生命体征，如有异常及时通知医师采取措施。

（9）遵医嘱给药，保持静脉输液通畅。

（10）注意观察伤口有无出血情况，保持负压引流管通畅。

【健康指导】

（1）介绍手术方法及术前、术后的注意事项，取得患者和家属的积极合作。

（2）减轻患者的痛苦，保持乐观的心情。

（3）术后 10 日可以进半流食，选择高营养、高蛋白、高维生素、易消化的食物。

（4）适当的床旁活动，术后及早进行上臂及肩部的功能锻炼，减少肩部的肌肉萎缩。

（5）出院后，劳逸结合，适当锻炼，遵医嘱按时复诊。

（四）颈淋巴清扫术

【护理评估】

（1）患者对疾病的认知情况。

（2）自理能力，生活习惯。

（3）有无焦虑、紧张心理。

【护理措施】

1. 术前护理

（1）向患者讲解手术治疗的基本方法，取得患者的积极配合。

（2）做好患者手术区域的皮肤准备。

（3）术前根据病情做好口腔清洁，用含漱剂漱口，保持口腔、鼻腔清洁。

（4）遵医嘱术前做好交叉配血、输血准备。

（5）遵医嘱手术日给患者注射术前针。

2. 术后护理

（1）全麻术后患者按全麻术后常规护理。

（2）患者取平卧或半卧位。

（3）保持呼吸道通畅，及时吸出口腔、鼻腔分泌物。如有舌后坠，应将舌牵出口外固定。

（4）注意伤口出血情况，有负压引流者保持其通畅，注意观察引流物的变化。

（5）留置导尿者按常规护理，遵医嘱记出入量。

（6）保持口腔清洁，每日口腔冲洗 2～3 次。

（7）注意患者营养情况，术后鼻饲高营养流质饮食，以后可使用吸管进流质饮食。

（8）手术后 1 日遵医嘱于做口腔或气管套管口（气管切开）者行超声雾化吸入，以减轻呼吸道黏膜水肿，稀释分泌物，有利于改善呼吸状况。

（9）遵医嘱应用抗生素、补液维持水及电解质平衡。

（10）同时行气管切开术者，按气管切开常规护理。

【健康指导】

（1）介绍手术方法及术前、术后的注意事项，取得患者和家属的积极合作。

（2）做好患者的心理护理，保持乐观的生活态度。

（3）术后可进半流食，选择高营养、高蛋白、高维生素、易消化的食物。

（4）适当的床旁活动，术后及早进行上臂及肩部的功能锻炼，减少肩部的肌肉萎缩。

（5）出院后，劳逸结合，适当锻炼，按时复诊。

（五）颌骨囊肿摘除术

【护理评估】

颌面外科手术患者一般护理评估。

【护理措施】

1. 术前护理

（1）颌面外科手术患者术前一般护理。

（2）备手术区 X 线片。

（3）合并感染时遵医嘱给药，保持静脉输液通畅。

2. 术后护理

（1）颌面外科手术患者术后一般护理。

（2）保持口腔清洁。

（3）行开窗减压术患者，注意观察充填物存在情况，引流状况。有异常及时向医生汇报。

【健康指导】

（1）告诉患者保持口腔清洁的重要性，坚持餐后漱口预防感染。

（2）术后进流食、半流食，3 周后改普食，避免吃过硬食物及挤压、碰撞患部颌骨，以免造成病理性骨折。

（3）嘱患者术后半年拍 X 线片复查。

（六）腮腺肿物切除术

【护理评估】

颌面外科手术患者一般护理评估。

【护理措施】

1. 术前护理

颌面外科手术患者术前一般护理。

2. 术后护理

（1）颌面外科手术患者术后一般护理。

（2）注意患者呼吸情况，及时吸出呼吸道分泌物。

（3）减轻疼痛，必要时给予止痛药物。

（4）饮食　给予患者流食和半流食，嘱患者禁食酸、辣、刺激性食物，以减少唾液分泌，防止涎瘘并发症的发生。

（5）遵医嘱使用抗生素，保持静脉通道畅通。

（6）医生拔除负压引流管后局部加压包扎，防止手术区出现积液或涎瘘。加压包扎会影响张口，指导患者进流食和半流食。注意观察患侧腮腺区肿胀、疼痛情况，有异常情况及时汇报给医生。

（7）观察有无面神经损伤的表现，如眼睑不能闭合、口角下垂等，遵医嘱给予维生素类营养神经药物。

【健康指导】

（1）腮腺术后可能出现暂时性面神经损伤或需行面神经重建术时，应向患者及家属耐心说明，一般3个月或半年左右就能恢复。因肿瘤部位术而造成永久性面瘫患者要鼓励其树立战胜疾病的信心。

（2）术后应禁食刺激性食物，特别是酸性食物，避免涎腺分泌影响伤口愈合。

（3）对恶性肿瘤患者，嘱其要定期复查，注意颈部及肺、肝、脑等是否有转移迹象。

（4）适当加强锻炼，尽早恢复健康。

（5）术区加压包扎应持续到伤口拆线后2～3周，防止瘘道形成。

（七）唇裂修复术

【护理评估】

（1）颌面外科手术患者一般护理评估。

（2）患儿全身情况　体重、营养、心肺功能、肝肾功能、呼吸道情况。

（3）患儿及父母的心理状况　如不愿与人接触，怕受到歧视等。

【护理措施】

1. 术前护理

（1）颌面外科手术患者术前一般护理。

（2）饮食　指导患儿父母改变喂养方式，术前数日停止吸吮母乳或奶瓶，改用汤匙喂养，以便术后患儿适应这种进食方式。因患儿术后短期内需要减少唇部的运动，频繁的吸吮易引起口腔内产生负压而导致伤口裂开。

（3）注意患儿保暖预防感冒、咳嗽及呼吸道感染。

（4）皮肤的准备　术前1日清洁上下唇、口周及鼻部，可用棉签蘸清水清洁鼻腔。

（5）胃肠道准备　1岁以内婴儿可术前4小时禁奶、水；1岁以上患儿术前6小时禁食、水。特别强调家长在患儿禁食时间前一定要喂饱患儿，以免患儿禁食、水时间过长引起哭闹。

（6）心理护理　介绍先天性唇裂的相关知识，如治疗程序，避免患者及家属过分担忧疾病治疗情况。

2. 术后护理

（1）颌面外科手术患者术后一般护理。

（2）观察伤口状况并保持减张胶条清洁，污染后要及时更换，同时观察有无皮肤过敏现象。

（3）为避免患儿搔抓唇部伤口，可适当约束双上肢。

（4）如有鼻塞，应密切观察固位情况，防止鼻塞吸入鼻腔，误入气管。

（5）患儿醒后6小时，可给予少量清水，若无呛咳、呕吐，可开始喂流食，指导患儿家属用汤匙喂食。

（6）唇部伤口的减张　对于裂隙较宽的患儿或双侧完全性唇裂的患儿可应用减张胶条，但要观察有无皮肤过敏现象，并保持减张胶条清洁，污染后要及时更换。

（7）唇部伤口的局部清洁　每日用生理盐水清洁擦拭，保持伤口清洁。

（8）术后7～10日拆线，由于婴幼儿不配合，多在全麻下进行，拆线后应严密观察患儿生命体征，如无异常，清醒后4小时即可进流食。

【健康指导】

（1）指导患儿家长正确的喂养方法。

（2）告知家长保持唇部清洁的重要性，教会其要保持清洁的方法。

（3）术后加强看护，防止患儿磕碰以致伤口裂开。

（4）遵医嘱按时复诊。

（八）腭裂修复术

【护理评估】

（1）颌面外科手术患者一般护理评估。

（2）患儿全身情况　体重、营养、心肺功能、肝肾功能、呼吸道情况。

（3）对患儿进行语音评价，腭咽闭合功能（鼻咽纤维镜检查）。

（4）患儿及父母的心理状况　如不愿与人接触，怕受到歧视。

【护理措施】

1. 术前护理

（1）颌面外科手术患者术前一般护理。

（2）饮食　指导患儿父母改变喂养方式，术前数日停止吸吮母乳或奶瓶，改用汤匙喂养，以便术后患儿适应这种进食方式。因患儿术后短期内需要减少唇部的运动，频繁的吸吮易引起口腔内产生负压而导致伤口裂开。

（3）年龄大的患者，指导患者每日早晚刷牙，保持口腔清洁。

（4）向患者及家属讲解与手术相关的知识，注意事项，取得患者和家属的配合。

（5）心理护理　腭裂患者由于语音障碍，不愿与人沟通，护士应注意患者的心理问题，介绍疾病知识，鼓励他们与人交往。

（6）注意患儿保暖，预防感冒、咳嗽及呼吸道感染。

2. 术后护理

（1）颌面外科手术患者术后一般护理。

（2）伤口护理　注意伤口及鼻腔有无渗血，患者有无明显吞咽动作（如患儿频繁吞咽，可能是口内有伤口出血）。

（3）严密观察生命体征，血氧饱和度应在95%以上。保持呼吸道通畅，及时吸出口腔及鼻腔内的分泌物。

（4）根据患者情况，合理配备高营养、高蛋白的流质饮食。注意指导患者术后只能进温凉流质饮食，以30℃～40℃为宜，不可进食较热、带渣或较硬食物，以免伤口裂开或穿孔。

（5）咽喉部水肿　由于气管插管的创伤和压迫，以及手术对咽部的损伤，都可能导致咽喉部水肿，造成呼吸困难和吞咽困难，严重可发生窒息。术后应严密观察呼吸，必要时备气管切开包。遵医嘱术后每日2次雾化吸入。

（6）术后出血　腭裂术后大出血较少见，在全麻苏醒期有少量渗血或唾液中带血，但即使少量出血也可能对患儿造成严重后果，故术后应严密观察出血现象，尤其注意患儿有无吞咽动作。

（7）窒息　罕见，但可威胁患者生命。腭裂术后患儿的腭咽腔明显缩小，加上局部肿胀，使患儿的吞咽功能下降。所以患儿完全清醒后，可适当给予少量清水，观察半小时，若无异常，方可喂流食，速度不宜过快，指导患儿家属用汤匙或唇腭裂专用奶瓶喂饲。

（8）感染　极少见。术后应保持口腔清洁，鼓励患儿进食后多饮清水，以利于保持口腔卫生和创口清洁。

（9）创口裂开或穿孔（腭瘘）　腭裂术后创口如会发生裂开或穿孔。要注意指导患儿家长术后只能进温凉流质饮食，不可进食较热、带渣或较硬食物，并使用汤匙或唇腭裂专用奶瓶喂食。

【健康指导】

（1）指导患者及教会患儿家属进食方法，术后进流食、半流食，2～3周后进软食。

（2）告知患者及家属语音训练的重要性，术后2个月遵医嘱进行语音训练。

（九）正颌外科手术

【护理评估】

（1）颌面外科手术患者一般护理评估。

（2）有无焦虑、紧张和会手术的恐惧。

（3）对手术预期效果的心理状态。

【护理措施】

1. 术前护理

（1）颌面外科手术患者术前一般护理。

（2）必要时做好交叉配血试验、备血。

（3）完成正颌外科手术所需要的各种模型记录。

（4）术前完成正畸科所需的各项特殊治疗的准备工作。

2. 术后护理

（1）颌面外科手术患者术后一般护理。

（2）严密观察病情，注意呼吸情况，防止呼吸道梗阻，及时吸出口腔及鼻腔内的分泌物。

（3）观察术区有无出血倾向，术后24小时内可使用面部冰袋冷敷，防止术后水肿，减少术后伤口渗血。

（4）遵医嘱合理使用抗生素，保持静脉通畅，预防术后感染。

（5）根据患者情况，合理配备高营养、高蛋白的流质饮食。一般需要鼻饲7～10日。

（6）保持口腔清洁，每日2～3次口腔冲洗或用漱口液漱口，预防感染。

【健康指导】

（1）告知手术前后的注意事项，如鼻饲、导尿等需取得患者及家属的积极配合。

（2）了解患者的心理动态对手术的期望值，做好患者的心理指导。

（3）教会术后交流方式减少患者不安因素。

（4）术后仍需要继续进行口腔正畸治疗的患者叮嘱复诊时间。

（十）游离组织瓣（前臂瓣、腓骨瓣）移植修复术

【护理评估】

（1）颌面外科手术患者一般护理评估。

（2）评估患者局部手术区及供区皮肤完整性，有无感染、疖肿和皮疹。

【护理措施】

1. 术前护理

（1）颌面外科手术患者术前一般护理。

（2）术前1～2日练习去枕平卧位，以适应术后卧床需要；练习床上排尿、排便，以防术后发生尿潴留、便秘。

（3）由于气管切开、口腔内舌体部分切除等原因，患者术后存在暂时性语言交流障碍，护士教会患者使用手势表达意愿。

（4）术前皮肤准备，备皮（供区备皮时，注意勿损伤皮肤），供区应禁止各种穿刺注射。

（5）心理护理　针对患者对手术风险的恐惧心理及担心术后卧位、生活上的不便等原因，耐心地向患者介绍相关疾病知识，说明术后制动的不适及重要性，提高患者术后适应能力和合作程度，以减轻烦躁和恐惧心理。

2. 术后护理

（1）颌面外科手术患者术后一般护理。

（2）体位　应取平卧位，严格头部制动5日，前3日去枕，根据血管蒂的长短，遵医嘱头部可偏向患侧15°～30°，以避免血管蒂、组织瓣过度牵拉，利于组织瓣的血液循环。供区患肢垫枕抬高15°～30°，以维持功能位、保证动脉血供及利于静脉回流。

（3）保持呼吸道通畅，观察患者口腔组织的肿胀程度、吞咽功能、痰液性质及痰量、痰鸣音。

（4）如果病情需要行气管切开术的患者，护士重点观察气管套管是否通畅、有无皮下气肿、有无缺氧症状等。及时清除口腔、鼻腔、气管内分泌物，防止引起呼吸障碍。

（5）超声雾化吸入每日2次。以减轻呼吸道黏膜水肿，稀释分泌物，有利于痰液排出。

（6）遵医嘱应用抗生素、补液维持水及电解质平衡。

（7）注意皮肤护理，保持大便通畅。

（8）组织瓣观察

①环境要求　术后病室保持室温一般在22℃～25℃，湿度为60%～70%。病室定时开窗通风。

② 对组织瓣颜色及形态进行动态观察，在术后72小时内，严密观察移植组织瓣颜色、皮温、肿胀程度、毛细血管反应等方面。

③ 组织瓣颜色　观察组织瓣颜色是判断血运是否正常的重要指标。正常时组织瓣颜色粉红，与供区皮肤颜色相一致，有些病例术后1～2日内颜色稍显苍白，应结合其他征象加以综合判断分析。如组织瓣颜色变浅或变白、皮纹增加、肿胀不明显，则提示有动脉血供不足的可能；如组织瓣颜色变暗、发花、有瘀斑、皮纹消失、水肿明显，则提示有静脉回流障碍的可能。

④ 组织瓣温度　组织瓣的皮肤温度应稍低于临近组织皮温，温度相差0.5℃～2℃。可以对组织瓣表面覆盖棉垫或多层纱布进行保温。

⑤皮纹与组织瓣肿胀监测　正常的组织瓣有皮纹皱褶、柔软或稍有水肿。如组织瓣塌陷皮纹增多，多提示动脉供血不足；如皮纹变浅或消失，组织瓣肿胀、质硬，张力增大或组织瓣伤口缝线处渗血，多提示静脉回流受阻；如静脉同时栓塞时，肿胀程度多不发生变化。

⑥ 毛细血管充盈试验　用棉签轻压组织瓣皮肤变白后移去棉签，皮肤颜色即转为粉红色，毛细血管正常充盈时间为1～2秒。如果毛细血管充盈缓慢或消失，则可能有动脉供血不足。

⑦ 针刺出血试验　对颜色发生改变的组织瓣，无法马上判断是否有血管危象时，可协助医生用针刺组织瓣方法判断移植组织瓣血供情况。组织瓣表面皮肤消毒后，用7#针头刺入组织瓣深度约为0.5cm，针头拔出后如见鲜红色血液渗出，提示动脉血供正常；若反复针刺后不见血液渗出，说明可能存在动脉危象；如血液暗红且出现较快则提示有静脉栓塞的可能。

（9）安全护理　术后皮肤的痛觉和温度觉在短期内都是缺失的，在此阶段要注意防止创伤，特别是防止烫伤与冻伤。

（10）维持有效循环血容量　血容量的维持和补充对组织瓣的正常血供十分重要。遵医嘱按时准确用药，并注意观察药物疗效及副作用。组织瓣移植术后应注意观察患者的面色血压等变化、伤口渗血情况等，以及时发现患者出血征象及血容量不足。

（11）预防伤口感染　遵医嘱合理使用抗生素，保持敷料清洁干燥，密切观察患者体温变化。

（12）加强基础护理，预防压疮发生。

（13）加强沟通　患者术后多存在语言交流障碍，护士应加强巡视，及时了解患者的需要及主诉。鼓励患者使用手势或提供纸、笔，方便患者书写。

【健康指导】

1. 前臂瓣供区患肢功能训练

术后除拇指外四指握拳活动，减轻手部水肿。术后2周内拇指避免活动，以避免影响供区植皮的成活。

2. 腓骨瓣供区患肢功能训练

术后第六日起逐日完成床边双下肢下垂坐立、健侧下肢支撑身体、以患侧脚部轻踩地站立、扶床行走、拄拐行走活动，5～10分/次，4～5次/日，直至患者可以完成独立行走。功能训练要循序渐进，训练后将患侧下肢抬高，促进静脉回流，减轻腿部伤口肿胀。

（十一）上颌骨部分切除术

【护理评估】

颌面外科手术患者一般护理评估。

【护理措施】

1. 术前护理

（1）颌面外科手术患者术前一般护理。

（2）手术前1日做好术区皮肤准备及个人卫生清洁处理。根据手术情况做好腭护板。

（3）指导患者进行口腔清洁，必要时进行口腔洁治术。

（4）术前做好交叉配血，做好输血准备。

2. 术后护理

（1）颌面外科手术患者术后一般护理常规。

（2）注意观察生命体征的变化。

（3）保持呼吸道通畅，及时吸出口腔、鼻腔分泌物。

（4）做好腭护板、斜面导板的固定及护理指导，指导患者进食和口腔清洁。

（5）口腔漱口液漱口或口腔冲洗每日2～3次。

（6）超声雾化吸入每日2次，以减轻呼吸道黏膜水肿，稀释分泌物，有利于痰液排出。

（7）遵医嘱应用抗生素，补液维持水及电解质平衡。

【健康指导】

（1）上颌骨切除术后使用腭护导板维持半年以上。

（2）颌骨切除伤口初步愈合后，应早期进行功能训练（练习张口），防止瘢痕挛缩，早期恢复语言和进食功能。

（3）正确对待手术后面部发生的改变，战胜心理障碍，保持心情愉快。

（4）合理饮食，食用高营养、高维生素、易消化的流质、半流质饮食，可采用少量多餐。

（5）保持口腔清洁，进食后可用漱口水或清水漱口。

（十二）下颌骨节段性切除术

【护理评估】

颌面外科手术患者一般护理评估。

【护理措施】

1. 术前护理

（1）颌面外科手术患者术前一般护理。

（2）手术前1日做好术区皮肤准备及个人卫生清洁处理。根据手术情况做好斜面导板。

（3）指导患者进行口腔清洁，必要时进行口腔洁治术。

2. 术后护理

（1）颌面外科手术患者术后一般护理。

（2）保持呼吸道通畅，及时吸出口、鼻腔分泌物。严密观察呼吸情况，如有舌后坠，应将舌牵出口外固定。

（3）口腔冲洗或口腔冲洗每日2～3次。

（4）气管切开患者按照相应护理程序进行护理。

（5）注意患者营养状况，指导患者进食和口腔清洁，鼻饲患者按照相应护理程序进行护理。

（6）超声雾化吸入每日2次，以减轻呼吸道黏膜水肿，稀释分泌物，有利于痰液排出。

（7）遵医嘱应用抗生素，补液维持水及电解质平衡。

（8）注意皮肤护理，保持大便通畅。

【健康指导】

（1）下颌骨切除术后使用斜面导板维持半年以上，颌间结扎一般维持4～6周，以后更换使用斜面导板。

（2）颌骨切除伤口初步愈合后，应早期进行功能训练（练习张口），防止瘢痕挛缩，早期恢复语言和进食功能。

（3）正确对待手术后面部发生的改变，战胜心理障碍，保持心情愉快。

（4）合理饮食，食用高营养、高维生素、易消化的流质、半流质饮食，可采用少量多餐。

（5）保持口腔清洁，进食后可用漱口液或清水漱口。

第十节　耳鼻咽喉头颈外科护理常规

一、一般护理

耳鼻咽喉头颈外科护理工作在理论联系实践的基础上，结合整体护理的实践，根据疾病的发展特点，总结主要的护理内容有气管切开的护理、鼻饲的护理、感染及窒息危险因素的观察与护理等，常见的问题及相应的护理对策，具体内容如下。

（一）评估疾病相关的护理问题

1. 疼痛

帮助患者缓解疼痛，提高患者舒适度，利于疾病康复（常见于手术创伤、外伤、炎症、肿瘤等情况）。

（1）评估患者疼痛的原因及程度，包括疼痛的部位、性质、持续时间等。

（2）与患者建立良好的护患关系，尊重患者对疼痛的反应，以倾听、陪伴、触摸等方式提供情感上的支持。

（3）向患者讲解疼痛的原因及疾病相关知识，并告知患者疼痛会逐渐缓解，使其减轻心理压力。

（4）告知患者可通过自我调节或情境暗示来分散注意力，减少焦虑、紧张情绪，可采用音乐疗法、深呼吸、松弛疗法等。

（5）创造良好的休养环境，保持室内安静、整洁，提高患者舒适度；夜间护理操作集中进行，减少对患者的干扰。

（6）遵医嘱给予患者使用止痛药缓解疼痛。

（7）指导患者减轻疼痛的方法

①感知觉刺激　局部可冷敷化学冰袋、按摩、冷流食刺激等。

②减轻疼痛刺激　采取舒适体位，避免不适当的姿势引起牵拉痛。

2. 体温过高

有效地采取护理措施，避免体温过高（常见于手术创伤、感染后等情况）。

(1) 评估患者体温变化范围及体温升高的原因。

(2) 告知患者术后 3 日内体温偏高（37℃ ~38℃），与手术后吸收热有关。

(3) 嘱患者卧床休息，减少活动量，有出汗、头晕、虚脱等症状的患者应加强安全管理。

(4) 关注患者体温变化　每日监测体温 4 次，若高于 38℃则每隔 4 小时测量体温 1 次，并做好记录；监测患者检查的报告值：如白细胞、电解质等。

(5) 若患者体温≥38.5℃，给予患者 30% ~50% 的酒精进行擦拭或给予化学冰袋冷敷，30 分钟后复测体温。

(6) 遵医嘱给予解热药物降温治疗。

(7) 关注患者饮食与液体的摄入

①向患者讲解摄入充足液体的重要性，鼓励患者适当多饮水。

②鼓励患者增加液体与热量的摄入，以维持新陈代谢。

(8) 嘱患者保持口腔清洁，每日使用漱口水漱口 4 ~5 次，减少口腔感染的机会。

(9) 为患者及时更换被汗液浸湿的衣服和床单位，避免受凉。

3. 睡眠形态紊乱

帮助患者改善和提高睡眠质量（常见于患者所处环境改变，术后呼吸不畅、疼痛等原因导致睡眠不足等情况）。

(1) 评估患者睡眠紊乱的原因、程度及以往睡眠习惯。

(2) 为患者创造良好的睡眠环境，病室安静、整洁，空气清新，减轻声音的干扰，避免强光刺激。

(3) 了解患者病情变化，采取有效措施，减轻疾病引起的不适，减少影响睡眠的不良因素。

(4) 嘱患者睡前避免做剧烈运动。

(5) 加强健康宣教，指导患者建立良好的睡眠习惯。

①嘱患者住院期间勿饮用咖啡、茶、可乐等兴奋性饮料。

②嘱患者调整作息，安排日间活动，午睡时间不宜多于 1 小时。

③睡前诱导睡眠，可听轻音乐、温水泡脚、全身放松等，必要时遵医嘱给予促睡眠药物。

④保持舒适良好的睡姿，避免蒙头入睡。

4. 部分生活自理能力缺陷

满足患者的基本生活需求（常见于患者卧床、静脉输液时等情况）。

(1) 评估患者的自理程度，缺陷的原因、程度等。

(2) 建立良好的护患关系，与患者沟通，了解患者的基本生活需求，并提供合理的帮助。

(3) 关注患者安全

①使用床档、扶手等，避免患者跌倒、坠床。

②提供充足的照明度，保持环境明亮。

③保持地面干燥、干净，不能有水渍、杂物。

④为患者提供轻便合身的病号服，避免提供宽松肥大的衣服。

（4）加强巡视病房，密切观察患者的生命体征，以及输液是否通畅，关心体贴患者，随时询问患者的需要。

（5）告知患者呼叫器的使用方法，并放于患者易触及的地方，呼叫器响时立即给予答复。

（6）入厕缺陷的患者，及时向患者提供便器，必要时协助患者穿脱衣服。

（7）鼻饲饮食者，每日遵医嘱给予患者鼻饲营养液，奶间喂水。

（8）卫生自理缺陷者，协助患者漱口、洗脸、刮胡须等，必要时给予患者口腔护理。

（9）提供患者有关疾病、治疗及预后的正确信息，强调正面效果，以增进其自我照顾的能力和信心。

5. 特定的知识缺乏

帮助患者了解疾病治疗及自我护理的相关知识（常见于不了解疾病相关知识者）。

（1）评估患者的文化程度、知识缺乏的程度及理解接受能力。

（2）建立良好的护患关系，尊重和允许患者提问。

（3）使用各种方法向患者提供信息，如解释、讨论、书面材料等。

（4）用通俗易懂的语言告知患者疾病相关知识及术前准备的内容和注意事项；根据情况告知患者手术方式、麻醉方式及手术大约所需时间；告知患者术后的注意事项，如因部分喉及全喉切除而不能说话、带有鼻饲管者不能经口进食等；告知患者出院后自我护理的方法。

（5）患者学习时尽量有家属陪同，便于保持信息的准确性及连续性。

6. 营养失调（高于机体需要）

帮助患者维持，甚至减轻体重（见于阻塞性睡眠呼吸暂停综合征患者）。

（1）评估引起患者肥胖的原因，肥胖的程度及肥胖对身体的影响。

（2）向患者讲解控制体重的重要性。

（3）了解患者饮食习惯和饮食结构，教会患者减重的方法。

①饮食控制　限制热量且均衡饮食。

②适当运动　嘱患者依据自身的健康状况选择合适的运动项目，并持之以恒。

7. 营养失调（低于机体需要）

帮助患者改善营养状态（常见于鼾症、扁桃体切除等术后机体摄入不足，癌症晚期机体消耗过多等情况）。

（1）评估患者的营养状况及缺乏营养的原因。

（2）为患者提供安静、整洁、清新的进餐环境。

（3）了解患者以往的饮食习惯，根据患者的病情和需要设计合理的膳食结构。鼾症术后患者遵医嘱给予非肠道营养支持，癌症术后患者可与营养科联系，合理进行营养配餐，并做好相应的护理。

（4）监测患者的出入量，以作为供给食物的依据。

（5）鼓励患者适当活动，以增加营养物质的代谢和作用，增加食欲。

（6）向患者讲解合理均衡营养对疾病恢复的重要性，取得患者配合。

8. 自我形象紊乱

帮劲患者接受自我形象的改变，恢复自信心（常见于气管切开术后、耳畸形、鼻部塌陷、鼻侧切术后、上颌骨切除术后等所致的外型改变）。

（1）评估患者自我形象改变的情况，以及对患者的影响程度。

（2）鼓励患者正视自身的改变，重新设计自我形象及生活方式。

（3）气管切开术后患者，住院期间颈部可覆盖单层纱布，出院后可穿着高领上衣遮盖；耳畸形患者可戴帽子装饰；面部有改变的患者，可佩戴口罩。

（4）与患者进行交流，多用鼓励、肯定、称赞的语言，并取得家属配合，用积极乐观的态度对待患者，增强患者自信心。

9. 便秘

帮助患者建立正常的排泄习惯（常见于术后卧床、活动量减少、鼻饲饮食等情况）。

（1）评估患者排便情况及便秘的原因。

（2）观察患者排便的状况及伴随的症状，如下腹饱胀感等。

（3）指导患者促进排便的方法

①腹部按摩　指导患者于腹部进行顺时针方向的轻轻的按摩，每日 2 次，每次 15 ~ 20 分钟。

②鼓励患者适当下床活动。

③嘱患者每日晨起空腹喝 1 杯温白开水或蜂蜜水，增加饮水量，每日至少 2000ml。

④鼓励患者多进食高纤维素食物，如芹菜、韭菜、香蕉等。

（4）必要时遵医嘱给予患者使用开塞露或口服麻仁润肠剂，并观察使用效果。对于老年患者或有心脏病史患者，使用开塞露后，注意观察患者有无不适。

（5）告知患者避免情绪焦虑、紧张等，以免不良情绪引起胃肠功能障碍。

（6）记录患者排便的次数、颜色和性状。

（7）嘱患者出院后安排好工作、休息时间，避免有便意识时抑制排便，养成定时排便的习惯。

10. 言语沟通障碍

帮助患者采用有效的沟通方式（常见于耳聋、全喉切除和气管切开患者）。

（1）评估患者沟通能力及影响沟通的因素。

（2）全喉切除者，做好其心理护理，使患者接受不能用喉发音的事实，并告知患者半年后可练习经食管发音与人交流，增加患者信心。

（3）术前与患者建立新的沟通方式，为患者准备纸、笔、写字板等，以便患者使用书写的方式进行交流。

（4）对于不识字的患者或语言不通者，可鼓励家属陪伴，借助家属做翻译。

（5）注意沟通技巧，不可在患者面前说其不能说话，以免挫伤自尊心。

（6）与患者交流时要有耐心，说话时眼光要注视患者，说话应慢且清楚，重复关键词，必要时用手势。

11. 吞咽障碍

帮助患者顺利进食，防止呛咳、误咽的发生（常见于咽喉部肿瘤、部分或全喉切除术后患者）。

（1）评估患者吞咽障碍的原因及吞咽能力。

（2）告知患者部分喉或全喉切除后，开始经口进食时都会出现呛咳，鼓励患者加强锻炼，才能保证进食顺利进行。

（3）指导患者经口进食的正确方法

①进食体位　一般取半坐卧位、头偏向非手术侧，有助于吞咽，也可取患者自感误咽少，舒适的体位。

②全喉切除患者先从饮水开始，如无异常可逐渐练习软食；部分喉切除患者按照“固体团状软食－半流质－流质－普食“的顺序经口进食，能有效促进术后恢复正常饮食的进程。

③嘱患者进食速度应缓慢，小口慢咽，少量多餐，勿急于进食，避免辛辣刺激性食物。

④进食过程　按照“深吸气－堵套管口－吞咽－松套管口－轻咳－再深吸气－堵套管口－吞咽－松套管口”步骤反复进行，可减少进食呛咳及误咽现象。

⑤嘱患者进食要集中精力，不可讲话。

（4）备好负压吸引装置，患者进食时出现呛咳或误吸，应嘱其立即停止进食，并及时吸出分泌物，预防发生肺部感染。

（5）鼓励患者进食高热量、易消化的食物，手术后近期，尽量减少脂肪及胆固醇的摄入，不吃或少吃肥肉、油炸食品、动物内脏等；恢复正常饮食后，宜保持低脂肪、低胆固醇、高蛋白质的膳食结构，忌食脑、肝、肾、鱼及油炸食物，更应忌食肥肉、忌饮酒，以免影响肝脏功能或造成胆管结石。

（6）如进食量不够者，仍由鼻饲管补充流质饮食。

（二）**心理护理**

帮助患者缓解心理压力，减少焦虑、抑郁、恐惧等不良情绪（常见于鼻出血、窒息等疾病对患者的影响及肿瘤患者担心预后等情况）。

（1）评估患者的焦虑、抑郁、恐惧的程度及原因。

（2）主动与患者沟通，耐心倾听患者的表述，建立良好的护患关系。

（3）承认和接受患者的感受，并对其表示理解，同时鼓励患者勇敢面对疾病和生活，帮助其建立良好的心态。

（4）利用肢体和面部表情等非语言与患者交流，减轻患者对疾病的恐惧、焦虑等情绪。

（5）用通俗易懂的语言，简明扼要地向患者讲解疾病的相关知识、治疗效果、术后注意事项，说话语速要慢，语调要平静，耐心解答患者提出的问题。

（6）勤巡视病房，为喉癌术后患者吸痰、鼻饲、换药、拍背等操作时要轻柔、准确，增加患者安全感。

（7）鼓励患者与患有相同疾病的术后患者多沟通，增加战胜疾病的信心。

（8）告知家属给予患者精神上的鼓励、支持和安慰。

（三）危险因子护理

1. 有感染的危险

及时识别感染征象，减少感染机会（见于鼻及鼻窦引流不畅、外伤、异物、肿瘤、手术创伤等情况）。

（1）评估患者的生命体征、现有的危险因素，如外伤、手术创伤、气管切开术等。

（2）监测患者有无感染的迹象

①新入院或术后 3 日内，每日监测患者体温 4 次。

②观察局部伤口有无红、肿、热的症状。

③倾听患者有无伤口异常疼痛的主诉。

（3）给予患者输液、更换敷料、伤口护理、套管护理、鼻导管护理时严格执行无菌操作技术。

（4）患者留置负压引流时，保持引流瓶的位置低于伤口位置。

（5）医护人员接触患者前需洗手。

（6）对患者进行保护性隔离，限制探视人数，严格限制任何有感染的人员探视。

（7）遵医嘱给予抗生素，注意观察用药疗效和不良反应。

（8）嘱患者保持口腔清洁，每日用漱口水漱口 4～5 次。

（9）保持室内空气清新，每日开窗通风 2 次，每次 15～30 分钟。

（10）嘱患者进食高热量、高蛋白、高维生素、易消化的饮食，提高患者抵抗力。

2. 有出血的危险

及时发现出血征象，报告医生予以处理（常见于手术创伤、术后继发性出血等情况）。

（1）评估患者出血原因、出血部位、生命体征及相关的血液检查。

（2）止血包、吸引器、血压计、止血药物等止血设备处于备用状态。

（3）定时巡视病房，密切观察伤口渗血情况

①行耳部手术的患者，注意观察耳部敷料的渗血情况。

②行鼻内窥镜手术的患者，观察鼻腔及口腔内分泌物的颜色、性质和量。

③行咽喉部手术患者，嘱其将口腔内分泌物吐出，便于观察出血的程度。

④行气管切开的患者，注意观察套管内分泌物和负压吸引的引流液的颜色、性质和量。

（4）夜间加强巡视病房，观察患者有无频繁的吞咽动作，如有异常，及时告知患者将口腔内分泌物吐出。

（5）若有大量出血时，嘱患者半卧位，勿紧张，立即报告医生，快速测量生命体征，建立静脉通路，准备紧急抢救，遵医嘱给予止血药物及氧气，必要时遵医嘱输血。

（6）嘱患者术后 24 小时内以卧床休息为主，尽量减少活动。

（7）避免引起出血的因素　行咽喉部手术的患者，嘱其勿用力咳嗽；扁桃体切除术后患者，应严格按照要求进食；鼻内窥镜术后患者，勿用力擤鼻涕、打喷嚏。

（8）为患者及时更换有血渍的衣服和床单位。

3. 有窒息的危险

严密观察病情变化，如有窒息征象及时通知医生给予处理（常见于喉部炎症、外

伤、肿瘤、异物和手术创伤及气管切开术后等情况）。

（1）评估可能引起窒息的因素，如喉水肿的程度、痰液黏稠度、吸入异物、肿瘤等。

（2）为患者提供安静的环境，保持开窗通风。

（3）病区内舌钳、开口器、牙垫处于备用状态，床旁备好吸氧装置、负压吸引器，便于及时吸出黏稠的痰液，保持呼吸道通畅。

（4）严密观察患者呼吸的频率、节律、深浅度，痰液的颜色及黏稠度，有无面色发绀、大汗、喉鸣音、呼吸困难等症状，如有异常，即刻报告医生，并协助给予处理。

（5）患者全麻术后4~6小时去枕平卧，头偏向一侧；术后6小时禁食、水，防止吸入性或异物阻塞性窒息。

（6）痰液过于黏稠者，可遵医嘱给予雾化吸入。

（7）遵医嘱给予患者使用滴鼻剂，保持鼻腔通畅。

（8）行气管切开的患者，需每日用0.45%的氯化钠溶液点滴套管数次，湿纱布覆盖套管口，保持套管内湿度，防止异物吸入。

（9）颈部佩戴套管者，嘱其夜间睡眠时勿将被子覆盖于套管口。

（10）嘱患者保持口腔清洁，预防感染，避免加重呼吸困难症状。

4. 有尿潴留的危险

帮助患者解除急性尿潴留，缓解排尿困难（常见于全麻术后、卧床、既往有前列腺增生病史、老年男性患者）。

（1）评估患者尿潴留的原因、以往的排尿形态、下腹部膀胱区充盈情况及排尿的量和次数。

（2）倾听患者主诉，给予患者心理疏导，消除其紧张情绪。

（3）为患者提供隐蔽的排尿环境。

（4）指导患者利于排尿的方法

①在病情允许范围内，协助患者采取适当的排尿体位。

②鼓励患者适当饮水，但不能一次性摄入过多水分，防止诱发或加重尿潴留；但也不能因为尿潴留而限制饮水，否则可能加重尿路感染、尿路结石等并发症。

③嘱患者可通过听流水声、刺激肛门及股内侧、轻叩下腹部靠会阴处、热敷下腹部等方法诱导排尿。

④以上方法均无效时，立即报告医生，给予患者导尿，以免膀胱极度膨胀后成为无张力膀胱。

（5）给予患者导尿时，注意控制尿液放出的速度，第一次放出尿液不得超过1000ml，避免一次性放出大量尿液后出现冷汗、面色苍白、低血压、膀胱出血等表现。

（6）留置导尿管的患者，加强导尿管的护理，防止泌尿系感染。

（7）必要时遵医嘱给予药物治疗，注意观察用药效果及不良反应。

二、耳科手术一般护理

【护理评估】

1. 术前评估

（1）评估患者耳部情况，包括听力、耳鸣、流脓、头晕、头痛、耳部畸形等。

（2）了解患者饮食、睡眠及二便情况。

（3）了解患者现病史、既往病史、用药史、外伤史、家族史及术前检查结果等。

2. 术后评估

（1）评估患者意识、生命体征、呼吸道通畅情况。

（2）评估患者有无伤口疼痛、渗血及渗液情况。

（3）评估患者有无面瘫、眩晕、出血、感染、颅内并发症等。

3. 疾病认知、心理状况及社会支持

（1）评估患者对疾病的认知程度及心理状况，介绍疾病知识，消除其焦虑。

（2）评估患者的社会支持情况，包括亲属支持及经济状况等。

【护理措施】

1. 术前护理

（1）术前检查

①常规检查　血、尿常规、生化全项、凝血三项、免疫四项、心电图及胸部 X 线。

②专科检查　听力学检查（纯音测听、声阻抗测听等）、颞骨高分辨 CT 等。

（2）术前准备

①呼吸道准备　嘱患者注意保暖，预防上呼吸道感染。

②胃肠道准备　术前禁食、水 6～8 小时，防止全身麻醉所导致的吸入性肺炎、窒息等。

③过敏试验　询问过敏史，遵医嘱行抗生素皮肤过敏试验，记录结果。阳性结果者，应做好标识、告知患者，并及时通知医生。

④皮肤准备　术前 1 日遵医嘱为患者备皮，常规备皮范围为术侧耳后四指。

⑤个人卫生　保持口腔清洁，术前 1 日给予漱口水漱口、沐浴、剪指（趾）甲，保持全身清洁，男性患者剃净胡须。

⑥睡眠　创造良好环境，保证充足睡眠，必要时遵医嘱于术前 1 晚口服镇静剂。

⑦术晨准备　术晨嘱患者取下假牙、眼镜、角膜接触镜等，入手术室前排空二便；遵医嘱术前用药，并将病历、术中用药等带入手术室；备好麻醉床、输液架、血压计、听诊器、污物袋等。

（3）心理护理　向患者简单介绍手术相关知识及术后注意事项，减轻患者焦虑。

2. 术后护理

（1）体位护理　全麻术后回病房 2～4 小时内，取去枕平卧位，头偏向一侧，保持呼吸道通畅，以免呕吐物误吸入呼吸道发生窒息；4 小时后，常规给予自由体位，患耳朝上。

（2）伤口护理　观察耳部敷料包扎是否牢固、清洁干燥，并注意观察有无渗血。

（3）疼痛护理　告知患者术后头部轻微疼痛或耳部胀痛属正常现象，可听音乐、聊天等转移注意力；必要时遵医嘱用药。

（4）口腔护理　嘱患者早晚刷牙，三餐后漱口，保持口腔清洁，必要时为患者行口腔护理。

（5）基础护理　关注患者需求，随时询问，积极提供相应的帮助，并按等级护理要求及专科特点完成患者的基础护理。

（6）心理护理　倾听患者主诉，了解其心理变化，针对存在的心理问题及时给予解释和帮助。

（7）并发症观察与护理

①出血　术后密切观察患者耳部敷料情况，当耳部敷料渗血面积持续扩大且为新鲜渗血时，提示可能有出血，给予患者半卧位，并立即通知医生处理。

②感染　监测患者体温变化，若体温升至38.5℃，或患者主诉伤口突然异常疼痛，或切口周围皮肤出现红肿或渗出，应及时通知医生予以处理。

【健康指导】

1. 用药指导

遵医嘱使用抗炎、改善循环、抗水肿、营养神经及黏膜促排剂等，告知患者药物名称、作用、使用方法和时间及遵医嘱用药的重要性。

2. 耳部护理

保持外耳道清洁干燥，耳道内填塞物禁止自行取出；禁止擤鼻、打喷嚏，必要时张口呼吸，以免影响鼓膜成活；避免挤压、碰撞耳部，改掉挖耳的不良习惯。

3. 饮食指导

禁烟、酒、辛辣刺激性食物，选择含有丰富维生素、蛋白质饮食，增强机体抵抗力，促进疾病康复。

4. 出院指导

（1）嘱患者注意保暖，避免上呼吸道感染。

（2）告知患者复查时间，如出现听力下降、耳痛、耳部流脓、面瘫等症状，及时就诊。

（3）指导患者适当锻炼，勿剧烈活动，耳部勿进脏水。

（4）保持良好的心理状态，避免情绪激动。

（5）鼓膜修补及中耳、内耳手术后，患者半年内不可乘坐飞机。

三、慢性化脓性中耳炎围手术期护理

【护理评估】

1. 术前评估

（1）评估患者耳部情况，包括听力、耳鸣、流脓或流水、头晕、头痛等。

（2）了解患者饮食、睡眠及二便情况。

（3）了解患者现病史、既往病史、用药史、外伤史、家族史及术前检查结果等。

2. 术后评估

（1）评估患者意识、生命体征、呼吸道通畅情况。

（2）评估有无伤口疼痛、渗血及渗液情况。

（3）评估卧床患者有无排便困难。

（4）评估患者有无面瘫、眩晕、出血、感染、颅内并发症等。

3. 疾病认知、心理状况及社会支持

（1）评估患者对慢性化脓性中耳炎的认知程度及心理状况，介绍疾病知识，消除其焦虑。

（2）评估患者的社会支持情况，包括亲属支持及经济状况等。

【护理措施】

1. 术前护理

（1）参见耳部手术一般护理常规术前护理。

（2）排便训练　嘱患者练习床上排便，防止术后卧床期间出现排便困难。

2. 术后护理

（1）参见耳部手术一般护理常规术后护理。

（2）伤口护理　观察耳部敷料松紧度、固定情况及有无渗血。少量陈旧性渗血，嘱患者勿紧张；如为新鲜渗血且面积进行性扩大，应立即通知医生处理。

（3）基础护理　定时巡视病房，保持床单位清洁。一级护理卧床患者，按时完成晨晚间护理，如口腔护理、泡脚、会阴冲洗等；协助患者用餐、如厕、翻身等，满足其基本需要；注意观察皮肤情况，防止褥疮发生。

（4）并发症观察与护理

①周围性面瘫　术后嘱患者做抬眉、龇牙、闭眼等动作，观察患者有无口角歪斜、眼睑闭合不全，发现异常及时通知医生，并遵医嘱用药。周围性面瘫者，做好患者眼部护理，给予滴眼液、涂抗生素眼药膏、睡眠时佩戴眼罩覆盖等护理措施；注意饮食温度，防止烫伤，每次进食后漱口，以防食物残留发生口腔炎。

②眩晕　询问患者有无眩晕、自觉物体旋转或平衡失调等症状，如出现上述症状，及时通知医生，遵医嘱使用止晕药物；同时嘱患者卧床休息，减少活动；如需活动时，由护士或家属陪伴，防止患者跌倒。

③伤口感染　严密监测患者体温变化；观察伤口敷料有无渗液，如有渗液，观察渗出物的颜色、性质和渗出面积；观察耳部有无异常疼痛、流水等症状，如有异常及时通知医生，并配合处理。

④颅内并发症　包括颅内血肿、脑脊液耳漏或鼻漏、脑膜膨出及脑实质损伤等，护士应严密观察患者的意识情况、双侧瞳孔是否等大等圆、对光反射是否存在，患者有无脑膜刺激征、颅内压增高的表现，以及耳部、鼻腔渗出物的性状等，如有异常及时通知医生，并协助处理。

【健康指导】

1. 体位指导

（1）告知患者全麻术后回病房2～4小时内，取去枕平卧位，头偏向一侧。

（2）无需卧床者，清醒后自由体位；卧床患者，头部避免加速活动，防止植入体移位。

2. 活动指导

（1）卧床的患者，协助其床上翻身，避免发生压疮。

（2）告知患者头部避免加速活动，以免听骨移位，影响术后听力效果。

（3）起床初期，给予患者半卧位休息，可适当床旁活动，无头晕等不适后，可于病区内活动。

3. 安全指导

全麻术后观察患者有无乏力、头晕等症状，首次下床时，应指导其行渐进活动，防止虚脱摔倒，并教会患者使用床旁呼叫系统。老年人活动时应注意地面湿滑，防止摔倒；患儿注意不要随处跑动，以免撞伤。

4. 出院指导

（1）听小骨植入的患者，3个月内避免头部剧烈活动，禁擤鼻、打喷嚏，必要时张口呼吸，以免影响鼓膜成活。

（2）注意保暖，预防上呼吸道感染，保持咽鼓管通畅。

（3）告知患者按时复诊。

四、人工耳蜗植入术围手术期护理

【护理评估】

1. 术前评估

（1）评估患者耳部情况，包括听力损伤程度、发病时间等。

（2）了解患者语言能力。

（3）了解患者饮食及大小便情况。

（4）了解患者现病史、既往病史、用药史、外伤史、家族史及术前检查结果等。

2. 术后评估

（1）评估患者的生命体征、呼吸道通畅情况。

（2）评估有无伤口疼痛、渗血及渗液情况。

（3）评估患者有无感染、头皮水肿或血肿、面瘫、皮瓣坏死、脑脊液耳漏等并发症的发生。

3. 疾病认知、心理状况及社会支持

（1）评估患者对人工耳蜗植入手术的认知程度及心理状况，介绍疾病知识，消除其焦虑。

（2）评估患者的社会支持情况，包括亲属支持及经济状况等。

4. 安全评估

评估患者安全状况，包括患者的年龄、听力情况及自理能力。

【护理措施】

1. 术前护理

（1）参见耳部手术一般护理常规术前护理。

（2）专科检查　纯音测听、小儿行为测听、听觉脑干诱发电位、畸变耳声发射、助听听阈、40Hz相关电位、前庭功能检查及颞骨CT等。

（3）皮肤准备　术前1日遵医嘱为患者备皮，备皮范围为全头。

（4）心理护理　介绍人工耳蜗相关知识，使患者和/或家属建立适宜的期望值，并强调术后听力、语言康复训练的重要性和长期性，做好患者和/或家属的心理护理。

（5）安全护理　小儿患者留家属陪住，防止患者跌倒坠床，勿食坚果类食品，远离热水瓶，活动时需家属陪伴；成人患者，可用书写、唇语、肢体语言等方式与其交流，保证其安全。

2. 术后护理

（1）参见耳部手术一般护理常规术后护理。

（2）体位护理　为防止患者埋植部件移位，嘱患者头部勿剧烈活动；患儿哭闹时，家属可水平抱起患儿。

（3）并发症观察与护理

①感染　观察患者耳部敷料渗血、渗液情况，并关注患者体温变化，有异常及时通知医生。

②头皮水肿、血肿　观察患者头皮有无肿胀，少量皮下血肿可自行吸收，无须特殊处理；较大血肿可行血肿穿刺抽吸，并加压包扎，防止进一步发展，造成皮瓣坏死。

③面神经损伤及麻痹/面瘫　术后嘱患者做龇牙、闭眼等动作，观察患者有无口角歪斜、眼睑闭合不全。如有面瘫，做好患者眼部护理，给予滴眼液、涂抗生素眼药膏、睡眠时佩戴眼罩覆盖等护理措施；注意饮食温度，防止烫伤。

④皮瓣坏死　密切观察患者伤口，如皮肤有血肿、敷料处有渗血、渗液或脓性渗出等情况，及时通知医生，保持患者耳部伤口敷料清洁干燥。协助医生换药时，观察皮瓣的颜色、质地、温度及周围有无渗出。

⑤脑脊液耳漏　观察患者耳部敷料有无淡黄色液体渗出，及时通知医生，必要时进行脑脊液常规检查，卧床期间保持患者床头抬高30°，严禁打喷嚏、剧烈咳嗽、擤鼻、过度低头或用力排便等；遵医嘱给予降颅压及抗感染治疗；输入甘露醇期间定期监测离子全项，防止水及电解质平衡紊乱。一般2周可自行痊愈，严重者可行脑脊液耳漏修补术。

（4）小儿哭闹的护理　小儿患者因其不能自己表述不舒服症状，多通过哭闹等表现，临床护理时不可忽视小儿哭闹的情况，应分析原因及时处理。

（5）小儿安全管理　避免患者嬉戏打闹，防止跌倒坠床或埋植部件脱落等情况的发生。

【健康指导】

1. 用药指导

遵医嘱使用抗生素、抗水肿等药物，告知患者药物名称、作用、使用时间及用法。

2. 饮食指导

（1）术后给予温凉软食，避免过酸、过硬及刺激食物。

（2）加强营养，保证维生素、蛋白质、纤维素、果汁及水果摄入，增强抵抗力，利于伤口愈合。

（3）鼓励患者适当饮水，保持大便通畅，防止颅内压增高。

3. 体位指导

告知患者勿磕碰头部，避免用力摇头，防止电极移位。

4. 出院指导

（1）参见耳科手术一般护理常规出院指导。

（2）术后随访　术后4周开机，由听力师配备外部装置，开启言语处理器，调试言语处理程序。开机后第一个月来院，调机并反馈语言训练进展，每周1次；第二个月，每两周1次；第三至五个月，每月1次；以后每半年调试1次；最终每年调试1次。

（3）人工耳蜗内植部件保护　嘱家属保护患者手术区的皮肤，避免手术部位剧烈撞击或挤压、头部剧烈活动等，防止内植部件移位。

（4）人工耳蜗外植部件保养　对于外植部件，注意保持清洁，避免潮湿和淋雨，远离高电压、强磁场，防止静电及粗暴操作等外力损坏；人工耳蜗电池应及时更换。

（5）外院就医需携带信息卡，在医生指导下行 MRI 和 CT 检查。

五、先天性耳前瘘管围手术期护理

【护理评估】

1. 术前评估

（1）评估患者瘘孔的部位、大小，局部有无红肿、疼痛，脓液的颜色、气味、性质等，是否处于感染期，有无反复感染。

（2）了解患者饮食、睡眠及二便情况。

（3）了解患者现病史、既往病史、用药史、外伤史、家族史及术前检查结果等。

2. 术后评估

（1）评估患者的生命体征、呼吸道通畅情况。

（2）伤口疼痛、渗血及渗液情况。

（3）有无感染等。

3. 疾病认知、心理状况及社会支持

（1）评估患者对耳前瘘管切除术的认知程度及心理状况，介绍疾病相关知识，消除其焦虑。

（2）评估患者的社会支持情况，包括亲属支持及经济状况等。

【护理措施】

1. 术前护理

（1）参见耳科手术一般护理常规术前护理。

（2）皮肤准备　术前 1 日遵医嘱为患者备皮，备皮范围为术侧耳后三指。

（3）心理护理　与患者沟通交流，解释瘘管形成原因及特点，并告知其术后复发情况很少，消除患者紧张情绪。

2. 术后护理

（1）参见耳科手术一般护理常规术后护理。

（2）感染的观察与护理　观察患者伤口敷料有无渗出，有无耳部异常疼痛、流水症状等，并严密监测患者体温，发现异常及时通知医生。减少家属探视，避免交叉感染。

【健康指导】

1. 用药指导

遵医嘱给予抗生素、抗水肿、改善循环的药物进行治疗，告知患者药物名称、作用、注意事项及不良反应。

2. 饮食指导

（1）术后给予患者普通软食，嘱其勿食过硬及刺激性强的食物，避免过度咀嚼牵拉伤口，影响伤口愈合。

（2）同时保证高热量、高蛋白、高维生素、易消化食物的摄入，以增强抵抗力，利于伤口愈合。

3. 出院指导

（1）参见耳科手术一般护理常规出院指导。

（2）避免搔抓伤口，洗脸时避免伤口敷料被水浸湿，以防感染。

六、全耳廓再造术围手术期护理

【护理评估】

1. 术前评估

（1）评估患者耳部情况，包括听力、耳部畸形等。

（2）了解患者饮食、睡眠及二便情况。

（3）了解患者现病史、既往病史、用药史、外伤史、家族史及术前检查结果等。

2. 术后评估

（1）评估患者的生命体征、呼吸道通畅情况。

（2）评估伤口敷料包扎、胸带固定及渗血、渗液情况。

（3）评估患者有无伤口疼痛、气胸或血胸、出血、感染等。

（4）一期手术者，还应评估耳部负压（注射器式负压引流装置，下同），固定、通畅情况及引流液的颜色、性质、量。

3. 疾病认知、心理状况及社会支持

（1）评估患者对全耳廓再造手术的认知程度及心理状况。

（2）评估患者的社会支持情况，包括亲属支持及经济状况等。

【护理措施】

1. 术前护理

（1）参见耳科手术一般护理常规术前护理。

（2）专科检查　纯音测听、颞骨 CT、MRI 等。

（3）术前准备

①皮肤准备　术前 1 日遵医嘱为患者备皮，范围：头部备皮范围——全头；胸部备皮范围——通常为右侧胸部，上至锁骨、下至髂前上棘连线水平、右侧腋中线至中线；一期手术者，腿部备皮范围——通常为左腿内侧，上至腹股沟，下至膝关节。

②物品准备　备胸带 1 付，术日晨带入手术室。

（4）心理护理　做好患者及家属的解释和疏导工作，使其建立合理的期望值，医患达成共识。

2. 术后护理

（1）参见耳科手术一般护理常规术后护理。

（2）伤口护理　观察耳部、胸部、腿部（一期手术）伤口敷料松紧度、固定情况及有无渗血。少量陈旧性渗血，嘱患者勿紧张；如为新鲜渗血且面积进行性扩大，应立即通知医生给予处理。

（3）全耳再造一期术后耳部负压引流的护理　耳部负压装置应密闭，引流管引流通畅，勿受压、扭曲、堵塞、脱出；观察并记录引流液颜色、性质、量；术后遵医嘱每日进行 4 次更换，术日引流液较多时，可适当增加更换次数；术后负压引流装置一般保持 7 日。

（4）伤口疼痛的护理　患者全麻清醒后取半卧位，以减轻胸部伤口张力，减轻胸部伤口疼痛；定时观察胸部伤口及胸带包扎情况，勿挤压胸廓，告知患者咳嗽或打喷嚏时应用手按住胸部伤口，以免因用力牵拉引起伤口疼痛。

（5）心理护理　二期立耳术后14日拆除敷料时，告知患者及家属，再造耳3个月内会有组织肿胀，使患者及家属建立合理的期望值。

（6）并发症观察与护理

①气胸或血胸　一期术后，密观察患者呼吸情况，若出现呼吸困难或气促时，首先查看是否为胸带包扎过紧所致，过紧者，调整胸带、抬高床头即可缓解，同时应排除气胸的可能。

②出血　耳部负压引流液颜色持续鲜红且量较多时，提示有出血的可能，应及时通知医生。

③感染　密切观察患者体温的变化，耳部、胸部、腿部伤口有无异常疼痛，耳部负压引流有无突然增多等表现，以及早发现感染征象；注意保暖，预防上呼吸道感染；减少家属探视，避免交叉感染。

【健康指导】

1. 用药指导

遵医嘱给予抗生素、营养神经、抗水肿、止痛等药物进行治疗，告知患者及家属各种药物的作用、目的、不良反应和注意事项。

2. 负压引流的指导

告知患者睡眠时患耳朝上，避免耳部伤口受压，保持引流通畅。嘱患者勿搔抓伤口，避免引流管脱出。

3. 饮食指导

术后给予患者普通饮食，避免辛辣、硬、酸、甜等刺激性饮食；保证维生素、蛋白质、果汁及水果的摄入，以增强抵抗力，利于伤口愈合；保证患者饮水量。注意饮食温度，以防烫伤。

4. 出院指导

（1）参见耳科手术一般护理常规出院指导。

（2）再造耳廓的保护　耳部皮肤防止受压、破损、冻伤及暴晒，术后半年内睡眠时不宜压迫术耳；注意耳部清洁卫生，避免因局部瘙痒而抓破术区造成继发感染，创面完全愈合后方可洗澡；如出现再造耳廓感染或支架外露时要及时就诊。

（3）预防外耳道瘢痕形成，定期复查　外耳道瘢痕过度增生常发生于术后3~6个月，与体质因素有关，也与再造耳廓皮肤表面张力大小有一定关系；告知患者复查的重要性，嘱患者及家属注意观察，出现异常，及时就诊。

七、鼻内镜手术一般护理

【护理评估】

1. 术前评估

（1）评估患者鼻部情况，有无鼻塞、流涕、嗅觉障碍等。

（2）了解患者饮食、二便及睡眠情况。

（3）了解患者现病史、既往病史、用药史、外伤史、家族史及术前检查结果等。

2. 术后评估

（1）评估患者的意识、生命体征、呼吸道通畅情况。

（2）评估患者鼻部伤口情况，了解鼻腔填塞物的类型及固定情况，留置鼻导管的患者评估导管通畅情况。

（3）评估患者有无鼻部、颅内、眼部、鼻腔出血等并发症。

3. 疾病认知、心理状况及社会支持

（1）评估患者疾病认知程度及心理状况。

（2）评估患者的社会支持情况，包括亲属支持及经济状况等。

【护理措施】

1. 术前护理

（1）术前检查

①常规检查　血常规、尿常规、生化全项、凝血三项、免疫四项、心电图、胸部X线等。

②专科检查　鼻窦CT、鼻窦MRI、皮肤过敏试验、过敏原总IgE检测和过筛试验、鼻腔分泌物细胞涂片、鼻阻力、鼻声反射及嗅功能等。

（2）术前准备

①呼吸道准备　嘱患者注意保暖，预防上呼吸道感染。

②胃肠道准备　全麻手术需禁食、水6～8小时，防止全身麻醉所导致的吸入性肺炎、窒息等。

③过敏试验　遵医嘱行抗生素皮肤过敏试验，并做好记录。阳性结果者，做好标识、告知患者，并及时通知医生。

④皮肤准备　术前1日由责任护士为患者剪鼻毛，备皮范围为双侧鼻腔。

⑤个人卫生　术前1日用漱口水漱口、沐浴、剪指（趾）甲，男性患者剃净胡须。

⑥睡眠　保证患者充足的睡眠，必要时遵医嘱于术前晚给予患者口服镇静剂。

⑦术晨准备　嘱患者取下假牙、眼镜等，入手术室前排空二便；遵医嘱给予患者术前用药，并将病历、术中用药等带入手术室；备好麻醉床、输液架、血压计、听诊器、冰袋及污物袋等。

（3）心理护理　合理运用沟通技巧，与患者进行有效沟通，使患者有充分的心理准备，解除顾虑，消除紧张情绪，增强信心。

2. 术后护理

（1）体位护理　全麻术后回病房2～4小时内，取去枕平卧位，头偏向一侧；全麻清醒后常规给予半卧位。

（2）生命体征的观察　术后严密监测患者生命体征，每日测量体温、脉搏、呼吸4次，必要时遵医嘱给予患者心电监护。

（3）伤口护理

①密切观察患者鼻腔分泌物的颜色、性质、量，有少量渗血，可给予患者冰袋冷敷前额。

②患者鼻腔不停有鲜血渗出或伴有鲜血从口中大量吐出时为活动性出血，应及时通知医生进行处理。

（4）鼻腔填塞的护理

①观察鼻腔填塞物固定是否牢固。

②鼻腔留置硅胶管的患者，应及时吸出导管内分泌物，保持导管通畅。

③填塞期间保持患者口鼻湿润，用双层湿纱布遮盖口鼻，气候干燥时可用加湿器。

④保持鼻面部清洁，鼻腔周围皮肤给予红霉素软膏涂抹。

⑤有畏光流泪不适症状的患者，应遮挡强光，减少对眼的刺激，注意休息。

（5）并发症观察与护理

①眶及眶周并发症　观察患者有无视力下降、视野缺损、眼球运动障碍、眶周青紫、眼睑肿胀等表现。

②鼻部并发症　观察有无术腔粘连闭塞、窦口闭锁。

③颅内并发症　观察患者鼻腔渗出物的性状、有无脑膜刺激征、颅内压增高表现、体温有无异常变化等；观察患者的意识、瞳孔大小、对光反射等。

④感染　监测患者体温变化，若体温持续升高，或患者主诉伤口异常疼痛，鼻腔分泌物性质发生改变时，应及时通知医生予以处理。

（6）疼痛护理　鼻腔填塞期间，患者出现头部轻微疼痛或鼻部胀痛，可使用冰袋局部冷敷；疼痛不可耐受的患者，遵医嘱使用止痛药或镇痛泵。

（7）口腔清洁　嘱患者早晚刷牙，三餐后漱口，保持口腔清洁，必要时为患者行口腔护理。

（8）基础护理　输液期间，协助患者进食、如厕及完成其他不能自理的活动，按等级护理的要求及专科特点完成患者的基础护理。

（9）心理护理　向患者做好解释工作，减轻患者的紧张情绪，及时了解患者的心理变化，针对患者存在的心理问题及时给予解释和帮助。

【健康指导】

1. 疾病宣教

向患者及家属介绍疾病发生的原因、临床表现、治疗原则、预后和预防等。

2. 用药指导

遵医嘱使用抗生素、糖皮质激素、黏液促排剂及喷鼻药物等，告知患者药物名称、作用、使用时间及方法等，注意观察用药后反应。

3. 鼻腔填塞期间的指导

（1）告知患者术后鼻腔填塞的目的及可能带来的不适，如鼻塞、呼吸方式改变、口唇干燥、眼睛畏光流泪等。

（2）告知患者鼻腔填塞物一般于术后24～48小时取出，填塞期间避免剧烈活动、情绪激动，尽量避免打喷嚏、用力擤鼻涕、咳嗽等。

4. 饮食指导

指导患者术后进温凉、清淡、易消化饮食，避免进食酸、辣、刺激性饮食。疾病恢复期禁烟、酒，选择含有丰富维生素、蛋白质的饮食。

5. 鼻腔冲洗指导

教会患者鼻腔冲洗器的使用，指导患者正确进行鼻腔冲洗。

6. 安全指导

全麻术后，患者首次下床时，应指导其渐进活动，防止虚脱摔倒，并教会患者使用床旁呼叫系统。

7. 出院指导

（1）指导患者出院后避免挤压、碰撞鼻部，冬春季外出时应戴口罩，减少对鼻黏膜的刺激。

（2）注意保暖，避免上呼吸道感染。

（3）告知患者复查时间。

（4）指导患者适当参加锻炼，勿剧烈活动，2 个月内避免游泳。

八、鼻出血

【护理评估】

1. 病情评估

（1）评估患者鼻腔出血的时间、频率及出血量，密切观察患者的面色、神志、生命体征变化等。

（2）评估患者有无鼻部外伤、手术、高血压、凝血功能障碍等鼻出血因素。

（3）了解患者饮食、二便及睡眠情况。

（4）了解患者现病史、既往病史、用药史、外伤史、家族史及术前检查结果等。

2. 疾病认知、心理状况及社会支持

（1）评估患者对鼻出血的认知程度及心理状况。

（2）评估患者的社会支持情况，包括亲属支持及经济状况等。

【护理措施】

1. 入院检查

做好术前常规检查，对出血过多的患者，遵医嘱完善交叉配血试验及相关血液检查。

2. 保守治疗护理

（1）局部止血　常见方法有鼻腔前鼻孔或后鼻孔填塞止血。

①生命体征的观察　严密观察患者生命体征变化，观察有无脉搏细弱、心率过快、血压下降等表现，每日测血压 4 次；患者有头痛、头晕等不适主诉时及时测量血压，必要时遵医嘱行心电监护。

②体位护理　填塞止血后嘱患者适当卧床休息，协助患者取半卧位，有活动性出血时，应绝对卧床休息。

③局部冷敷　给予患者冰袋冷敷头部以减少出血。

④鼻腔填塞的护理　加强鼻腔填塞物的观察，注意有无松动、脱落，避免意外脱落导致出血或窒息。

⑤呼吸道护理　保持患者呼吸道通畅，及时解除呼吸道梗阻，必要时吸氧。

⑥准备抢救物品　准备负压吸引器、鼻内窥镜及光源、止血药及填塞敷料等。

⑦安全护理及基础护理　大量出血的患者常有生活自理能力受限且容易发生跌倒、碰撞，护士应加强巡视病房，满足患者生活需求，确保安全。对需要卧床的患者，做

好皮肤清洁、口腔护理等。

⑧心理护理　加强与患者的沟通，消除其恐惧、焦虑等情绪，使患者保持良好心态，积极配合治疗。

（2）全身治疗

①遵医嘱给予患者静脉输液，补充血容量，纠正电解质紊乱，应用止血药物止血治疗。

②对失血量过多的患者，遵医嘱给予患者输血，观察有无输血反应，保证输血安全。

③高血压患者应用降压药物。

3. 手术治疗

保守治疗效果不佳的患者，行鼻内镜下鼻腔探查止血术。

（1）术前护理　参见鼻内镜手术一般护理常规术前护理。

（2）术后护理

①参见鼻内镜手术一般护理常规术后护理及鼻出血保守治疗护理常规。

②伤口护理　密切观察患者鼻腔分泌物的颜色、性质、量，少量渗血者，遵医嘱给予患者冰袋冷敷前额部；患者鼻腔不停有鲜血渗出或伴有鲜血从口中大量吐出时为活动性出血，应及时通知医生进行处理。

③输血护理　遵医嘱给予患者复查血常规，根据患者病情，给予患者输血；输血操作规范，保证输血安全，密切观察患者有无输血反应，观察患者输血后病情及血常规的变化。

④口腔护理　保持口腔清洁，嘱患者三餐后漱口，必要时为患者行口腔护理。

【健康指导】

1. 观察出血的指导

指导患者口腔有渗血时，要吐出勿咽下，有血液从前鼻孔流出时要及时用柔软纸巾擦拭，擦拭后的纸巾放入指定的医疗垃圾袋内，以便正确评估出血量。

2. 鼻腔填塞的指导

（1）告知患者鼻腔填塞期间可能出现的不适。

（2）指导患者鼻腔填塞期间勿抽出鼻腔填塞物，应尽量避免打喷嚏。

（3）鼻腔填塞期间指导患者张口呼吸。

3. 饮食和排便指导

（1）指导患者进食冷流食或温凉半流食，进高热量、高蛋白、高维生素饮食，适当多吃富含铁、叶酸等造血食物，必要时遵医嘱给予患者补充铁剂。

（2）指导患者适当摄入高纤维饮食，多吃新鲜蔬菜、水果，保持大便通畅，预防便秘。

（3）3 日无大便的患者可给予缓泻剂或开塞露。

4. 活动指导

（1）指导患者下床时活动应循序渐进，防止摔倒。

（2）嘱患者适当活动，勿剧烈运动。

5. 出院指导

（1）参见鼻内镜手术一般护理常规出院指导。

（2）患者出院后注意适当活动，4～6周内应尽量避免重体力劳动，避免剧烈活动等；教会患者鼻腔少量出血时的简易止血方法；如有反复出血或单次出血量较多时，应立即到医院就诊。

九、鼻内镜下垂体瘤切除术围手术期护理

【护理评估】

1. 术前评估

（1）评估患者有无因肿瘤局部压迫引起的症状，如头痛、鼻塞、视力下降、视野改变、眼球运动障碍及颜面部疼痛等。

（2）评估患者有无内分泌异常的症状，如甲状腺功能减退的症状、甲状腺功能亢进症状、肢端肥大、向心性肥胖等。

（3）了解患者饮食、二便及睡眠情况。

（4）了解患者现病史、既往病史、用药史、外伤史、家族史及术前检查结果等。

2. 术后评估

（1）评估患者的生命体征、呼吸道通畅情况、鼻部伤口情况。

（2）评估患者的意识、瞳孔大小、对光反射状况等。

（3）评估患者有无颅内压增高症状、有无脑膜刺激征等。

（4）评估患者视力、视野的变化及眼球活动状况。

（5）评估患者24小时出入量，关注患者尿量变化。

3. 疾病认知、心理状况及社会支持

（1）评估患者对垂体瘤切除手术认知程度及心理状况。

（2）评估患者的社会支持情况，包括亲属支持及经济状况等。

【护理措施】

1. 术前护理

（1）参见鼻内镜手术一般护理常规术前护理。

（2）术前检查　完善术前常规检查，遵医嘱行专项检查（如黄体生成素、卵泡刺激素、生长激素、甲状腺素、催乳素等激素水平检查；鼻窦及头颅CT、MRI；视力、视野检查）。

（3）术前准备

①特殊用药　垂体功能低下者给予适量激素替代治疗，注意观察患者用药后反应；遵医嘱使用可以通过血脑屏障的广谱抗生素如头孢曲松钠，以控制颅内感染。

②皮肤准备　术前1日由责任护士剪鼻毛，需颅面联合手术或有手术特殊需要者应剃全头。

③交叉配血　根据患者病情，必要时完善交叉配血试验及相关血液检查。

（4）基础护理及安全护理　有视野缺损、视力下降的患者有活动受限，易发生跌倒、碰撞等，护士要及时发现患者的生活需求，协助患者进食、排便等。外出检查时要有医护人员陪伴，防止意外发生。

（5）疼痛护理　伴有头痛症状的患者，要观察患者疼痛的部位、性质、持续时间，指导患者缓解疼痛的方法；头痛不可耐受时，遵医嘱给予止痛药物。

（6）心理护理　加强与患者的沟通和交流，使患者保持良好的心态和稳定的情绪，积极配合手术。

2. 术后护理

（1）参见鼻内镜手术一般护理常规术后护理。

（2）体位护理　全麻清醒后常规给予半卧位，必要时遵医嘱给予绝对卧床。

（3）视力、视野观察　严密观察患者视力和视野状况，注意同术前比较，若患者突然出现视力下降，应高度警惕继发鞍区血肿，及时通知医生进行处理。

（4）并发症观察与护理

①颅内压增高与感染　术后严密观察患者生命体征及意识、瞳孔大小、对光反射等；观察患者有无颅内压增高症状及脑膜刺激征等。

②脑脊液鼻漏　观察患者鼻腔渗出物的颜色、性质、量，若分泌物过多或患者自觉平卧时有咸味液体流经咽部时，应警惕脑脊液鼻漏发生。

③尿崩症　遵医嘱准确记录患者 24 小时出入量；观察患者有无多饮、烦渴、多尿、尿色变淡、夜尿显著等症状；遵医嘱定期检查离子全项，了解患者电解质水平情况。

④下丘脑损伤　手术部位靠近丘脑下部体温调节中枢，一旦损伤可引起体温调节障碍，表现为持续性中枢性高热，无白细胞计数升高及脑膜刺激征。

⑤垂体功能低下　可表现为畏寒、乏力、食欲不振、脉搏细弱、血压低及非凹陷性水肿等，必要时遵医嘱进行激素替代治疗。

（5）特殊用药　术后应用甘露醇降颅压治疗，注意观察患者用药后反应；尿崩症患者应正确使用抗利尿药物如醋酸去氨加压素，注意用药后尿量的变化。

（6）基础护理　患者卧床期间，生活自理能力受限，护士应满足患者的生活需求，协助患者进食、床上大小便等；保持床单位清洁，观察患者皮肤情况，做好皮肤清洁、口腔护理等。

（7）心理护理　做好解释工作，减轻患者紧张情绪，鼓励家属多给予患者情感上的支持。

【健康指导】

1. 饮食指导

指导患者进食富含蛋白质、维生素及微量元素的饮食，适当摄入高纤维性食物，保持大便通畅，防止便秘。

2. 鼻腔填塞的指导

（1）告知患者鼻腔填塞物一般于术后第五日开始逐渐取出，根据恢复情况在 14 日内全部取出，必要时可延长填塞物滞留时间。

（2）指导患者填塞期间尽量避免打喷嚏，以免鼻腔填塞物松动脱落。

3. 用药指导

输注甘露醇时告知患者输液速度应快，勿随意调节滴速。

4. 活动指导

指导患者下地活动时应循序渐进，活动适量，勿剧烈活动，避免体力劳动，避免过度弯腰低头等动作。

5. 出入量指导

（1）指导患者用带刻度的水杯、餐具来进食、饮水。

（2）指导患者将尿液排在量筒内，以便准确记录。

6. 避免颅内压增高的动作

（1）告知患者勿过度低头、屏气、用力排便，避免情绪激动。

（2）尽量减少用力咳嗽、打喷嚏、擤鼻涕等增加颅内压的动作。

7. 预防感染

指导患者保持鼻腔局部清洁，禁止自行用棉球等堵塞鼻腔，以防止逆行性感染。

8. 出院指导

（1）参见鼻内镜手术一般护理常规出院指导。

（2）部分患者需要术后放疗，以预防肿瘤复发，应向患者介绍放疗相关知识及有可能出现的药物反应。

十、鼻内镜下鼻咽纤维血管瘤切除术围手术期护理

【护理评估】

1. 术前评估

（1）评估患者鼻腔状况，有无鼻塞、出血、嗅觉障碍等。

（2）评估患者有无因肿瘤压迫局部引起的症状，如头痛、鼻塞、眼球移位、面部畸形等。

（3）了解患者饮食、二便及睡眠情况。

（4）了解患者现病史、既往病史、用药史、外伤史、家族史及术前检查结果等。

2. 术后评估

（1）评估患者的生命体征、呼吸道通畅情况、鼻部伤口情况。

（2）应用指套水囊局部压迫的患者，评估指套水囊固定情况。

（3）评估患者的意识状态、瞳孔大小、对光反射等。

（4）评估患者有无颅内压增高症状、有无脑膜刺激征等。

3. 疾病认知、心理状况及社会支持

（1）评估患者对鼻咽纤维血管瘤切除术的认知程度及心理状况。

（2）评估患者的社会支持情况，包括亲属支持及经济状况等。

【护理措施】

1. 术前护理

（1）参见鼻内镜手术一般护理常规术前护理。

（2）术前检查　完善术前常规检查，遵医嘱行鼻窦及头颅 CT、MRI、数字减影血管造影（DSA）动脉血管栓塞术。

①DSA 动脉血管栓塞术术前护理　术前 1 日行泛影葡胺过敏试验；做好双侧股动脉区术野皮肤的准备，备皮范围为上至脐部水平，下至大腿上 1/3 处，包括会阴部的

皮肤；告知患者术前禁食 6 小时，禁水 4 小时。

②DSA 动脉血管栓塞术后护理　术后患者卧床休息，取平卧位；术侧肢体伸直制动 12 小时，24 小时后方能下床活动；穿刺部位用盐袋或封堵器压迫 6 小时，观察穿刺部位有无渗血和血肿；观察患者生命体征，观察患者肢体的皮肤温度、颜色、足背动脉搏动情况，注意同对侧肢体及术前进行比较；观察患者有无剧烈头痛、头晕、失语、偏瘫等脑栓塞症状；指导患者多饮水以利造影剂排出。

（3）术前准备

①皮肤准备　术前 1 日由责任护士剪鼻毛，需联合手术的患者遵医嘱做好相应的皮肤准备。

②交叉配血　术前 1 日完善交叉配血及相关血液检查。

（4）鼻出血的护理　鼻咽纤维血管瘤常伴有鼻出血症状，需做好鼻出血护理，具体护理措施参见鼻出血护理常规。

（5）基础护理及安全护理　行 DSA 动脉血管栓塞术后患者卧床期间，生活自理能力受限，护士应满足患者的生活需求，协助患者进食、床上大小便等；保持床单位清洁，做好皮肤清洁、口腔护理等。

（6）心理护理　护士应加强与患者的沟通，使其保持良好心态，积极配合治疗。

2. 术后护理

（1）参见鼻内镜手术一般护理常规术后护理。

（2）鼻腔填塞的护理　加强鼻腔填塞物的观察，注意有无松动、脱落。应用指套水囊局部压迫的患者，观察水囊有无破裂、移位、脱出，保证压迫效果。

（3）生命体征的观察　密切观察患者术后生命体征的变化，术中出血较多的患者，需密切监测血压、脉搏，必要时遵医嘱行心电监护。

（4）并发症观察与护理

①出血　观察患者鼻腔分泌物的颜色、性质、量，如鼻腔渗血较多或有新鲜渗血从口中吐出等活动性出血征象，立即通知医生处理。鼻咽填塞物去除后的 1～3 日内，仍有出血的可能，应密切观察病情变化。

②颅内并发症的观察　观察患者生命体征及神志、意识、瞳孔大小和对光反射；观察患者有无颅内压增高、脑膜刺激征表现，视力是否有异常改变等。

（5）心理护理　鼻咽纤维血管瘤有易复发的特点，患者术后常担心手术效果，害怕肿瘤复发。护士应针对患者存在的心理问题及时给予解释和帮助，以减轻患者紧张情绪。

【健康指导】

1. DSA 动脉血管栓塞术相关指导

告知患者检查的目的、方法及栓塞后可能出现的不适，指导患者缓解疼痛的方法。

2. 鼻出血的指导

指导患者口腔有渗血时，要吐出、勿咽下，有血液从鼻孔流出时要及时用柔软纸巾擦拭，擦拭后的纸巾放入指定的医疗垃圾袋内，以便正确评估出血量。

3. 饮食和排便指导

（1）鼻腔出血的患者，指导患者进冷流食或温凉半流食，适当多吃富含铁、叶酸等食物。

（2）指导患者适当摄入高纤维饮食，多吃新鲜蔬菜、水果，保持大便通畅，预防便秘。

（3）3 日无大便的患者可给予缓泻剂或开塞露。

4. 鼻腔填塞的指导

（1）告知患者鼻腔填塞期间可能出现的不适。

（2）留置指套水囊的患者，告知患者指套水囊的作用，指导患者保护指套水囊，防止牵拉、脱出。

5. 活动指导

指导患者下地活动时应循序渐进，活动适量，勿剧烈活动，避免体力劳动。

6. 出院指导

（1）参见鼻内镜手术一般护理常规出院指导。

（2）告知患者复查的重要性，建立良好的通讯方式，定期复查，如有鼻腔出血或异常肿胀时，应立即到医院就诊；注意适当活动，4～6 周内尽量避免重体力劳动，避免剧烈活动等。

十一、鼻内镜下脑脊液鼻漏修补术围手术期护理

【护理评估】

1. 术前评估

（1）评估患者鼻腔漏出液的颜色、性状和量。

（2）评估患者的生命体征、意识、瞳孔大小、对光反射状。

（3）评估患者有无颅内压升高的表现、有无脑膜刺激征。

（4）了解患者饮食、二便及睡眠情况。

（5）了解患者现病史、既往病史、用药史、外伤史、家族史及术前检查结果等。

2. 术后评估

（1）评估患者的生命体征、呼吸道通畅情况、鼻部伤口情况。

（2）评估患者的意识、瞳孔大小、对光反射状况。

（3）评估患者有无颅内压增高症状、有无脑膜刺激征、脑脊液鼻漏复发等。

3. 疾病认知、心理状况及社会支持

（1）评估患者对脑脊液鼻漏修补手术的认知程度及心理状况。

（2）评估患者的社会支持情况，包括亲属支持及经济状况等。

【护理措施】

1. 术前护理

（1）参见鼻内镜手术一般护理常规术前护理。

（2）术前检查

①完善患者术前常规检查。

②遵医嘱行脑脊液常规及生化检查。

③做好 CT、MRI 检查。

（3）术前准备

①特殊用药　遵医嘱应用可以通过血脑屏障的广谱抗生素如头孢曲松钠，以控制颅内感染。

②皮肤准备　术前1日由责任护士剪鼻毛；取颞肌筋膜的患者备耳后颞部皮肤，男性患者剃光头，女性患者至少剃耳后四指；取大腿阔筋膜的患者备腿部皮肤，备皮范围为上自腹股沟，下至膝关节下小腿上1/3处。

（4）体位护理　协助患者卧床休息，取半卧位。

（5）鼻腔分泌物的观察　观察患者鼻腔分泌物的情况，包括量、颜色及性质。

（6）颅内并发症的观察　严密观察患者生命体征、意识、瞳孔大小、对光反射，观察有无颅内压升高、脑膜刺激征等。

（7）心理护理　向患者系统讲解脑脊液鼻漏修补术的相关知识，缓解患者心理压力，消除紧张和焦虑情绪，密切配合医疗护理工作。

2. 术后护理

（1）参见鼻内镜手术一般护理常规术后护理。

（2）体位护理　术后床头抬高30°，常规给予半卧位；如患者修复部位较大或有特殊病情变化的患者，遵医嘱给予绝对卧床3～7日。

（3）鼻腔分泌物的观察　观察患者鼻腔分泌物的情况，包括量、颜色及性质，若分泌物过多，在低头或用力时流速加快，或患者自觉平卧时有咸味液体流经咽部，伴反复呛咳时，应警惕脑脊液鼻漏复发。

（4）供区伤口护理　观察颞部或腿部伤口包扎是否牢固，有无出血、感染、渗出，保持敷料清洁干燥。

（5）并发症观察与护理

①颅内压增高与感染　术后严密观察患者生命体征、意识、瞳孔大小、对光反射，有无颅内压升高的表现、有无脑膜刺激征等。

②脑脊液鼻漏复发　观察患者有无鼻腔分泌物异常增多或清水样液体流出，如有异常应立即通知医生进行相应处理。

③视神经损伤　观察患者眼球活动情况，有无复视、视力下降及视野的改变。

（6）特殊用药　术后需应用甘露醇降颅压治疗，注意观察患者用药反应。

（7）饮食及出入量护理　准确记录患者24小时出入量；指导患者适当限制饮水，进食低盐饮食，适当摄入高纤维性食物，多吃蔬菜、水果，保持大便通畅，防止便秘。

（8）基础护理　患者卧床期间，生活自理能力受限，护士应满足患者的生活需求，协助患者进食、床上大小便等，保持床单位清洁，做好皮肤清洁、口腔护理等。

（9）心理护理　患者术后常伴有紧张焦虑等情绪，护士应做好患者的心理护理，以减轻患者的紧张情绪。

【健康指导】

1. 避免颅内压增高的动作

（1）指导患者勿过度低头、屏气等，避免情绪激动。

（2）注意保暖，避免上呼吸道感染，尽量减少用力咳嗽、打喷嚏、擤鼻涕等增加颅内压的动作。

（3）保持大便通畅，避免用力排便，必要时应用开塞露。

2. 预防颅内感染的指导

（1）指导患者保持鼻腔局部清洁，如有脑脊液渗出时应及时擦拭，禁止自行用棉球等物堵塞鼻腔。

（2）告知患者术前禁止使用滴鼻药物，以防止逆行感染。

3. 鼻腔填塞期间的指导

告知患者鼻腔填塞物撤除时间较一般鼻内镜手术晚，需分次抽出，指导患者填塞期间尽量避免打喷嚏，以免鼻腔填塞物松动脱落。

4. 活动指导

指导患者下地活动时应循序渐进且适量，勿剧烈活动，避免体力劳动，避免过度弯腰低头动作，以免影响修复部位的愈合。

5. 用药指导

输注甘露醇时告知患者输液速度应快，不可随意调节滴速。

6. 记出入量指导

（1）指导患者用带刻度的水杯、餐具来进食、饮水。

（2）指导患者将尿液排在量筒内，以便准确记录尿量。

7. 出院指导

（1）参见鼻内镜手术一般护理常规出院指导。

（2）指导患者出院后适当活动，半年内应尽量避免重体力劳动，避免过度弯腰低头等动作；指导患者按时复查，注意保暖，避免上呼吸道感染，避免用力咳嗽、打喷嚏，勿挖鼻、擤鼻等；指导患者观察是否有脑脊液鼻漏复发，如有异常应立刻到医院复诊。

十二、咽喉部手术一般护理

【护理评估】

1. 术前评估

（1）评估患者咽喉部情况，有无声音嘶哑、呼吸困难、咽部疼痛等症状。

（2）了解患者饮食、睡眠及二便情况。

（3）了解患者现病史、既往病史、用药史、外伤史、家族史及术前检查结果等。

2. 术后评估

（1）评估患者意识、生命体征、呼吸道通畅情况。

（2）评估患者口腔伤口情况，有无渗血、疼痛等表现。

（3）评估患者术后有无急性呼吸道梗阻、出血、感染等并发症。

3. 疾病认知、心理状况及社会支持

（1）评估患者疾病认知程度及心理状况，简单介绍疾病知识，消除其焦虑。

（2）评估患者社会支持情况，包括亲属支持及经济状况等。

【护理措施】

1. 术前护理

（1）术前检查

①常规检查　血常规、尿常规、生化全项、凝血三项、免疫四项、心电图、胸部

X线。

②专科检查　间接喉镜、纤维喉镜等。

（2）术前准备

①呼吸道准备　嘱患者注意保暖，预防上呼吸道感染。

②胃肠道准备　告知患者全麻手术需禁食、水6~8小时，防止误吸所导致的吸入性肺炎、窒息等。

③过敏试验　询问过敏史，遵医嘱行抗生素皮肤过敏试验，记录结果。过敏试验阳性者，应做好标识，告知患者，并及时通知医生。

④个人卫生　术前1日给予漱口水漱口、沐浴、剪指（趾）甲，保持全身清洁，男性患者剃净胡须。

⑤睡眠　创造良好环境，保证充足的睡眠，必要时，遵医嘱于术前晚给予口服镇静剂。

⑥术晨准备　嘱患者取下假牙、眼镜、角膜接触镜等，入手术室前排空二便；术前遵医嘱给予术前针，并将病历、术中用药等带入手术室；准备好麻醉床、输液架、血压计、听诊器、污物袋等。

（3）心理护理　与患者进行有效沟通，做好心理护理，解除顾虑，消除紧张情绪，增强对手术的信心。

2. 术后护理

（1）生命体征的观察　密切观察患者的生命体征变化，必要时遵医嘱给予心电监护。

（2）体位护理　全麻术后回病房2~4小时内，采取去枕平卧，头偏向一侧。术后4小时后，常规给予自由体位。

（3）伤口护理　嘱患者术后及时吐出口腔内分泌物，密切观察渗血的颜色、性质和量。

（4）呼吸道的观察　观察患者有无咳血及憋气等不适。

（5）疼痛护理　了解患者疼痛的性质和部位，正确指导饮食及减轻疼痛的方法，必要时遵医嘱给予止痛药物。

（6）口腔清洁　告知患者早晚刷牙，三餐后漱口，保持口腔清洁。

（7）基础护理　关注患者的需求，随时询问，积极提供相应的帮助，并按等级护理的要求及专科特点完成患者的基础护理。

（8）心理护理　倾听患者主诉，及时了解患者的不适症状及心理变化，给予针对性解释和帮助，减轻患者的不良情绪。

（9）并发症观察与护理

①急性呼吸道梗阻　密切观察患者意识情况及呼吸的频率、节律及深浅度；观察患者口腔内分泌物的颜色、性质、量；发现异常，及时通知医生给予处理。

②出血　观察患者口腔分泌物的颜色、性质、量；若有鲜血从口中大量吐出，怀疑活动性出血时，及时通知医生，给予床头抬高及冰袋冷敷颈部，遵医嘱给予止血药，必要时准备好抢救物品及药品、协助医生进行止血；加强巡视病房，观察患者睡眠时有无频繁的吞咽动作，一旦发现，需叫醒患者，嘱其将口腔内分泌物吐出，加强分泌

物颜色、性质、量的观察。

③感染　监测体温变化，若体温升高超过38.5℃或患者主诉伤口突然异常疼痛时，应准确评估患者病情变化，及时通知医生予以处理。

【健康指导】

1. 用药指导

遵医嘱使用雾化吸入、化痰、抗生素等药物，告知患者药物名称、作用、使用方法、时间及遵医嘱用药的重要性，注意观察用药后反应。

2. 安全指导

全麻术后观察患者有无乏力、头晕等症状，指导患者首次下床时应渐进下床活动，防止虚脱摔倒。教会患者使用床旁呼叫系统，一旦出现憋气、头晕、心慌等不适症状时，应即刻采取安全措施：手扶固定物体，及时卧床，并通知医务人员。老年人活动时应注意地面湿滑，防止摔倒；儿童患者注意不要随处跑动，以免撞伤。

3. 饮食指导

根据患者的身体状况，个性化地、有针对性地指导患者进食，恢复期应禁烟、酒及辛辣刺激性食物，选择含有丰富维生素、蛋白质的饮食，注意饮食卫生。

4. 出院指导

嘱患者注意保暖，多饮水，避免上呼吸道感染；休养环境保持安静舒适，温度、湿度适宜，注意通风，保持室内空气清新；保持良好的心理状态；按时复查，出院期间如出现出血、疼痛加剧等，及时就诊。

十三、二氧化碳激光咽喉部手术围手术期护理

【护理评估】

1. 术前评估

（1）参见咽喉部疾病手术一般护理常规术前评估。

（2）呼吸道乳头状瘤患者，还应评估其有无吸气性呼吸困难、吸气性喘鸣音、缺氧症状等，以便判断呼吸困难的程度。

2. 术后评估

参见咽喉科疾病手术一般护理常规术后评估。

3. 疾病认知、心理状况及社会支持

参见咽喉科疾病手术一般护理常规护理评估。

【护理措施】

1. 术前护理

（1）参见咽喉部疾病手术一般护理常规术前护理。

（2）术前准备　患者术后需用声休息者，提前告知患者，嘱其安排好相关事宜，并准备好纸、笔，方便术后交流。

（3）呼吸道护理　术前呼吸困难者，应严密观察患者神志、呼吸、缺氧情况、有无喘鸣音及“四凹”征；必要时遵医嘱给予患者低流量吸氧、雾化吸入等；呼吸困难严重者，准备好气管切开的相关物品。

2. 术后护理

（1）参见咽喉科疾病手术一般护理常规术后护理。

（2）呼吸道护理　密切观察患者呼吸的频率、节律、深浅度，保持呼吸道通畅。

（3）伤口护理　观察口腔内分泌物的颜色、性质、量，分泌物黏稠且量多时，指导患者及时吐出，并教会患者正确咳痰。

【健康指导】

（1）参见咽喉科疾病手术一般护理常规健康指导。

（2）用声指导　根据患者的病情、术式，指导合理用声：声带息肉切除术后患者，禁声2周，用声休息期间强调不可耳语说话；声带白斑、角化、淀粉样变等患者，术后可适当说话或遵医嘱用声；声带小结术后禁声时间不宜过长，以1周左右为宜；喉乳头状瘤、舌根淋巴组织增生等手术范围不涉及声带的患者，手术后无须禁声。

（3）出院指导　患者出院后注意嗓音保护，避免过度用声；嘱患者积极治疗咽喉反流性疾病及上呼吸道感染；出院后进行深吸气练习，每日6次，使声带尽量展开，防止粘连，时间为1周；遵医嘱定期复诊，若恢复期间出现渐进性呼吸困难、发音无力、声音嘶哑、音调改变等症状，及时复诊。

附：二氧化碳激光咽喉部手术适应证

声门型癌（T1a、T1b），病变局限，呼吸道乳头状瘤，声带息肉、角化、白斑及淀粉样变，声门狭窄，喉临近器官如舌根病变，下咽病变如会厌囊肿、舌扁桃体肥大等疾病。

十四、扁桃体切除围手术期护理

【护理评估】

1. 术前评估

（1）评估患者扁桃体炎是否反复发作，有无咽部疼痛、发热、睡眠打鼾和/或憋气等。

（2）了解患者饮食、睡眠及二便情况。

（3）了解患者现病史、既往病史、用药史、外伤史、家族史及术前检查结果等。

2. 术后评估

（1）评估患者生命体征、意识、呼吸道通畅情况。

（2）评估患者口腔渗血情况及疼痛程度。

（3）评估患者术后入量，包括进食、饮水、输液量等。

3. 疾病认知、心理状况及社会支持

参见咽喉科疾病手术一般护理常规护理评估。

【护理措施】

1. 术前护理

（1）参见咽喉科疾病手术一般护理常规术前护理。

（2）专科检查　睡眠伴打鼾患者，遵医嘱给予睡眠呼吸监测或脉氧监测。

（3）体位护理　夜间加强巡视，嘱患者采取侧卧位睡姿；如患者憋气时间过长，应将其推醒，抬高床头15°~20°，以改善通气。

2. 术后护理

（1）参见咽喉部疾病手术一般护理常规术后护理。

（2）疼痛护理　患者术后伤口有不同程度的疼痛，评估疼痛情况，可采取聊天等方法分散注意力，亦可采用冰袋冷敷局部减轻疼痛；疼痛不可耐受者，遵医嘱使用止痛药物。

（3）口腔清洁　告知患者保持口腔清洁的重要性，嘱患者术后第一日开始，三餐后漱口，预防伤口感染。

（4）饮食护理　患者术后因进食疼痛，而进食较少，应加强饮食宣教，强调尽早合理饮食的重要性，鼓励进食；必要时，遵医嘱给予患者静脉补充液体。

（5）并发症观察与护理

①出血　原发性出血，参见咽喉科疾病手术一般护理常规术后护理的出血并发症观察与护理；继发性出血，常发生于术后1周左右，多与进食不当有关（因此时伤口表面白膜开始脱落），嘱患者进食应谨慎，以免发生出血。

②感染　密切观察患者体温变化及伤口恢复情况，如有异常，及时通知医生。

【健康指导】

（1）参见咽喉部疾病手术一般护理常规健康指导。

（2）饮食指导　患者全麻术后6小时内禁食水；6小时后可进冷流质饮食，减少渗血，缓解疼痛；术后1～3日可进温凉半流质饮食；4～6日进半流食；术后7～14日渐进软食；2周后根据情况进食普食。禁食辛辣、刺激性食物；向患者及家属强调术后饮食的重要性，切不可随意饮食，以免引起出血。

（3）出院指导　术后1个月或遵医嘱门诊复查，若发生出血、发热等情况，应及时来院就诊，以免延误病情。

十五、腺样体切除围手术期护理

【护理评估】

1. 术前评估

（1）评估患者鼻腔通气情况、有无睡眠时打鼾和/或憋气等。

（2）如患者年龄较小，留家属陪护。

（3）了解患者饮食、睡眠及二便情况。

（4）了解患者现病史、既往病史、用药史、外伤史、家族史及术前检查结果等。

2. 术后评估

（1）评估患者生命体征、意识、呼吸道通畅情况。

（2）评估患者鼻腔渗血情况。

3. 疾病认知、心理状况及社会支持

参见咽喉部疾病手术一般护理常规护理评估。

【护理措施】

1. 术前护理

（1）参见咽喉部疾病手术一般护理常规术前护理。

（2）专科检查　脉氧监测、纯音测听、声阻抗检测、鼻咽侧位X线。

（3）呼吸道护理　睡眠时伴有张口呼吸的患者，口唇可覆盖湿纱布或使用加湿器，以湿化空气，减轻口腔干燥给患者带来的不适。

（4）体位护理　睡眠打鼾伴憋气者，夜间加强巡视，嘱患者侧卧位睡眠，减轻或缓解阻塞症状；如患者憋气时间过长，需将其推醒，抬高床头15°～20°，以改善通气。

（5）心理护理　腺样体患者多为儿童，年龄较小，加之其对医院环境不熟悉，大部分患者会表现出焦虑及恐惧，护士应取得家长配合，消除患儿的恐惧心理。此外，患者家属对全麻手术的风险也非常担心，术前应做好解释和安抚工作，减轻患者的顾虑。

2. 术后护理

（1）参见咽喉科疾病手术一般护理常规术后护理。

（2）伤口护理　密切观察患者鼻腔伤口渗血情况，少许血性分泌物或涕中带血丝属正常现象；如有活动性出血，及时通知医生处理。

【健康指导】

1. 用药指导

指导患者正确用药，并教会患者及家属正确的擤鼻方法和鼻腔滴药方法。

2. 饮食指导

正确指导患者饮食：全麻患者术后6小时即可进温凉软食，1日后改普食，避免进食辛辣刺激性食物。

3. 出院指导

增加体育锻炼、提高机体免疫力，预防上呼吸道感染；出院后1个月或遵医嘱门诊复查。

十六、阻塞性睡眠呼吸暂停综合征围手术期护理

【护理评估】

1. 术前评估

（1）评估患者睡眠时打鼾、憋气的程度及治疗情况。

（2）了解患者饮食、睡眠及大小便情况。

（3）了解患者有无高血压、心脏病等其他合并症。

2. 术后评估

（1）评估患者生命体征、意识、呼吸道情况。

（2）评估患者术后疼痛的程度及伤口渗血情况。

（3）评估患者有无急性呼吸道梗阻、出血、感染等并发症的发生。

（4）评估患者术后入量，包括进食、饮水、输液量的情况。

3. 疾病认知、心理状况及社会支持

参见咽喉部疾病手术一般护理常规护理评估。

【护理措施】

1. 术前护理

（1）参见咽喉部疾病手术一般护理常规术前护理。

（2）专科检查　睡眠呼吸监测、上呼吸道CT等。

（3）用物准备　心电监护仪、化学冰袋、纸巾、白色纯牛奶冰淇淋、冰水或冰块等。

（4）体位护理　夜间加强巡视，嘱其采取侧卧位睡姿，以增加口、咽气管间隙，减轻或缓解阻塞症状；如患者憋气时间过长，应将其推醒，抬高床头15°～20°，以改善通气。

（5）心理护理　与患者进行有效沟通，做好心理护理，解除其顾虑，同时告知患者术后会出现不同程度的伤口疼痛，使其客观了解手术相关事宜、做好心理准备。

2. 术后护理

（1）参见咽喉科疾病手术一般护理常规术后护理。

（2）生命体征的观察　遵医嘱给予患者持续心电监护，密切观察患者体温、脉搏、呼吸、血压、血氧的变化，如有异常，及时通知医生进行处理。

（3）气管护理　术后密切观察患者呼吸、面色、血氧饱和度情况，及时清理口腔内分泌物；鼻塞者，遵医嘱给予氯麻滴鼻液或地麻滴鼻液滴鼻，每日3～4次，每次2～3滴。

（4）体位护理　夜间睡眠时采取侧卧位或抬高床头15°～20°，以改善通气。

（5）疼痛护理　术后6小时，遵医嘱给予冰袋冷敷颈部止痛，及时评估患者疼痛情况，可采用口含冰块、喝冰水、吃冰淇淋等方法减轻疼痛；亦可采用分散注意力的方法，减经患者疼痛；疼痛不可耐受者，遵医嘱使用止痛药物。

（6）口腔清洁　告知患者口腔清洁的重要性，嘱其三餐后坚持漱口，预防口腔伤口感染。

（7）饮食护理　患者术后因进食疼痛，而进食较少，应加强饮食宣教，强调尽早合理饮食的重要性，鼓励进食。

（8）并发症观察与护理

①出血　参见咽喉部手术一般护理常规术后护理出血并发症观察与护理。

②急性呼吸道梗阻　术后密切观察患者呼吸情况、面色及血氧饱和度，必要时做好急救准备。

③感染　嘱患者按时漱口，保持口腔清洁，密切观察患者体温变化及伤口情况，必要时遵医嘱给予抗生素。

④鼻腔反流　告知患者鼻腔反流发生原因，指导患者正确进食。

【健康指导】

（1）参见咽喉部手术一般护理常规健康指导。

（2）用药指导　遵医嘱给予抗生素、抗水肿、止血、止痛等药物，告知患者及家属各种药物的名称、作用、用药时间及方法，并观察用药后反应。

（3）饮食指导　参见扁桃体切除手术护理常规健康指导的饮食指导。

（4）出院指导　积极治疗原发病，如高血压、心脏病等；睡眠时注意体位，最好取侧卧位，以改善通气；合理饮食、适当加强体育锻炼、控制体重；嘱患者遵医嘱按时复诊及复查睡眠监测。

十七、气管、支气管异物取出术围手术期护理

【护理评估】

1. 术前评估

（1）评估异物种类、大小、形状、存留时间及院外有无就诊等。

（2）评估患者有无持续性或阵发性呛咳、咯血、呼吸困难、发热、烦躁不安、憋气等症状。

（3）了解患者饮食、睡眠及二便情况。

（4）了解患者现病史、既往病史、用药史、外伤史、家族史及术前检查结果等。

2. 术后评估

（1）评估患者生命体征、意识、呼吸道情况。

（2）评估患者术后有无呛咳。

3. 疾病认知、心理状况及社会支持

（1）评估患者对气管、支气管异物取出术的认知程度及心理状况。

（2）评估患者社会支持情况，包括亲属支持及经济状况等。

【护理措施】

1. 术前护理

（1）术前检查　完善术前血、尿常规及胸部 X 线等检查，检查过程中做好病情观察。

（2）病情观察　严密观察患者的呼吸情况，包括呼吸的频率、节律、深浅度、是否咳嗽等，遵医嘱做好手术准备。

（3）行为指导　嘱患者减少活动，儿童患者需进行安抚，避免其哭闹、躁动，以防嵌顿的异物在活动时随气流上下浮动，梗阻至声门，造成窒息。

（4）并发症观察与护理

①呼吸困难　严密观察患者神志、生命体征及循环末梢颜色等，给予卧床休息；儿童患者，尽量减少其哭闹，防止心力衰竭的发生。

②肺炎　表现为呼吸道分泌物增多、黏稠，患者体温升高；非急症入院患者发生肺炎时，遵医嘱使用抗生素抗感染的同时，关注患者体温变化。

③肺不张　异物停留在支气管内，完全阻塞支气管，使远端肺叶内的空气逐渐被吸收，最终导致阻塞性肺不张；肺不张患者，除协助其完成检查外，还应密切关注病情变化。

④气管食管瘘　异物长期停留对气管壁造成腐蚀，进一步累及食管，或者尖锐的异物直接刺透气管和食管而引起；气管食管瘘患者，遵医嘱禁食水。

（5）饮食指导　此病病情紧急，遵医嘱告知患者禁食水，以备手术。

2. 术后护理

（1）保持呼吸道通畅　密切观察患者呼吸情况，及时清理患者口腔内分泌物，防止发生误吸。

（2）生命体征的观察　严密观察患者的意识、瞳孔、口唇及循环末梢颜色；给予患者持续心电监护，监测患者呼吸、心率、血氧饱和度情况；如有异常，及时通知医

生给予处理。

（3）基础护理 患者输液期间，应加强巡视，儿童患者应注意输液滴速，以免输液速度过快引起心衰。

（4）并发症观察与护理

①肺炎 术后密切监测患者生命体征及病情变化，观察患者有无咳嗽、咳痰等症状，如有异常，及时通知医生处理。

②出血 观察患者有无咳血、咯血现象，如有异常，及时通知医生处理。

（5）饮食护理 术后嘱患者进食温凉半流食，如面条、片汤、稀粥等，禁食粗糙、坚硬及辛辣刺激性食物。

（6）用药观察 肺炎患者术后应用抗生素抗感染治疗，观察用药后反应。

【健康指导】

1. 安全指导

婴幼儿进食时应保持安静，禁止逗笑、打骂或惊吓患儿；加强患儿家属喂养宣教；一旦发生气管/支气管异物，及时来院就诊，以免延误病情。

2. 出院指导

向患者和家属讲解气管、支气管异物的危险性及预防措施，提高患者及家属的危险防范意识。

十八、食管异物取出术围手术期护理

【护理评估】

1. 术前评估

（1）评估异物种类、大小、形状、存留时间及院外有无处理等。

（2）评估患者有无呛咳、咳血、便血、疼痛、发热等症状。

（3）了解患者饮食、睡眠及二便情况。

（4）了解患者现病史、既往病史、用药史、外伤史、家族史及术前检查结果等。

2. 术后评估

（1）评估患者生命体征，尤其是体温有无升高。

（2）评估患者有无咳血、呛咳等症状。

（3）评估患者是否存在呼吸困难、食管穿孔、食管周围炎、血管破裂与气管食管瘘等并发症。

3. 疾病认知、心理状况及社会支持

（1）评估患者对食管异物取出术的认知程度及心理状况。

（2）评估患者社会支持情况，包括亲属支持及经济状况等。

【护理措施】

1. 术前护理

（1）术前检查 完善术前食管镜检查、食管泛影葡胺造影、胸部 X 线等检查，检查过程中做好病情观察。

（2）术前准备 嘱患者禁食水，做好手术准备。

（3）活动指导 嘱患者卧床休息，避免剧烈活动；金属类异物嵌顿者，应绝对卧床，防止异物活动刺伤动脉引起出血。

（4）体位护理　给予患者抬高床头，防止食物反流。

（5）病情观察

①关注患者呼吸情况，包括呼吸的节律、频率、深浅度，警惕异物压迫气管引起呼吸困难。

②监测患者血压和脉搏的变化，严密观察有无呕血、黑便等症状，警惕大血管破裂严重并发症。

③关注体温变化及血常规结果，警惕局部炎症的发生。

④倾听患者有无疼痛等不适主诉，观察口腔分泌物的颜色、性质、量，警惕食管周围脓肿或脓胸的发生。

（6）心理护理　与患者进行有效沟通，做好心理护理，消除其紧张情绪。

2. 术后护理

（1）生命体征的观察　密切观察患者生命体征变化，如有异常，及时通知医生。

（2）并发症观察与护理

①食管周围炎、食管周围脓肿　倾听患者主诉，监测患者体温变化，询问患者有无局部疼痛、吞咽困难、发热等不适，必要时遵医嘱用药。

②食管气管瘘　观察患者颈部有无肿胀、进食水时有无呛咳，遵医嘱卧床休息、用药，避免气胸的发生；对发生气胸进行胸腔闭式引流者，做好胸腔闭式引流管的护理。

（3）饮食护理　进食前做好评估，并结合食管泛影葡胺造影检查结果，指导患者进食；异物取出后、无明显黏膜损伤者，禁食 6 小时后遵医嘱给予流食或半流食，1～2 日后改普食；如异物为粗糙尖形且存留时间较长（>24 小时），疑有食管黏膜损伤及/或食管穿孔者，应禁食、补液。

（4）用药观察　遵医嘱应用抗生素，观察用药后反应。

【健康指导】

1. 饮食指导

指导患者养成正确的进食习惯，采取坐位或半卧位，进食时注意力集中，避免食管异物的发生。

2. 佩戴义齿的指导

义齿松动或破裂常被误咽，是老年人发生食管异物的主要原因之一，对于佩戴义齿者，加强义齿的安全管理。

3. 出院指导

做好患者进食相关内容的指导，避免食管异物的发生；食管异物发生时，告知患者勿自行处理，及时就诊。

十九、急性会厌炎围手术期护理

【护理评估】

1. 病情评估

（1）评估患者的年龄、发病时间、发病诱因。

（2）评估患者有无咽喉疼痛、呼吸困难或窒息等症状。

（3）了解患者饮食、睡眠及二便情况。

（4）了解患者现病史、既往病史、用药史、外伤史、家族史及术前检查结果等。

2. 疾病认知、心理状况及社会支持

（1）评估患者对疾病的认知程度及心理状况。

（2）评估患者社会支持情况，包括亲属支持及经济状况等。

【护理措施】

1. 呼吸道护理

密切观察患者呼吸的频率、节律、深浅度等；患者取半坐卧位，遵医嘱给予雾化吸入和/或氧气吸入，以减轻症状；病情危急者，做好急救准备。

2. 病情观察

监测患者生命体征变化，并密切观察患者有无缺氧、呼吸困难等表现，如出现发绀、呼吸频率增加、高调喘鸣音、鼻翼扇动等，及时通知医生，并配合处理。

3. 用药观察

遵医嘱应用激素及抗生素治疗，观察用药后反应及患者呼吸困难症状改善情况。

4. 抢救配合

患者出现烦躁不安、“四凹”征、呼吸极度费力时，立即通知医生，密切观察患者生命体征的同时，准备好气管切开包、连接墙壁负压吸引器、并以 4～6L/min 的流量为患者吸氧；必要时，配合医生就地行紧急气管切开术，以缓解患者缺氧症状。

5. 心理护理

患者大多因呼吸困难而产生紧张和恐惧，做好患者的心理疏导，使其积极配合治疗护理。

【健康指导】

1. 院前自护

家属应尽量稳定患者情绪，嘱患者做缓慢而平静呼吸；为患者保暖，防止受凉；协助患者取半坐位或坐位，开窗通风；当患者出现呼吸困难、口唇及甲床青紫时，如家中备有氧气枕，可立即为患者吸氧，同时迅速拨打急救电话。

2. 疾病预防

避免感冒、劳累、外伤及邻近组织（如腮腺炎、牙龈炎等）的急性感染；养成良好的饮食习惯，少食辛辣刺激性食物；注意休息，劳逸结合，以增加机体抵抗力。

二十、气管切开术围手术期护理

【护理评估】

1. 术前评估

（1）评估患者呼吸困难程度、有无气管切开史。

（2）了解患者饮食、睡眠及二便情况。

（3）了解患者生命体征、现病史、既往病史、用药史、外伤史、家族史及术前检查结果等。

2. 术后评估

（1）评估患者生命体征情况及气管套管是否通畅、固定牢固。

（2）评估患者伤口有无渗血。

（3）评估患者有无皮下气肿等并发症。

（4）了解患者分泌物的颜色、性质、量。

3. 疾病认知、心理状况及社会支持

（1）评估患者对疾病的认知程度及心理状况，介绍疾病知识，消除其焦虑。

（2）评估患者的社会支持情况，包括亲属支持及经济状况等。

【护理措施】

1. 术前护理

（1）术前检查

①术前常规　血常规、尿常规、生化全项、凝血三项、免疫四项、心电图及胸部X线。

②专科检查　颈部CT及MRI、频闪喉镜、电子喉镜、纤维喉镜检查及肺功能等。

（2）术前准备

①呼吸道准备　注意保暖，防止呼吸道感染的发生。

②胃肠道准备　全麻手术需禁食、水6～8小时，防止全身麻醉所导致的吸入性肺炎、窒息等。

③过敏试验　遵医嘱行抗生素皮肤过敏试验，并做好记录。阳性结果者，应告知患者并及时通知医生。

④皮肤准备　术前1日遵医嘱为患者备皮，备皮范围为上起下唇，下至胸骨，左右至肩部皮肤。

⑤个人卫生　保持口腔清洁，术前1日给予漱口水漱口、沐浴、剪指（趾）甲，保持全身清洁，男性患者剃净胡须。

⑥睡眠　创造良好环境，保证充足的睡眠，必要时，遵医嘱于术前晚给予口服镇静剂。

⑦术晨准备　嘱患者取下假牙、眼镜等，入手术室前排空二便；遵医嘱给予术前用药，并将病历、术中用药、气管套管（金属套管：男性9mm、10mm，女性8mm、9mm）等带入手术室；并备好麻醉床、输液架、血压计、听诊器、污物袋等；床旁备好负压吸引器、吸痰管等气管切开用物。

（3）心理护理　根据患者心理状态，做好患者心理护理，消除紧张情绪，配合手术和治疗。

2. 术后护理

（1）体位护理　全麻患者术后，去枕平卧4～6小时后垫枕，鼓励尽早下床活动。

（2）生命体征的观察　密切监测生命体征变化，术后体温超过38.5℃，及时通知医生，给予相应处理。

（3）气管套管护理

①每日2次清洁内套管，儿童气管套管夜间增加1次清洗，术后堵管的患者每日晚清洗1次内套管。

②保持气管套管通畅，观察痰液的颜色、性状、量。

③每日检查套管系带的松紧度，一手指为宜。

④每日更换套管垫，保持套管垫的清洁干燥。

⑤气管湿化：为患者套管口覆盖湿纱布，套管内滴湿化液（生理盐水和灭菌注射用水按1∶1配制），并遵医嘱行雾化吸入。

⑥告知患者活动不得离开病区，气管套管管芯要放于易取、固定位置。

（4）指导咳痰　气管切开术后，指导患者正确咳痰及有效排痰，以减少吸痰管对气管刺激。

（5）拔管的观察与护理　拔管前试堵管，堵管期间观察患者有无憋气、痰液是否能自行咳出、是否可持续堵管；如无异常，持续堵管3～4日后可拔管。

（6）饮食指导　术后患者进普食，注意观察其有无呛咳等不适。

（7）并发症观察与护理

①皮下气肿　观察并检查套管周围皮肤有无踏雪感或捻发音，以确定有无皮下气肿；皮下气肿者，每日测量皮下气肿范围，嘱患者避免用力咳嗽；如气肿范围逐渐扩大，及时通知医生处理，防止出现气胸、纵隔气肿等。

②脱管　注意调整套管系带的松紧度，以一手指为宜。患者出现呼吸困难时，判断是否为脱管，如为脱管，立即通知医生采取急救措施。

③呼吸道梗阻　密切观察患者呼吸道情况，保持气管通畅，及时吸引痰液，按时气管套管湿化，并遵医嘱行雾化吸入；一旦发生梗阻情况，立即通知医生，给予相应处理。

【健康指导】

1. 用药指导

遵医嘱输入抗炎、促进痰液排出等药物，告知患者药物名称、作用及遵医嘱用药的重要性等，并注意观察用药后反应。

2. 气管护理

给予患者吸痰，告知患者及家属吸痰的目的及重要性；教会患者如何经气管套管湿化，保持气管湿润，防止痰液黏稠堵塞气管；指导患者雾化吸入，告知患者雾化吸入的正确方法及目的，取得配合。

3. 发音指导

患者术后说话，可用手指堵住气管套管口进行发音，拔管前可遵医嘱给予套管塞持续堵管。

4. 安全指导

术前术后呼吸情况的观察均是重点：术前做好患者呼吸困难的评估，避免呼吸道梗阻发生，必要时床旁备气管切开包；术后观察气管套管是否通畅、系带松紧度是否合适，负压吸引器是否处于备用状态。嘱患者避免剧烈活动，活动时不离开病区，气管套管管芯放于易取、固定位置。

5. 出院指导

（1）气管切开自我护理　对需要佩戴气管套管出院的患者，教会其气管套管的自我护理，包括清洗内套管、更换套管垫、检查套管松紧度等；嘱患者外出时应用纱布遮盖套管口，防止灰尘、异物、细菌的侵入。

（2）加强锻炼　指导患者适当参加锻炼，勿剧烈运动，保持良好心情。

（3）复查　向患者讲解复查的重要性及目的，告知患者复查时间，嘱患者定期复查。

二十一、部分喉切除术围手术期护理

【护理评估】

1. 术前评估

（1）评估患者呼吸道情况、有无呼吸困难，颈部淋巴结是否肿大，有无声音嘶哑、吞咽疼痛等。

（2）评估患者饮食及营养状况。

（3）了解患者饮食、睡眠及二便情况。

（4）了解患者生命体征、现病史、既往病史、用药史、外伤史、家族史及术前检查结果等。

2. 术后评估

（1）评估患者气管套管是否通畅及分泌物颜色、性质、量。

（2）评估患者伤口及敷料情况。

（3）评估患者有无皮下气肿等并发症。

3. 疾病认知、心理状况及社会支持

参见气管切开术护理常规护理评估。

【护理措施】

1. 术前护理

（1）参见气管切开术护理常规术前护理。

（2）术前准备

①备皮范围　上起下唇，下至第三肋间或平乳头，双侧为下颌角至腋中线，男性患者剔净胡须；颈部淋巴结清扫者，备皮范围为术侧耳后四指或全头。

②物品准备　金属套管（男性 9mm、10mm，女性 8mm、9mm）、一次性负压吸引器等、气管切开相关用物；术日晨留置胃管。

（3）交流方式指导　准备好笔、纸，制作简单的示意图片等，方便术后交流；不会写字的患者，术前与其沟通，掌握几个共识的简单手势，以便交流。

（4）饮食指导　嘱患者术前加强营养摄入，增强机体抵抗力。

（5）心理护理　术后患者暂时丧失语言功能或有不同程度的声音嘶哑，做好患者心理护理，减轻焦虑紧张情绪，增强对手术的信心。

2. 术后护理

（1）体位护理　全麻患者清醒后，去枕平卧 4 ~ 6 小时或遵医嘱；水平部分喉切除术后需颈肩垫枕，保持头前倾 30°；头面部肿胀时，可给予患者半卧位或抬高头位。

（2）生命体征的观察　监测患者生命体征变化，必要时遵医嘱行心电监护；术后 3 日体温异常升高时，及时通知医生处理。

（3）伤口护理　观察伤口敷料是否清洁干燥、无渗血；每日为患者更换套管垫，观察伤口周围皮肤有无红肿及脓性分泌物；嘱患者勿将口水咽下，以免引起伤口感染，影响愈合。

（4）气管套管护理　参见气管切开术护理常规术后护理的气管套管护理。

（5）负压引流护理　保持负压引流管路通畅，勿扭曲、受压；妥善固定，避免倒流；嘱患者勿牵拉引流管，防止脱出；每日更换负压引流器，注意无菌操作，并记录引流液的量。

（6）胃肠减压　术后一般胃肠减压 12 小时或遵医嘱，胃肠减压期间：观察引流液的颜色、性质、量；保持吸引器负压状态，防止漏气；妥善固定，保持引流通畅；告知患者胃肠减压的目的，嘱患者勿牵拉或自行停止胃肠减压等。

（7）鼻饲护理

①鼻饲观察与护理　胃肠减压次日始给予患者鼻饲饮食 10～14 日，每日 4～6 次，少食多餐，每次不超过 200ml；鼻饲后，询问患者有无胃肠道不适，必要时遵医嘱对症处理；鼻饲期间，观察患者营养状况。

②鼻饲注意事项　注意鼻饲的度；每次鼻饲饮食前确定胃管在胃内；2 次鼻饲间可注入温开水、果汁或蔬菜汁等；鼻饲后用少量温开水冲洗胃管，防止胃管堵塞。

③鼻饲管护理　保持胃管通畅，固定牢固，深浅度适宜；每日更换胃管系带，保持胃管及鼻周皮肤清洁；每日更换鼻饲用注射器，并标明更换时间，鼻饲用具及时清洁、消毒。

（8）经口进食训练　术后 14 日遵医嘱练习经口进食，指导患者掌握进食要领，部分喉切除术后指导患者从团块状软食开始练习：水平半喉切除后，告知患者取半卧位，堵住气管套管口，深吸气后屏住，然后进一小口食物，吞咽 3 次，最后做咳嗽清喉动作，将停留在声门处的食物咳出；垂直半喉切除术，告知患者头偏向健侧做吞咽动作。进食无异常者，可遵医嘱拔除胃管。

（9）拔管后观察与护理　部分喉切除术后，根据患者恢复情况拔除气管套管。详见气管切开术护理常规术后护理的拔管后观察与护理。

（10）口腔护理　鼻饲期间，保持口腔清洁，给予患者口腔护理，并嘱患者加强漱口，预防口腔疾患的发生。

（11）休养环境　提供安静、舒适、温度及湿度适宜的休养环境，减少探视，避免交叉感染。

（12）心理护理　向患者讲解有关疾病的相关知识及恢复过程中的注意事项，消除其顾虑；告知患者部分喉切除术后，仍可以讲话交流，增强患者自信心。

（13）并发症观察与护理

①出血　出现活动性出血时，及时通知医生止血处理，并密切监测患者生命体征变化、准备好抢救物品，必要时急诊手术探查止血。

②感染　喉部手术后，常出现局部伤口感染及呼吸系统感染等，密切观察患者体温变化，如有异常及时通知医生。

③皮下气肿　参见气管切开术护理常规术后护理的并发症观察与护理。

④脱管　参见气管切开术护理常规术后护理的并发症观察与护理。

【健康指导】

1. 用药指导

遵医嘱使用抗炎、消肿、营养、保护胃黏膜、促进分泌物排出等药物，告知患者药物名称、作用及用药的重要性，并注意观察用药后的反应。

2. 活动指导

术后鼓励患者下床活动，促进痰液排出；水平部分喉切除者，嘱患者头前倾位，勿牵拉伤口。

3. 气管护理

参见气管切开术护理常规健康指导的气管护理。

4. 安全指导

参见气管切开术护理常规健康指导的安全指导。

5. 出院指导

（1）气管切开自我护理　参见气管切开术护理常规健康指导的气管切开自我护理。

（2）日常保健　教会患者自我检查方法，发现颈部有包块、呼吸困难、吞咽困难等不适时，及时就诊。

（3）复查　告知患者复查时间及重要性，嘱患者按时复查。

二十二、全喉切除术围手术期护理

【护理评估】

1. 术前评估

（1）评估患者呼吸道情况、有无呼吸困难，有无气管切开，有无声音嘶哑、颈部包块等。

（2）评估患者饮食及营养状况。

（3）了解患者饮食、睡眠及大小便情况。

（4）了解患者生命体征、现病史、既往病史、用药史、外伤史、家族史及术前检查结果等。

2. 术后评估

参见部分喉切除术护理常规术后评估。

3. 疾病认知、心理状况及社会支持

参见气管切开术护理常规护理评估。

【护理措施】

1. 术前护理

（1）参见气管切开术护理常规术前护理。

（2）术前准备

①备皮范围　参见部分喉切除术护理常规术前护理的备皮范围。

②物品准备　14mm 气管套管、一次性负压吸引器等、气管切开相关用物；术日晨留置胃管。

（3）交流方式指导　准备好笔、纸，制作简单的示意图片等，方便术后交流；不会写字的患者，术前与其沟通，掌握几个共识的简单手势，以便交流。

（4）饮食指导　嘱患者术前加强营养摄入，增强机体抵抗力。

（5）心理护理　术后患者丧失语言功能且手术创伤较大，做好患者心理护理，减轻其焦虑紧张情绪。

2. 术后护理

（1）体位护理　全麻患者清醒后，去枕平卧4～6小时或遵医嘱；头面部肿胀时，可给予患者半卧位或抬高头位。

（2）经口进食训练　术后14日遵医嘱练习经口进食，指导患者掌握进食要领，全喉切除术后嘱患者先饮水开始练习，无异常者，可逐渐练习进食软食。

（3）心理护理　加强与患者交流，向其讲解有关疾病的相关知识及恢复过程中的注意事项，告知患者可通过食管发音或安装电子喉、发音管等方法恢复语言交流，消除患者顾虑及恐惧心理，增强战胜疾病的信心。

（4）并发症观察与护理

①出血　出现持续性套管内出血，颈部负压引流出血性液体24小时超过200ml或者每小时超过50ml，且伴有血压下降、心率加快，则提示有活动性出血，及时通知医生止血处理，并密切监测患者生命体征变化、准备好抢救物品，必要时急诊手术探查止血。

②感染　参见部分喉切除术护理常规术后护理的并发症观察与护理。

③皮下气肿　参见气管切开术护理常规术后护理的并发症观察与护理。

④脱管　参见气管切开术护理常规术后护理的并发症观察与护理。

⑤咽瘘、气管食管瘘的观察与护理　注意观察颈部伤口情况，做好造瘘口周围的清洁护理，如明确诊断后立即停止经口进食，加强局部换药，防止感染进一步发生。

【健康指导】

（1）参见部分喉切除术护理常规健康指导。

（2）出院指导　告知患者术后可参加无喉协会练习食管发音，或通过放置发音管、电子喉等途径进行发音，与人交流；认真填写患者信息及联系方式，做好患者出院随访工作。

二十三、全喉切除＋胸大肌皮瓣修复术围手术期护理

【护理评估】

1. 术前评估

（1）评估患者呼吸道情况、有无呼吸困难，有无吞咽异物感、吞咽困难、声音嘶哑等症状。

（2）评估患者饮食及营养状况。

（3）了解患者饮食、睡眠及二便情况。

（4）了解患者生命体征、现病史、既往病史、用药史、外伤史、家族史及术前检查结果等。

2. 术后评估

（1）评估患者术后生命体征及意识状态。

（2）评估伤口及负压引流情况，了解包括分泌物的颜色、性质、量。

（3）评估患者患侧肩部、手臂功能情况及是否发生并发症。

（4）评估患者有无疼痛不适，包括疼痛的程度、部位等。

3. 疾病认知、心理状况及社会支持

参见气管切开术护理常规护理评估。

【护理措施】

1. 术前护理

（1）参见气管切开术护理常规术前护理。

（2）术前准备

①备皮范围　上至下颌角，下至脐上，两侧至腋中线，剃除腋毛。

②用物准备　14mm 气管套管或 8mm 气囊套管、一次性负压吸引器、胸带、气管切开相关用物等；术日晨留置胃管。

（3）交叉配血　遵医嘱为患者行交叉配血，并于术前 1 日通知输血科。

（4）呼吸方式训练　腹式呼吸可减轻患者术后胸部伤口疼痛，术前正确指导患者进行腹式呼吸训练。

（5）心理护理　参见全喉切除术护理常规术前护理的心理准备。

2. 术后护理

（1）体位护理　全麻患者清醒 4 ~ 6 小时后，给予患者半卧位，并保持头部制动，嘱患者勿扭动头颈部或牵拉伤口。

（2）伤口护理　观察颈部伤口敷料情况，有无渗血、脓性渗出或唾液渗出；观察胸部伤口胸带包扎牢固，有无渗血，胸带松紧度适宜，并保持胸带清洁。

（3）经口进食训练　全喉切除术后约 10 ~ 14 日左右，根据患者恢复状况遵医嘱练习经口进食。全喉切除术后，嘱患者从饮水开始练习，无异常者，逐渐练习进食软食；患者进食时，注意观察有无液体从气管套管下及伤口处流出，如有异常，通知医生并暂停经口进食，无异常者，遵医嘱拔除胃管。

（4）疼痛护理　为患者提供安静、舒适的休养环境，减少外界刺激；给予其半卧位，减轻胸部伤口张力，减轻疼痛；避免用力咳嗽，指导患者起身、躺卧及咳嗽时，用手按压胸部伤口，缓解疼痛；指导患者腹式呼吸，有效减轻疼痛；或采用读书、听音乐等方法转移注意力；如患者疼痛不可耐受，必要时遵医嘱用药。

（5）功能锻炼　评估患者功能受限程度，有无牵拉感等不适，根据患者病情，给予适当的锻炼指导。

（6）口腔护理　加强口腔护理，预防口腔疾患。

（7）心理护理　参见全喉切除术护理常规术后护理的心理护理。

（8）并发症观察与护理

①臂丛神经损伤　观察患者患侧手臂活动情况，指导患者正确进行功能锻炼，必要时遵医嘱肌内注射营养神经药物。

②乳糜漏　表现为引流液乳白色呈米汤样、24 小时负压引流量 250ml 以上，出现上述临床表现时，嘱患者禁食、水，并及时通知医生进行处理。

【健康指导】

（1）参见部分喉切除术护理常规健康指导。

（2）功能锻炼　胸大肌皮瓣修复手术后对手臂及肩部功能有一定影响，术后指导患者功能锻炼，促进疾病康复。

（3）活动指导　嘱患者避免头部扭动牵拉，防止皮瓣坏死；患者活动不离开病区，避免发生脱管而引起生命危险。

（4）出院指导

①家庭支持　嘱患者家属在生理及心理上，给予患者关心、鼓励与支持，使其建立战胜疾病的信心，促进疾病康复，提高生存率。

②建立良好的生活方式　养成良好的生活习惯，保持乐观情绪，适当参加体育锻炼，增强免疫力，预防上呼吸道感染。

二十四、头面部缺损组织瓣修复术围手术期护理

【护理评估】

1. 术前评估

（1）评估肿瘤大小、质地、有无分泌物或破溃。

（2）评估患者面部有无肿胀。

（3）评估鼻腔、鼻窦及眼部情况。

（4）评估患者颈部淋巴结有无肿大。

（5）了解患者饮食、睡眠及二便情况。

（6）了解患者生命体征、现病史、既往病史、用药史、外伤史、家族史及术前检查结果等。

2. 术后评估

（1）评估患者意识及生命体征情况。

（2）评估受皮区皮瓣血运、供皮区伤口敷料情况以及供皮区肢体肿胀、血运情况。

（3）评估患者鼻腔填塞敷料的类型、固定情况，观察鼻腔分泌物的颜色、性质及量。

（4）评估伤口引流情况。

3. 疾病认知、心理状况及社会支持

参见气管切开术护理常规护理评估。

【护理措施】

1. 术前护理

（1）参见气管切开术护理常规术前护理。

（2）术前检查　常规检查，视力情况及专科检查（鼻窦 CT、MRI、肢体血管 B 超等）。

（3）皮肤准备　根据患者手术受体与供体部位，术前 1 日为患者备皮，范围：腹直肌皮瓣修复术：上起第四肋，下至腹股沟，两侧至腋中线；前臂皮瓣：整个上臂皮肤，包括腋下皮肤；腓骨肌皮瓣：上起膝部，下至足踝；额瓣及颞肌皮瓣：全头及面部皮肤；鼻腔肿物切除需剃双侧鼻毛。

（4）用物准备　根据手术方式遵医嘱准备消毒的气管套管、一次性负压吸引器、腹带等；术日晨，患者健侧鼻腔留置胃管。

（5）口腔清洁　保持口腔清洁，用漱口水漱口；上颌骨摘除等手术，术前 1 日洁牙。

（6）鼻腔准备　术前 3 日进行鼻腔清洁，遵医嘱鼻腔冲洗或鼻腔滴入抗生素和黏膜收缩剂。

（7）交叉配血　遵医嘱为患者行交叉配血，并于术前 1 日通知输血科。

（8）供皮区皮肤护理　血管 B 超定位后，保护供皮区，勿擦洗 B 超标记；备皮时动作轻柔，避免划破供皮区皮肤。

（9）心理护理　了解患者心理动态，关心、安抚患者，为患者提供力所能及的帮助；介绍成功案例，消除患者顾虑。

2. 术后护理

（1）体位护理　平卧头部制动，枕部两侧放置沙袋固定头部，游离皮瓣修复有血管吻合者，严格卧床 5 ~7 日，告知患者卧床制动的目的，指导患者轴位翻身；2 ~3 日后头部可抬高 15° ~30°，利于伤口引流和组织瓣静脉回流，减轻颜面部肿胀。

（2）生命体征的观察　密切监测生命体征变化，预防感染的发生。

（3）伤口护理　观察伤口有无渗血、渗液及引流管固定是否牢固；每日更换负压吸引器，观察引流液的颜色、性质及量，做好记录；观察口腔伤口分泌物情况，如有脓性分泌物，且伴有臭味，则提示伤口感染。

（4）肌皮瓣的观察　患者供皮区为额瓣、颞肌皮瓣等带蒂扭转皮瓣时，术后主要观察皮瓣的颜色：正常颜色应为粉白色，如颜色较深或青灰色，则提示皮瓣坏死，及时通知医生；除此之外，注意观察缝线处渗血、渗液情况。

（5）游离皮瓣的观察　手术后进行组织瓣监测，及早发现灌注受损征象。最常用的方法是观察组织瓣的颜色、温度、皮纹质地、毛细血管回流充盈状况、针刺出血情况等，游离组织瓣移植术后 1 ~3 日，每 15 ~20 分钟观察 1 次，术后 3 ~6 日每半小时观察 1 次。

（6）供区肢体的观察　将供区肢体抬高，注意指端血运及肿胀情况，供区拆线后仍应加压包扎 1 ~2 周，并继续抬高供皮区不少于 2 周。每日定时手测患侧指端皮肤温度是否与对侧肢体一致，触摸时询问患者是否有感觉；嘱患者加强功能锻炼，适当活动手指，促进血液循环。

（7）口腔护理　嘱患者按时漱口，口腔护理每日 2 次，操作时，注意观察组织瓣的颜色及伤口分泌物情况，动作轻柔，避免碰伤组织瓣，必要时遵医嘱行口腔冲洗。

（8）鼻饲护理　参见部分喉切除术护理常规术后护理的鼻饲护理。

（9）饮食护理　患者术后一般胃管留置 7 日左右，暂时不能经口进食，待口腔伤口拆线后，可练习经口进食，做好患者的饮食指导，增强其机体抵抗力，促进伤口愈合。

（10）皮肤护理　卧床期间保持患者皮肤清洁干燥，防止褥疮发生。每 1 小时巡视病房 1 次，观察患者皮肤情况，并协助其轴位翻身。

（11）心理护理　该手术创伤大，面部及皮瓣供区均会留下瘢痕，术后关心、鼓励患者，告知患者容貌改变后期可通过整形、放置牙托等方法改善，使患者建立战胜疾病的信心和重新投入社会的勇气。

（12）并发症观察与护理

①皮瓣坏死　由动、静脉危象或术后感染等原因引起。严格按照皮瓣的观察时间、正确方法观察与判断皮瓣的血运情况，发现问题，及时通知医生给予处理。

②出血　由血管吻合口裂开或伤口裂开等原因所致。发现活动性出血，应及时通知医生进行止血处理。

③感染　观察患者皮瓣缝线周围有无渗液、皮瓣有无红肿等，患者有无体温升高，异常时及时通知医生。

【健康指导】

1. 用药指导

鼻窦病变患者，遵医嘱给予患者抗炎、促排剂、喷鼻剂等药物，减轻局部水肿和炎症反应，告知患者用药的名称及作用。

2. 呼吸方式改变的指导

行口腔内游离组织瓣及颌面部缺损手术的患者，由于术后口腔内局部肿胀、鼻腔填塞或面部敷料覆盖等原因，患者张口呼吸，指导其逐渐适应张口呼吸的方式并于口鼻处覆盖湿纱布。

3. 安全指导

眶内肿物摘除患者，做好安全指导，防止视物不清而发生摔伤、碰伤等意外；教会患者使用呼叫器，如有不适，及时通知医生；嘱患者活动时，不可离开病区；外出检查有家属或辅医陪同。

4. 体位指导

讲解头部制动的目的及注意事项，告知患者勿扭动、牵拉头颈部，以免血管受压引起皮瓣坏死。

5. 出院指导

（1）休养环境　保持室内适宜的温度、湿度，注意通风换气，避免感冒。

（2）建立良好的生活方式　适当锻炼，避免剧烈运动，保持良好的心态，增强自信心。

（3）复查　出院后1个月或遵医嘱门诊复查，如有不适及时来院就诊。

（4）义齿修复　为保证颌面部美观，提高生存质量，上颌骨切除一般于后6个月进行义齿修复。

第三章　妇产科疾病护理常规

第一节　妇科疾病护理常规

一、盆腔炎

【护理评估】

1. 身体评估

（1）询问患者病史及起病原因　注意了解有无发病诱因存在，既往有无慢性盆腔炎史及其治疗经过。

（2）评估患者有无全身炎性症状　淋病奈氏菌感染起病急，多在48小时内出现高热，若病情严重可有寒战、高热、头痛、食欲不振。沙眼衣原体感染病程较长，高热不明显，长期持续低热。

（3）评估患者月经情况　月经期发病可出现经量增多、经期延长，非月经期发病可有白带增多。沙眼衣原体感染病程较长，表现为阴道不规则出血。

（4）评估患者消化系统症状　若有腹膜炎，则出现消化系统症状，如恶心、呕吐、腹胀、腹泻等。

（5）评估患者有无包块压迫症状　若有脓肿形成，可有下腹包块及局部压迫刺激症状；包块位于前方可出现膀胱刺激症状，包块位于后方可有直肠刺激症状，若在腹膜外可致腹泻、里急后重感和排便困难。非淋病奈氏菌性盆腔炎起病较缓慢，常伴有脓肿形成。

（6）评估患者有无腹痛症状　病原菌不同，腹痛症状也不同，淋病奈氏菌感染会出现腹膜刺激征，而沙眼衣原体感染主要表现为轻微下腹痛。

2. 实验室检查

（1）血常规、尿常规　可提示有无炎症反应，急性期常有白细胞计数升高。

（2）宫颈管分泌物及后穹窿穿刺检查　淋病奈氏菌阳性或沙眼衣原体阳性。

3. 辅助检查

（1）B超检查　可发现盆腔炎性包块或积液。

（2）腹腔镜检查　可发现盆腔炎性粘连、炎性包块或脓肿。

【护理措施】

1. 支持疗法

（1）卧床休息，半卧位有利于脓液积聚于直肠－子宫陷窝而使炎症局限。

（2）给予高热量、高蛋白、高维生素流食或半流食，补充液体，注意纠正电解质紊乱及酸碱失衡，必要时少量输血，以增加身体抵抗力。

（3）尽量避免不必要的妇科检查，禁用阴道灌洗，以免引起炎症扩散，若有腹胀应行胃肠减压或肛管排气。

（4）腹痛时遵医嘱使用止痛剂和镇静剂。

2. 高热的护理

应每4小时测体温、脉搏、呼吸1次，体温超过39℃时应首先采用物理降温。根据患者全身状况，给予酒精或温水擦浴，也可用冰袋降温；若体温下降不明显，可按医嘱给药降温，如消炎痛栓等。在降温过程中，患者大量出汗，可出现血压下降、脉快、四肢厥冷等虚脱症状，故应密切观察体温、脉搏、呼吸、血压，每0.5～1小时监测1次，同时应及时配合医生给予静脉输液或加快液体速度，必要时吸氧。应及时为患者更换被褥及衣物，鼓励多饮水。

3. 药物治疗

使用抗生素期间，注意观察患者有无过敏反应或药物毒性反应，严格执行药物输入时间，以确保体内的药物浓度，维持药效。

4. 中药治疗

主要为活血化瘀、清热解毒药物，如可遵医嘱使用银翘解毒汤、安宫牛黄丸及紫血丹等。

【健康教育】

（1）治疗急性盆腔炎时，应做到及时治疗、彻底治愈，防止转为慢性盆腔炎。

（2）注意性生活卫生，减少性传播疾病，经期禁止性交。

二、子宫肌瘤围手术期护理

【护理评估】

1. 评估患者有无异常子宫出血

表现为月经增多，频数及经期时间长，也可表现不规则阴道出血。黏膜下肌瘤及肌层内肌瘤最易出现月经异常，而浆膜下肌瘤月经多正常。肌瘤引起月经异常的原因有：宫腔变性增大，内膜面积增加；肌瘤影响子宫收缩或血运，造成盆腔慢性充血；肌瘤合并内膜增生或息肉形成；肌瘤合并感染等。

2. 评估患者有无腹部包块

患者常主诉腹部胀大，下腹部扪及包块。浆膜下肌瘤增大时，可在腹部摸到肿块，当膀胱充盈时更为明显。

3. 评估疼痛情况

常见的症状是下腹坠胀、腰背酸痛。浆膜下肌瘤蒂扭转时可出现急性腹痛。红色样变时腹痛剧烈可伴有发热。

4. 评估白带增多情况

肌壁间肌瘤使宫腔面积增大，内膜腺体分泌增多，并伴有盆腔充血使白带增多；悬吊于阴道内的黏膜下肌瘤，其表面易感染、坏死，产生大量脓血性排液及腐肉样组织排出，伴臭味。

5. 评估患者的压迫症状

大肌瘤可压迫邻近器官引起尿频、间歇性溢尿、肾盂积水、盆腔静脉淤血、下肢水肿或便秘。

6. 评估有无不育或自然流产

肌瘤引起的不育约占2% ~10%。肌瘤引起的自然流产机会是正常妊娠的2倍。

7. 评估继发贫血情况

患者由于出血过多可导致继发性贫血。严重者有全身乏力、面色苍白、气短、心慌等症状。

8. 身体检查

与肌瘤的大小、位置、数目及有无变性有关。肌瘤增大子宫超过妊娠12周大时，下腹部可摸到包块。子宫增大质硬，表面不平。浆膜下肌瘤有时有蒂与子宫相连，而黏膜下肌瘤有时脱出阴道口，较大的肌瘤有可变性，检查时子宫变软。

9. 心理社会问题

当患者得知患子宫肌瘤时，最担心是否为恶性肿瘤及如何选择治疗方案。年轻未生育的患者还担心是否影响生育，年老的患者更担心肌瘤恶性变。当决定手术治疗后，又存在不同程度的焦虑和恐惧，担心手术的意外，手术后的疼痛，以及手术后带来的身心变化。许多女性错误的认为子宫是产生性感和保持女性特征的重要器官，切除子宫意味着丧失了这些特征，变成不完整的女性，引起早衰，影响性生活；若只是做肌瘤剔除术，患者还会担心手术后复发问题。

【护理措施】

1. 术前指导

子宫肌瘤是良性肿瘤，只要选择适宜的治疗方法，患者即可获得良好的生活状态。因此，护士要了解患者手术前焦虑的原因及所承受的心理压力，向她们讲解生殖系统的解剖生理知识、手术的方式，以及子宫的切除不会影响性生活或改变女性特征。由于焦虑可以限制患者的学习能力，可以提供一些科普书籍供患者阅读，重复记忆，这样有利于患者的自我学习和心理调试。如果配偶愿意，有必要共同学习以减轻因患者子宫切除所带给他的焦虑，并帮助他去了解妻子需要支持的形式。

护士要用通俗易懂的语言讲解手术前各项准备工作的方法和目的，讲解手术后如何进行功能锻炼，如手术后需要做的深呼吸、咳嗽、翻身及床上小便等，护士都要给予悉心的指导。同时护士还要告诉患者手术后可能出现的反应，如呕吐、疼痛，以及由于留置尿管引起的泌尿系刺激的感觉，让患者有良好的心理准备去应对。总之通过护士全面耐心的讲解，让患者有良好的心态积极地面对手术。

2. 术前准备及术后护理

详见妇科手术护理常规。

3. 药物治疗护理

促性腺激素释放素类似物（GnRH－α）是近年来治疗肌瘤的重要辅助药物。GnRH－α作用机制是通过下调垂体促性腺激素的分泌，使FSH、LH的分泌减少，造成体内低雌激素及孕激素状态，起到药物去势作用，对卵巢也有直接抑制作用。GnRH－α仅仅作为手术前的辅助用药，而不能替代手术，一般注射2 ~3次为宜。一般采用皮下注射。

4. 社会心理支持

即便手术前做了详尽的健康指导，并不意味着手术后患者不会出现焦虑抑郁的表现。手术的创伤和身体功能的恢复，需要护士更多的健康指导，需要家庭及其社会关系网给予更多的心理支持，患者有交流烦恼感觉和对手术的忧虑得到解释的需要。子宫切除术对于女性来说是一种创伤，手术后需要适应调整的过程，这个适应的过程大约需要12～24个月，在这段时间里，家庭特别是配偶的支持和社会关系的支持尤为重要。性功能的恢复可帮助患者重建信心，有研究表明许多患者在手术后4个月恢复了其术前的性生活水平，一半以上的患者性交频率增加，性快感增加。这也许是因为解除了疾病的困扰，解除了怀孕的顾虑，性的满意度会有所提高。患者在手术后6周即可恢复正常的工作，因此让患者身心调养，尽快恢复身体功能，回到工作岗位，回归社会，重建自信。

【健康指导】

（1）出院以后，家里休养环境要安静舒适，温度、湿度适宜，注意通风，保持空气新鲜。

（2）根据自身情况适当的活动、锻炼，要注意劳逸结合，逐步恢复自理能力。

（3）在恢复期要多食用富含维生素、蛋白质、高纤维的食物，如瘦肉、蛋类和新鲜的水果、蔬菜等，以尽快恢复身体功能。

（4）注意个人卫生。伤口拆线1周后可洗淋浴，1周内用温水擦身。使用流动的温水冲洗外阴，勤换内衣裤。3个月内禁止性生活及盆浴。在患者性功能尚未恢复时，配偶应考虑用其他方式与其进行性交流，如拥抱、爱抚等。配偶的理解和爱抚是患者最好的心理支持。

（5）腹部伤口拆线2～3日后，把覆盖伤口的敷料或纱布揭去，以便观察伤口的情况。若伤口出现疼痛、红肿、硬结、渗血、渗液，且伴有体温升高，应到医院及时诊治。

（6）手术后1～2周，阴道可有少量粉红色分泌物，此为阴道残端肠线溶化所致，为正常现象。若为血性分泌物，量如月经，并伴有发热，应及时到医院就诊。

（7）子宫肌瘤剔除术后的妊娠率可达60%，多在3年内，而3年内的复发率仅为15%，3年后的复发率为30%，因此年轻未育的患者应在3年内尽快受孕，完成人生大事，解除后顾之忧。

（8）不具有手术指征未行手术者，应遵医嘱严格随诊。

三、子宫内膜异位症

【护理评估】

1. 身体评估

（1）询问患者病史及起病原因　此病好发于育龄妇女和未生育者，且有遗传史。

（2）评估患者痛经症状和程度　主要表现为继发性与渐进性痛经。疼痛多位于下腹部及腰骶部，可放散至阴道、会阴、肛门或大腿部。常于经前1～2日开始，经期第一日最剧，持续至经后逐渐消退，但随月经周期而呈进行性加重，且疼痛程度与病灶大小不呈正比。

（3）评估患者月经史　以经量增多或经期延长为主，可能与内膜增生或卵巢功能失调有关。

（4）评估患者孕产史　约74%以上患有不孕史，多数内膜异位患者输卵管并无阻塞，可因输卵管与其周围组织有粘连，而致蠕动受限；少数患者输卵管壁呈结节状增厚、管腔可能被阻塞；子宫位置后倾固定、卵巢功能失调等原因引起。

（5）评估患者其他特殊症状　肠道子宫内膜异位症患者可出现腹痛、腹泻和便秘，甚至有周期性少量便血。

2. 妇科检查

子宫多后倾固定、子宫一侧或双侧附件处可扪及与子宫相连的不活动囊块，有压痛，子宫骶骨韧带、子宫后壁或陷凹处有米粒至蚕豆大小不规则的结节，触痛明显，如阴道－直肠隔受累，可于阴道后穹窿部触及，甚至看到突出紫蓝色结节。

3. 辅助检查

（1）B超检查　确定卵巢子宫内膜异位囊肿的位置、形状及其大小，显示囊肿壁较厚且粗糙不平，与周围脏器粘连较紧。囊内容物可分为囊性、混合性和实性3种，其中以囊性为多见。

（2）腹腔镜检查　是该病诊断的金标准，可以直接看见病灶部分，病变范围、严重程度，是目前诊断子宫内膜异位症最可靠的方法。

4. 实验室检查

CA125值测定：CA125值可升高，它的变化还可以监测该病的疗效。

【护理措施】

1. 缓解疼痛

主要通过药物和手术治疗使疼痛症状缓解或消失，但在治疗前可口服止痛药，注意不要形成止痛药物依赖。

2. 给予心理支持，减轻患者及家属的焦虑

由于该病患者多数身心痛苦，影响生活和工作，因此渴望药物治疗和手术的成功。因此护士要做好心理护理，并要做好疾病的宣教工作，让患者了解相关的疾病及手术相关的知识，药物治疗和手术治疗的适应证和最佳时期，讲解手术方法和术后注意事项，鼓励患者建立治疗信心，与医护共同寻求最佳治疗方案。

3. 治疗护理

（1）常用的药物治疗

①假孕疗法　使异位内膜出现蜕膜样变、局限性坏死和腺体萎缩消退。

②假绝经疗法　长期连续应用可抑制排卵，雌激素分泌低落，造成类似绝经的表现。

（2）药物治疗的护理　无论是假孕疗法还是假绝经疗法，都需要长期用药。在用药早期，会出现一些副作用，有些副作用2～3个月后减轻，有的在治疗停止后恢复正常，护士应向患者详细说明，并请患者遵医嘱坚持用药，不要随便停药或减药量，药物治疗虽不能根治疾病，但可缓解症状、局限病灶，增大手术切净的机会。

4. 手术护理

根据患者的年龄、症状、部位及浸润深度，以及生育状况和要求采取不同的术式，根据手术范围的不同，可分为保留生育功能、保留卵巢功能和根治性手术三类，可行腹腔镜手术或开腹手术。围手术期护理同妇科腹腔镜及开腹手术护理。

四、卵巢肿瘤

【护理评估】

1. 评估病史

根据患者主诉，根据患者的主要症状。包括患者的年龄，家族史都是重要的证据。

2. 身体评估

卵巢癌早期无任何症状，出现症状时常常已达晚期。肿瘤生长迅速，患者自觉腹围增大或发现下腹部包块，由于肿瘤的压迫，可出现直肠、膀胱的一系列症状，如大便干、不畅，尿急、尿频或大小便困难。当肿瘤发生扭转、破裂和出血而出现急腹症状。如肿瘤穿破包膜在盆腔或腹腔种植后出现大量腹水，引起腹胀、严重的胃肠道反应，如食欲下降、甚至不能进食、消瘦、体重下降等恶液质现象。有时在腹股沟、腋下或锁骨上可触及肿大的淋巴结。

3. 评估社会心理问题

卵巢肿瘤未确诊前，患者担心是恶性疾病，表现出焦虑、不安。一般很难在手术前确切无误地断定肿瘤的良恶，需要结合临床表现的病理诊断。在大量的辅助检查阶段，患者徘徊在极度的希望和失望之间，当确定诊断是卵巢癌时，患者感到恐慌、孤单、痛苦。大多数患者希望尽快手术，希望毫无延误地去除癌症，希望手术干净彻底，一旦面临手术时，她们又担心手术中死亡，担心器官的丧失、手术后疼痛、功能的恢复。手术后，患者必须接受化疗，她们反复住院，承受着化疗的副作用，如恶心、呕吐、腹泻、脱发、乏力、食欲减退、无性欲，以及伴随的心理压力、垂头丧气、绝望、愤怒和压抑。在疾病的终末期，患者经历了痛苦的治疗，慢慢接受了现实，希望毫无痛苦的平静的离去。癌症晚期患者焦虑和抑郁发病率约为20% ~25%，需要药物和心理治疗。

【护理措施】

（1）卵巢癌患者入院后，思想负担重，情绪低落。护士要耐心细致地向患者介绍病室环境，各种规章制度，主管医生和护士，增加患者的安全感和信任感，能积极配合治疗。

（2）患者做各种检查和治疗时，要向患者解释目的和注意事项，对患者提出的问题要耐心解答。

（3）卵巢癌晚期患者病程长，费用高，生存机会少，护士要利用各种机会关心、体贴患者，倾听患者主诉，让患者在生命的最后阶段感到人间温暖。

（4）患者卧床时间长，抵抗力差，易造成皮肤压伤。交接班时要查看患者全身皮肤，每2小时翻身1次，按摩骨隆凸处，保持床单位的整洁，预防褥疮的发生。

（5）卵巢癌患者饮食宜清淡，易消化，少食多餐，根据病情和需要选择不同的饮食。营养支持的方法如下。

①经口营养　患者如能耐受经口饮食，护士应和家属一起制定患者能接受的饮食计划，口腔溃疡的患者以软食或流食为宜。当患者恶心或食欲不振时应少食多餐。

②鼻饲　若患者肠道功能正常，又不能经口饮食时，可给予鼻饲。鼻饲时应注意鼻饲的方法、速度、避免污染及合理使用抗生素问题。要考虑到患者是否耐受，记录

患者的大便情况，监测体重。

③完全胃肠外营养　卵巢癌晚期患者常并发肠梗阻，其发生率为70%，患者只能选择此种方法给予营养支持。护士在配置和输入营养液时应严格无菌技术操作，注意输液速度，预防感染。同时患者应监测血象、肝肾功能、血清蛋白等。

（6）卵巢癌手术护理　同常见妇科手术的护理中“经腹全子宫切除术”护理。

（7）卵巢癌术后的尿管、引流管、胃管的护理非常重要。要保持其通畅，观察其颜色、量、性质，出现异常及时报告医生，及时处理。

（8）放疗护理　同宫颈癌护理中“放疗护理”。

（9）化疗护理　见化疗护理相关章节。

（10）社会心理支持　随着医疗水平的提高，无论在患者的结局还是患者的生活质量方面，卵巢癌的治疗都取得了巨大的进展，特别是卵巢生殖细胞肿瘤的预后很好，大量的病例得到了痊愈。患者的存活率显著提高。许多研究者已经认识到癌症及其治疗对生命质量所起的作用，有人提出：“如果一个患者的生命质量和健康状况对她来说不很理想，则5年存活率和长期缓解几乎没有意义。为了恰当地处理好癌症患者的心理社会需求，则需要更好地理解和治疗她的心理和社会问题”。

癌症晚期患者心理疾患的发病率相当高，支持性心理治疗是帮助患者减轻焦虑和抑郁的首要方法，鼓励和促使患者表达出她们的恐惧和焦虑，针对具体情况进行解释、安慰，必要时加以劝告，并尽量满足其要求。患者和家属情感上往往需要关于疾病状态和可选择治疗方法的最新资料，对此应耐心多做介绍，既可帮助患者对治疗抱有希望，又能动员内在潜力，主动配合治疗和护理。此时家属更特别需要安慰。护士要主动与患者和家属接触、建立情感、给予爱护、关心，使其减轻孤独感。

在生死诀别之际，患者和家属都会心情沉重，最好能有家属陪伴在患者身旁，给予感情上的关怀和心理的支持，尽量满足患者的心愿，提供患者喜爱的饮食和体贴入微的照顾，这些都能给患者极大的安慰。在临终关怀阶段，家庭和社会的支持力量会伴随患者充实、自信地度过有生之年。

【健康指导】

（1）加强妇女防癌知识的普及宣传工作，加强妇女的防癌意识和防癌普查的自觉行为。适龄妇女每年做常规妇科检查，做到早期发现、早期诊断、早期治疗。

（2）手术后坚持化疗，坚持随诊。

（3）家属应在专业护理人员指导下学会各种护理技术，如为结肠造口术的患者调整饮食结构，保持造口的清洁，回肠代膀胱患者造口和尿袋的护理知识等。

五、子宫颈癌围手术期护理

【护理评估】

1. 评估患者有无阴道流血

年轻患者常表现为接触性出血，发生在性生活或妇科检查后出血。在早期流血量少，晚期病灶较大表现为大量出血，一旦侵蚀较大血管可能引起致命性大出血。

2. 评估患者阴道排液情况

患者常主诉阴道排液增多，白色或血性，稀薄如水样或米泔状，有腥臭。晚期因癌组织破溃，组织坏死，继发感染时则有大量脓性或米汤样恶臭白带。

3. 评估患者晚期癌的症状

根据病灶侵犯的范围而出现的继发性症状。病灶侵及盆腔结缔组织、骨盆壁、压迫输尿管或直肠、坐骨神经等时，患者主诉尿频、尿急、肛门坠胀、大便秘结、里急后重、下肢肿痛等；严重时导致输尿管梗阻、肾盂积水，最后引起尿毒症。到了疾病末期，患者表现消瘦、发热、全身衰竭、恶液质等。

4. 评估患者体征

(1) 早期，宫颈局部无明显病灶，宫颈光滑或轻度糜烂如一般宫颈炎的表现，随着宫颈浸润癌的生长发展，根据不同的类型，局部体征亦不同。

①外生型见宫颈上有赘生物向外生长，呈息肉状或乳头状突起，继而向阴道突起，形成菜花样赘生物，表面不规则，合并感染时表面盖有灰白色渗出物，触之易出血。

②内生型则见宫颈肥大、质硬，宫颈管膨大如桶状，宫颈表面光滑或有浅表溃疡。

(2) 晚期由于癌组织坏死脱落，形成凹陷性溃疡，整个宫颈有时被空洞替代，并盖有灰褐色坏死组织，有恶臭。妇科检查扪及两侧增厚、结节状，质地与癌组织相似，有时浸润达盆壁，形成冰冻骨盆。

5. 心理社会问题

由于年轻宫颈癌患者有上升趋势，更多的患者害怕手术带来的疼痛，器官的丧失和生殖能力的丧失；担心放化疗带来的自我形象的改变和严重的毒副作用，不能坚持治疗；担心失去家庭和孩子；担心疾病的预后。她们大多能积极应对手术治疗，但放化疗所带来的痛苦是她们难以想象和难以坚持面对的。

【护理措施】

1. 术前护理

(1) 手术前评估患者的身心状况及控制焦虑的应对能力，向患者讲解有关疾病的治疗和预防知识，讲解手术前后的注意事项，减轻患者的不安情绪。

(2) 阴道准备　术前 1 日用 1:40 的络合碘行阴道冲洗 2 次，冲洗时动作轻柔，防止病变组织的破溃出血。对于菜花型宫颈癌，应做好阴道大出血的抢救准备工作，备齐止血药物和填塞包，备好抢救车。需要行全子宫切除的患者，2 次冲洗后宫颈处涂龙胆紫，起到消毒和标记的作用。

(3) 肠道准备　视手术范围大小，若行宫颈癌根治术则需 3 日的肠道准备，内容同外阴癌的肠道准备；若行简单的全子宫切除术，术前 1 日上午口服 50% 磷酸镁溶液 40ml 或晚上行 110ml 甘油剂灌肠 1 次，起到清洁肠道的作用。

(4) 皮肤准备　术前 1 日备皮，剃除手术部位汗毛和阴毛，范围自剑突下至会阴部，两侧至腋前线，彻底清洁脐部。

2. 术后护理

(1) 根据手术情况按硬膜外麻醉或全麻术后护理常规，观察患者的意识、神志，保持呼吸道的通畅，防止患者躁动发生的意外。

(2) 严密监测患者的生命体征，观察阴道出血情况，保持腹部和阴道引流管的通畅，观察引流液的性状和量，及时发现腹腔内出血情况。

(3) 术后导尿管要保留 7～10 日，加强尿管的护理，拔除前 2 日开始训练膀胱功能，夹闭尿管定时开放，拔除尿管当日，观察患者排尿情况，并于下午测量残余尿，若残余尿量超过 100ml，则需继续保留尿管，继续定时夹闭尿管，训练膀胱功能。

（4）患者手术后 7～10 日即开始化疗或放疗，会延迟腹部伤口愈合，因此伤口拆线要延迟，注意观察伤口愈合情况，先部分拆线，保留张力线，待完全愈合再全部拆除。

（5）患者化疗一般采用以顺铂为主的化疗方案，如顺铂加氟尿嘧啶的 PF 方案或采用放疗加单纯顺铂增敏的方案。化疗的护理见相关章节。

3. 放疗护理

放疗是放射线治疗的简称，是女性生殖器官恶性肿瘤的主要治疗方法之一。放射线可直接作用于细胞的蛋白质分子，使之电离，产生凝结现象，改变其原有的形态和生理功能，造成细胞死亡，放射线也可使组织产生不正常的氧化过程，破坏细胞的主要生理功能。放射线在抑制和破坏肿瘤细胞的同时，也对正常组织产生不良影响。人体各器官对放射线的敏感度不一样，卵巢属于高度敏感，阴道和子宫属于中度敏感。

常用的放射源有放射性钴^{60}、放射性铱^{192}、镭^{226}、放射性核素、X 射线等。常用的照射方式有体外照射、腔内照射。

（1）放疗前护理

①心理支持　多数患者对放疗缺乏正确的认识，治疗前应简明扼要地向患者和家属介绍有关放疗的知识、治疗中可能出现的副作用及需要配合的事项。开始治疗前，要向患者说明放疗时工作人员不能留在室内的原因，但仍可在操作台监测，使患者消除恐惧心理，积极配合治疗。

②放疗前，要做肝、肾功能及血象检查，排空小便，减少膀胱反应，会阴部备皮，1∶5000 高锰酸钾溶液冲洗阴道 1 次，预防阴道、盆腔感染及粘连，增强放疗效果。准备好窥阴器、宫颈钳、阴道盒、宫腔管、纱布等。患者取膀胱截石位，护士协助医生放置阴道盒与宫腔管，将患者推入治疗间，连接好阴道盒与宫腔管和后装治疗机。

（2）治疗中通过显示屏和对讲机与患者联系，观察患者情况，如出现心慌、憋气、腹痛等症状及时发现，立即停机进入机房内及时处理。

（3）放疗后护理

①治疗结束后取出填塞纱布并核对数目，防止纱布留置在阴道内，观察阴道有无渗血和出血，如有出血应用无菌纱布填塞止血。如无出血可做阴道冲洗每日 1 次，防止阴道狭窄、粘连。

②观察膀胱功能，注意患者排尿情况，如有排尿困难超过 4 个小时需导尿。应鼓励患者每日多饮水，最好大于3000ml，注意补充维生素 C、维生素 K，可使用消炎利尿药物预防感染。

③注意血象变化，放疗可引起骨髓抑制，使血象降低，常以白细胞及血小板数减少为常见。因此要注意预防感染和出血情况，嘱患者注意个人卫生及有无皮下出血倾向。如白细胞减少至 $4\times10^9/L$ 以下、血小板降至 $10\times10^9/L$ 以下，应暂停放疗，遵医嘱给予升血象药物治疗，必要时少量输血，采取保护性隔离。

④盆腹腔放疗会造成胃、肠功能紊乱，肠黏膜水肿及渗出，常表现为食欲不振、恶心、呕吐、腹痛、腹胀及腹泻等，严重者亦会造成肠穿孔或大出血。反应轻者对症

给予流食或半流食，口服维生素 B_6 10%复方樟脑合剂等，严禁粗纤维食物，防止对直肠的刺激与损伤；严重者暂停放疗，及时输液，纠正水及电解质紊乱，注意观察大便的性状，及时送检。

⑤外照射时主要是皮肤护理。被照射皮肤经放射线对组织细胞的侵袭可出现皮肤反应，多在照射后8~10日出现。放射性皮肤反应一般分为干性和湿性2种。干性反应表现为皮肤瘙痒、色素沉着及脱皮，但无渗出物，不会造成感染，但能产生永久性浅褐色斑。此时应给以保护性措施，用无刺激性软膏如维生素AD软膏或羊毛脂涂擦。湿性皮肤反应表现为照射区皮肤有湿疹、水疱，严重时可造成糜烂、破溃，因此要注意放疗区域皮肤的清洁、干燥、避免衣物摩擦，如有水疱出现可涂2%龙胆紫溶液，如已经破溃，可停止放疗局部敷以抗生素药物，促使痊愈。护士要随时观察患者皮肤颜色、结构和皮肤完整性，嘱患者勿搔抓皮肤，注意皮肤的清洁、干燥，内衣及用物应柔软，吸湿性好，避免日晒、摩擦、热敷、粘贴胶布及使用含刺激性的肥皂和化妆品。

【健康指导】

（1）建立和加强宫颈癌的筛查可以有效降低宫颈癌的发病率和死亡率。

（2）积极治疗宫颈癌前病变，预防宫颈癌。

（3）做好手术前后的健康宣教，重点指导尿管的护理和膀胱功能的锻炼，使患者能尽快恢复排尿功能。

（4）做好放化疗毒副作用的自我护理宣教工作，预防由血象降低引起的感染和出血。

（5）安排好休息和活动时间，劳逸结合，心情愉快，建立正常的家庭生活和社会活动。

六、子宫内膜癌

【护理评估】

1. 病史

绝经后出血是子宫内膜癌的重要信号，因此要引起高度重视。同时还要了解患者的高危因素，如身体过重或肥胖、未孕、绝经晚（≥52岁）、糖尿病、高血压、使用雌激素等。子宫内膜癌的“三联征”是肥胖、高血压和糖尿病，患者常常是三症兼而有之。

2. 发病年龄

内膜癌虽可发生于任何年龄，但基本是一种老年妇女肿瘤。平均年龄约55岁，比宫颈癌的好发年龄推迟10年左右。

3. 身体评估

（1）子宫出血情况　各种类型的子宫出血是本病最突出的症状，由于50%~70%患者发病于绝经后，故绝经后出血是患者就诊的重要主诉之一。

（2）异常分泌物　阴道分泌物异常是瘤体渗出或继发感染的结果，可表现为血性液体或浆液性分泌物，有时可有恶臭，但远不如宫颈癌显著。

（3）疼痛情况　在内膜癌患者中并不多见。

4. 社会心理问题

绝经后出血可以是良性病变，如炎症、创伤或外源性雌激素影响等，也可以是恶性病变的一个重要表现，而且随着绝经后时间的延长，恶性倾向递增。出现这样的症状，有的患者表现的惊恐不已，有的患者则泰然处之。由于子宫内膜癌发病高峰平均在55岁左右，50%~70%患者发病于绝经后，几乎都有阴道出血，因此绝经后出血是个危险的警号，患者要积极检查查找病因，不必惊慌，也不可怠慢。一旦确诊，患者要面临手术前的各项检查，内心充满恐惧和焦虑，担心失去家庭和生命。

【护理措施】

1. 手术护理

同常见妇科手术的护理中“经腹全子宫切除术”护理。

2. 放疗护理

同宫颈癌护理中“放疗护理”。

3. 化疗护理

见化疗护理相关章节。

4. 激素及其他药物治疗护理

对于晚期和复发患者不能手术或年轻早期内膜癌要求保留生育功能的患者，应考虑孕激素治疗。如醋酸甲孕酮或己酸孕酮，在治疗中要注意观察药物的副作用，一般反应轻，可引起水钠潴留，出现水肿、药物性肝炎。告诉患者不必紧张，停药后会逐渐好转。用三苯氧胺治疗的患者可能会出现类似更年期综合征的反应，如潮热、畏寒等，少数患者还可出现阴道流血、恶心、呕吐。如出现这些症状应及时就诊。

5. 社会心理支持

子宫内膜癌是一种可以早期发现、早期诊断、早期治疗的恶性肿瘤，首选治疗是手术，因此护士要患者讲解疾病和治疗的相关知识，让患者以良好的心态积极面对手术，手术后护士要和患者及其家属一起制定康复计划，如营养饮食计划、功能锻炼计划等，帮助患者尽快恢复机体的生理功能，应对以后的放疗和化疗。护士在满足患者各方面需要的同时，还要认识到癌症患者家庭的重要性，家庭的理解和支持可以使患者充分享受“劫后余生”。由于放疗后患者的性功能出现障碍，取得配偶的理解和爱抚非常重要，可以帮助患者重建自信心。良好的家庭支持可帮助患者坚持治疗及坚持治疗后的随诊，保证治疗的完整性。

【健康教育】

（1）大力宣传科普防癌知识，提高女性防癌普查的自觉性。年龄在40岁以上的妇女每年接受1次妇科检查，注意子宫内膜癌的高危因素，积极治疗高血压、糖尿病。

（2）绝经后出血是危险信号，如果出现，不论出血多少，不论出血几次，不论出血持续时间多长，都要及时就诊，通常可以在Ⅰ期作出诊断，患者的治愈率很高，治疗手段也不复杂，患者治疗后可获得很好的生活质量。

（3）患者治疗后要严密随诊，观察疗效，预防和早期发现复发。子宫内膜癌的复发率为10%~20%。随诊时要做全身检查，特别是妇科盆腔检查；阴道残端细胞涂片检查癌细胞；盆腔B超及胸片检查。

（4）近年来激素替代治疗（HRT）方兴未艾，用于更年期及以后，雌激素对改善神经精神症状、预防骨质疏松及其他代谢障碍无疑是有益和必要的，但它会增加子宫内膜癌及乳腺癌的危险性，使用超过7年，危险性增加14倍。当然，这种危险性与用药剂量大小、时间长短、是否合用孕激素、是否中间停药及患者的特点有关。其原则是在医生指导下，并进行医疗监督；其用法是尽可能小的剂量或合并用孕激素，并注意绝经后出血症状。适宜的药物治疗不仅不会增加发生子宫内膜癌的机会，而且应该能够降低这种风险，因而可能被证明为一种保护性措施。

七、滋养细胞肿瘤

【护理评估】

1. 评估病史

侵蚀性葡萄胎的多数患者有葡萄胎史，一般发生在葡萄胎清宫术后6个月内。绒癌患者有清宫史、流产史、足月产史或异位妊娠史。

2. 身体评估

（1）阴道出血　这是最常见的症状，主要表现为葡萄胎、正常或非正常妊娠后阴道持续出血或不规则出血，出血量可多可少，多时甚至发生休克。这种症状主要是由于肿瘤的侵蚀性生长，破坏了周围的组织及血管所致，但是，有时也可因为阴道转移瘤破溃引起的。

（2）咯血　表现为葡萄胎、正常或非正常妊娠结束后出现咯血，这时应该注意本病的发生。这种现象主要是由于侵葡或绒癌发生肺转移所致，严重时可以发生大咯血，甚至窒息、死亡。

（3）腹痛、腹部包块　腹痛可能是由于肿瘤的生长，并且穿透子宫肌层达到浆膜层，个别病例可以发生大出血、休克，需要及时的处理。子宫增大及黄素化囊肿等均可以导致腹部包块。

（4）颅压增高的表现　脑转移患者表现为头痛、呕吐、抽搐、偏瘫及昏迷等症状。如果没能得到及时、有效的控制，可能会发生脑疝等严重后果。

3. 实验室检查

血β－HCG测定值明显上升。

4. 辅助检查

影像学的检查包括B超、X线检查、CT、MRI及子宫动脉造影术。出现肺转移时，胸部X线片可见肺内有效圆形转移阴影；子宫动脉造影时可见葡萄胎组织侵入子宫肌层，破坏血管，在肌层形成动静脉瘘。

5. 社会心理评估

侵蚀性葡萄胎和绒毛膜癌均是恶性肿瘤，病情发展快、症状重，患者要接受多疗程化疗，甚至手术，患者心理负担重，担心疾病的预后，是否能生育。另外，医疗费用也给家庭带来沉重的负担，此时患者更需要家庭的关心和社会的支持。

【护理措施】

1. 化疗患者护理

参考化疗患者护理章节。

2. 恶性滋养细胞肿瘤转移肺转移

最为常见，主要表现为咳血、胸闷、胸痛和憋气等。护士应密切观察患者有无咳血、胸闷、胸痛等不适，遵医嘱给予镇静药物以减轻症状。呼吸困难可以半坐卧位，有利于呼吸及痰的排出，间断吸氧。患者出现血胸时需保持安静，避免剧烈活动，出血多，症状严重可做胸腔穿刺，穿刺时应严格无菌操作，防止胸腔感染。同时注意观察体温、脉搏、呼吸的变化，及早发现肺部感染征兆。

3. 恶性滋养细胞肿瘤脑转移

患者病情最重，来势凶猛，护理应做好以下工作。

（1）病室环境　脑转移患者应置于单间并有专人护理，病室内保持空气新鲜，暗化光线，防止强光引起患者烦躁、紧张、头疼而加重病情。抽搐的患者应安置床档，防止发生意外。

（2）病情观察　绒癌脑转移是病情已进入晚期，患者可出现因瘤栓引起的一过性症状，如猝然摔倒、一过性肢体失灵、失语、失明等约数分钟或数小时可恢复。亦可因瘤体压迫致颅压增高或瘤体破裂引起颅内出血，出现剧烈头痛、喷射性呕吐、偏瘫、抽搐、昏迷等，以上症状往往来势凶猛，护士应随时观察患者病情变化，认真倾听患者的主诉，以便及时进行抢救。

（3）生活护理　满足患者的基本生活需要，做好生活护理。

（4）皮肤护理　保持皮肤的清洁干燥，偏瘫的患者要定时翻身，防止褥疮的发生。

（5）脑转移抽搐的护理　脑瘤期的患者，由于肿瘤压迫，可造成患者突然抽搐，当抽搐发生时应立即用开口器，以防舌咬伤，同时通知医生进行抢救。保持呼吸道通畅，定时吸痰，有假牙的患者取下假牙防止吞服。抽搐后，患者常有恶心、呕吐，此时为防止患者吸入呕吐物，应使其去枕平卧，头偏向一侧。大小便失禁者给予保留尿管，定时翻身叩背，做好口腔及皮肤护理，防止肺部并发症及褥疮的发生。

（6）腰穿护理　绒癌脑转移患者进行腰穿的目的是：测定颅内压、脑积液生化及HCG的变化，注入化疗药物达到治疗目的。腰穿是诊断和治疗的重要手段之一。因此做好腰穿患者的护理是非常重要的。

腰穿前护士协助患者摆好体位，患者去枕侧卧，背齐床边，低头手抱双膝，腰部尽量后凸，使腰椎间隙增宽，便于操作。腰穿一般选择第三或第四腰椎间隙。在治疗过程中，要严格无菌操作，防止感染。护士要观察患者的呼吸、脉搏、瞳孔及意识的变化。如有异常发现应停止操作，进行抢救。操作时应注意放脑脊液的速度不可过快，防止形成脑疝。留取脑脊液标本时，一次不可超过6ml。腰穿后患者宜头低脚高位6小时，平卧24小时，以便达到较好的治疗目的，亦可防止低颅压性头疼。腰穿前疑有颅内压升高或体温升高的患者不行腰穿。控制体温及降低颅压后再进行。

4. 滋养细胞肿瘤阴道转移瘤

其破溃出血往往是大量的，可很快发生出血性休克，危及患者的生命。

（1）预防出血

①阴道转移患者应尽早开始应用化疗，以便结节尽快消失。

②阴道转移结节未破溃的患者应以卧床休息为主，活动时勿用力过猛过重，以免因摩擦引起结节破溃出血。

③减少一切增加腹压的因素，如患者出现恶心、呕吐、咳嗽时，应及时给予有效的处理，同时保持大便通畅，必要时给予缓泻剂。

④注意饮食　保证热量及蛋白质的需要，同时要粗细搭配及维生素的供给。

⑤做好大出血抢救的各种准备，备好无菌填塞包（内有弯盘1个，能拆开的阴道窥具1个，阴道拉钩1个，长3cm、宽5cm的纱条2条，阴道钳1个，方纱2块及棉球若干），云南白药或其他止血药装入喷雾器内备用。

⑥避免不必要的阴道检查及盆腔检查。如必须检查要先做指检，动作要轻柔，防止碰破结节引起出血。阴道转移的患者严禁行阴道冲洗。

⑦加强巡视，严密观察病情变化。

（2）大出血的抢救

①护士必须具备大出血抢救的基本知识，操作熟练，头脑冷静。

②当发现患者阴道大出血时，立即将其移至治疗室并用双拳压迫腹主动脉以达到紧急止血的目的。同时通知医生，建立有效的静脉通路，配血，备好阴道填塞物品及抢救药品，配合医生进行阴道填塞。当患者病情危急时，抢救可在床边进行。

③阴道填塞时，护士要严密观察患者血压、脉搏、呼吸及面色的变化，防止出血性休克发生。

（3）阴道填塞后护理

①心理护理　患者发生阴道出血后多表现为紧张、焦虑并担心再次出血。此时要多与患者交谈，了解患者的需要，及时解除其悲痛的心理负担，使其能积极配合治疗。

②加强生活护理　填塞后的患者需绝对卧床休息，做好患者生活护理，满足其基本生活需要。阴道填塞后阴道内张力增加压迫直肠，患者常有便意，要向患者解释清楚，避免患者反复坐起排便，使填塞纱条脱出。

③阴道填塞后患者要少渣饮食，保持大便通常，必要时给予缓泻剂或用1%肥皂水低压灌肠。

④加强巡视，严密观察填塞纱条有无渗血，保留会阴垫，以估计出血量。

⑤做好留置尿管的护理　阴道填塞期间为防止纱条脱落和小便污染要置保留尿管，操作时注意防止感染，每日更换尿袋。

⑥保持外阴清洁　每日用消毒剂或无菌生理盐水擦洗外阴，大便后亦应擦洗，切忌冲洗外阴。

⑦观察体温的变化　每日测3～4次体温，发现异常及时通知医生。必要时遵医嘱使用抗生素。

⑧阴道填塞纱条应24小时更换1次，第一次填塞之纱条亦不应超过36小时，以免时间过长发生感染。更换纱条应在抢救措施准备好的情况下进行。

5. 子宫动脉栓塞术的护理

子宫动脉栓塞术是放射介入技术在妇科治疗中的具体应用。特别是在滋养细胞肿瘤的诊断、治疗中起着重要作用。子宫动脉造影术获得的图像十分清晰、细致，可以鉴别良性、恶性肿瘤，进行肿瘤病灶定位，发现出血病灶，并可经导管药物进行介入性治疗如注入栓塞剂控制出血，亦可通过将导管保留于病灶营养血管内，局部灌注化疗药。

(1) 插管前护理

①化疗前对患者全身情况进行全面测定，监测生命体征，血、尿常规及电解质。

②术前 1 日按手术常规准备会阴部皮肤，做碘过敏试验，以防对造影剂过敏。

③术日晨患者禁食、水，肌内注射盐酸甲氧氯普胺注射液 10mg，地西泮 10mg，并口服苯海拉明 50mg，起到镇静、止吐、抗过敏作用。

④遵医嘱留置尿管。

(2) 插管后护理

①物品准备　应准备好床单位、电源、动脉输液泵及液体，注意安装正确，以便患者返回后及时接上动脉液体，防止等待时间过长，导管阻塞。

②患者由导管室返回后，护士应主动向医生询问动脉造影及插管过程中有无特殊情况，是否行动脉栓塞或保留导管，护理上有无特别观察注意的问题。

③穿刺部位及皮肤的监测　患者返回病房后立即接好输液管，测量血压，同时观察穿刺点有无渗血、皮下淤血，足背动脉搏动情况及双下肢体的温度颜色是否正常，并做记录。遵医嘱双腿制动或单腿制动。

④遵医嘱拔除尿管。

⑤教会患者轴向翻身的方法及床上解小便的方法，防止导管移位，影响化疗效果。

⑥化疗过程中要严格按医嘱给药，加强巡视，注意观察臀部皮肤情况，做好皮肤护理。

⑦发现血栓及导管阻塞情况　每日交接班时观察足背动脉搏动情况及双下肢的温度颜色，若有血栓及导管阻塞，则双侧足背动脉搏动有差异，有血栓侧下肢皮温低，颜色异常，此时应立即报告医生，停止化疗。

⑧穿刺部位隔日换药 1 次，换药时严格无菌操作，动作轻柔，以免带出导管，同时观察患者穿刺局部有无感染迹象。

⑨生命体征的监测　每日测体温 3 次，测血压 1 次。如有异常及时报告医生。

(3) 拔管后护理　穿刺部位加压包扎 24 小时，继续卧床 24 小时，并继续观察双下肢皮肤的温度，颜色及足背动脉搏动情况，及时发现血栓情况。

【健康教育】

随着现代医学科学的进步，恶性滋养细胞肿瘤的诊治有了很大突破，临床上已能提供有效的治疗方法，挽救大量患者的生命，给许多患者带来了希望。因此护士要帮助患者克服恐惧心理，鼓励其树立战胜疾病的信心，忍受化疗和手术带来的暂时的痛苦，坚持治疗。同时调动患者家属参与治疗和护理，指导其在化疗期间的加强营养，并注意适当活动。严格随诊。

八、功能失调性子宫出血

【护理评估】

1. 健康史

(1) 评估患者年龄、月经史、发病前有无停经史、以往治疗经过。

(2) 评估患者婚育史、避孕措施、激素药物使用史。

(3) 评估患者目前工作、学习、生活，有无意外事件、精神紧张、忧虑、过度劳累、气候和环境骤变等对性腺轴不良的刺激情况。

（4）评估患者异常子宫出血的表现，如出血持续时间、出血性状、出血量、经期长短、发病时间及经过。

（5）评估患者有无全身与生殖系统有关的疾病，如肝病、血液病、高血压、代谢性疾病（甲状腺功能亢进、肾上腺或垂体疾病）。

2. 身体评估

（1）无排卵性功血表现为月经周期和经量的不正常。

①月经周期或经期长短不一，出血量时多时少，多为停经数周或数月后大量出血，可持续2～3周甚至更长。

②亦有表现为长时间少量点滴出血、淋漓不尽，出血多者可致贫血或休克，出血期间一般无腹痛或其他不适。

③一般有数月无月经的病史。

④基础体温（BBT）单相。

（2）有排卵性功血表现为月经周期缩短，因此月经频发。有时月经周期虽在正常范围内，但卵泡期延长、黄体期缩短（<11日）。育龄妇女常可表现为不易受孕或在孕早期流产。

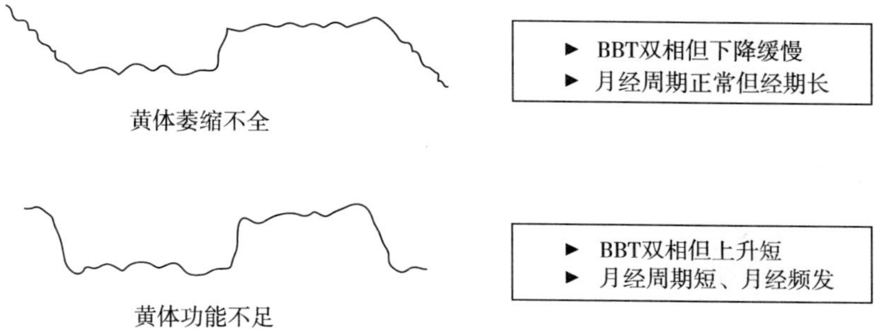

图3－1　有无排卵性功血的临床表现

3. 辅助检查

（1）诊断性刮宫　简称诊刮。其目的包括止血和明确子宫内膜病理诊断。在经前期或月经来潮后6小时内刮宫，不规则流血或大量出血者可随时刮宫。

（2）超声检查　了解子宫大小、形状，宫腔内有无赘生物，子宫内膜厚度。

（3）基础体温测定　BBT呈单相型，提示无排卵。

（4）宫腔镜检查　直视下选择病变区进行活检，诊断价值高。尤其可排除早期宫腔病变，如子宫内膜息肉、子宫黏膜下肌瘤、子宫内膜癌等。

（5）激素测定　酌情检查FSH、LH、E_2及P。确定有无排卵，可测定血清孕酮和尿孕二醇。疑高催乳激素血症查PRL。

4. 心理社会因素

（1）青春期患者　因害羞及怕影响学业，不能及时就诊，长期大量的出血易产生焦虑和无助感。另外，患者能否最终建立正常的月经周期，与病程长短有关。发病在4年以内建立正常周期者占63.2%，病程超过4年者较难痊愈，可能合并多囊卵巢综合征。

（2）育龄期功血患者　总是持观望态度，往往因严重贫血晕倒后才被家属急送医院。住院期间治疗不仅怕影响工作，有些患者还有经济压力，也有担心家中无人照顾而不能安心。治疗者用促排卵药后妊娠生育可能性很大，但产后仅部分患者有规则排卵或稀发排卵，多数仍为无排卵。个别患者可发生内膜非典型增生或腺癌。即使月经恢复正常的患者也易受某些刺激而复发。

（3）绝经过渡期的功血患者　有患者担心是否恶变。患者病程可长可短，皆以绝经而告终。在除外恶变后可观察等待。

【护理措施】

（一）**一般护理**

（1）评估患者年龄、受教育程度、体型、体温、脉搏、呼吸、血压、面色、自理能力。

（2）评估患者异常子宫出血的表现，如出血量、性状。发病时间，发病前有无停经史。

（3）每日保留会阴垫，观察出血及治疗情况。保持床单位清洁，每日流动水冲洗外阴，防止逆行感染。

（4）注意病室通风，保持空气新鲜；创造良好的修养环境，制定合理的作息时间。

（5）饮食　高蛋白、高维生素 C、高铁剂饮食。

（6）遵医嘱准确给予药物并正确指导。

（二）**心理护理**

（1）加强护患沟通，了解患者顾虑，适时进行有关功能性子宫出血知识的宣教。向青春期功血患者及家属，强调尽早治疗有利于月经恢复正常周期。育龄期患者中未育者用促排卵药后妊娠生育可能性很大，已育者要定期到医院随诊。绝经过渡期的患者在除外恶变后可定期随诊观察。

（2）向入院患者介绍病室环境，主管医生和护士，消除陌生感。

（3）协助生活护理，使患者感到温暖和关怀。

（4）创造交流的空间，每日定时开放探视，使患者心情愉快。

（三）**治疗配合**

治疗根据患者年龄、病程、血红蛋白水平、既往治疗效果、有无生育或避孕要求、文化水平、当地医疗及随诊情况等全面考虑。

1. 一般治疗

贫血者应补充铁剂、维生素 C 和蛋白质，严重贫血需输血。出血时间长者给予抗生素预防感染。出血期间应加强营养，避免过度劳累和剧烈运动，保证充分休息。

2. 药物治疗

一线治疗是药物。使用性激素类药物治疗时注意时间、剂量准确，严格执行性激素给药的护理措施。

（1）重点床旁交班，了解患者一般状况。

（2）按时按量准确给药，不随意停药或漏药，稳定的血药浓度，可避免造成意外的阴道出血。

（3）必须按规定在血止后开始减量，逐渐递减。

（4）告知患者及家属，治疗期间若有不规则阴道出血，及时就诊/汇报值班护士或医生。

（5）记录出血量，嘱患者保留卫生巾、尿垫及内裤等便于准确估计失血量，为及时补充液体和血液提供依据。

（6）注意出血量，随时观察出血情况，如有异常及时报告医生；对于严重失血的患者要密切观察血压、脉搏、呼吸、尿量，并嘱其卧床休息、不单独起床，以防晕倒受伤。

（7）停药3～7日后会发生撤药性出血，量多时给一般止血剂，必要时输血。

（8）做好配血、输血的准备，如发生失血性休克时，积极配合医生抗休克治疗。

（9）注意患者用药前后及过程中有无过敏反应，及时通知医生采取措施，并做好护理记录。

（10）监测生命体征、血常规、凝血功能的检查。

3. 手术治疗

（1）诊断性刮宫　适用于急性大出血或存在子宫内膜高危因素的患者。

（2）子宫内膜切除术　适用于经量多的绝经过渡期功血和经激素治疗无效且无生育要求或实行子宫切除术有禁忌证者。

（3）全子宫切除术　经药物治疗不佳，特别是40岁以上，病理诊断子宫内膜复杂性增生，甚至伴有不典型增生者。

（四）治疗护理

1. 手术护理

（1）术前护理

①协助完善术前相关化验及各项检查，了解患者既往史、现病史、目前状况、过敏史、月经史及婚孕史。

②评估患者有无禁忌证，监测生命体征。

③诊刮术前护理　有阴道出血者，单纯清洗外阴。术前4小时禁食、水。备齐手术用物，负压吸引装置及氧气全套，负压吸引器瓶清洁。关闭门窗、调节室温及手术床。核对患者，嘱其排空膀胱进手术室。注意给患者保暖，协助采取正确体位。

（2）术中配合

①有阴道出血者，用1∶40的络合碘溶液单纯清洗外阴。

②建立静脉通路，遵医嘱常规给予哌替啶50mg、盐酸异丙嗪25mg静脉慢推。

③严格执执行无菌技术操作，配合医生手术，遵医嘱准确给药。

④术中指导患者配合方式，减轻痛苦，避免出现意外。随时安慰患者，密切观察术中患者的反应，倾听主诉，监测生命体征。如出现面色苍白，出冷汗，立即报告医生。暂停操作，并给予吸氧，待异常情况排除后方可继续。

（3）术后护理　术后清理用物，协助医生正确留取标本。将患者安全送回病房。卧床休息并观察4小时，暂不进食水。加强巡视、监测生命体征，密切观察患者面色、腹痛、子宫收缩情况，阴道有无出血及其性状，注意倾听患者主诉。必要时及时通知医生。严格无菌操作，遵医嘱给予预防性抗生素感染。保持外阴清洁，用1∶40的络合碘溶液每日冲洗外阴并更换内裤、卫生巾或卫生垫。及时更换被污染的被服。鼓励受术者尽早半卧位或下地活动，排除宫腔内积血。

【健康教育】

（1）遵医嘱按时按量准确服药，不随意停药或漏服药，稳定的血药浓度，可避免造成意外的阴道出血。

（2）大剂量雌激素止血不宜频繁使用，对存在血液高凝状态或有血栓性疾病的患者应禁用。

（3）出血量多时，卧床休息，避免过度劳累、剧烈运动、保存体力，防止摔伤。重度贫血者需输血。

（4）血红蛋白极度低下，注意有无凝血因子、血小板的过度稀释，必要时补充新鲜冻干血浆或血小板。

（5）出血期可遵医嘱使用促进凝血、抗纤溶药物，促进止血。

（6）加强营养，增加蛋白质、维生素C、铁剂的摄入。如青春期患者可多食猪肝、禽类，更年期患者可多食鱼虾、新鲜水果和蔬菜等低胆固醇高铁剂的食品，尽可能地在短期内纠正贫血。

（7）保持外阴清洁，每日用流动水进行冲洗。勤换内裤、卫生巾/卫生垫，以防逆行感染。

（8）腹腔镜术后患者注意监测体温的变化，注意伤口有无红肿、硬结、渗液，出现异常及时就诊。

（9）手术治疗的患者术后禁盆浴、同房1个月。

（10）按时随诊。

九、子宫脱垂

【护理评估】

1. 询问患者病史及起病原因

（1）询问患者分娩情况，有无慢性疾病，如慢性咳嗽或长期便秘。

（2）是否从事长期站立或重体力工作。

2. 身体评估

（1）评估患者有无疼痛及异物脱出感，病情严重者可有下坠感及腰骶部疼痛，长期站立和行走后加重。

（2）严重者站立时外阴有物脱出，多数平卧可还纳，脱出物摩擦较严重会出现溃疡，有痛感。

3. 评估患者有无排便异常

有些患者伴有小便困难或腹压增加时有尿溢出，大便困难，常需指压阴道后必助排泄。

【护理措施】

1. 一般护理

引起溃疡的患者应予外用药物治疗，并多卧床休息，待溃疡面愈合后方可手术治疗。

2. 心理护理

该病患者多为年老女性，忽视自身疾病，也有担心医疗费用及治疗效果，造成病情非常严重后才来就医。因此护士要做好疾病相关知识的宣教工作，让患者及家属了解手术治疗的必要性，向他们讲解手术方法和术后注意事项，消除紧张情绪，建立治疗信心，积极配合治疗。

3. 治疗护理

病情较轻者，可采用支持疗法。放置子宫脱是对于不宜做手术患者有效便捷的方法，它是一种支持子宫和阴道壁并使其维持在阴道内而不脱出的工具，常用的有喇叭形和环形。

（1）详细教习放置方法

①放托　将手洗净，患者蹲下，两腿分开，一手握托柄，使托盘呈倾斜为进入阴道口内，然后将托柄变向内推边向前旋转，直至托盘达宫颈。

②取托　以手指捏住托柄，上下左右轻轻摇动，待负压消除后，向后外方向牵拉，即可自阴道内滑出。

（2）选择合适的型号　放置后不脱出又无不适感为宜。

（3）保持子宫托和阴道的清洁　子宫托应在每晨起床后放入，每晚睡前取出，并洗净放置于清洁杯内备用。

（4）复查　放置子宫托后应每3～6个月复查。

4. 手术治疗

根据患者年龄、生育要求及全身健康情况加以选择。常见术式有阴式子宫切除+阴道前后壁修补术、曼氏手术、阴道前后壁修补术。围手术期护理同阴式手术护理，老年患者较多，应加强安全护理。

【健康教育】

患者应加强营养，适当安排休息和工作，避免重体力劳动及提重物，经常保持大便通畅，积极治疗慢性咳嗽。

十、妇科手术患者的护理

（一）经腹全子宫切除术围手术期护理

【护理评估】

1. 病史

采集个人的家族史、月经史、生育史、手术史、既往内科病史、药物史和药物过敏史。了解所患疾病的临床表现，现存问题。

2. 身体评估

（1）监测体温、脉搏、呼吸、血压。

（2）患者的一般情况，如饮食、睡眠、排泄等，特别是患者患病后和住院后有无异常情况。患者对自身所患疾病的了解情况及对手术的知晓程度。

（3）妇科检查　阴道检查、肛查。

3. 辅助检查

胸部X线，B超（肝、胆、胰、脾、盆腔），心电图。

4. 实验室检查

血、尿常规，肝、肾功能，血型，RH因子，凝血四项，输血九项。

【护理措施】

1. 手术前护理

（1）心理护理　医生决定患者手术日期及手术方式后，护士应深入了解患者的病情及思想状况，进行有针对性的术前宣教。应本着以诚恳、热情、耐心的态度，设法消除患者的顾虑、恐惧及其他不安的想法。

（2）认真阅读病历，检查患者术前各项化验检查是否完善、正常，如发现问题及时与医生联系。

（3）术前1日为手术监测3次体温，并观察患者有无异常情况，如发热（体温 > 37.3℃）、上呼吸道感染、月经来潮等，应及时通知医生，及早采取相应措施。

（4）术前准备

①皮肤准备　备皮范围上至剑突下缘，下至大腿上1/3，两侧达腋中线。清洁脐部，剔除阴毛。

②肠道准备　术前1日50%硫酸镁溶液40ml口服或甘油灌肠剂110ml置肛。术前12小时禁食、10小时禁水。

③阴道准备　术前1日用1∶40的络合碘溶液冲洗阴道早晚各1次，于第二次冲洗阴道后在子宫颈及穹窿处涂龙胆紫做手术标记。有阴道出血者不做阴道冲洗，仅在做手术标记之前用络合碘纱布做阴道擦拭。

④膀胱准备　术前留置导尿管。

⑤其他　药物过敏试验、配血、睡前给予镇静药物等。

（5）遵照医嘱认真完成患者的各项术前准备工作，并做好相应的宣教，让患者知晓、放心。但同时应注意，事后检查患者完成情况也非常重要，如肠道准备后，患者是否排便及排便情况；睡前的镇静药物是否起效；手术室来接患者时，患者是否取下了身上佩戴的异物等。

（6）手术当日，病房护士应与接手术的护士认真核对患者的姓名、床号、手术方式及所携带入手术室的物品和药物，共同接送患者离开病房。

2. 手术后护理

从手术结束到患者基本恢复的这一阶段为手术后期。手术后期的观察护理是患者疾病恢复的关键。护理人员要采取各种措施减轻患者的痛苦，密切观察和记录病情变化，及时发现问题，并有预见性地防止各种可能出现的并发症，帮助患者在最短的时间内康复。

（1）病室及物品的准备　手术后患者宜安置于安静舒适的小房间，以利于患者术后恢复及护理人员对其观察、抢救。患者进手术室后，护理人员应进行手术患者床单位及护理用具的准备，如铺麻醉床，备一次性尿垫及腹带、砂袋，准备血压计、听诊器、吸氧用具、吐盘等。同时，病室内应备有随时可以应用的抢救物品及药品。

（2）患者返回病室后，首先让患者去枕平卧，头偏向一侧，及时清理口腔及呼吸道内的分泌物，保持呼吸道畅通，同时防止患者因误吸而发生窒息。全麻尚未清醒的患者要设专人看护，同时要加设床档以防止躁动的患者坠床发生意外。

（3）护士应向手术或麻醉医生了解患者手术中情况，如手术范围、术中出血、意外情况等，以及术后有无特殊护理要求和注意事项。

（4）生命体征的观察　手术后24小时内患者病情尚未平稳，极易出现紧急情况，护理人员要全面了解、密切观察、有的放矢地进行护理，其中生命体征的监测是非常重要的。

患者返回病室后应及时监测1次血压、脉搏、呼吸并做好记录，由于麻醉及手术对循环系统的抑制作用术后不会马上恢复，因此应每15～30分钟监测1次血压、脉搏、呼吸，直至平稳，必要时给予心电监护。

（5）护理人员同时应注意观察患者有无出血的征象，如腹部伤口有无渗血，阴道出血情况，如果有引流的患者引流液的量、色、性质有无异常等，同时结合患者其他情况，如患者出现口唇苍白、烦躁不安、出冷汗等症状，且血压下降，脉搏快而弱，应警惕发生内出血或休克。

（6）术后止痛　疼痛可影响各器官的功能，有效地止痛不仅可以减轻患者的痛苦，而且为各种生理功能的恢复创造了条件。

一般术后24小时内可以给予各种止痛药物来缓解患者的痛苦。24小时后伤口疼痛会明显减轻，此时可以采取分散患者注意力，减少病室噪音，创造良好环境，使患者安静休息，来增加患者的舒适感。

（7）恶心、呕吐　由于手术中牵拉内脏及术中、术后应用麻醉药和止痛剂，使患者术后会出现恶心、呕吐的问题。

一般术后恶心、呕吐无需处理，让患者头偏向一侧，嘴边接好吐盘，及时清理呕吐物，保持口腔清洁，床单位整洁，待药物作用消失后症状会自行缓解。呕吐严重的患者，可以遵照医嘱给予适当的止吐药。

（8）尿管、引流管的观察与护理

①由于解剖位置的关系，妇科手术中输尿管、膀胱受到牵拉、推压，在分离粘连时极易损伤输尿管，因此术后观察尿量及尿液的性质非常重要。

②手术后在保留导尿管的过程中要注意保持导尿管通畅，勿折、勿压。随时注意观察尿液的颜色、性质和量。如尿液为血色，应考虑是否存在输尿管及膀胱的损伤；如尿量较少，在排除导尿管阻塞后，应考虑患者是否存在入量不足或有内出血休克等情况的发生。如出现此类情况，应及时报告医生及早处理。导尿管通常在手术后第一日晨拔除。拔除导尿管后，护理人员应嘱患者多饮水，及时排尿，并观察有无尿急、尿痛等泌尿系统刺激症状及尿潴留情况的发生，必要时重新留置导尿管。

③留置引流管的目的为引流出腹腔及盆腔内的冲洗液及渗血、渗液，以便观察有无内出血及减少感染的发生。

④引流管在留置的过程中同样也应保持其通畅，勿压、勿折。密切观察其引流液的颜色、性质、量。若发生异常情况应及时通知医生处理。

⑤为了减少在留置导尿管、引流管的过程中感染的发生，护理人员每日晨需用1∶40络合碘溶液为患者冲洗外阴，同时也为了及时清洁、观察阴道出血情况。

（9）腹胀　术后腹胀是由于肠管暂时性麻痹而使过多气体积于肠腔不能从肛门排出造成的；手术后患者由于伤口疼痛而呻吟，吸气时空气进入消化道；同时腹部伤口疼痛使腹肌力量减弱也影响直肠排气。

术后护理人员应劝慰患者不要呻吟、抽泣及张嘴呼吸，尽量减少过多气体进入消化道；并应鼓励、帮助患者术后早期活动，以促进肠道蠕动的恢复，同时也可防止盆腹腔粘连和下肢血栓的发生；还要指导患者，在尚未排气之前不要食用豆制品、奶制品、甜食及油腻等容易产气的食品，以免增加肠道内的积气。

（10）饮食护理　一般手术后第一日可进流食、第二日进半流食、第三日肠道蠕动恢复后可进普食。术后患者应多注意加强营养，增加蛋白质、维生素的摄入，促进伤口愈合。

【健康教育】

（1）休养环境安静舒适，温度、湿度适宜，注意通风，保持空气新鲜。

（2）保持良好的心情，避免情绪紧张激动。

（3）根据自身情况适当的活动、锻炼，要注意劳逸结合。

（4）多食用富含维生素、蛋白质、高纤维的食物，如瘦肉、蛋类和新鲜的水果、蔬菜等。

（5）注意个人卫生。伤口拆线1周后可洗淋浴，1周内用温水擦身。使用流动的温水冲洗外阴，勤换内衣裤。3个月内禁止性生活及盆浴。

（6）腹部伤口拆线2~3日后，把覆盖伤口的敷料或纱布揭去，以便观察伤口的情况。若伤口出现疼痛、红肿、硬结、渗血、渗液，且伴有体温升高，应来医院及时诊治。

（7）手术后1~2周，阴道可有少量粉红色分泌物，此为阴道残端肠线溶化所致，为正常现象。若为血性分泌物，量如月经，并伴有发热，应及时到医院就诊。

（8）从手术之日起休假6周。

（9）遵医嘱术后6周来医院复查。

（二）腹腔镜手术围手术期护理

【护理评估】

1. 病史

（1）采集个人的家族史、月经史、生育史、手术史、既往内科病史、药物史及药物过敏史。

（2）了解所患疾病的临床表现，现存问题。

2. 身体评估

患者的一般情况，如饮食、睡眠、排泄等，特别是患者患病后和住院后有无异常情况。患者对自身所患疾病的了解情况及对手术的知晓程度。

（1）妇科检查　阴道检查、肛查。

（2）常规检查　监测体温、脉搏、呼吸、血压。

3. 辅助检查

胸部X线，B超（肝、胆、胰、脾、盆腔），心电图。

4. 实验室检查

血、尿常规，肝、肾功能，血型，RH因子，凝血四项，输血九项。

【护理措施】

1. 手术前护理

（1）心理护理　医生决定患者手术日期及手术方式后，护士应深入了解患者的病情及思想状况，进行有针对性的术前宣教。应本着以诚恳、热情、耐心的态度，设法消除患者的顾虑、恐惧及其他不安的想法。

（2）认真阅读病历，检查患者术前各项化验检查是否完善、正常，如发现问题及时与医生联系。

（3）术前1日为手术患者监测3次体温，并观察患者有无异常情况，如发热（体温>37.3℃）、上呼吸道感染、月经来潮等，应及时通知医生，及早采取相应措施。

（4）术前准备

①皮肤准备　备皮范围上至剑突下缘，下至大腿上1/3，两侧达腋中线。清洁脐部，剔除阴毛。特别要注意脐部的清洁，因手术其中一个切口在脐轮下0.5cm或脐底部。

②肠道准备　术前1日50%硫酸镁溶液40ml口服或甘油灌肠剂110ml置肛。术前12小时禁食、10小时禁水。

③阴道准备　术前1日用1∶40的络合碘溶液冲洗阴道，早晚各1次。有阴道出血者不做阴道冲洗，仅用络合碘纱布做阴道擦拭。无性生活者不做阴道准备。

④膀胱准备　术前勿需留置导尿管，嘱患者排空膀胱，带导尿管进手术室，在手术需要时留置。

⑤其他　药物过敏试验、配血、睡前给予镇静药物等。

（5）遵照医嘱认真完成患者的各项术前准备工作，并做好相应的宣教，让患者知晓、放心。但同时应注意，事后检查患者完成情况也非常重要，如肠道准备后，患者是否排便及排便情况；睡前的镇静药物是否起效；手术室来接患者时，患者是否取下了义齿及身上佩戴的异物等。

（6）手术当日，病房护士应与手术室的护士认真核对患者的姓名、床号、手术方式及所携带入手术室的物品和药物，共同接送患者离开病房。

2. 手术后护理

从手术结束到患者基本恢复的这一阶段为手术后期。手术后期的观察护理是患者疾病恢复的关键。护理人员要采取各种措施减轻患者的痛苦，密切观察和记录病情变化，及时发现问题，并有预见性地防止各种可能出现的并发症，帮助患者在最短的时间内康复。

（1）病室及物品的准备　手术后患者宜安置于安静舒适的小房间，以利于患者术后恢复及护理人员对其观察、抢救。患者进手术室后，护理人员应进行手术患者床单位及护理用具的准备，如铺麻醉床，备一次性尿垫，准备血压计、听诊器、吸氧用具、吐盘等。同时，病室内应备有随时可以应用的抢救物品及药品。

（2）护士应向手术或麻醉医生了解患者手术中情况，如手术范围、术中出血、意外情况等，以及术后有无特殊护理要求和注意事项。

（3）生命体征的观察　手术后24小时内患者病情尚未平稳，极易出现紧急情况，护理人员要全面了解、密切观察、有的放矢地进行护理，其中生命体征的监测是非常重要的。

患者返回病室后应及时监测血压、脉搏、呼吸并做好记录，由于麻醉及手术对循环系统的抑制作用术后不会马上恢复，因此应每15～30分钟监测1次血压、脉搏、呼吸直至平稳，必要时给予心电监护。

（4）护理人员同时应注意观察患者有无出血的征象，如腹部伤口有无渗血，阴道出血情况，如果有引流的患者引流液的量、色、性质有无异常等，同时结合患者其他情况，如患者出现口唇苍白、烦躁不安、出冷汗等症状，且血压下降，脉搏快而弱，应警惕发生内出血或休克。

（5）术后止痛　疼痛可影响各器官的功能，有效地止痛不仅可以减轻患者的痛苦，而且为各种生理功能的恢复创造了条件。

一般术后24小时内可以给予各种止痛药物来缓解患者的痛苦。24小时后伤口疼痛会明显减轻，此时可以采取分散患者注意力，减少病室噪音，创造良好环境，使患者安静休息，来增加患者的舒适感。

（6）恶心、呕吐　由于手术中牵拉内脏及术中、术后应用麻醉药和止痛剂，使患者术后会出现恶心、呕吐的问题。

一般术后恶心、呕吐无需处理，让患者头偏向一侧，嘴边接好吐盘，及时清理呕吐物，保持口腔清洁，床单位整洁，待药物作用消失后症状会自行缓解。呕吐严重的患者，可以遵照医嘱给予适当的止吐药。

（7）尿管、引流管的观察与护理

①由于解剖位置的关系，妇科手术中输尿管、膀胱受到牵拉、推压，在分离粘连时极易损伤输尿管，因此术后观察尿量及尿液的性质非常重要。

②手术后在保留导尿管的过程中要注意保持导尿管通畅，勿折、勿压。随时注意观察尿液的颜色、性质和量。如尿液为血色，应考虑是否存在输尿管及膀胱的损伤；如尿量较少，在排除导尿管阻塞后，应考虑患者是否存在入量不足或有内出血休克等情况的发生。如出现此类情况，应及时报告医生及早处理。导尿管通常在手术后第一日晨拔除。拔除导尿管后，护理人员应嘱患者多饮水，及时排尿，并观察有无尿急、尿痛等泌尿系统刺激症状及尿潴留情况的发生，必要时重新留置导尿管。

③留置引流管的目的为引流出腹腔及盆腔内的冲洗液及渗血、渗液，以便观察有无内出血及减少感染的发生。

④引流管在留置的过程中同样也应保持其通畅，勿压、勿折。密切观察其引流液的颜色、性质、量。若发生异常情况应及时通知医生处理。

⑤为了减少在留置导尿管、引流管的过程中感染的发生，护理人员每日晨需用1∶40络合碘溶液为患者冲洗外阴，同时也为了及时清洁、观察阴道出血的情况。

（8）腹胀　术后腹胀是由于肠管暂时性麻痹而使过多气体积于肠腔不能从肛门排出造成的；手术后患者由于伤口疼痛而呻吟，吸气时空气进入消化道；同时腹部伤口疼痛使腹肌力量减弱也影响直肠排气。

术后护理人员应劝慰患者不要呻吟、抽泣及张嘴呼吸，尽量减少过多气体进入消化道；并应鼓励、帮助患者术后早期活动，以促进肠道蠕动的恢复，同时也可防止盆腹腔粘连和下肢血栓的发生；还要指导患者，在尚未排气之前不要食用豆制品、奶制品、甜食及油腻等容易产气的食品，以免增加肠道内的积气。

同时，腹腔镜手术中人工气腹也是造成患者术后腹胀的主要原因之一，这就更需要患者术后早期下床活动，以利气体自然吸收消失。但对于为防止盆腹腔粘连在手术中进行腹腔灌液的患者一定要卧床休息 24 小时，以防止液体沿切口处渗到皮下，造成外阴水肿。

（9）饮食护理　一般手术后第一日可进半流食，术后第二日肠道蠕动恢复后可进普食。术后患者应多注意加强营养，增加蛋白质、维生素的摄入，促进伤口愈合。

【健康教育】

（1）休养环境安静舒适，温度、湿度适宜，注意通风，保持空气新鲜。

（2）保持良好的心情，避免情绪紧张激动。

（3）根据自身情况适当的活动、锻炼，要注意劳逸结合。

（4）多食用富含维生素、蛋白质、高纤维的食物，如瘦肉、蛋类和新鲜的水果、蔬菜等。

（5）注意个人卫生。伤口拆线 1 周后可洗淋浴，1 周内用温水擦身。使用流动的温水冲洗外阴，勤换内衣裤。

（6）腹部伤口拆线 2 ~3 日后，把覆盖伤口的敷料或纱布揭去，以便观察伤口的情况。若伤口出现疼痛、红肿、硬结、渗血、渗液，且伴有体温升高，应来医院及时诊治。

（7）手术后 1 ~2 周，阴道可有少量粉红色分泌物，此为正常现象。若为血性分泌物，量如月经，并伴有发热，应及时到医院就诊。

（8）行腹腔镜全子宫切除术的患者，术后 3 个月内禁止性生活、盆浴，从手术之日起休息 6 周，术后 6 周来医院复查；行腹腔镜下子宫肌瘤剔除术、卵巢囊肿剔除术、单纯的卵巢及输卵管切除术的患者，术后 1 个月内禁止性生活、盆浴，从手术之日起休息 4 周，术后 4 周来医院复查，复查时需避开月经期。

（三）阴式子宫切除加阴道前后壁修补术围手术期护理

【护理评估】

1. 病史

（1）采集个人的家族史、月经史、生育史、手术史、既往内科病史、药物史及药物过敏史。

（2）了解所患疾病的临床表现，现存问题。

2. 身体评估

（1）患者的一般情况，如饮食、睡眠、排泄等，特别是患者患病后和住院后有无异常情况。

（2）患者对自身所患疾病的了解情况及对手术的知晓程度。

3. 常规检查

监测体温、脉搏、呼吸、血压。

4. 妇科检查

阴道检查、肛查。

5. 辅助检查

诊断检查胸部X线，B超（肝、胆、胰、脾、盆腔），心电图。

6. 实验室检查

血、尿常规，肝、肾功能，血型，RH因子，凝血四项，输血九项。

【护理措施】

1. 手术前护理

（1）心理护理　手术前护理人员要主动接近患者与其交谈，了解患者的心理状态，特别是对手术有关问题的看法及手术效果、预后方面知识的了解程度；对患者讲解手术前后的注意事项、手术麻醉选择及手术方式；帮助患者消除紧张心理，树立战胜疾病的信心，以良好的心态接受手术。

（2）手术前护士要协助医生完善患者各项术前化验检查及治疗工作。如遵医嘱术前3日给患者服用结合雌激素片，以增加阴道皱襞黏膜的弹性，有利于手术；协助患者回纳脱垂的子宫，指导患者使用丁字带，并嘱患者减少活动，卧床休息，以减少摩擦脱垂子宫，防止破溃。

（3）术前1日为手术患者监测3次体温，并观察患者有无异常情况。特别是患者术前如有咳嗽症状，应立即汇报医生，待治疗后方可手术，以免手术后因咳嗽增加腹压，不利于伤口愈合。

（4）术前准备

①皮肤准备　备皮范围上至耻骨联合上10cm，下至会阴及肛门周围。两侧达大腿内侧上1/3。

②肠道准备　由于解剖位置的关系，阴道与肛门很近，术中易因排便而污染手术，因此，肠道准备较严格。

从手术前3日开始准备，术前3日半流食，术前2日流食，术前1日禁食不禁水，晚10时禁水，除每日给予口服50%硫酸镁溶液40ml导泻，每日2次服用肠道抗生素庆大霉素8万单位外，术前1日还要给予清洁洗肠。

③阴道准备　同样从手术前3日开始，每日用1∶40络合碘溶液冲洗阴道，必要时用1∶5000高锰酸钾溶液坐浴。

④膀胱准备　术前排空膀胱，带导尿管进手术室，备手术结束时留置。

⑤其他　药物过敏试验、配血、睡前给予镇静药物等。

（5）遵照医嘱认真完成患者的各项术前准备工作，并做好相应的宣教，让患者知晓、放心。

（6）手术当日，病房护士应与手术室的护士认真核对患者的姓名、床号、手术方式及所携带入手术室的物品和药物，共同接送患者离开病房。

2. 手术后护理

从手术结束到患者基本恢复的这一阶段为手术后期。手术后期的观察护理是患者疾病恢复的关键。护理人员要采取各种措施减轻患者的痛苦，密切观察和记录病情变化，及时发现问题，并有预见性地防止各种可能出现的并发症，帮助患者在最短的时间内康复。

（1）病室及物品的准备　手术后患者宜安置于安静舒适的小房间，以利于患者术后恢复及护理人员对其观察、抢救。患者进手术室后，护理人员应进行手术患者床单位及护理用具的准备，如铺麻醉床，备一次性尿垫，准备血压计、听诊器、吸氧用具、吐盘等。同时，病室内应备有随时可以应用的抢救物品及药品。

（2）患者返回病室后，首先去枕平卧，头偏向一侧，及时清理口腔及呼吸道内的分泌物，保持呼吸道畅通，同时防止因误吸而发生窒息。全麻尚未清醒的患者要设专人看护，同时要加设床档以防止躁动的患者坠床发生意外。

（3）护士应向手术或麻醉医生了解患者手术中情况，如手术范围、术中出血、意外情况等，以及术后有无特殊护理要求和注意事项。

（4）生命体征的观察　手术后24小时内患者病情尚未平稳，极易出现紧急情况，护理人员要全面了解、密切观察、有的放矢地进行护理，其中生命体征的监测是非常重要的。

患者返回病室后应及时监测血压、脉搏、呼吸并做好记录，由于麻醉及手术对循环系统的抑制作用术后不会马上恢复，因此应每15～30分钟监测1次血压、脉搏、呼吸直至平稳，必要时给予心电监护。

（5）护理人员同时应注意观察患者有无出血的征象，询问手术医生手术中在阴道内有无放置纱卷压迫止血，要特别注意取出纱卷前后阴道出血情况，如果有引流的患者引流液的量、色、性质也要注意观察，警惕发生内出血或休克的可能。

（6）术后止痛　疼痛可影响各器官的功能，有效地止痛不仅可以减轻患者的痛苦，而且为各种生理功能的恢复创造了条件。

一般术后24小时内可以给予各种止痛药物来缓解患者的痛苦。24小时后伤口疼痛会明显减轻，此时可以采取分散患者注意力，减少病室噪音，创造良好环境，使患者安静休息，来增加患者的舒适感。

（7）恶心、呕吐　由于手术中牵拉内脏及术中、术后应用麻醉药和止痛剂，使患者术后会出现恶心、呕吐的问题。

一般术后恶心、呕吐无需处理，让患者头偏向一侧，嘴边接好吐盘，及时清理呕吐物，保持口腔清洁，床单位整洁，待药物作用消失后症状会自行缓解。呕吐严重的患者，可以遵照医嘱给予适当的止吐药。

（8）尿管、引流管的观察与护理

①由于解剖位置的关系，妇科手术中输尿管、膀胱受到牵拉、推压，在分离粘连时极易损伤输尿管，因此术后观察尿量及尿液的性质非常重要。

②手术后在保留导尿管的过程中要注意保持导尿管通畅，勿折、勿压。随时注意观察尿液的颜色、性质和量。如尿液为血色，应考虑是否存在输尿管及膀胱的损伤；如尿量较少，在排除导尿管阻塞后，应考虑患者是否存在入量不足或有内出血休克等情况的发生。如出现此类情况，应及时报告医生及早处理。

③术后一般要保留导尿管48～72小时，在此期间应鼓励患者多饮水，以稀释尿液起到自行冲洗膀胱的作用。因导尿管保留时间较长，拔除导尿管后，除嘱患者适量饮水，及时排尿，观察其自解小便次数、量及有无尿道刺激症状外，还应遵医嘱为患者监测残余尿量，以确定患者膀胱功能是否恢复。

④留置引流管的目的为引流出腹腔及盆腔内的冲洗液及渗血、渗液，以便观察有

无内出血及减少感染的发生。

⑤引流管在留置的过程中同样也应保持其通畅，勿压、勿折。密切观察其引流液的颜色、性质、量。若发生异常情况应及时通知医生处理。

（9）注意保持外阴的清洁、干燥。由于阴道与肠道的解剖位置邻近，要求手术后护理人员每日用1∶40络合碘溶液早晚2次冲洗外阴，且每次患者排便后也用同法冲洗会阴，以保持阴道伤口的清洁，利于伤口的愈合，同时也可观察阴道出血的情况。

（10）腹胀　术后腹胀是由于肠道暂时性麻痹而使过多气体积于肠腔不能从肛门排出造成的；手术后患者由于伤口疼痛而呻吟，吸气时空气进入消化道；同时腹部伤口疼痛使腹肌力量减弱也影响直肠排气。

术后护理人员应劝慰患者不要呻吟、抽泣及张嘴呼吸，尽量减少过多气体进入消化道；并应鼓励、帮助患者术后早期活动，以促进肠道蠕动的恢复，同时也可防止盆腹腔粘连和下肢血栓的发生；还要指导患者在尚未排气之前不要食用豆制品、奶制品、甜食及油腻等容易产气的食品，以免增加肠道内的积气。

（11）手术后遵医嘱给予患者少渣饮食，以控制首次大便排出的时间，给伤口愈合时间，防止感染。同时应嘱患者注意大便情况，防止出现大便干燥，以免因腹压过高影响伤口愈合，必要时给予缓泻剂。

（12）手术后预防腹压增加是患者手术后期康复的关键。除上述防止因大便干燥引起腹压增加外，手术后最易引起腹压增加的因素即为咳嗽，所以护理人员要在手术后遵医嘱预防性的给予止咳治疗及镇咳药。

【健康教育】

（1）休养环境安静舒适，温度、湿度适宜，注意通风，保持空气新鲜。

（2）保持良好的心情，避免情绪紧张激动。

（3）患者在手术后半年内应避免提超过5kg的重物等增加腹压的活动。每日进行缩肛练习，锻炼盆底肌肉。

（4）多食用富含维生素、蛋白质、高纤维的食物，如瘦肉、蛋类和新鲜的水果、蔬菜等。特别是富含纤维的食物，以保持大便通畅。

（5）注意个人卫生，使用流动的温水冲洗外阴，勤换内衣裤。3个月内禁止性生活及盆浴。

（6）手术后1～2周，阴道可有少量粉红色分泌物，此为阴道残端肠线溶化所致，为正常现象。若为血性分泌物，量如月经，并伴有发热，应及时到医院就诊。

（7）从手术之日起休息6周。

（8）遵医嘱术后6周来医院复查。

十一、妇科化疗患者的护理

【护理评估】

1. 身体评估

包括一般情况（体温、脉搏、呼吸、血压），饮食（每日进食量、饮水量、副食的种类及量、有无恶心、呕吐），排泄（大便次数、量及性质、有无腹泻、每日排尿量、次数、尿夜的性质），皮肤黏膜（口腔黏膜有无溃疡、全身有无出血点、破溃、皮疹），四肢活动情况，有无水肿，有无胸水、腹水，阴道有无出血、分泌物的性质等。

2. 心理社会评估

了解患者的心理状态、情绪反应、对化疗及其防护知识掌握情况。

3. 实验室检查

血常规，主要了解白细胞、血小板数量，肝、肾功能，肿瘤特异性检查，尿常规。

4. 辅助检查

必要行B超及心电图检查等。

【护理措施】

（一）**化疗前准备**

1. 患者的准备

（1）心理护理　化疗前做好患者的心理护理，消除其对化疗的恐惧，取得患者的配合。恶性肿瘤对患者已是一个严重的打击，加之化疗，患者要忍受巨大的痛苦，一般其情绪低落、消沉，对化疗具有恐惧心理，护士要主动接近患者，耐心倾听其主诉，了解心理反应，给予正确的指导。向患者介绍化疗的效果，增强其治疗的信心。同时给患者讲解有关知识，使患者对化疗有些初步了解，消除其恐惧心理，以良好的心态接受化疗。在化疗过程中，护士应随时了解患者的心理变化，给予及时的帮助和指导，同时要取得家属的配合，使患者顺利地度过化疗期。

（2）体重测量　化疗药物用药量大多是按体重计算的，故应准确测量体重，以使用最佳药量。在化疗过程中，由于患者食欲不振、恶心、呕吐，体重常会下降，宜定期测量，以协助医生调整药量。

测量体重的方法：首先应校准磅秤，宜在清晨患者空腹，排空大、小便后，只穿贴身衣裤，不穿鞋，由护士测量，必要时二人核对。

2. 护士的准备

（1）护士应熟练掌握化疗的基本知识，了解化疗药物的作用机制，常见的副作用及化疗患者的护理。

（2）患者及家属做好健康宣教，讲解化疗的相关知识，使其能积极配合。

（3）配药时护士应严格无菌技术操作，严格“三查七对”，严格按医嘱剂量给药。

（4）为防止化疗药物对工作人员的损伤，配液时应使用无菌洁净台。配药时护士应戴好口罩、帽子、手套，用后按要求处置。药物备好后给患者注射时，护士应穿防护服，须戴手套和护目镜，防止药物不慎滴出、接触到手部皮肤。配药及给患者注射药物后应立即洗手，怀孕和哺乳期护士应避免参与此项工作。

（二）**化疗期间的护理**

1. 保护血管，防止药液外漏

护士应熟练静脉穿刺技术，提高一次穿刺成功率，减少反复穿刺造成血管损伤，有计划、合理地使用血管。应用对血管刺激性大的药物时，如KSM、VCR、AT1258、ADM、VCR等，应先进行静脉穿刺，成功后再加入药物。输入药物过程中随时观察药物有无外渗，如有外渗应马上处理。

化疗药物外渗的处理步骤如下。

①马上停止药物输入，局部用封闭治疗（封闭用0.9%生理盐水4ml+2%普鲁卡

因 1ml）。

②外渗 24 小时内，局部冷敷，48 ~ 72 小时使用热敷，减轻对局部组织的损伤。

2. 用药速度的观察

不同的化疗药物要求的输入速度不同，护士应熟练掌握各种药物输入速度，加强巡视，随时调整，以保证化疗药正确匀速输入体内。

【化疗副作用的护理】

（一）**消化道副作用的观察及护理**

1. 食欲不振、恶心、呕吐的护理

恶心、呕吐是化疗最常见的副作用，其影响患者的精神状况、营养状况及生活质量。化疗患者需要更多的热量及营养，但化疗引起的消化道反应使其对食物失去兴趣，胃内无法保存摄取的食物，导致患者营养状况逐渐下降，而影响治疗效果。持续的恶心、呕吐可造成水及电解质的平衡紊乱，更严重的可产生代谢性碱中毒、低血钾及脱水。在心理精神方面，恶心、呕吐给患者心理压力很大，使患者难以坚持治疗，造成焦虑和恐惧。

护士应注意观察患者消化道反应程度，当患者出现食欲不振时，要鼓励其多进食，可少食多餐，食用自己平时喜爱的食物，同时给患者创造良好的进食环境，以增加食欲。患者出现恶心、呕吐时，及时清理呕吐物，遵医嘱给予镇静、止吐药物，必要时静脉输液，记录呕吐量，防止水及电解质平衡紊乱。

防止恶心、呕吐还可应用以下几种方法。

①音乐疗法　许多研究证明平静和缓的音乐可有效地减轻患者的焦虑及疼痛，同时也可缓和呕吐症状。

②行为放松技巧　让患者逐渐肌肉放松、深呼吸、引导患者想象、转移其注意力，可减轻症状。

③食物选择　呕吐的患者选择碱性或固体食物，酸性食物则有助于控制恶心症状。避免产气性、油性及辛辣食物，可减轻恶心呕吐症状。少量清凉饮料，如汽水、可乐、果汁，可缓和胃部不适。

2. 腹痛、腹泻的护理

常见的化疗药物如 5 – 氟尿嘧啶可造成肠道黏膜的损伤，导致腹痛腹泻的发生。临床中患者出现腹痛、腹泻时要严密观察腹痛情况，腹泻次数、量及大便性质，当腹泻次数 1 日超过 3 次时及时通知医生停用化疗，并遵医嘱给予药物治疗，同时留取大便标本，做普通细菌培养及厌氧细菌培养。腹泻严重的患者应严格记录出入量，注意一般情况，防止电解质平衡紊乱。腹泻期间应指导患者食用少渣、低油饮食，用 5 – 氟尿嘧啶的患者每日最好食 2 瓶酸奶，因 5 – 氟尿嘧啶可杀灭肠道内革兰阴性杆菌，引起肠道菌群紊乱，导致腹泻，酸奶可补充乳酸菌以减轻症状。

3. 口腔溃疡的护理

化疗药物干扰细胞的生长、成熟、分化，直接造成口腔黏膜的改变，减少基底细胞的更新，导致细胞的萎缩及胶原的破坏，最终造成口腔黏膜红肿、过敏，进而影响表层的上皮细胞脱落，加剧组织的红肿、溃疡。口腔溃疡的疼痛影响患者进食，加重机体的营养不良，如正值骨髓抑制期易引起全身的感染，同时亦造成患者精神情绪上的障碍，影响生活质量。化疗期间保持口腔清洁，勤漱口，每日用软毛刷刷牙。护士应观察患者口腔黏膜的变化，发现有黏膜变红，舌苔减少应及时给予生理盐水漱口，出现口腔溃疡时根据溃疡程度给予口腔护理，口腔护理可清除口腔内脱落黏膜，黏液及腐败物质，维持口腔清洁，预防感染，促进黏膜再生。严重的口腔溃疡患者疼痛难忍，可适当给予止痛药物，特别是在进餐前，用0.03%地卡因合剂局部喷雾止疼，可缓解疼痛，帮助进食。饮食应注意以较清凉、质软、无刺激性食物为主，还可遵医嘱输入液体及大剂量维生素，促进黏膜再生。口腔溃疡患者应测3次体温，以早期发现感染征兆，及时治疗。

4. 口腔治疗的方法

患者出现口腔溃疡后，依溃疡程度给予口腔治疗。方法如下：先用1%过氧化氢溶液10ml让患者充分漱口，然后用长棉签蘸1.5%过氧化氢溶液为患者擦洗口腔黏膜溃疡处，动作要轻揉，尽量擦去溃疡表面覆盖的腐败物质及脱落的黏膜，血小板数低的患者，切忌擦破口腔黏膜，防止出血不止。擦洗干净后，将装有生理盐水的容器挂高，利用水的压力冲洗口腔，将口腔内所有污物冲洗干净。最后将口腔溃疡散（或其他药物）涂于溃疡面上。口腔治疗可以减轻患者的疼痛，促进口腔黏膜上皮细胞的再生，减少感染的发生。

（二）造血系统反应的护理

临床上化疗引起的骨髓抑制相当常见，而骨髓抑制也是化疗药物剂量受限的主要原因。化疗使增生前细胞受到抑制，当血液中的成熟细胞因本身寿命已到而死亡后，骨髓的增生前细胞被破坏，无法补充成熟的细胞，使外周血液的血细胞下降。其主要表现为白细胞、血小板数减少。当白细胞计数低于$3.0\times10^9/L$时，应与医师联系，考虑停药。

1. 白细胞计数减少的护理

白细胞下降机体的重要防御系统被破坏，易引起感染发生。护士应随时了解患者白细胞计数下降的程度，对患者进行全面的护理评估并加强宣教，采取措施，帮助患者安全地度过白细胞数下降期，防止并发症的发生。

（1）保持清洁的环境　病室要严格落实消毒隔离制度，除每日做好清洁外，还要定期彻底打扫。夏季门窗要安纱窗，防止蚊蝇。患者用物，如便盆、小桌擦布及扫床套应固定使用，每日用消毒液清洗。患者出院后要严格进行终末消毒。病室内要保持空气新鲜，每日定时通风，避免在室内放置鲜花等植物。同时要严格控制家属探视。必要时对患者实行保护性隔离。

（2）病情观察，患者白细胞计数下降时，每日测3~4次体温，如体温超过38.5℃时，通知医生，及时给予降温和抗生素治疗。患者应每天或隔日监测白细胞及分类细胞数目。每日检查易发生感染的部位有无炎症反应，如患者出现咽痛、咳嗽、呼吸困难、口腔溃疡、皮肤破溃、尿频、尿急、尿痛等症状时通知医生给予处理。静脉输液的患者，每日观察注射部位有无红、肿、热、痛等感染的征兆。

（3）加强饮食指导，增加蛋白质、维生素及其他营养素的摄入，以增强机体抗病能力。同时要注意饮食卫生，生吃水果、蔬菜要洗干净。

（4）卫生指导，嘱患者每日要洗澡，清洗外阴，更换内衣裤，洗澡时使用中性肥皂，勿用碱性或刺激性洗涤用品及香水，维持皮肤的完整。保持口腔的清洁，并观察有无破溃。

（5）医护人员执行各项护理治疗，特别是介入性操作时要严格无菌技术，避免医源性感染的发生。同时要认真执行洗手制度，每项操作完成后都要洗手。

（6）必要时遵医嘱给予抗生素、升白细胞药物，并注意观察用药后的反应。

2. 血小板数减少的护理

血小板有很好的聚集和黏附功能，参与人体的止血和凝血过程。血小板降低时易引起患者出血。一般而言，血小板低于 $50\times10^9/L$ 即有潜在的出血，低于 $20\times10^9/L$ 即有自发性出血的可能。护理人员应了解易发生出血的部位、症状，随时观察患者有无出血倾向，提早采取措施，将合并症的危险降至最底。同时保护患者，防止任何因素造成患者出血。

（1）易发生出血的部位及症状

①皮肤　紫斑或瘀斑，常出现于上肢或下肢的远端肢体或黏膜上。

②消化道　上消化道出血，便血，吐血，口腔黏膜或牙龈出血。

③呼吸系统　呼吸状态的改变，咳血，鼻出血。

④泌尿生殖系统　血尿，月经过多。

⑤颅内　颅内出血，意识改变，颅内压增高，头痛等症状。

（2）护理措施

①护士应了解患者化疗的进程及血象的变化，加强患者血小板数下降期间的护理。

②当血小板数下降时，嘱患者适当休息，不做剧烈活动，防止活动时因机体软弱无力、贫血而发生外伤及出血等意外，有颅内出血或阴道出血倾向的患者要绝对卧床休息。

③观察患者有无细微出血征兆，如皮肤瘀斑，牙龈及鼻出血，静脉穿刺、注射部位有无渗血，发现问题及时处理。

④在进行各项护理治疗操作时动作要轻柔，肌内注射、静脉穿刺后要用棉球压迫穿插部位至无出血为止，防止皮下血肿。

⑤保持室内空气湿度在50%，防止空气干燥引起的鼻出血，患者感鼻腔干燥时可用石蜡或薄荷油滴鼻，指导患者切忌用手挖鼻或用力擤鼻，应多喝水、吃新鲜水果及蔬菜。当鼻腔有少量出血时，让患者平卧，手指压迫鼻翼两侧，可用新麻滴鼻液或1%肾上腺素棉球填塞，头部冷敷，如出血严重，尤其后鼻腔出血时，立即通知医生进行鼻腔填塞。

⑥嘱患者用软毛刷刷牙，不要使用牙签剔牙，防止牙龈出血。

⑦膳食上忌辛辣、刺激性、坚硬粗糙的食物，易食用高营养、易消化食物，亦可服用中药以辅助血小板数上升。

⑧避免患者发生便秘，必要时给予缓泻剂，以防止用力排便引起肠黏膜损伤和潜在性的颅内压增高而发生脑出血。

⑨遵医嘱输入新鲜血或单采血小板，并注意输血后患者的反应。

⑩每天监测血小板，血浆凝血酶原时间数值的变化。

（三）肝功能损害的护理

大剂量化疗时，患者会出现血清谷丙转氨酶升高，表现为上腹部疼痛、恶心、腹泻，严重时出现黄疸。护理时注意患者主诉及皮肤黏膜的变化，定期检查肝功能，异常时可遵医嘱给予保护肝脏的药物治疗。护士要注意观察患者用药后的反应。

（四）肾功能损害的护理

肾脏的功能是调节机体水及电解质的平衡和排泄体内的代谢产物。化疗时由于化疗药物的应用加重了肾脏的负担，特别是有些化疗药物如甲氨蝶呤（MTX）、顺铂（DDP）等对肾功能损伤严重，因此要准确记录出入量。应用其时，由于 MTX 在酸性环境中易结晶沉淀，不易排出体外，因此要嘱患者多喝水，24 小时尿量需要大于 2500ml，每日测尿 pH 值，若 pH 值小于 6.5 时，遵医嘱口服或静脉输入碳酸氢钠。应用 DDP 时，应大量输入液体并嘱患者多饮水，每小时尿量要大于 100ml，准确记录患者出入量，包括呕吐量。应用环磷酰胺（CTX）时，要鼓励患者大量饮水，必要时静脉输入液体，以稀释尿液，避免药物在尿中过度浓缩，减轻肾脏的损害。护士要注意观察患者有无泌尿系统症状，是否有排尿困难及血尿，出现问题及时通知医生进行处理。

（五）皮肤的护理

脱发的问题使许多患者对化疗产生畏惧，特别是年轻女性对自身形象的改变更难以接受，心理压力很大，对治疗不利。护士应了解患者的情绪反应，帮助其正确面对自身形象的改变。向其讲解化疗引起脱发的原因，并强调脱发是暂时性的，治疗结束后头发会再长出来。协助患者选择假发、围巾、帽子等饰物以维护患者自尊，同时要和家属说明，取得家属的配合。

博来霉素、阿霉素、甲氨蝶呤等化疗药物均可引起皮炎，表现为皮肤瘙痒、皮肤抓痕。应嘱患者不要搔抓皮肤以免感染。当给予可能引起皮炎的药物时，应预先告诉患者，并嘱患者出现皮肤反应时及时报告。

（六）神经系统损伤的护理

长春新碱和长春碱都能引起周围神经病变，表现为肌肉软弱、肢体麻木或针刺感、手套袜套样感觉、精神抑郁、深腱反射消失及便秘等。医护人员应及时告知患者如发生上述症状，应立即报告医生。只要及时停药，大多数副作用是可以恢复的。出现这些症状后，可遵医嘱应用维生素 B_1、维生素 B_{12} 肌内注射保护神经。

（七）呼吸系统副作用的护理

肺纤维化主要见于博来霉素的毒性反应，随着药物的积累，发生肺纤维化的可能性增高。患者表现胸痛、呼吸困难、紫绀等。因此护士必须了解患者的累积量，博来霉素的终身剂量是 320mg。患者在应用博来霉素化疗之前必须做肺功能的检查，了解其肺部通气功能和弥散功能，检查不合格则不能应用此药化疗。

（八）过敏反应的护理

紫杉醇类的药物发生过敏反应较多，表现为血压下降、心律加快、面色潮红、呼吸困难等。因此化疗前应用抗过敏药物，化疗时严密监测生命体征，有条件的可使用心电监护，用药的第一个小时内每 15 分钟测量心率血压 1 次，以后每 30 分钟测量 1 次，直至化疗结束。一旦发生过敏反应应立即停药，通知医生，遵医嘱给予抗过敏药物，严密观察患者的反应。

第二节　计划生育

一、一般护理

【护理评估】

1. 病史

患者月经婚育史；有无各种计划生育措施的禁忌证，如欲放置宫内节育器者；有无月经过多、生殖器官急性炎症等；有无急慢性疾病及其他严重全身性疾病。

2. 身体评估

生命体征；白带量及性状；腹部有无压痛及包块等。

3. 实验室检查

血、尿常规和凝血功能，血型，病毒免疫检查，肝、肾功能，阴道分泌物常规检查。

4. 辅助检查

心电图，B 超等。

5. 心理社会评估

有无惧怕疼痛、担心手术出现后遗症、术后影响性生活，以及将来影响生育等情况。

【护理措施】

（一）**术前护理**

（1）给予针对性的心理护理及健康教育。

（2）手术患者遵医嘱做好血、尿、便常规，配血，凝血功能、血型及心肌酶、肝、肾功能等检查。

（3）术前遵医嘱做好备皮、沐浴、更衣等。

（4）按手术要求做好肠道准备。根据手术范围遵医嘱术前禁食、水。

（5）取下义齿、眼镜、手表、项链等饰物。

（6）遵医嘱给予术前用药。

（二）**术后护理**

（1）根据麻醉种类选择体位，硬膜外麻醉术后采取去枕平卧位 6 小时。其他根据手术部位和麻醉方式决定卧位。

（2）观察生命体征。

（3）有引流者固定引流袋。

（4）保留尿管者，予会阴擦洗。

【健康指导】

（1）术后按医嘱休息，保持外阴清洁，预防感染。

（2）术后按医嘱时间禁止性生活和盆浴。

（3）为受术者提供避孕指导和用药指导。

（4）按医嘱来医院门诊随诊。

（5）发现异常情况，如腹痛、出血多于月经量及时就诊。

（6）指导术后活动　门诊可以进行宫内节能器的放置与取出术、人工流产术等，受术者于术后稍加休息便可回家休息。

二、人工授精术围手术期护理

【护理评估】

1. 病史

既往妊娠生育史；不孕症原因；既往治疗过程和用药史，末次月经来潮时间等。

2. 身体评估

会阴清洁程度，女方妇科检查，男方精液常规。

3. 实验室检查

肝、肾功能，病毒免疫检查。

4. 社会心理评估

孕症对患者的心理影响，以及对胚胎移植术的预期等。

【护理措施】

（一）**术前护理**

（1）促排卵周期指导孕妇服用或注射促排卵药物，并告知可能出现的副作用。

（2）心理指导，缓解夫妻双方紧张；讲解手术前注意事项，使夫妻双方保持良好的心态。

（二）**术后护理**

（1）告知患者舒适体位休息，无不适后即可离院。

（2）术后正常工作和学习，避免剧烈运动，注意劳逸结合即可。

（3）保持良好心态。

（4）遵医嘱进行黄体支持，告知药物可能出现的副作用和服药的注意事项。

【健康指导】

（1）饮食　术后正常饮食。

（2）活动　术后避免剧烈运动，注意劳逸结合。

（3）用药　遵医嘱进行黄体酮用药。

（4）术后复查指导　术后 14 日查尿 HCG，16 日查血 HCG，确认妊娠后 35 日进行阴道 B 超检查。

（5）院外症状就医指导　术后出现阴道出血、腹痛等特殊情况，及时就医。

三、体外受精胚胎移植术围手术期护理

【护理评估】

1. 病史

既往妊娠生育史；不孕症原因；既往治疗过程和用药史等。

2. 身体评估

生命体征、末次月经来潮时间等，女方妇科检查，男方精液常规。

3. 实验室检查

肝、肾功能，病毒免疫检查。

4. 社会心理因素

不孕症对患者的心理影响，以及对胚胎移植术的预期等。

【护理措施】

（一）**术前护理**

（1）加强患者心理护理，消除患者紧张情绪。

（2）做好取卵、胚胎移植手术的健康指导及流程讲解。

（3）清洗阴道。

（二）**取卵术后护理**

（1）根据麻醉方式采取适当卧位。

（2）监测患者生命体征，测量体温、血压、脉搏。

（3）完全清醒后方可进食，宜食清淡易消化食物，少量多餐。营养均衡，防止腹泻及便秘。

（4）清醒后可在床上翻身活动，注意动作轻柔，避免剧烈活动。进食后方可下地活动，并注意预防跌倒，做好安全护理。

（5）观察患者阴道出血及腹痛情况。

（6）讲解术后用药名称、剂量及方法，遵医嘱给予患者黄体支持。

（三）**移植术后护理常规**

（1）胚胎移植术后采取舒适体位，卧床30分钟后即可离院。

（2）饮食　营养均衡，多吃易消化食物，少吃辛辣、过冷的食物，防止饮食不当引起腹泻及便秘。

（3）遵医嘱正确给予黄体支持及用药指导。

（4）活动　胚胎移植后可正常工作及生活，避免剧烈运动。

（5）指导受孕者保持良好心理状态。

【健康指导】

（一）**取卵术后**

（1）麻醉后24小时内禁止驾车等机械操作。

（2）取卵后轻翻身，避免剧烈运动，预防卵巢扭转及腹腔内出血。

（3）饮食方面　清淡易消化，预防腹泻及便秘。取卵较多患者，应少量多餐、多饮汤汁，予高蛋白饮食。

（4）院外症状就医指导　取卵较多患者，如尿量减少、腹胀、腹痛、胸闷憋气、进食困难，出现腹痛、胃痛、阴道出血（出血量大于月经量）应及时就诊。

（5）用药指导　遵医嘱按时服用抗生素，预防性抗感染治疗。

（6）卫生指导　可淋浴，禁止盆浴，保持外阴清洁、勤换内衣裤。

（二）**胚胎移植术后**

（1）指导受孕者吃易消化、营养丰富的饮食。

（2）指导受孕者术后休息，避免剧烈运动和体力劳动。

（3）观察体温变化　如超过37.5℃，及时就诊。

（4）院外用药指导　移植孕妇应遵医嘱按时应用黄体酮、HCG 等药物，不能自行停药。

（5）院外复查指导　胚胎移植后，第十三日可用早孕试纸进行妊娠试验，第十四日可查血 HCG。血 HCG 为妊娠血值，怀孕的孕妇在胚胎移植后第二十一日要再测血 HCG。第三十日时做阴道 B 超。

（6）院外症状就医指导　告知患者“试管婴儿”助孕发生宫外率的比率较高，确定妊娠孕妇如有腹痛、阴道出血或起立晕倒等症状，需立即去附近大医院就诊。

（7）移植后 30 日进行 B 超检查，如果宫内 3 胎以上妊娠须来院减胎。

四、宫内节育器放置术围手术期护理

【护理评估】

1. 病史

（1）月经婚育史，末次月经以排除妊娠。

（2）了解有无月经过频、经量过多或不规则阴道出血等。

（3）有无生殖器急、慢性炎症，有无生殖器官肿瘤或子宫畸形等。

（4）有无其他全身疾病。

2. 身体评估

生命体征，会阴清洁程度。

3. 实验室检查

血常规、尿常规、凝血功能、病毒免疫检查、TCT。

4. 辅助检查

心电图、B 超等。

5. 社会心理评估

夫妇双方对放置宫内节育器的意愿及心理状态。

【护理措施】

（一）**术前护理**

（1）检查、核实受术者手术知情同意书签署情况。

（2）核对患者身份、手术方式等。

（3）术前测体温，2 次体温超过 37.5℃以上者报告医师。

（4）术前测血压和脉搏。

（5）嘱排空膀胱，准备好卫生用品，等待手术。

（二）**术后护理**

（1）观察生命体征。

（2）观察阴道出血。

（3）术后 30 分钟内卧床观察，之后可活动。

【健康指导】

（1）告知放置宫内节育器后的常见反应及注意事项、可放置年限，嘱其按要求随访。

（2）术后避免重体力劳动 1 周。

（3）术后2周内禁止性生活及盆浴，保持外阴清洁。

（4）术后3个月每次行经或排便时注意有无节育器脱落。

（5）术后可能有少量阴道出血及下腹不适，嘱若发热、下腹痛及阴道流血量多时，及时就诊。

（6）放置带尾丝节育器者，经期不得使用阴道棉塞。

五、宫内节育器取出术围手术期护理

【护理评估】

1. 病史

（1）月经婚育史，末次月经以排除妊娠。

（2）了解有无月经过频、经量过多或不规则阴道出血等。

（3）有无生殖器急、慢性炎症，有无生殖器官肿瘤或子宫畸形等；有无其他全身疾病。评估放置宫内节育器时间、宫内节育器种类及宫腔内位置。

2. 身体评估

生命体征；有无不规则阴道出血及出血量多，有无贫血症状。

3. 实验室检查

血、尿常规，凝血功能，病毒免疫检查，TCT。

4. 辅助检查

心电图、B超等。

5. 社会心理评估

夫妇双方取出宫内节育器的意愿及有无惧怕疼痛、担心手术风险等心理状况。

【护理措施】

（一）**术前护理**

同宫内节育器置入术前护理常规。

（二）**术后护理**

宫内节育器取出后观察阴道出血情况，发现异常及时就诊。

【健康指导】

（1）术后休息2日。

（2）术后2周内禁止性生活及盆浴，保持外阴清洁。

（3）术后可能有少量阴道出血及下腹不适，嘱若发热、下腹痛及阴道流血量多时，及时就诊。

（4）对育龄妇女进行避孕措施指导。

六、早期妊娠终止术围手术期护理

早期妊娠终止术包括负压吸引术和钳刮术。

【护理评估】

1. 病史

（1）月经婚育史；终止妊娠的原因、术前用药情况等。

（2）有无急性盆腔炎、阴道炎、各种急性传染病及严重的全身性疾病等。

2. 身体评估

生命体征、会阴清洁程度、阴道清洁度等。

3. 实验室检查

血常规、尿常规、凝血功能、病毒免疫检查、TCT 及白带常规等。

4. 辅助检查

心电图、B 超等。

5. 社会心理评估

对于手术疼痛的担心程度；手术对生育功能的影响等；胚胎停育者评估其对今后妊娠的担忧情况等。

【护理措施】

（一）**术前护理**

（1）测量生命体征，2 次体温超过 37.5℃以上者报告医师。

（2）按医嘱进行术前用药，并记录。

（3）向受术者进行术前健康教育，告知受术者手术过程及可能出现的情况，解除其思想顾虑。

（4）嘱排空膀胱，准备好卫生用品。

（二）**术后护理**

（1）术后受术者在观察室卧床休息 1 小时，注意观察子宫收缩及阴道流血、血压及脉搏情况。

（2）遵医嘱给予药物治疗。

【健康指导】

（1）嘱受术者保持外阴清洁，1 个月内禁止性生活及盆浴，预防感染。

（2）告知患者阴道出血时间少于 14 日为正常，若超过 14 日或有腹痛、发热等症状应随时就诊。

（3）若有腹痛及阴道流血增多，嘱随时就诊。

（4）术后待腹痛缓解，无头晕乏力等不适可正常活动，避免剧烈运动。

（5）指导夫妇双方采用安全可靠的避孕措施。

七、中期妊娠引产术围手术期护理

【护理评估】

1. 病史

月经婚育史；终止妊娠的原因，术前用药情况等。

2. 身体评估

生命体征、会阴清洁程度等。

3. 实验室检查

血常规、尿常规、凝血功能、病毒免疫检查、肝肾功能、阴道分泌物检查等、白带常规等。

4. 辅助检查

妇产科 B 超：胎儿大小及有无畸形，胎盘位置等。

5. 社会心理评估

胚胎停育或胎儿畸形者对今后妊娠的担心情况等。

【护理措施】

（一）**术前护理**

（1）监测生命体征。

（2）根据引产方式进行相应指导。

（3）依沙吖啶引产者注意有无胃肠道反应、皮疹的发生，观察尿色及尿量。

（4）观察腹痛及阴道出血情况，及时发现产兆。

（5）缩宫素滴注　引产者按照缩宫素滴注引产常规进行。

（6）记录胎心与胎动减少的时间，明确胎死宫内时间。

（二）**术后护理**

（1）测量生命体征。

（2）观察阴道出血和子宫收缩情况。

（3）遵医嘱使用宫缩药物、抗生素和回奶药物等。

（4）产后指导多喝水，6 小时内尽早解小便，预防尿潴留。

（5）保持外阴清洁，会阴有裂伤者予会阴擦洗。

【健康指导】

（1）胎儿畸形或胎死宫内者指导今后妊娠时加强产检。

（2）保持会阴卫生，穿棉质内裤。

（3）观察阴道出血情况，如有腹痛、出血多于月经量、发热等症状及时就诊。

（4）引产后 6 周禁止性生活。

（5）饮食　普食；贫血者进食含铁丰富的食物。

（6）术后 1 个月复查。

第三节　产科疾病护理常规

一、一般护理

【护理评估】

1. 病史

（1）本次妊娠情况，包括孕周、估计胎儿大小、孕期检查有无异常、孕期用药等。

（2）生育史、月经史、药物过敏史、家族史等。

2. 身体评估

饮食、睡眠、排便情况；胎心监护曲线、胎动情况；测量生命体征。

3. 辅助检查

B 超、心电图等。

4. 社会心理评估

孕妇对本次妊娠的期望情况；对于任何合并症或并发症者心理压力和妊娠结局的预期等情况。

【分娩前护理】

（1）观察产兆，及时发现临产征象。

（2）指导产妇自数胎动。

（3）根据病情需要，给予适当饮食。

（4）指导产妇正常活动。

（5）剖宫产者行剖宫产术前准备。

【阴道分娩后护理】

（1）了解分娩过程，观察子宫复旧及阴道出血情况，如有异常及时报告医生。

（2）观察生命体征，尤其产后2小时内血压、脉搏情况，警惕产后出血。

（3）指导产妇饮水，产后4～6小时内尽早排尿，必要时遵医嘱导尿。

（4）指导并协助产妇与新生儿早接触、早吸吮、早开奶，指导乳房护理。

（5）尽早下床活动，预防跌倒。

（6）每日会阴护理。

（7）有侧切伤口者，观察愈合情况，指导健侧卧位。

（8）正常饮食，宜清淡、易消化、营养丰富的食物。多吃水果蔬菜，预防便秘。

【剖宫产术后护理】

（1）观察剖宫产指征、了解术中情况。

（2）观察生命体征、子宫收缩和阴道出血情况，尤其术后2小时内，警惕产后出血。

（3）术后24～48小时拔除尿管，拔除后指导产妇饮水，4～6小时内尽早解小便。

（4）拔除尿管前，每日会阴护理。拔除后指导产妇大小便后清洁会阴。

（5）术后6小时去枕卧位，下肢麻醉恢复后，尽早床上翻身活动；术后12～24小时尽早下床活动。采取预防跌倒的措施。

（6）指导并协助产妇与新生儿早接触、早吸吮、早开奶，指导乳房护理。

（7）术后6小时禁食、禁水，6小时后进流食或半流食，排气后可进普食。排气前避免产气食物，如牛奶、甜食和油腻食物等。排气后多吃水果、蔬菜等粗纤维丰富的食物，预防便秘。

【健康指导】

（1）产后4～7日后，待乳汁流出通畅、乳房无胀奶，可进食促进乳汁分泌的食物，如鲫鱼汤、猪蹄汤等。

（2）室温22℃～24℃，相对湿度50%～70%。保持室内空气新鲜，每日开窗通风3次，每次不少于30分钟。

（3）指导与婴儿同步睡眠，劳逸结合。

（4）指导母乳喂养，告知母乳喂养热线电话。

（5）指导新生儿护理方法，提供新生儿护理知识，如新生儿沐浴、新生儿抚触、脐带护理、新生儿黄疸观察等。

（6）保持心情愉快，指导患者心理调适。

（7）指导个人卫生　每日更换内衣裤；每次大小便后清洁会阴。自然产后即可洗淋浴，剖宫产7～10日伤口愈合，拆除腹部敷料后可洗淋浴。产后2个月内禁盆浴。头发、口腔卫生正常进行。

(8) 产后2个月内禁止性生活，有性生活后需采取避孕措施。一般阴道分娩后3个月，剖宫产后半年，可以放置宫内节育器。之前可以采取工具避孕等措施，母乳喂养的新生儿勿选择口服避孕药。

(9) 指导产妇将母子保健手册交至社区，由保健医护人员进行产后访视。产后42日回医院进行产后访视。

(10) 出院后恶露的观察　如出现阴道出血大于月经量、异味或同时伴有腹痛、发热等症状，及时来医院就诊。

二、妊娠期高血压疾病

【护理评估】

1. 病史

(1) 既往妊娠情况、孕期用药情况、非孕期用药情况等。

(2) 有无慢性高血压、糖尿病等合并症。

2. 身体评估

(1) 孕期高血压、尿蛋白、水肿的出现时间、变化情况和近期体重变化。

(2) 伴随症状出现的时间和变化情况，包括以下内容。

①颅内情况　有无头痛、头晕、视物不清。

②心功能情况　有无夜间呼吸困难，是否能够平卧等。

③有无HELLP综合征的早期表现　有无食欲不振、恶心、呕吐等表现。

④肾功能情况　近期排尿次数和尿量有无变化。

⑤胎儿宫内情况　胎动情况、有无腹痛或腹紧等。

⑥体征评估　包括生命体征、水肿情况、有无肝区叩痛；院外使用硫酸镁者评估呼吸和膝腱反射。

(3) 实验室检查　血红蛋白和血小板；凝血功能；肝、肾功能；心肌酶，尤其是LDH等。

(4) 辅助检查　超声心动了解心功能情况；妇科超声：了解有无宫内生长受限和胎盘血供等。

(5) 社会心理评估　孕妇和配偶对于疾病的预后及胎儿结局的预期。

(6) 下级医院的诊治情况　是否使用过硫酸镁和降压药等。

【护理措施】

(1) 监测孕妇生命体征变化，尤其血压、脉搏情况。

(2) 遵医嘱使用降压药、硫酸镁和镇静剂等，观察药物效果和副作用。

(3) 观察孕妇主诉　头痛、头晕、意识变化、恶心、呕吐等。

(4) 指导孕妇控制入量，重度子痫前期孕妇需准确记录出入量和测量体重变化。入量明显大于出量及体重增加明显的孕妇需警惕脑水肿和心衰。

(5) 保持病室安静，减少各种刺激。

(6) 及时发现并发症　脑水肿、心衰、肾功能损伤、HELLP综合征、胎盘早剥等，并配合医生进行抢救。

(7) 协助孕妇生活护理，将日常生活用品及呼叫器放置方便处，满足患者需要。

(8) 评估孕妇跌倒风险，有视物不清或头痛、头晕的孕妇采取安全措施。

(9) 适当增加蛋白质饮食，水肿严重者适当限制食盐。

(10) 产后指导踝泵联系或抗血栓泵预防下肢静脉血栓。

【健康指导】

(1) 指导孕妇出现下列症状告知医护人员：头痛、头晕、视力变化、腹痛；胎动减少或消失。

(2) 指导孕妇饮食、饮水，预防硫酸镁中毒及心衰、脑水肿。

(3) 讲解药物作用和副作用，预防出现跌倒等不良事件。

(4) 指导孕妇活动，尤其产后床上踝泵联系，预防下肢静脉血栓。

(5) 指导孕妇保持良好心理状态面对病情。

三、前置胎盘

【护理评估】

1. 病史

孕产次，既往有无剖宫产史；孕期用药情况。

2. 身体评估

生命体征；胎心、胎动情况；有无宫缩及阴道出血情况；有无贫血及感染征象。

3. 辅助检查

B 超提示孕周、胎儿大小、胎盘位置等。

4. 实验室检查

血常规等。

5. 社会心理评估

对于胎儿预后的预期等。

【护理措施】

(1) 观察宫缩情况，遵医嘱使用宫缩抑制剂。

(2) 有出血的孕妇记录阴道出血量和性质。

(3) 有阴道出血的孕妇遵医嘱使用抗生素预防感染。

(4) 有出血者做好会阴卫生，每日会阴擦洗。

(5) 孕周小于 35 周的孕妇，遵医嘱使用地塞米松促胎肺成熟。

(6) 无阴道出血或少量阴道出血的孕妇，减少活动，可自行完成入厕等生活卫生需要；出血大于月经量或活动性出血的孕妇须绝对卧床。

(7) 禁止肛查和阴道检查。

(8) 绝对卧床的孕妇观察排便情况，避免出现尿潴留和便秘，必要时遵医嘱使用缓泻剂。

(9) 进食富含铁、粗纤维的食物，预防便秘。

【健康指导】

(1) 指导孕妇避免按摩乳房和腹部，以避免诱发宫缩。

(2) 指导孕妇活动。

（3）指导使用硫酸镁抑制宫缩的孕妇正确饮水。

（4）指导个人卫生　每日更换内衣裤，大小便后清洁会阴，预防宫内感染。

四、胎盘早剥

【护理评估】

1. 病史

既往妊娠和生育情况；有无胎盘早剥的诱因，如妊娠期高血压疾病等。

2. 身体评估

生命体征、阴道出血情况；胎心监护，判断是否存在胎儿宫内窘迫或胎死宫内；宫底高度、子宫收缩及宫缩间歇子宫松弛程度；羊水性状等。

3. 实验室检查

凝血功能、肝功能、肾功能、心肌酶、血常规。

4. 辅助检查

心电图及超声心动等。

5. 社会心理评估

有胎死宫内孕史者对于本次妊娠的预期；胎死宫内者评估其心理接受程度。

【护理措施】

（1）观察子宫收缩情况，是否可松弛；宫底高度，观察宫底是否上升。

（2）人工破膜，了解羊水性状。

（3）观察生命体征，阴道出血情况。

（4）胎心监护，如胎儿存活，根据孕周和胎儿情况，遵医嘱尽快行剖宫产术前准备。

（5）如胎死宫内，且已临产或宫颈评分好的孕妇，遵医嘱行催产素引产或催产加快产程。

（6）遵医嘱备血、血浆或纤维蛋白原等血制品，根据血常规和凝血功能情况，及时遵医嘱纠正失血和凝血功能障碍。

（7）产后观察宫缩、子宫收缩情况，预防产后出血。

（8）如已胎死宫内，先向配偶告知情况，并根据孕妇情况决定何时告诉其真相。

（9）合并妊娠期高血压病者，采取该疾病的护理措施。

【健康指导】

（1）指导产妇保持会阴清洁。

（2）指导产妇观察子宫收缩情况，预防产后出血。

（3）根据失血量和血红蛋白等情况，指导产妇活动，中、重度贫血者采取预防跌倒的措施。

（4）贫血者指导产妇进食含铁丰富的食物。

（5）大量输血者卧床期间指导踝泵练习，预防下肢静脉血栓形成。

五、胎膜早破

【护理评估】

1. 病史

既往妊娠和生育情况。

2. 身体评估

生命体征；孕周及胎儿大小；胎心监护、胎动情况；羊水量及性质；胎先露，如为头先露，判断是否衔接。

3. 实验室检查

血常规、CRP。

4. 辅助检查

B 超等。

5. 社会心理评估

孕妇对于疾病的预后的认识和预期。

【护理措施】

（1）孕 34 周前的孕妇根据孕周、胎儿情况、羊水性质，是否有感染征象等，遵医嘱进行保胎治疗或积极引产等。

（2）头先露且已衔接的孕妇，可以下床活动。臀先露、横产式、头位未衔接者均应该绝对卧床，取头低脚高位，以防脐带脱垂。

（3）保持会阴清洁，予会阴擦洗或冲洗。保胎治疗或姑息观察者予会阴置无菌棉垫或消毒卫生巾等。

（4）监测胎心、羊水性状变化，体温、脉搏及血常规和 CRP 等，及时发现感染征象和胎儿宫内窘迫征象。

（5）决定保胎治疗且宫缩频繁的孕妇遵医嘱使用宫缩抑制剂；保胎治疗或姑息观察的孕妇遵医嘱使用抗生素预防感染。

（6）决定阴道分娩终止妊娠者，破膜 12～24 小时未临产，遵医嘱使用抗生素和缩宫素滴注引产。

（7）保胎或姑息观察的孕妇出现宫内感染征象或胎儿宫内窘迫征象，遵医嘱做好终止妊娠的准备，如缩宫素滴注引产或剖宫产术前准备。

（8）需绝对卧床的孕妇观察排便情况，饮食指导，预防便秘或尿潴留。必要时遵医嘱予缓泻剂或开塞露等。

【健康指导】

（1）指导孕妇，保持会阴清洁，二便后清洗会阴。

（2）指导孕妇活动　头先露且已衔接的孕妇，可以下床活动。臀先露、横产式、头位未衔接者均应该绝对卧床，取头低脚高位，以防脐带脱垂。

（3）需绝对卧床的孕妇指导进食含粗纤维丰富的水果蔬菜，预防便秘。指导床上排尿，预防尿潴留。

六、妊娠合并糖尿病

【护理评估】

1. 病史

既往妊娠和生育史；本次妊娠饮食控制、血糖及用药情况。

2. 身体评估

孕周、胎儿大小及宫内情况；有无感染征象。

3. 实验室检查

血常规、血糖、尿糖、糖化血红蛋白。

4. 社会心理评估

家庭对于糖尿病饮食的支持情况等。

【护理措施】

（1）遵医嘱监测血糖情况。

（2）根据血糖情况，遵医嘱准确使用胰岛素，观察用药后的反应。观察有无低血糖反应。

（3）糖尿病饮食。

（4）预防新生儿低血糖。

（5）保持个人会阴卫生，预防泌尿系统和生殖系统感染。

【健康指导】

（1）指导孕妇识别低血糖临床表现　心慌、饥饿、出虚汗等；掌握预防低血糖的措施，进食含有葡萄糖或果糖的糖块等。

（2）指导孕妇控制饮食　控制总量，少食多餐，餐后中等强度运动。

（3）指导新生儿喂养　按照早产儿处理，预防新生儿低血糖。

（4）指导孕妇做好个人卫生，勤换内衣，预防感染。

七、产后出血

【护理评估】

1. 病史

术中或产程情况；有无产后出血高危因素等。

2. 身体评估

观察生命体征，尤其血压、脉搏情况，出血量大者观察意识、尿量、血氧饱和度等；评估出血部位、出血性质和量；子宫收缩情况等。

3. 实验室检查

血常规、凝血功能、肝肾功能、电解质等。

4. 社会心理评估

孕妇和亲属对于血制品输入的担心情况等。

【护理措施】

（1）监测生命体征、血氧饱和度、出血量、子宫收缩情况。阴道出血量、出血性质，有无血凝块等。

（2）开放静脉，遵医嘱给药及抗休克治疗。

（3）遵医嘱留取化验标本，及时了解病情变化。

（4）寻找出血原因，根据出血原因给予针对性止血措施：软产道裂伤尽快缝合；子宫收缩乏力给予双手按摩子宫及宫缩剂促进宫缩等；胎盘、胎膜残留尽快行手取或器械清宫等；凝血机制障碍给予补充相应凝血物质。

（5）出现休克症状者，遵医嘱抗休克治疗。同时注意保暖。

（6）遵医嘱给予抗生素预防感染。

（7）贫血产妇采取措施预防跌倒；遵医嘱予铁剂治疗。

（8）饮食　富含铁剂和粗纤维的饮食。

【健康指导】

（1）指导产妇后下地活动时预防跌倒的安全宣教。

（2）指导产妇服用铁剂的注意事项　与维生素 C 同服，餐后服药。服药后可能出现黑便，为正常现象。

八、先兆早产

【护理评估】

1. 病史

既往妊娠和生育情况；孕周。

2. 身体评估

生命体征；腹痛、阴道出血情况；胎动；排尿、排便情况。

3. 辅助检查

B 超宫颈长度和形态等，孕周和胎儿大小等，有无前置胎盘。

4. 社会心理评估

孕妇对于此次妊娠的预期。

【护理措施】

（1）根据胎儿孕周及胎儿宫内等情况，遵医嘱给予保胎药物（孕周达 34 周者，一般不需使用保胎药物），并决定是否需要绝对卧床。

（2）有阴道出血者，给予会阴擦洗或会阴冲洗。

（3）观察宫缩情况，使用保胎药物者观察药物作用和副作用。

（4）指导孕妇排便，进食粗纤维丰富的食物，预防尿潴留和便秘。

【健康指导】

（1）指导孕妇饮食和活动　多吃含纤维素丰富的食物；减少活动。

（2）指导孕妇排便　保证大小便通畅，预防便秘和尿潴留。

（3）指导孕妇保持会阴卫生。

（4）使用硫酸镁保胎的孕妇指导饮水预防镁中毒。

第四章 儿科疾病护理常规

第一节 一般护理常规

儿科护理学是一门研究小儿生长发育规律、儿童保健、疾病防治和护理，以促进小儿身心健康的科学。小儿的机体结构、疾病演变及防治、心理社会都有着与成人不同的特点，因此护理特征和需求也不同于成人。

一、与疾病相关的护理问题

1. 体温过低

与体温调节功能差或与缺氧有关。

（1）室温维持在24℃～26℃，相对湿度在55%～65%。

（2）根据早产儿体重、成熟度及病情，给予不同的保温措施，加强体温监测。

（3）体重小于2000g者，尽早置婴儿于暖箱保暖；体重大于2000g在箱外保暖者，给予戴帽保暖，以降低氧耗量和散热量。

（4）暴露操作应在远红外辐射床保暖下进行，没有条件者，加强保暖，尽量缩短操作时间。

2. 体温过高

多数与感染因素有关。

（1）保持室内安静，空气新鲜，定时通风。

（2）保证休息，防止过劳，发热伴有并发症者应卧床休息至热退。

（3）监测患儿体温、热型及伴随症状，协助患儿多饮水。

（4）体温在38.5℃以上，可应用物理降温或药物降温，对持续高热不退，甚至惊厥者采用亚冬眠疗法，控制体温在37℃左右。

（5）评估患儿有无脱水症状，保证摄入足够的液体量。

3. 营养失调

低于机体的需要量与营养物质摄入不足、吸收不良、丢失过多或消耗增加有关。

（1）提倡母乳喂养，无法母乳喂养者以早产儿配方乳为宜。

（2）吸吮能力差和吞咽不协调者可用间歇鼻饲喂养、持续鼻饲喂养，能量不足者以静脉高营养补充并合理安排，补液与喂养时间交叉，尽可能减少血糖浓度波动。

（3）每日详细记录出入量，准确测量体重。

（4）早产儿缺乏维生素K依赖凝血因子，出生后应及时补充维生素K，预防出血症。此外，还应补充维生素A、维生素C、维生素D、维生素E和铁剂等物质。

（5）指导家长每日带患儿进行一定时间的户外活动，直接接受阳光照射。

4. 营养失调

高于机体的需要量与营养物质摄入过多，运动过少有关。

（1）采用低脂肪、低碳水化合物和高蛋白食谱。

（2）鼓励患儿食用体积大，饱腹感明显而能量低的蔬菜类食品。

（3）培养良好的饮食习惯，提倡少量多餐，杜绝过饱，不吃夜宵和零食，细嚼慢咽等。

（4）选择有效而又容易坚持的运动项目，提高对运动的兴趣，运动量根据患儿的耐受力而定，以运动后轻松愉快，不感到疲劳为原则。

（5）引导肥胖患儿正确认识自身体态改变，帮助其对自身形象建立信心，鼓励其参与正常社交活动。

5. 低效性呼吸形态

与缺氧缺血导致呼吸中枢损害有关；与支气管痉挛、气道阻力增加有关。

（1）保持病室空气清新，温度、湿度适宜，给患儿提供一个安静、舒适的环境以利于休息。

（2）及时清除呼吸道分泌物，保持呼吸道通畅。

（3）选择合适的给氧方式，根据患儿缺氧情况，给予鼻导管吸氧或头罩吸氧，定时进行血气分析，及时调整氧流量。

（4）缺氧严重者给予气管插管及机械通气辅助通气。

（5）教会并鼓励患儿做深而慢的呼吸运动。

6. 疼痛

与肠系膜受到牵拉和肠管收缩有关；与胃内容物反流导致反流性食管炎有关；与关节受累有关。

（1）密切观察患儿疼痛的部位、性质、严重程度，遵医嘱给予止痛剂。

（2）反流性食管炎的患儿按医嘱给予促胃肠动力药、抗酸和抑酸药、黏膜保护剂等药物治疗。

（3）风湿热关节疼痛时，可让患儿保持舒适的体位，避免患肢受压，移动肢体时动作要轻柔，可用热水袋热敷止痛，注意患肢保暖，避免寒冷潮湿。

（4）急性期卧床休息，观察关节症状，如有无晨僵、疼痛、肿胀、热感等。急性期过后尽早开始关节的康复治疗。

（5）可利用夹板、沙袋固定患肢于功能位置或用支架保护患肢不受压，以减轻疼痛。

（6）教给患儿放松、分散注意力的方法控制疼痛。

7. 皮肤完整性受损

与皮肤硬肿、水肿有关；与梅毒螺旋体损伤皮肤黏膜有关；与血管炎有关。

（1）加强皮肤护理，经常更换体位，防止体位性水肿。

（2）尽量减少肌内注射，防止皮肤破损引起感染。

（3）新生儿梅毒患儿的皮肤护理至关重要，必要时置暖箱、穿单衣以便护理操作。斑丘疹处涂红霉素软膏，每日换药 1 次。

（4）加强臀部护理，保持全身皮肤清洁干燥，防止皮肤感染。

（5）做好消毒隔离，防止交叉感染。

（6）过敏性紫癜的患儿观察皮疹的形态、颜色、数量、分布，详细记录皮疹的变化。

（7）保持皮肤清洁，防擦伤和小儿抓伤，如有破溃及时处理，防止出血和感染。

（8）患儿衣着宽松、柔软，保持清洁、干燥。

8. 意识障碍

与脑实质炎症及损伤有关。

（1）密切观察瞳孔、呼吸及意识变化，及时发现问题，给予相应处理。

（2）保持呼吸道通畅，必要时给予氧气，如发现呼吸节律不规则，两侧瞳孔不等大，对光反射迟钝，多提示有脑疝或呼吸衰竭发生。

（3）促进脑功能恢复，去除影响患儿情绪的不良因素，创造良好的环境。

（4）针对患儿存在的幻觉、定向力错误的现象采取适当措施，提供保护性照顾。

（5）昏迷患儿采取侧卧位，定时翻身及按摩皮肤，以促进血液循环，防止压疮的发生。

9. 清理呼吸道无效

与呼吸急促，患儿咳嗽反射功能不良、无力排痰及痰液黏稠有关。

（1）保持室内空气新鲜，温度、湿度适宜（温度20℃左右，湿度60%左右）。

（2）患儿应注意休息，避免剧烈活动及游戏，以防咳嗽加重。

（3）加强呼吸道管理，及时有效清除呼吸道分泌物，定时翻身、拍背，体位引流，使呼吸道分泌物易于排除。

（4）分泌物黏稠者采用雾化吸入，湿化气管，促进分泌物排出，必要时可用吸痰器吸出痰液。

（5）保持口腔清洁，由于患儿发热、咳嗽、痰多且黏稠，咳嗽剧烈时常引起呕吐，故要保持口腔卫生，以增加舒适感，增进食欲。

（6）保证充足的水分和营养，鼓励患儿多饮水，使痰液稀释易于咳出。

（7）给予营养丰富、易消化的饮食，鼓励患儿进食，但应少量多餐，以免因咳嗽引起呕吐。

10. 腹泻

与肠道感染有关。

（1）仔细观察，记录大便的次数、性质、颜色及量，了解大便变化过程。

（2）及时、正确留取大便标本送检。

（3）每次大便后用温水洗净臀部并根据情况涂以鞣酸软膏，以减少大便对皮肤的刺激，保持臀部皮肤完整。

（4）保持床单位清洁，及时更换衣裤。

（5）遵医嘱给予抗生素控制感染。

11. 体液不足

与液体丢失过多及补充不足有关。

（1）密切观察患儿呕吐物、大便的色、质、量；烧伤的患儿密切观察烧伤的面积、深度；观察患儿有无多尿，大汗等体液丢失过多等情况。

（2）评估患儿饮食及液体的摄入情况，有无摄入不足。

（3）观察患儿生命体征，并监测体重的变化。

（4）观察脱水的情况，注意患儿的神志状态，有无口渴、皮肤、黏膜干燥及程度，眼窝及前囟凹陷及其程度。

（5）准确记录液体出入量。

（6）建立良好的静脉通路，合理安排滴速，遵医嘱及时补充液量及电解质。

12. 知识缺乏

患儿家长缺乏营养知识、育儿知识及疾病相关知识。

（1）向患儿家长解释导致营养不良的原因，介绍科学育儿的知识。

（2）指导母乳喂养、混合喂养和人工喂养的具体执行方法，纠正小儿的不良饮食习惯。

（3）合理安排生活作息制度，坚持户外活动，保证睡眠充足。

（4）做好消毒隔离，预防感染，按时进行预防接种，进行生长发育监测。

（5）向患儿介绍疾病相关知识，使家长了解病情及其治疗、护理的方法。

（6）带药出院时，详细说明用药方法及注意事项，尤其是用药剂量和用药反应。

二、心理相关护理

1. 恐惧

与对疾病治疗、预后知识缺乏有关；与疾病反复发作，预后较差有关。

（1）经常与患儿及家长交谈，评估家长及患儿对疾病的认知程度，倾听患儿及家长的心声，及时给予心理支持。

（2）向患儿及家长讲解疾病相关知识，解释病情及检查、治疗经过，取得他们的理解和配合。

（3）给患儿及家长介绍相同疾病治愈的例子，使他们树立战胜疾病的信心，消除自卑和焦虑心理，主动配合和坚持治疗。

（4）创造温馨的治疗护理环境，关心、爱护、体贴患儿及家长，建立良好的护患关系，给予心理支持和指导。

（5）对患有梅毒、艾滋病等传染病患儿，根据家长不同的文化程度进行疾病健康教育，解除其思想顾虑。

（6）允许患儿及家长表达感情，耐心细致地解答病情，告诉家长患儿目前的情况和可能的预后，指导父母以正确的态度对待患儿。

2. 恐惧

与严重出血有关。

（1）向患儿讲解疾病相关知识，减轻患儿的恐惧心理。

（2）关系、安慰、鼓励患儿，取得患儿配合。

（3）告知患儿注意安全，不玩尖锐的玩具和使用锐利的工具，不做剧烈的、有对抗性的运动，常剪指甲，用软毛牙刷刷牙。

（4）教会家长识别出血的征象和学会压迫止血的方法，一旦发现出血，立即到医院复查或治疗。

（5）以患儿能接受的方式解释各项检查、治疗、护理措施的意义，争取合作。

（6）及时解除患儿的各种不适感，如发热、出汗、疼痛，增强其战胜疾病的信心。

三、危险因素的预防护理

1. 有感染的危险

与免疫、皮肤黏膜屏障功能低下有关。

（1）保持病室内空气清新，温度、湿度适宜，阳光充足。

（2）保持皮肤清洁、干燥，防止皮肤破损；做好口腔、会阴及肛门护理。保持床单位清洁、整齐、被褥松软。

（3）做好消毒隔离，加强皮肤护理，经常更换体位，防止体位性水肿和坠积性肺炎。

（4）尽量减少肌内注射，防止皮肤破损引起感染。

（5）必要时进行保护性隔离，病室每日空气消毒，防止交叉感染。

（6）监测体温、血象等，及时发现感染灶，发现感染遵医嘱给予抗生素治疗。

（7）注意天气变化，按气温改变及时给患儿增减衣服，避免受凉引起呼吸道感染。保证饮食卫生，以免发生消化道感染。

（8）向患儿及家长强调预防感染的重要性，避免到人多拥挤的公共场所。

2. 有受伤的危险

与抽搐发作有关。

（1）对有癫痫病史的患儿安排好日常生活，适当活动与休息，避免情绪紧张、受凉、感染等。

（2）患儿抽搐发作时，立即使患儿平卧，头偏向一侧，松解衣领，有舌后坠者用舌钳将舌拉出，防止窒息。

（3）癫痫发作时注意患儿安全，移开周围可能导致受伤的物品。

（4）保护患儿肢体，防止抽搐时碰撞造成皮肤破损、骨折或脱臼。

（5）上好床档，专人看护，意识恢复后仍要加强保护措施，以防因身体衰弱或精神恍惚发生意外事故。

3. 潜在并发症

包括胆红素脑病、呼吸暂停、心力衰竭、心律失常、心源性休克、高血压脑病、严重循环充血及急性肾衰竭等。

（1）密切观察皮肤黏膜、巩膜的色泽，根据患儿皮肤黄染的部位和范围，估计血清胆红素的近似值，评价进展情况。

（2）注意神经系统的表现，如患儿出现拒食、嗜睡、肌张力减退等胆红素脑病的早期表现，立即通知医生，做好抢救准备。

（3）对反应差或烦躁、喂养困难、哭声异常、肌张力低的患儿警惕低血糖的发生，定期监测血糖，密切观察有无呼吸暂停的发生。

（4）先心病患儿密切观察患儿有无心率增快、呼吸困难、端坐呼吸、泡沫样痰、浮肿、肝大等心力衰竭的表现，如出现上述表现，立即置患儿于半卧位，给予吸氧，及时与医生取得联系。

（5）密切观察和记录患儿的精神状态、面色、心率、心律、呼吸、体温和血压变化，有明显心律紊乱者应进行持续心电监护，发现异常立即通知医生。

(6) 患儿出现胸闷、气促、心悸时应立即休息，必要时给予氧气吸入。

(7) 肾脏疾病患儿观察尿量、尿色，准确记录24小时出入量，如尿量持续减少，出现头痛、恶心、呕吐等，要警惕急性肾功能衰竭的发生。

(8) 密切观察患儿血压变化，若出现血压突然升高、剧烈头痛、呕吐、眼花等，提示高血压脑病。

第二节　新生儿疾病护理常规

一、一般护理

(1) 向家长介绍责任护士、护士长及主管医生、收集病史，进行入院评估、做好入院宣教、介绍医院及病房的规章制度、病房的环境及设施。

(2) 病室内温度、湿度适应，光线充足，空气流通。

(3) 保持适宜的体位，一般以右侧卧位较好，仰卧位时应避免颈部前屈或过度后仰，俯卧位时应有专人看护，防止发生窒息。

(4) 合理喂养，提倡母乳喂养，早哺乳、按需哺乳，人工喂养者，奶具专用并严格消毒，患儿使用后的奶嘴用清水清洗干净，高温或微波消毒，奶瓶由配奶室统一回收清洗、高温或高压消毒。喂奶后竖抱起患儿，轻拍背部，然后再采取适当卧位。不能由口进食者，可应用滴管、鼻饲或静脉营养，保证患儿热量及营养的供给。

(5) 监测生命体征、体重，了解患儿的营养状况。

(6) 按时给患儿洗澡、更衣，保持皮肤清洁。

(7) 保持颈下、腋下、腹股沟、后颈部等皮肤褶皱处清洁干燥，根据病情给患儿沐浴，便后及时更换尿布，并用温热水轻轻擦洗臀部，脐带未脱落者，注意保持局部干燥无菌。

(8) 每日测量体温2～3次，体温不升或发热者遵医嘱增加测量体温的次数，每周测量体重1次。

(9) 严密观察患儿病情变化，做好记录，及时按系统疾病护理常规评估和修订护理计划。

(10) 严格执行消毒隔离制度，进入病室应换鞋、穿清洁工作服，操作时戴口罩，接触患儿前后应严格洗手。如有腹泻、皮肤化脓性感染性疾病的患儿应立即采取隔离措施。

(11) 病室每日消毒1次，每日通风不少于2次，每次15～30分钟，有条件者可使用空气净化实施、设备。

(12) 蓝光箱和暖箱应当每日清洁并更换湿化液，同一患儿长期连续使用时，应当每周消毒1次，用后终末消毒。

(13) 新生儿使用的被服、衣物等应当保持清洁，每日至少更换1次，污染后及时更换。患儿出院后病床单位要进行终末消毒。

(14) 做好健康指导，宣传科学育儿保健知识。

二、早产儿护理常规

【护理评估】

（1）了解孕母的健康状况、生活条件、周围环境，孕期时间是否小于37周。

（2）评估胎儿的外观，皮肤颜色是否红润、头部大小、耳壳是否较软、额部皱纹是否较多；评估患儿呼吸、心率是否过快，节律是否规则；评估患儿的吸吮力，有无哺乳困难；了解生理性黄疸及贫血的持续时间，是否发生水肿或低血糖；评估患儿的体温和体重。

（3）了解实验室检查如血常规和辅助检查如神经系统检查的结果。

（4）评估患儿家长的心理及社会支持状况。

【护理措施】

1. 保暖

室内保持温度、湿度适宜，新生儿出生后立即用预热的毛巾擦干新生儿，根据早产儿体重、成熟度及病情，给予不同的保暖措施。体重大于2000g者，可因地制宜，采取简易方法，如使用热水袋保暖、戴帽保暖、母亲怀抱式保暖等。体重小于2000g者，应尽早使婴儿处于中性温度中，如暖箱、远红外辐射床。不同出生体重早产儿暖箱温湿度参数见表4－1。

2. 呼吸管理

保持呼吸道通畅，仰卧时避免颈部前屈或过度后仰，俯卧时头偏向一侧，避免物品阻挡新生儿口鼻。早产儿仰卧时可在肩下放置软垫，呼吸暂停时可轻弹足底或托背等恢复呼吸。

3. 严密观察病情变化

早产儿各器官系统功能不成熟，护理人员应加强巡视，密切观察病情变化，除监测生命体征外，还要注意患儿的进食情况、精神反应、哭声、反射、面色、皮肤颜色及肢体末梢温度等情况，发现异常及时通知医生。

4. 预防感染

早产儿抵抗力比足月儿更低，注意消毒隔离。严格遵守空气和物品消毒制度，加强工作人员管理，防止交叉感染。经常帮助患儿更换体位，以防发生肺炎。

表4－1　不同出生体重的早产儿暖箱温湿度参数

出生体重（g）	温度				相对湿度
	35℃	34℃	33℃	32℃	
1000	初生10日内	10日后	3周内	5周后	55%～65%
1500	—	初生10日内	10日后	4周后	
2000	—	初生2日内	2日后	3周后	
2500	—	—	初生2日内	2日后	

【健康指导】

（1）疾病知识指导　向家长介绍早产儿的相关知识，指导家长保暖、喂养及预防感染的方法和注意事项。在护理早产儿前后必须洗手，减少探视，家长有感染者避免接触早产儿。

（2）鼓励母乳喂养，传授科学育儿的知识。

（3）用药指导，早产儿肝功能不成熟，易发生药物蓄积中毒，应在医生指导下使用药物。

（4）指导家长注意给患儿保暖，加强体温监测，避免发生新生儿寒冷损伤综合征。

（5）指导家长按时接种疫苗，定期到医院进行健康检查及生长发育监测。

三、新生儿缺血缺氧性脑病

【评估内容】

（1）评估患儿的病史，了解有无围产期窒息、反复呼吸暂停，有无严重呼吸系统疾病如感染性肺炎、胎粪吸入综合征、肺透明膜病，以及严重失血等。

（2）评估患儿的临床表现，有无兴奋、易激惹、抽搐、拥抱反射活跃、肌张力增强；有无嗜睡、反应迟钝，肌张力减低，肢体自发动作减少，吸吮反射和拥抱反射减弱，瞳孔缩小；有无意识不清，呼吸暂停，前囟张力增高，心率减慢，吸吮拥抱反射消失等表现。

（3）了解 B 超、CT 及脑电图检查结果。

（4）评估患儿家长的心理及社会支持状况。

【护理措施】

1. 给氧

及时清除呼吸道分泌物，保持呼吸道通畅，选择适当的给氧方式，根据患儿缺氧情况，可给予鼻导管吸氧或面罩吸氧，如缺氧严重，可考虑气管插管及机械辅助通气。

2. 监护

严密监护患儿的呼吸、血压、心率、血氧饱和度等，注意观察患儿的神志、瞳孔、前囟张力、肌张力及抽搐等症状，观察药物反应。

3. 亚低温治疗的护理

（1）降温　亚低温治疗时采用循环水冷却法进行选择性头部降温，起始水温保持10℃～15℃，直至体温降至35.5℃时开始体部保暖，头部采用覆盖铝箔的塑料板反射热量。脑温（临床以鼻咽部温度作为温控标准）下降至34℃，时间应控制在30～90分钟，否则将影响效果。

（2）维持　亚低温治疗是使头颅温度维持在34℃～35℃，由于头部的降温，体温亦会相应的下降，易引起新生儿硬肿症等并发症，因此在亚低温治疗的同时必须注意保暖，可给予远红外或热水袋保暖。远红外保暖时，肤温控制设定在35℃～35.5℃，肤温探头放置于腹部。热水袋保暖时，使热水袋的水温保持在50℃左右，冷却后及时更换，防止发生烫伤。在保暖的同时要保证亚低温的温度要求，患儿给予持续的肛温测试，以了解患儿体温波动情况，维持体温在35.5℃左右。

（3）复温　亚低温治疗结束后，必须给予复温。复温宜缓慢，时间 >5 小时，保证体温上升速度不高于0.5℃/h，避免快速复温引起的低血压，因此复温的过程中仍须肛温监测。体温恢复正常后，须每4小时测体温1次。

（4）监测　在进行亚低温治疗的过程中，给予持续的动态心电监测、肛温监测、

SpO_2 监测、呼吸监测及每小时测量血压，同时观察患儿的面色、反应、末梢循环情况，总结24小时出入液量，并做好详细记录。在护理过程中应注意心率的变化，如出现心率过缓或心律失常，及时与医生联系是否停止亚低温的治疗。

【健康指导】

（1）向家长介绍新生儿缺血缺氧性脑病的有关知识，使家长了解病情。指导家长对缺血缺氧性脑病的观察，以便早期发现问题，早就诊。

（2）早期康复干预，指导家长早期给予患儿动作训练和感知刺激，以促进脑功能的恢复。

（3）向患儿家长耐心细致地解答病情，以取得理解；告知家长重度缺血缺氧患儿留有神经系统后遗症的可能性大，应提早做好心理准备。恢复期指导家长掌握康复干预的措施，以得到家长最佳的配合并坚持定期随访。

四、新生儿颅内出血

【入院评估】

（1）评估患儿的病史，了解生产过程中有无产伤、胎吸、窒息，患儿是否早产。

（2）观察患儿的意识状态，有无激惹、过度兴奋或表情淡漠、嗜睡、昏迷等；评估眼部症状，如凝视、斜视、眼震颤；有无颅内压增高的表现，如脑性尖叫、前囟隆起、惊厥等；有无呼吸增快或减慢，呼吸不规则或暂停；瞳孔是否等大等圆，对光反射是否灵敏，肌张力是否早期增高以后减低。

（3）了解实验室检查如脑脊液，以及CT和B超的检查结果。

（4）评估患儿家长的心理及社会支持状况。

【护理措施】

（1）保持安静，减低颅内压　减少噪音，保持静卧，尽量减少对患儿的移动和刺激，所有治疗、操作集中进行，动作做到轻、准、稳，静脉穿刺选用留置针，以减少反复穿刺，防止加重颅内出血。

（2）密切观察病情，做好各项记录，发现异常及时通知医生。

①监测生命体征，维持体温稳定，体温高时应给予物理或药物降温，体温低时应用暖箱或热水袋保暖。

②密切观察患儿的神志、意识、前囟张力、瞳孔大小、对光反射、四肢张力、抽搐、脑性尖叫及呕吐等情况。

③观察呼吸形态，及时清除呼吸道分泌物，避免外界因素阻碍患儿气管的通畅。

④严记出入量，颅内压增高患儿严格控制每日入量。

（3）合理用氧　根据缺氧程度用氧，注意用氧的方式和浓度，维持 SpO_2 在85%～95%，防止氧浓度过高或用氧时间过长导致氧中毒。呼吸衰竭或严重呼吸暂停时需气管插管、机械通气并做好相关护理。

【健康指导】

（1）向家长介绍新生儿颅内出血的有关知识，疾病的临床表现、检查治疗的方法及目的，使家长了解病情。

（2）指导家长观察患儿的病情变化，以便早期发现问题，早就诊，及时给予康复治疗及出院后的康复指导。

（3）向家长解答病情，减轻其紧张情绪；如有后遗症，鼓励坚持治疗和随访，教会家长掌握帮助患儿功能训练的技术，增强战胜疾病的信心。

五、新生儿肺透明膜病

【入院评估】

（1）评估患儿的病史，了解患儿是否早产、有无围生期窒息、低体温、患儿母亲有无糖尿病及低血压，胎儿是否为前置胎盘，有无胎盘早剥。

（2）评估患儿出生后有无呼吸困难、青紫、呼气性呻吟、呼吸浅表、节律不整；听诊两肺呼吸音降低，心音减弱。

（3）了解实验室检查如泡沫实验、血气分析，以及X线检查结果。

（4）评估患儿家长的心理及社会支持状况。

【护理措施】

1. 保持呼吸道通畅

体位正确，头稍后仰，使气管伸直。及时清除口、鼻、咽部分泌物，分泌物黏稠时可给予雾化吸入后吸痰。

2. 保暖

将患儿放置于暖箱或辐射式抢救台上，环境温度维持在22℃～24℃，相对湿度在55%～65%。

3. 供氧

使 PaO_2 维持在50～70mmHg，SaO_2 维持在87%～95%之间，避免氧中毒。

（1）头罩用氧　应选择与患儿大小相适应的头罩型号，用氧流量不少于5L/min，以防止二氧化碳积聚头罩内。

（2）持续正压呼吸（CPAP）辅助呼吸　使有自主呼吸的患儿在整个呼吸周期都能接受高于大气压的气体，以增加功能残气量，防止肺泡萎陷。

（3）气管插管用氧　如用CPAP后，病情仍无好转者，采用间隙正压通气（IPPV）及呼吸末正压呼吸（PEEP）。

【健康指导】

（1）向家长介绍新生儿肺透明膜病的有关知识，疾病的临床表现、检查治疗的方法及目的，使家长了解病情。

（2）指导家长观察患儿的呼吸，以便早期发现问题，早就诊，及时给予康复治疗及出院后的康复指导。

（3）向家长解答病情、减轻紧张情绪；如有后遗症，鼓励坚持治疗和随访，教会家长掌握帮助患儿肺功能训练的技术，增强战胜疾病的信心。

六、新生儿败血症

【入院评估】

（1）评估患儿的病史，了解患儿是否早产、有无产伤、胎膜早破、产程延长；母亲孕期有无感染；患儿是否有呼吸道感染、脐部感染，皮肤黏膜有无破损。

（2）评估患儿早期是否出现精神不佳、食欲较差、哭声弱，继而发展为精神萎靡、嗜睡、不吃、不哭、不动，面色苍白或灰暗，出现病理性黄疸；后期出现循环衰竭、呼吸衰竭、DIC、中毒性肠麻痹、酸碱平衡紊乱及化脓性脑膜炎。

（3）了解实验室检查如血常规、细菌培养、病原体抗体测定、红细胞沉降率等检查结果。白细胞计数 $<5.0\times10^9/L$ 或 $>20\times10^9/L$，中性粒细胞中杆状核细胞所占比例 $\geq 20\%$，出现中毒颗粒或空泡，或血小板计数 $<100\times10^9/L$ 有诊断价值；使用抗生素之前进行血培养，必要时做脑脊液、尿液、胃液、外耳道分泌物、咽拭子、脐带残端分泌物及肺泡灌洗液细菌培养，如果培养出的细菌和血培养结果一致则意义更大，因新生儿抵抗力低下，所以即使血中培养出机会致病菌也应予以重视。

（4）评估患儿家长对疾病的心理反应和社会支持状况。

【护理措施】

1. 维持体温稳定

患儿体温易波动，除感染因素外，还易受环境因素影响。当体温低或不升高时，及时予保暖措施；当体温过高时，给予物理降温及多喂温开水，一般不予药物降温。

2. 及时处理局部病灶

如脐炎、鹅口疮、脓疱疮、皮肤破损等，促进皮肤早日愈合，防止感染继续蔓延扩散。

3. 保证营养供给

除经口喂养外，结合病情考虑静脉内营养。

4. 加强巡视

如患儿出血面色青灰、呕吐、脑性尖叫、前囟饱满、两眼凝视提示有脑膜炎的可能；如出现面色青灰、皮肤发花、四肢厥冷、脉搏细弱、皮肤有出血点等应考虑感染性休克或 DIC，立即联系医生，积极处理，必要时专人守护。

【健康指导】

（1）向家长介绍新生儿败血症的有关知识，使家长了解病情。

（2）指导家长观察患儿病情变化，以便早期发现问题，早就诊，及时给予康复治疗及出院后的康复指导。

（3）告知家长抗生素的使用方及副作用的观察，避免滥用抗生素。

（4）向家长解答病情、减轻紧张情绪。

（5）指导家长正确喂养和护理患儿，保持皮肤清洁，预防感染。

七、新生儿黄疸

【入院评估】

（1）评估患儿的病史，了解是否有母婴血型不合，是否有红细胞增多症、肝炎或胆管阻塞等诱因。

（2）评估患儿的临床表现，检查皮肤及脐带有无感染，了解肝脏的大小及硬度；根据患儿皮肤黄染的部位，范围和血清胆红素浓度，评估患儿黄疸的程度；了解患儿的精神状况、食奶情况、肌张力、大便颜色等。

（3）了解实验室检查如肝功能、血清胆红素测定、血常规、Coombs 试验等检查结果。如血清总胆红素值超过 85μmol/L（5mg/dl），或每小时 >8.5μmol/L（0.5mg/dl），或血清结合胆红素 >34μmol/L（2mg/dl），即可诊断为新生儿黄疸。

（4）评估患儿家长对疾病的心理及社会支持状况。

【护理措施】

（1）护理人员应按需调整喂养方式，少量多餐，耐心喂养，保证热量摄入。

（2）采用光照疗法时按光照疗法护理常规。

（3）光疗时注意保护患儿遮好眼罩，严密观察病情。

①观察体温、脉搏、呼吸及有无出血倾向，尤其在光疗时，加强监测，及时发现体温及呼吸异常并及时处理。

②观察患儿精神反应、哭声、吸吮力、肌张力、有无惊厥等，从而判断有无核黄疸发生。

③观察大便颜色、性质、量，如胎粪排出延迟，应予灌肠处理，促进胆红素及大便的排出。

（4）遵医嘱给予肝酶诱导剂和清蛋白以加速未结合胆红素的转化排出，并减少其通过血－脑脊液屏障的机会，从而降低核黄疸的发生。

（5）必要时做好换血治疗的准备。

（6）做好患儿家长的心理护理，向家长讲解疾病知识及预后，减轻其焦虑和担忧。

【健康指导】

（1）向家长介绍新生儿黄疸的有关知识，使家长了解病情。

（2）指导家长观察患儿病情变化，以便早期发现问题，早就诊，及时给予康复治疗及出院后的康复指导。

（3）母乳性黄疸应暂停母乳喂养，待黄疸消退后再恢复母乳喂养。对红细胞 G－6－PD 缺陷者，需忌食蚕豆等，衣物内禁放樟脑丸，以免诱发溶血。

八、新生儿溶血病

【入院评估】

（1）评估患儿的病史，了解是否有母婴血型不合等诱因。

（2）评估患儿黄疸的程度及持续时间；贫血的程度；了解肝脏、脾脏的大小及硬度；是否出现胆红素脑病，根据患儿的肌张力、呼吸、反应性、抽搐等情况判断胆红素脑病的严重程度；评估患儿的精神、食奶情况、大便颜色等。

（3）了解实验室检查如血常规、血型测定、肝功能等检查结果。

（4）评估患儿家长的心理及社会支持状况。

【护理措施】

参见新生儿黄疸的护理。

【健康教育】

参见新生儿黄疸的护理。

九、新生儿破伤风

【护理评估】

（1）评估患儿的病史，接生时是否严格消毒，有无脐带消毒不严，产后感染。

（2）评估患儿的临床表现，有无哭闹不安、口张不大、吸吮困难、牙关紧闭、面肌痉挛、苦笑面容、角弓反张；有无呼吸肌、喉肌痉挛引起的呼吸困难、青紫、窒息；有无尿潴留和便秘。

（3）有无轻微刺激（如声、光、触、饮水、针刺）即引起抽搐发作。

（4）评估患儿家长的心理及社会支持状况。

【护理措施】

（1）密切观察病情变化，专人护理、加强监护；详细记录病情变化，尤其是用止痉药后第一次抽搐发生的时间、强度、持续时间和间隔时间，抽搐发生时患儿面色、心率、呼吸及氧饱和度改变，一旦发现异常，及时组织抢救。

（2）患儿应安置单人房间，病室要求避光、隔音；给患儿戴避光眼罩，以减少不必要的刺激；必要的操作最好在使用止痉药后有条理地集中完成。

（3）遵医嘱注射破伤风抗毒素（用前须做皮试）、镇静剂等。

（4）建立静脉通路，保证制止痉挛药物顺利进入体内，尽可能应用留置针，避免反复穿刺给患儿造成不良刺激。

（5）给氧　有缺氧、紫绀患者者间歇给予氧气吸入，但应避免鼻导管给氧（鼻导管的插入和氧气直接刺激鼻黏膜可使患儿加剧骨骼肌痉挛），可选用头罩给氧，氧流量至少5L/min，避免流量过低引起头罩内二氧化碳潴留。病情好转，缺氧改善后及时停止用氧，避免氧疗并发症。

（6）营养　早期予静脉营养以保证能量供给。病情允许时，给予鼻饲喂养。病情好转后，以奶瓶喂养来训练患儿吸吮力及吞咽功能，最后撤离鼻饲。

（7）脐部护理　保持脐部清洁、干燥；用消毒剪刀剪去残留脐带的远端并重新结扎；遵医嘱用破伤风抗毒素做脐带周封闭，以中和未进入血流的游离毒素。

（8）口腔护理　应及时清除口腔分泌物，做好口腔护理，涂石蜡油保护口唇。

（9）皮肤护理　由于患儿处于骨骼肌痉挛状态，易发热出汗，因此应适当打包降温、及时擦干汗渍，保持皮肤干燥。

【健康指导】

（1）向家长介绍新生儿破伤风的有关知识，使家长了解病情。

（2）对患儿家长讲授有关育儿知识，耐心喂养，并指导家长做好脐部、口腔和皮肤护理。

（3）指导家长观察患儿病情变化，以便早期发现问题，早就诊，及时给予康复治疗及出院后的康复指导。

（4）向家长解答病情、减轻紧张情绪。

十、新生儿寒冷损伤综合征

【入院评估】

(1) 评估患儿的病史，了解患儿是否早产、有无保暖不当或受寒。

(2) 评估患儿有无肢端发冷、低温降低、吮乳差或拒乳、哭声弱，有无硬肿及其范围和程度。

(3) 了解实验室检查如血常规、血气、生化、血糖等检查结果。白细胞计数一般无明显变化，合并感染者白细胞计数及中性粒细胞数升高。

(4) 评估患儿家长的心理及社会支持状况。

【护理措施】

1. 观察病情

注意观察体温、脉搏、呼吸、硬肿的范围及程度、尿量、有无出血症状等，备好抢救药物和设备（氧气、吸引器、复苏囊、呼吸器等仪器），一旦发生病情突变，争分夺秒、组织有效抢救。

2. 保证液体供给

应用输液泵严格控制补液速度，无条件者输液期间加强巡视。根据病情加以调节，防止输液速度过快引起心衰和肺水肿。

3. 复温

目的是在体内产热不足的情况下，通过提高环境温度（减少散热或外加热），恢复和保持正常体温。

(1) 肛门温 >30℃，腋下－肛门温差为正值，提示体温虽低，但棕色脂肪产热较好。用暖箱复温，根据患儿体温恢复情况调节箱温，每小时测量体温，一般在 6～12 小时内恢复正常体温。条件有限的医疗单位可采用提高室温、热水袋、热炕或母亲怀抱等方法取暖。

(2) 当肛门温 <30℃或腋下－肛门温差为负值，提示体温很低，棕色脂肪被耗尽，应将患儿置于箱温比肛门温高 1℃～2℃的暖箱中进行外加热。每小时提高箱温 1℃～1.5℃，但不超过 34℃，在 12～24 小时内恢复正常体温。然后根据患儿体温调整暖箱温度。

【健康指导】

(1) 介绍有关硬肿症的疾病知识，向家长介绍导致本病的病因、目前患儿病情状况及预后、为患儿拟定的诊疗计划及采取的护理措施，已取得家长的配合及支持。

(2) 指导家长加强对患儿的护理，掌握正确的保暖方法，保持适宜的环境温度和湿度。

(3) 鼓励母乳喂养，尽早合理喂养，保证足够的热量。

十一、新生儿坏死性小肠结肠炎

【护理评估】

(1) 评估患儿的病史，是否为早产儿或小于胎龄儿，有无新生儿窒息、缺氧、呼吸窘迫、先天性心脏病、低体温及感染。

（2）了解患儿是否存在母乳喂养不足或人工喂养，配方奶的渗透压是否过高。

（3）评估患儿的临床表现，有无体温不升、呼吸暂停、反应差、拒食、呕吐、腹胀、腹泻和便血；有无面色苍白、四肢发凉、体温不升、黄疸加深、呼吸不规则及心率减慢等症状。

（4）了解患儿实验室检查如血常规、血培养、血气，以及X线等检查结果。腹部X线平片对本病诊断有重要意义，可显示肠道充气，有多个液平面，具有特征性的肠壁囊样积气，肠壁炎症、局限性坏死；肠穿孔时可见膈下游离气体形成气腹；白细胞数可增多或减少、血小板数减少、可出现代谢性酸中毒和低钠血症。

【护理措施】

1. 减轻腹胀、腹痛，控制腹泻

（1）立即禁食，腹胀明显者行胃肠减压，观察腹胀消退情况及引流物的色、质、量。观察有无呕吐，呕吐时头侧向一侧，及时清除呕吐物，保持皮肤及床单位清洁。记录呕吐物的色、质及量，做好口腔护理。

（2）遵医嘱给予抗生素控制感染。

2. 补充液体，维持营养

（1）恢复喂养　禁食期间以静脉维持能量、水及电解质平衡。腹胀消失、大便潜血转阴后逐渐恢复饮食。恢复喂养从水开始，开始喂温开水或5%葡萄糖水，2～3次后，无呕吐或腹胀，再喂乳汁，从1∶1浓度开始，以母乳为佳，初为3～5ml，以后每次递增2ml，逐渐增加浓度及奶量。在调整饮食期间继续观察腹胀及大便情况，发现异常立即通知医生。

（2）补液护理　建立良好的静脉通路，合理安排滴速；准确记录24小时出入量。

【健康指导】

（1）向家长介绍新生儿坏死性小肠结肠炎的相关知识，使家长了解病情。

（2）指导家长对患儿腹胀、腹痛及腹泻的观察，以便早期发现问题，早就诊。及时给予康复治疗及出院后的康复指导。

（3）指导家长喂养方法和注意事项，保证能量供给，预防感染。

十二、新生儿糖代谢紊乱

糖代谢紊乱包括低血糖症和高血糖症，在新生儿期较为常见。

（一）**低血糖**

【护理评估】

（1）评估患儿的病史，是否为早产儿、小于胎龄儿；是否曾发生败血症、寒冷综合征、先天性心脏病；母亲是否患有糖尿病。

（2）评估患儿的临床表现，有无反应差、烦躁、喂养困难、肌张力低、易激惹及惊厥，经补充葡萄糖后症状消失。

（3）了解患儿实验室检查如血糖、血胰岛素、胰高血糖素等检查结果。如足月儿出生3日内全血血糖 <1.67mmol/L（30mg/dl），3日后 <2.2mmol/L（40mg/dl）；低体重儿出生3日内 <1.1mmol/L（20mg/dl），1周后 <2.2mmol/L（40mg/dl）均被诊断为低血糖。

（4）评估患儿家长的心理及社会支持状况。

【护理措施】

1. 喂养

生后能进食者尽早喂养，根据病情给予10%葡萄糖水或吸吮母乳。早产儿或窒息儿尽快建立静脉通路，保证葡萄糖输入。

2. 监测血糖

定期监测血糖，静脉输注葡萄糖溶液时及时调整输注量及速度，用输液泵控制并每小时观察记录1次。

【健康指导】

（1）向家长介绍新生儿低血糖的相关知识，使家长了解病情。

（2）指导家长喂养方法和注意事项，保证能量供给，注意观察患儿的反应，以便早期发现问题，及时处理。

（3）及时给予康复治疗及出院后的康复指导。

（二）高血糖

【护理评估】

（1）评估患儿的病史，是否为早产儿、小于胎龄儿；是否曾发生败血症、寒冷综合征、窒息；是否曾经应用过氨茶碱；是否输注葡萄糖溶液浓度过高，速度过快。

（2）评估患儿的临床表现，有无口渴、烦躁、多尿、体重下降及惊厥。

（3）了解患儿实验室检查如血糖、尿糖等检查结果。

（4）评估患儿家长的心理及社会支持状况。

【护理措施】

1. 维持血糖稳定

严格控制输注葡萄糖溶液的量及速度，监测血糖变化。

2. 观察病情

注意体重和尿量变化，遵医嘱及时补充电解质溶液，纠正电解质紊乱。

3. 做好臀部护理

勤换尿布，保持会阴部清洁干燥。

【健康指导】

（1）向家长介绍新生儿高血糖的相关知识，使家长了解病情。

（2）指导家长喂养方法和注意事项，保证能量供给，注意观察患儿的反应，以便早期发现问题，及时处理。

（3）指导家长臀部护理的方法，预防臀红；需监测血糖者，教会家长测量血糖的方法；需要继续用药者，嘱其遵医嘱按时服药，定期复查。

（4）及时给予康复治疗及出院后的康复指导。

第三节　儿内科疾病的一般护理

（1）热情接待患儿，安排床位，准备病历，通知医生接待患儿并配合治疗及抢救。

（2）收集病史，进行入院评估，制定护理计划。做好入院宣教和环境介绍，告知患儿及家长患儿的责任护士、护士长和主管医生，介绍医院及病房的规章制度。

（3）协助医生及时完成各种检查化验。

（4）加强饮食管理，特殊饮食由护士核对后再发给患儿，创造良好的进食环境，设法增进患儿食欲。

（5）保证患儿的休息与睡眠，轻症患儿可在室内活动，危重者遵医嘱卧床休息。

（6）做好晨晚间护理，根据病情及不同季节定时沐浴或擦浴，保持患儿皮肤、头发、衣服等洁净，每周剪指甲1次。

（7）新入院患儿每日测量体温3次，连续3日。若正常改为每日测2次。特护、一级护理危重患儿按医嘱定时测量体温、脉搏、呼吸。

（8）每日统计大便次数，遵医嘱统计24小时出入量，记录于体温单相关栏内。

（9）每周称体重1次，记录于体温单相应栏内。

（10）经常巡视病房，及时发现病情变化，随时与医生联系，积极配合抢救，做好各种护理记录，并认真做好书面、口头、床头交班。

（11）无陪伴或意识障碍的患儿，每次做完护理后须将床栏拉起，以防坠床。

（12）做好心理护理，减轻患儿及家长的焦虑、恐惧心理，在病情允许的原则下满足患儿的娱乐需要，营造温馨的住院环境，以利早日康复。

（13）出院时做好家庭护理指导

①宣传有关疾病的防治及急救知识。

②服药方法、病情观察。

③合理饮食、保证睡眠、休息。

④遵医嘱适当活动。

⑤指导家长掌握疾病护理的方法。

⑥遵医嘱定期复诊。

第四节　营养缺乏性疾病

一、一般护理

（1）按儿内科一般护理常规执行。

（2）了解患儿喂养史、生长史及相关疾病史，如是否曾患有急慢性感染、慢性代谢性疾病、长期消化功能紊乱等。

（3）观察皮下脂肪减少的部位、程度、水肿、精神状态等。

（4）加强基础护理，包括晨晚间护理、皮肤护理、口腔护理等，保证充足的睡眠和休息。

（5）饮食管理

①根据患儿年龄供给营养丰富且易消化的饮食。从小量开始，根据食欲及消化功能逐渐增加。

②满足热量的需要，如蛋白质、各种维生素、矿物质等，全面供给。有重点的补充，做到营养物质均衡。

③喂奶、喂饭时要耐性和细心，保证入量。

④记录患儿进食及对食物的耐受情况，定期测量体重、身高及皮下脂肪厚度，判断治疗效果。

（6）药物治疗注意事项

①保证全部药物及时摄入体内。

②严格按医嘱给药。

③铁剂应在2次奶间喂服，观察有无腹泻。

（7）住院患儿严防交叉感染。

（8）恢复期患儿适当增加户外活动，进行体格锻炼，增强体质，改善患儿的情绪和食欲。重度营养不良和佝偻病患儿恢复期给予认知训练。

二、蛋白质-能量营养不良

【护理评估】

（1）评估患儿的年龄、性别、身高、体重；评估小患儿有无母乳不足、骤然断奶而未及时添加辅食、奶粉配制过稀、长期以粥、米粉等淀粉类食物喂养；年长儿有无偏食、挑食等长期摄入不足的情况；了解有无唇裂、腭裂、幽门梗阻、迁延性腹泻、过敏性肠炎、肠吸收不良综合征、大量蛋白尿、长期发热、甲状腺功能亢进、恶性肿瘤等病史，是否处于麻疹、伤寒、肝炎、结核等急、慢性传染病的恢复期，有无生长发育过快等诱因。

（2）评估患儿临床表现，是否出现体重不增或减轻、皮下脂肪变薄、皮肤苍白干燥、肌肉松弛萎缩、精神萎靡、反应差、抑制与烦躁交替出现、腹泻和便秘交替、体温偏低、脉细无力、浮肿等症状，是否并发干眼症、口腔炎、末梢神经炎、齿龈水肿、鼻出血、肺炎等，有无重要脏器功能损害。

（3）了解患儿实验室检查如血液生化、胰岛素样生长因子、生长激素及各种电解质和微量元素检查结果。

（4）评估患儿的心理个性发育情况、家庭亲子关系、家庭经济状况，评估患儿家长的心理及社会支持状况。

【护理措施】

1. 饮食管理

原则为循序渐进，逐渐补充。根据营养不良程度、消化功能调整饮食量及种类。

（1）轻度营养不良小儿，在基本维持原膳食基础上，较早添加含蛋白质和热量较高的食物。开始每日可供给热量250～330kJ/kg（60～80kcal/kg），以后逐渐递增。当能量供给达到每日585kJ/kg（140kcal/kg）时，体重一般可获满意增长。体重接近正常后，恢复供给小儿正常需要量。

（2）中、重度营养不良小儿，热能和营养物质的供给，应由低到高，逐渐增加。供给热量从每日165～230kJ/kg（45～55kcal/kg）开始，逐步少量增加；增加到每日500～727kJ/kg（120～170kcal/kg），并按实际体重计算所需热能。待体重恢复，体重与身高比例接近正常后，可供给正常生理需要量。

（3）蛋白质摄入量从每日1.5～2.0g/kg开始，逐步增加到每日3.0～4.5g/kg，食品除乳制品外，可给予豆浆、蛋类、肝泥、肉末、鱼粉等高蛋白食物，有条件者可给酪蛋白水解物、氨基酸混合液或要素饮食。

（4）维生素和矿物质的补充　食物中应含有丰富的维生素及矿物质，一般采用每日给予蔬菜及水果的方式，应从少量开始，逐级增加，以免引起腹泻。

（5）鼓励母乳喂养，无母乳或母乳不足者，可给予稀释牛奶，少量多次喂哺，渐增牛奶量及浓度，待患儿食欲及消化功能恢复后，再添加适合小儿月龄的高能量、高蛋白食物。对于食欲很差、吞咽困难、吸吮力弱者可用鼻胃管喂养。病情严重或完全不能进食者，遵医嘱选用葡萄糖、氨基酸、脂肪乳剂等静脉输注。低蛋白水肿者可静脉输注白蛋白。

（6）建立良好的饮食习惯　帮助患儿建立良好的饮食习惯，纠正偏食、挑食、吃零食的不良习惯。

2. 促进消化，改善食欲

遵医嘱给予各种消化酶（胃蛋白酶、胰酶等）和B族维生素口服，以助消化；给予蛋白同化类固醇制剂如苯丙酸诺龙肌内注射，每次0.5～1.0mg/kg，每周1～2次，连用2～3周，以促进机体对蛋白质的合成和增进食欲；可给予锌制剂，每日口服元素锌0.5～1.0mg/kg，可提高味觉敏感度、增加食欲。

3. 观察病情

密切观察患儿尤其是重度营养不良患儿的病情变化。观察有无低血糖、维生素A缺乏、酸中毒等临床表现，发现病情变化及时报告医生，并做好急症抢救准备。

【健康教育】

（1）向患儿家长解释导致营养不良的原因，介绍科学育儿知识，指导母乳喂养、混合喂养和人工喂养的具体执行方法，纠正小儿不良饮食习惯，向家长介绍促进消化、改善食欲的方法及常用药物。

（2）合理安排生活作息制度，坚持户外活动，保证充足睡眠。

（3）预防感染，按时进行预防接种。

（4）定期进行儿童保健、体检，做好生长发育监测，若生长曲线图的走向不随年龄的增长而增长，应及时找出原因并予以矫治，先天畸形患儿应及时手术治疗。

三、小儿肥胖

【护理评估】

（1）评估患儿的年龄、性别、身高、体重、家庭经济状况、生活方式，了解患儿饮食摄入量、种类及日常活动量，是否长期服用糖皮质激素，有无肥胖家族史。

（2）评估患儿的临床表现，是否有皮下脂肪增多、腹部膨隆下垂、假性乳房增大、扁平足、膝外翻、呼吸浅快、发绀、低氧血症、红细胞增多、心脏扩大。

（3）了解患儿实验室检查如血液生化、生长激素及各种电解质和微量元素检查结果。

（4）评估患儿的心理个性发育情况、家庭亲子关系、家庭经济状况，有无自卑、孤僻、胆怯等心理问题，评估患儿家长的心理及社会支持状况。

【护理措施】

1. 调整饮食

在满足生长发育的前提下，限制饮食量及种类，每日摄入的能量须低于机体消耗的总能量。

（1）给予低脂肪、低碳水化合物和高蛋白饮食，鼓励患儿选择体积大，饱腹感明显而能量低的蔬菜类食品，如萝卜、青菜、黄瓜、番茄。

（2）培养良好的饮食习惯，提倡少量多餐，杜绝过饱，不吃夜宵和零食，细嚼慢咽。

（3）体重不易骤减，开始时以体重不增为目标，以后使体重逐渐下降。

2. 加强运动

（1）坚持每日运动，选择感兴趣容易坚持的运动项目，如晨间跑步、踢球、登山、游泳等。

（2）运动量根据患儿耐受力而定，逐渐增加运动时间和量，以运动后轻松愉快、不感到疲劳为原则，应避免剧烈运动后食欲大增。

（3）鼓励家庭成员共同制定运动计划，参与活动，提高患儿的积极性。

3. 心理护理

（1）教育家长不要在患儿面前表露出对肥胖过分忧虑及四处求医，避免对患儿的进食习惯横加指责、过度干预，以免引起患儿精神紧张，甚至对抗心理。

（2）引导患儿正确认识自身体态改变，鼓励其建立信心，自觉控制饮食、坚持运动。

（3）鼓励患儿参与正常社交活动。

【健康指导】

（1）教育患儿及家长认识到过度肥胖的危害，讲解科学喂养知识，培养良好的饮食习惯，避免营养过剩。

（2）指导家长饮食选择以米饭、面食、蔬菜、水果为主，给予适量的蛋白质如瘦肉、鱼、禽蛋、豆制品，限制脂肪、甜食、油炸食品及块根类食物的摄入。

（3）增加活动量。

（4）定期门诊观察，监测生长发育。

四、维生素D缺乏性佝偻病

【护理评估】

（1）评估患儿的年龄、体重、日光照射情况、家庭经济状况、睡眠及精神状态等，了解既往疾病史，患儿是否为早产、多胎儿，母亲孕期有无维生素D缺乏。

（2）评估患儿临床表现，有无易激惹、烦躁不安、夜惊、枕秃，有无颅骨软化、方颅、前囟闭合延迟、手镯、脚镯、肋骨串珠、肋膈沟、鸡胸或漏斗、“O”形或“X”形腿，是否易发生感染。

（3）了解患儿实验室检查如血液生化、维生素D以及X线检查结果。患儿血清钙正常或降低、血磷<40mg/dl，血清碱性磷酸酶>500IU/dl，25－羟维生素D_3［(25－(OH)D_3］是诊断维生素D缺乏性佝偻病最为可靠的指标，当<8ng/ml时可诊断本病。

（4）评估患儿及家长的心理及社会支持状况。

【护理措施】

1. 户外活动

（1）指导家长每日带患儿进行一定时间的户外活动，直接接受阳光照射。

（2）夏季气温太高，应避免太阳直射，可在阴凉处活动，尽量多暴露皮肤，冬季室内活动时开窗，让紫外线能够透过。

2. 补充维生素 D

（1）提倡母乳喂养，按时添加辅食，给予富含维生素 D、钙、磷和蛋白质的食物。

（2）遵医嘱供给维生素 D 制剂，注意观察维生素 D 过量中毒的表现，如遇过量立即停服维生素 D。

3. 预防骨骼畸形和骨折

（1）衣着柔软、宽松、床铺松软，避免早坐、久坐、以防脊柱后突畸形。

（2）避免早站、久站、早行走，以防下肢弯曲形成“O”形或”X”形腿；严重佝偻病患儿肋骨、长骨易发生骨折，护理操作时应避免重压和强力牵拉。

（3）对已有骨骼畸形可采取主动和被动运动的方法矫正，如遗留胸廓畸形，可做俯卧位抬头展胸运动，下肢畸形可施行肌肉按摩，“O”形腿按摩外侧肌，“X”形腿按摩内侧肌，以增加肌张力，矫正畸形。

（4）对于行外科手术矫治者，指导家长正确使用矫形器具。

【健康教育】

（1）疾病知识指导，给孕妇及患儿父母讲述有关佝偻病的预防、护理知识。

（2）用药指导，新生儿出生 2 周后每日给予维生素 D 400 ~ 800IU，直至 2 周岁，不能坚持口服者，也可肌内注射维生素 D_3 10 万 ~20 万 IU。

（3）鼓励孕妇多进行户外活动，选择富含维生素 D、钙、磷和蛋白质的食物；宣传母乳喂养，尽早开始户外活动。

（4）指导患儿家长掌握日光浴、服用维生素 D 及按摩肌肉矫正畸形的方法。

五、维生素 D 缺乏性手足搐搦症

【护理评估】

（1）评估患儿的年龄、性别、体重、发病季节等，了解患儿是否为早产、多胎儿，母亲孕期有无缺少维生素 D 的情况，既往疾病史。

（2）评估患儿发病时间、诱因，有无烦躁、睡眠不安、易惊、夜啼、多汗、惊厥、手足抽搐及喉痉挛，是否伴有发热，发作后神智是否清醒，近期是否服用维生素 D，户外活动有无突然增加。

（3）了解患儿实验室检查如血液生化、维生素 D、微量元素，以及 X 线检查结果。总血钙 < 1. 75mmol/L 或离子钙 < 1. 0mmol/L，应首先考虑本病。

（4）评估患儿及家长的心理及社会支持状况。

【护理措施】

1. 控制惊厥、预防窒息

（1）密切观察惊厥、喉痉挛的发作情况及伴随症状，一旦发生立即将头偏向一侧，清除口鼻腔分泌物，保持呼吸道通畅，给予氧气吸入，发生喉痉挛时立即将舌拉出口外，必要时协助行气管插管或气管切开。

（2）遵医嘱缓慢推注镇静剂，密切观察呼吸以防呼吸骤停。

（3）静脉补充钙剂时需滴注或缓慢推注（10 分钟以上），并监测心率，以免血钙骤升导致呕吐，甚至心跳骤停，避免药液外渗，以免造成局部坏死。

2. 安全护理

注意患儿安全，选用柔软材质的玩具、床档内侧加护围以防患儿躁动、惊厥时坠床、磕伤；已出牙的患儿发生惊厥时，上、下门齿间放置牙垫，避免舌被咬伤。

3. 户外活动

指导家长每日带患儿进行一定时间的户外活动，直接接受阳光照射。

4. 补充维生素 D

提倡母乳喂养，按时添加辅食，给予富含维生素 D、钙、磷和蛋白质的食物；遵医嘱供给维生素 D 制剂。

【健康教育】

（1）向家长介绍维生素 D 缺乏性手足搐搦症的病因、预防及护理知识。

（2）指导家长正确使用维生素 D 及选用钙剂的方法。

（3）指导家长合理喂养，补充富含维生素 D 及矿物质的食物，坚持户外活动。

（4）定期进行儿童保健检查，遵医嘱补充维生素 D 及钙剂，告知家长钙剂与乳类同时服用会影响钙的吸收，应在 2 次喂奶间口服。

（5）教会家长惊厥、喉痉挛发作时的处理方法，如让患儿平卧，松开衣领，颈部伸直，头后仰偏向一侧，指压人中、十宣穴止惊，同时呼叫医护人员。

六、微量元素异常——锌元素缺乏

【护理评估】

（1）评估患儿的饮食习惯、结构，是否单纯乳类或谷类食物喂养，有无偏食、挑食、反复出血、溶血、大面积烧伤、慢性肾病、长期透析、蛋白尿、糖尿病、脂肪泻及肠道吸收不良综合征，是否长期服用青霉胺。

（2）评估患儿的临床表现，有无食欲减退、味觉异常、异食癖、毛发易脱落、怠倦、精神抑郁、暗适应力减低、伤口愈合延迟及口腔溃疡，有无生长发育迟缓、身材矮小、性发育延迟，是否易发生各种感染，尤其是呼吸道感染。

（3）了解患儿实验室检查如血液生化、维生素 D、微量元素，以及 X 线检查结果。

（4）评估患儿及家长的心理及社会支持状况。

【护理措施】

1. 饮食护理

（1）供给含锌量较多的食物如肝、鱼、瘦肉、禽蛋、牡蛎等。

（2）鼓励母乳喂养，尽量让新生儿哺食初乳。

（3）补充开始添加的时间，合理添加辅食，注意色、香、味俱全，以增加食欲。

（4）纠正不良饮食习惯，避免挑食、偏食。

2. 用药护理

遵医嘱补充锌剂，锌剂毒性较小，但剂量过大会引起胃部不适、恶心、呕吐、腹泻等消化道症状，注意观察锌中毒表现如贫血、低酮血症、中性粒细胞减少等。

3. 预防感染

（1）注意气候变化，增减衣被，避免着凉。

（2）保持室内空气清新，预防呼吸道感染。

（3）经常观察患儿口腔黏膜有无充血和溃疡，给予口腔护理，防止交叉感染。

（4）避免带患儿去人群密集的公共场所。

【健康指导】

（1）介绍科学育儿知识，讲解缺锌的原因及不良后果，使患儿及家长配合治疗和护理。

（2）指导改善营养，促进生长发育，供给含锌量较多的食物如肝、鱼、瘦肉等，尽量让新生儿哺到初乳，合理添加辅食，培养小儿不偏食、不挑食的饮食习惯，指导家长选择含锌高的坚果，如核桃、板栗、花生、开心果作为零食加餐。

（3）定期进行儿童保健、体检，监测生长发育。

第五节　消化系统疾病护理常规

一、一般护理

（1）按儿内科一般护理常规执行。

（2）饮食与营养

①供给足够的营养，以清淡易消化富含营养饮食为宜。

②胃肠道严重出血、肠梗阻、肠套叠等应禁食，所需营养和液体可经肠道外补充；禁食结束后，可给予营养丰富的饮食，少食多餐，由淡到稠，逐步恢复到正常饮食。

③营养不良患儿给予高热量、高蛋白、高维生素和低脂肪饮食。

（3）保持食具清洁，应用奶瓶喂养者每次喂奶后应清洗、消毒奶瓶及奶头；母乳喂养者喂奶前清洁乳头。儿童的食具应专人使用。

（4）指导家长正确喂养，应用奶瓶喂养时避免吸入空气，喂奶后竖抱轻轻拍背以驱出空气，溢奶者头高位偏向一侧。

（5）观察大便及呕吐物的性状、次数及量，评估消化能力。正确采集大便标本，选择新鲜及有病变的粪便，必要时可应用肛拭子（以生理盐水润滑头部）采集。

（6）密切观察病情变化，观察有无低钾、低钠、低钙、酸中毒等情况。发现变化及时通知医生。

（7）做好健康宣教，如饮食与疾病的相关性、食物的选择、饮食的习惯、饮食的卫生等。

（8）出院时做好家庭护理指导，如饮食调配、辅食添加、消化能力判断等。

二、小儿腹泻

【护理评估】

（1）评估患儿生长发育史，既往有无腹泻反复发作，有无腹部受凉，有无喂养不当，饮食或食具被污染，患儿是否对牛奶或某些食物过敏或不耐受；是否发生肠道内、外感染引起的腹泻。

（2）评估患儿的精神、食欲状况、有无发热、呕吐等伴随症状；大便的次数、性状、颜色、量；重型腹泻患儿需评估有无脱水、电解质紊乱、酸碱失衡及全身中毒症状。

（3）评估患儿及家长对疾病的心理反应，对疾病的病因及防护知识的了解程度、居住环境及经济状况、患儿既往有无住院经历、家长对患儿的照顾能力等。

（4）了解患儿实验室检查如血液生化、尿常规、便常规及便培养等检查结果。

（5）评估患儿及家长的心理及社会支持状况。

【护理措施】

1. 合理喂养，调整饮食

（1）除严重呕吐者可暂禁食4～6小时（不禁水）外，均应继续进食。

（2）母乳喂养者继续母乳喂养，暂停辅食。

（3）人工喂养者可喂稀释牛奶或米汤、脱脂奶等，腹泻次数减少后给予半流质饮食如粥、面条。

（4）病毒性肠炎多继发双糖酶（主要是乳糖酶）缺乏，暂停乳类喂养，改为豆浆、去乳糖配方奶粉等，以减轻腹泻，缩短病程。

（5）饮食调整原则为由少到多，由稀到稠，逐渐过渡到正常饮食，调整速度与时间取决于患儿对饮食的耐受情况。

2. 做好消毒隔离，防止交叉感染

（1）对感染性腹泻患儿进行消化道隔离。

（2）护理患儿前后认真洗手，对患儿食具、玩具、衣物、被服、尿布等要进行消毒处理。

3. 密切观察病情

（1）监测生命体征。

（2）观察并记录大便次数、性状及量，正确收集粪便送检。

（3）观察全身中毒症状，如发热、烦躁、精神萎靡或嗜睡等。

（4）观察水及电解质和酸碱平衡紊乱症状。

4. 维持皮肤完整性

（1）保持臀部及会阴部皮肤清洁、干爽。

（2）腹泻患儿因大便性质改变，对皮肤刺激性较强，因此患儿每次便后，用温水清洗臀部，清洁后，可涂护臀膏等，以预防臀红发生。

（3）如使用尿布，应选择柔软、吸水性好的棉织品，勤更换，避免使用不透气的塑料布或橡胶布。

（4）兜尿裤时，松紧要合适，包裹过紧影响患儿活动，包裹过松会使大小便外溢。

5. 纠正水及电解质和酸碱失衡

（1）口服补液　口服补液盐（ORS）用于腹泻时预防脱水及纠正轻、中度脱水。轻度脱水约需 50～80ml/kg，中度脱水约需 80～100ml/kg，约 8～12 小时内将累计损失量补足；脱水纠正脱水后，可将 ORS 用等量水稀释后按病情需要随时口服。

（2）静脉补液　输液前全面了解患儿病情，熟悉所输液体组成、张力、配制方法；输液中按先快后慢、先浓后淡、先盐后糖、见尿补钾原则按医嘱分批输入液体；严格掌握输液速度，输液过快容易导致肺水肿、心力衰竭，输液过慢则脱水不能及时纠正，最好使用输液泵控制速度。

6. 臀红护理

在季节或室温条件允许情况下，让患儿臀部暴露于空气中，保持皮肤干燥。局部可用红外线灯或鹅颈灯照射，每次照射时间 15～20 分钟，每日 2～3 次。照射时严格掌握灯与臀部距离，一般为 35～45cm，严格交接班，防止烫伤。臀部烤灯后，酌情涂护臀膏或药膏。涂抹药膏应使用棉签在皮肤上轻轻滚动涂药，不可上下刷抹，避免涂擦造成患儿疼痛和皮肤损伤。

【健康教育】

（1）向家长讲解小儿腹泻的病因、预后、饮食调整方法、臀部护理方法、口服补液盐溶液的配制、喂服方法和注意事项。指导家长学会病情观察的内容和方法，一旦病情加重及时到医院就诊。

（2）嘱家长注意饮食卫生，食物新鲜、食具清洁，定期消毒；宣传母乳喂养的优点，指导合理喂养，避免在夏季断奶；合理添加辅食，防止过食、偏食及饮食结构突然变动；气候变化时避免腹部受凉；教育儿童饭前便后要洗手，勤剪指甲；加强体格锻炼，适当户外活动。

（3）指导家长正确洗手，做好污染衣物及尿布的处理，保持臀部清洁干燥。

（4）嘱家长避免给患儿长期应用广谱抗生素，以免导致肠道菌群失调。

第六节　呼吸系统疾病护理常规

一、一般护理

（1）按儿内科一般护理常规执行。

（2）呼吸道隔离　有条件者将细菌感染与病毒感染的患儿分室居住，新患儿与恢复期患儿分室居住。

（3）保持病室内空气新鲜，温度、湿度适应，阳光充足，安静整齐，以保证患儿休息与睡眠。

（4）指导患儿有效咳嗽的方法。

（5）保持口腔清洁，婴幼儿奶后喂少量白开水，儿童饭后漱口，高热、禁食、昏迷等危重病患儿应做好口腔护理。

（6）密切观察病情，注意生命体征的变化。

（7）呼吸道分泌物过多时可给予超声雾化稀释痰液并及时吸出，协助排痰。

（8）缺氧及呼吸困难者遵医嘱给予氧气吸入，患儿一旦发生呼吸异常、意识障碍、发绀加重、烦躁、心率增快、心音低钝或肝脏在短时间内增大，应及时通知医生。

（9）控制输液速度，根据患儿年龄及病情调节输液速度。

（10）进行健康教育，指导患儿加强锻炼，多做户外活动，避免受凉，预防感冒。

二、急性感染性喉炎

【护理评估】

（1）评估患儿病史，近期是否发生上呼吸道感染，麻疹或其他急性传染病。

（2）评估患儿的临床表现，是否有发热、声音嘶哑、喉鸣、吸气性呼吸困难、三凹征；是否出现烦躁不安、青紫、心率加快等缺氧的症状，咽部是否充血、水肿。

（3）了解患儿实验室检查如血液生化、血常规等检查结果。

（4）评估患儿及家长的心理及社会支持状况。

【护理措施】

（1）改善呼吸功能　保持呼吸道通畅，依据缺氧的程度及时吸氧，遵医嘱给予超声雾化，可消除喉头水肿，恢复气管通畅。

（2）药物治疗的护理　遵医嘱给予抗生素、激素治疗，以控制感染，减轻喉头水肿，缓解症状。

（3）监测体温　当体温超过 38.5℃时给予物理降温。

（4）密切观察病情变化　根据患儿烦躁、青紫、三凹征、喉鸣等表现正确判断缺氧的程度，发生窒息后，立即通知医生并给予相应的处理。

【健康教育】

（1）向家长讲解疾病相关知识，解答患儿病情，减轻其紧张和恐惧心理。

（2）指导家长正确护理患儿，如加强体格锻炼，适当户外活动。

（3）积极预防上呼吸道感染和各种传染病，定期预防接种。

三、肺炎

【护理评估】

（1）评估患儿的病史，了解有无反复呼吸道感染，发病期是否有麻醉、百日咳等呼吸道传染病；询问出生时是否足月顺产，有无窒息史；出生后是否按时接种疫苗，患儿生长发育是否正常及家庭成员是否有呼吸道疾病病史。

（2）评估患儿有无发热、咳嗽、咳痰，体温增高的程度、热型，咳嗽、咳痰的性质、量；有无呼吸增快、心率增快、肺部啰音；有无气促、端坐呼吸、鼻翼扇动、三凹征及唇周发绀等症状和体征；有无循环、神经、消化系统受累的临床表现。

（3）了解实验室检查如血常规、病原学，以及 X 线检查结果。细菌性肺炎白细胞计数和中性粒细胞多增高，甚至出现核左移，胞浆中可有中毒颗粒；病毒性肺炎白细胞计数正常或降低，有时可见异型淋巴细胞。早期肺纹理增粗，以后出现小斑片状阴影，以双肺下野、中内带及心膈区居多，并可伴有肺不张或肺气肿。

（4）评估患儿及家长的心理状况及社会支持系统。

【护理措施】

（1）维持体温正常，发热者注意监测体温，警惕高热惊厥的发生，遵医嘱采取相应降温措施。

（2）补充营养及水，给予易消化、营养丰富的流质、半流质饮食，多喂水。少量多餐，避免过饱影响呼吸。母乳哺养者应抱起耐心哺喂，防止呛咳。重症不能进食时，可静脉给予营养。保证液体摄入量，以湿润呼吸道黏膜，防止分泌物干结，利于痰液排出。

（3）改善呼吸功能　气促、发绀患儿应及早氧疗，以改善低氧血症。一般采用鼻导管给氧，氧流量为0.5～1L/min，缺氧明显者可用面罩给氧，氧流量2～4L/min，若出现呼吸衰竭，应使用人工呼吸器。遵医嘱使用抗生素治疗肺部炎症、改善通气，注意观察药物疗效及副作用。

（4）保持呼吸道通畅　及时清除口鼻分泌物，分泌物黏稠者用超声雾化或蒸汽吸入；分泌物过多影响呼吸时，应用吸引器吸痰。帮助患儿转换体位，翻身拍背，以帮助痰液排出，防止坠积性肺炎，根据病情或病变部位进行体位引流。按医嘱给予祛痰剂，指导和鼓励患儿进行有效咳嗽。

（5）密切观察病情，防治并发症。

【健康指导】

（1）向家长介绍患儿病情，讲解疾病的有关知识和护理要点，小儿患病期间应注意休息，尽量防止哭闹；饮食以清淡、易消化为宜，适量饮水；指导家长通过拍背、变换体位、增加居室内湿度等方法，促使患儿痰液排出，保持呼吸道通畅。

（2）用药指导，让家长了解常用药物的名称、剂量、用法及常见不良反应，并严格遵医嘱用药，不得自行增减药物。

（3）宣传预防肺炎的相关知识，如不随地吐痰，咳嗽时用手帕或纸巾捂嘴等良好个人卫生习惯，防止疾病传播。冬春季节注意室内通风，避免带小儿到公共场所。

（4）指导家长合理营养，提倡母乳喂养，多进行户外活动，增强体质；及时增减衣服，避免着凉，按时预防接种和健康检查，积极防治原发病。

第七节　循环系统疾病护理常规

一、一般护理

（1）按儿内科一般护理常规执行。

（2）根据病情选择适当体位，高枕位、半卧位或坐位。

（3）保证睡眠充足，适当活动，避免劳累。

（4）密切观察病情变化，根据病情需要测量生命体征，并注意面色、神志、体位、脉搏强弱及节律的变化，发现问题及时通知医生。

（5）给予低盐、高蛋白、高维生素、易消化的饮食。少量多餐，一次进食不宜过饱。

（6）静脉输液时，遵医嘱调节输液速度。

(7) 准确记录24小时出入量。每日尿量小于500ml时及时通知医生。

(8) 做好心理护理，保持情绪稳定，减轻精神负担，使其主动配合治疗。

(9) 服用洋地黄药物患儿的护理

①服药前测心率1分钟，儿童心率低于60次/分或大于120次/分，婴幼儿低于80次/分或大于140次/分应通知医生。

②口服洋地黄药物时应保证药量准确，避免与其他药物同时服用。

③应用利尿药物时，观察有无乏力、精神萎靡、表情淡漠等。

④注意观察洋地黄药物的中毒反应　胃肠道系统反应：食欲不振、恶心、呕吐、腹泻；精神神经反应：头晕、嗜睡、黄视、复视；心血管反应：房室传导阻滞、房性期前收缩及室性期前收缩、室速、室颤等心律失常。

(10) 出院时做好健康指导

①合理安排生活，避免劳累，注意休息。

②保证营养摄入，少食多餐，注意卫生，预防便秘。

③预防各种感染，流感流行期少到公共场所。

④指导家长学会观察心衰、脑缺氧的表现及药物中毒反应，发现异常及时复诊。

二、先天性心脏病

【护理评估】

(1) 评估患儿病史，患儿是否曾发生宫内感染，如风疹、流行性感冒、流行性腮腺炎；母亲怀孕期间是否接触大剂量放射线，是否患有糖尿病，是否服用抗癌药、降糖药、抗癫痫药。

(2) 评估患儿是否有气促、乏力，易患呼吸道感染；哭闹、屏气后是否出现青紫；患儿体格发育是否落后于同龄患儿；是否有蹲踞现象；是否有阵发性呼吸困难，有无头痛、头晕等临床表现。

(3) 了解患儿实验室检查如血常规，辅助检查如X线、心电图及超声心动图的结果。

(4) 评估患儿及家长的心理及社会支持系统。

【护理措施】

(1) 安排好患儿的作息时间，保证睡眠、休息，根据病情安排适当活动量，减少心脏负担；各项治疗、护理尽量集中进行，避免引起情绪激动和大哭大闹。病情严重的患儿应卧床休息。

(2) 供给充足的能量、蛋白质和维生素，保证营养需要，以增强体质，提高对手术的耐受性，心功能不全有水钠潴留者，应根据病情，采用无盐饮食或低盐饮食。

(3) 脑缺氧发作的护理　注意防止法洛四联症患儿因活动、哭闹、便秘引起缺氧发作，一旦发生应将小儿置于膝胸卧位，此体位可增加体循环阻力，使右向左分流减少，同时给予吸氧，并与医生合作给予吗啡及普萘洛尔抢救治疗。

(4) 心力衰竭的护理　密切观察患儿有无心率增快、呼吸困难、端坐呼吸、吐泡沫样痰及浮肿等心力衰竭的表现，患儿一旦出现上述症状，立即置患儿于半卧位，给予吸氧，及时向医生汇报。

（5）预防脑血栓　法洛四联症患儿血液黏稠度高，发热、出汗、吐泻时，体液量减少，加重血液浓缩易形成血栓，因此要注意供给充足液体，必要时可静脉输液。

（6）做好心导管检查和心血管造影患儿的护理。

【健康指导】

（1）指导家长掌握先天性心脏病患儿日常护理，建立合理的生活制度。

（2）鼓励患儿与正常儿童接触，减少悲观和孤独，建立正常的社会行为方式。

（3）尽量避免到公共场所和人群密集地方，按时预防接种，预防各种感染性疾病。合理用药，防止发生并发症。

（4）定期复诊，调整心功能达到最佳状态，安全到达合适的手术年龄。

第八节　泌尿系统疾病护理常规

一、一般护理

（1）按儿内科一般护理常规执行。

（2）与感染性疾病患儿分室居住，并注意根据气温变化随时增减衣服。

（3）急性期绝对卧床休息，临床症状消失，尿常规正常，恢复期可安排适当活动。

（4）保持外阴清洁，教会家长及年长儿正确的清洗外阴的方法。

（5）准确记录尿量及出入量，同时观察尿色、量、次数及有无膀胱刺激征。

（6）每周测量体重1次，高度水肿及重症患儿遵医嘱增加测体重次数。

（7）协助患儿完成各项检查，正确留取标本。

（8）加强皮肤护理，保持被褥平整、柔软、无渣屑。

（9）密切观察病情变化，定时测量生命体征，注意意识及尿量变化。合并高血压者，遵医嘱定时测量血压，监测血压变化。

（10）做好心理护理。

（11）健康指导

①嘱患儿注意休息，遵医嘱适当限制活动。

②合理营养，泌尿道感染者多饮水。

③积极预防上呼吸道感染。

二、泌尿道感染

【护理评估】

（1）评估患儿的年龄、性别、疾病史，患儿是否有泌尿系统畸形，是否曾接受泌尿道器械检查，留置导尿管，是否不及时更好尿布，是否存在营养不良。

（2）评估患儿的临床表现，新生儿重点评估有无发热、体温不升、体重不增、拒奶、腹泻、黄疸等表现；婴幼儿评估有无发热、呕吐、腹痛、腹泻、排尿时哭闹、夜间遗尿等；年长儿还要评估患儿有无尿频、尿急、尿痛等膀胱刺激征，肾区有无叩击痛。

（3）慢性泌尿道感染者评估患儿有无贫血、乏力、腰痛、生长发育迟缓及高血压、肾功能不全。

（4）了解实验室检查如尿常规、尿培养，辅助检查如B超检查的结果。

（5）评估患儿及家长的心理与社会支持系统。

【护理措施】

（1）休息　急性期需卧床休息，鼓励患儿大量饮水，通过增加尿量起到冲洗尿路作用，减少细菌在尿路的停留时间，促进细菌和菌毒素排出。

（2）保持会阴部清洁，便后冲洗外阴，小婴儿勤换尿布，尿布用阳光暴晒或开水烫洗晒干，必要时煮沸、高压消毒。

（3）用药护理　遵医嘱应用抗菌药物，注意用药的时间、方法和观察药物的副作用，饭后服药可减轻胃肠道症状；服用磺胺类药物应多饮水，并注意有无少尿、无尿、血尿、恶心、呕吐及食欲减退等副作用。

（4）定期复查尿常规和进行尿培养以了解病情变化和治疗效果。

【健康指导】

（1）向患儿及家长解释本病的护理要点及预防知识，指导家长为婴儿勤换尿布，如幼儿不穿开裆裤或紧身裤，便后洗净臀部，保持清洁；女孩清洗外阴时从前向后擦洗，单独使用洁具，防止肠道细菌污染尿道，引起上行性感染；及时处理男孩包茎、女孩处女膜伞及蛲虫病等，积极减少感染因素。

（2）指导按时服药，完成疗程，定期复查，防止复发与再感染。一般急性感染于疗程结束后每月随访1次，除尿常规外，还应做中段尿培养，连续3个月，如无复发可以认为治愈。反复发作者每3～6个月复查1次，持续2年或更长时间。

第九节　血液系统疾病护理常规

一、一般护理

（1）按儿内科一般护理常规执行。

（2）病室环境保持清洁，空气新鲜、阳光充足。

（3）保护性隔离，血液病患儿应与感染性疾病患儿分室居住，注意保暖，防止受凉，加强皮肤与口腔护理，严格常规消毒工作，防止交叉感染。

（4）根据病情制定患儿的活动与休息计划，病情稳定可适当活动，有活动性出血嘱患儿卧床休息，血红蛋白低于60g/L以下应绝对卧床休息，并注意防止外伤。

（5）认真收集各种化验标本，并及时送检。

（6）密切观察患儿有无出血倾向，对出血患儿随时测血压、脉搏、呼吸并详细记录。备好止血药及抢救药品，必要时遵医嘱准备输血。

（7）给予高蛋白、高维生素饮食，增加动物肝脏、蛋黄、肉类、绿叶蔬菜、水果的摄入，有出血倾向者给予无渣半流饮食。

（8）禁止服用影响血小板功能的药物。

（9）做好患儿及家长的心理护理，鼓励患儿树立治疗疾病的信心，使其积极配合治疗与护理。

（10）做好有关疾病的健康教育

①积极治疗原发病。

②坚持合理安排小儿膳食，培养良好饮食习惯。

③预防、控制感染。

④预防外伤，防止出血。

⑤指导家长及患儿识别出血征象，如瘀点、黑便等，一旦发现立即就诊。

二、特发性血小板减少性紫癜

【护理评估】

（1）评估患儿的生长发育状况、既往疾病史、预防接种情况、饮食习惯、营养状况、睡眠、排泄及精神状态等情况，了解有无出血、贫血等家族史。

（2）评估患儿本次发病的时间、原因、有无相关的诱因、有无发热，皮肤黏膜出血及出血点、瘀斑、紫癜，皮下血肿的位置、面积，有无鼻衄、齿龈出血、呕血、便血、血尿，是否伴有贫血；患儿是否有头痛、嗜睡、昏迷、抽搐等颅内出血的表现；了解患儿发病前 1 ~3 周有无急性病毒感染史、近期有无预防接种史。

（3）了解患儿历次及本次的实验室检查如血常规、骨髓象及 PAIgG 测定结果。

（4）评估患儿及家长的心理问题及社会支持系统。

【护理措施】

（1）密切观察皮肤出血点、瘀斑的变化。

（2）监测生命体征　观察并记录患儿神志、面色、呼吸、脉搏、血压变化，注意有无出血倾向，发现异常及时通知医生，如患儿出现心慌、头晕、脉搏细速，手足湿冷，血压下降提示可能存在失血性休克；如患儿出现嗜睡或烦躁、头痛、喷射性呕吐，甚至惊厥、昏迷等提示颅内出血，如呼吸变慢或不规则，双侧瞳孔不等大，对光反射迟钝或消失，提示可能合并脑疝；消化道大出血患儿常有恶心、呕血及便血。

（3）注意血小板数量变化，外周血小板数小于 20×10^9/L 时，常有自发性出血倾向，要注意观察出血的发生。

（4）鼻黏膜出血可局部按压、冷敷，出血量大时请五官科医生给予凡士林油纱条或明胶海绵做后鼻孔填塞止血，填塞的时间一般不超过 72 小时；呕血时，将头偏向一侧，防止窒息，及时清理呕吐物，并做好口腔护理；发生大出血时迅速建立 2 条有效的静脉通路，遵医嘱输入止血药、晶体液及胶体液，监测患儿出入量、神志及生命体征变化。

（5）进行各项操作时，动作要轻柔，尽可能避免肌内注射，有创操作后穿刺处需按压 10 ~15 分钟，并注意观察穿刺部位有无出血或渗血。当外周血小板数低于 50×10^9/L 时减少活动，注意休息；当低于 20×10^9/L 时绝对卧床休息，加强安全防护，防止外伤如跌倒、碰撞、利器损伤，护士给予或协助患儿进食、洗漱、排便等。

（6）给予高蛋白、高热量、高维生素易消化的少渣软食或半流质食物，避免辛辣、坚硬、粗糙、带刺的食物。

（7）保持大便通畅，排便时不可用力过大，以免腹压增高诱发颅内出血，必要时用开塞露等协助通便。

【健康指导】

（1）向患儿及家长讲解疾病相关知识，鼓励其遵医嘱坚持正规治疗，不得擅自减量、停药。

（2）服用激素期间不与感染者接触，减少去公共场合的机会，避免呼吸道感染，激素类药物可能引起满月脸、水牛背、多毛等身体外观改变，停药后可恢复正常。

（3）遵医嘱复查血常规，监测血小板恢复情况，如出现皮肤黏膜瘀点、瘀斑、鼻衄、黑便等病情变化及时门诊随诊。

（4）指导压迫止血的方法。

（5）劳逸结合，不玩锐利玩具，避免外伤；指导患儿用软毛牙刷刷牙，不挖鼻孔，禁止服用易引起血小板减少的药物，如磺胺类药物、阿司匹林等解热镇痛药。

三、血友病

【护理评估】

（1）评估患儿有无自发性出血史或自幼轻微外伤后较难止血，有无反复关节出血肿痛，了解患儿母亲家族中男性成员有无异常出血疾病史。

（2）评估患儿出血前是否有轻微不适、酸胀等“先兆”表现；有无疼痛、肿胀发热及活动受限等症状以及性质、严重程度、持续时间；评估出血的部位、出血量及性状，有无呕血、便血、血尿，是否伴有头晕、口渴、面色苍白、胸闷、心慌、血压下降、出冷汗等休克症状；了解有无外伤、碰撞等诱发因素，评估有无关节畸形及关节畸形程度。

（3）了解患儿历次及本次检查如凝血功能、血小板计数等结果。

（4）评估患儿的心理及社会支持系统。

【护理措施】

1. 输注凝血因子

遵医嘱静脉输注FⅧ或FⅨ制剂，选择位置表浅的手背、足背静脉及较粗的头皮静脉穿刺；注射后压迫静脉穿刺点5～10分钟，注意观察有无不良反应。

2. 预防出血

尽量避免外伤、肌内注射、深部组织穿刺，必须穿刺时选用小针头，拔针后延长按压时间，以免出血和形成深部血肿；尽量避免手术，必须手术时，应在术前、术中、术后补充凝血因子。

3. 出血护理

（1）出血的关节或肌肉采用冰敷以控制肿胀、减轻疼痛、减少炎症的发生，冰敷时间一般为10～15分钟，每2小时1次；用石膏托或夹板固定关节保持其静止，固定时间不易过长，一般为2～3日，注意观察远端肢体血运情况；将受伤的肢体抬高有助于降低血管内压力、减缓出血。

（2）表面创伤、口腔和鼻出血可局部压迫止血，对出血的关节使用弹性绷带8字形包扎，注意观察指、趾远端有无发冷、发麻或肤色改变。

【健康指导】

（1）向患儿及家长介绍血友病的有关知识、疾病的临床表现、检查治疗的方法及目的，使家长了解病情。

（2）指导家长采取必要的防护措施，减少或避免损伤出现，让患儿从小养成安静生活的习惯，为患儿提供安全的家庭环境，告知患儿的老师和学校医务室人员患儿的病情及应限制的活动。

（3）教会家长及年长儿必要的应急处理措施如局部止血法，以便出血时能得到尽快处理。

（4）鼓励患儿规律、适度地进行体格锻炼和运动，以增强关节周围肌肉的力量和强度，延缓出血或使出血局限化。

（5）对家长进行遗传咨询，使其了解本病的遗传规律和筛查基因携带者的重要性。基因携带者孕妇应行产前基因分析检查，如确定患儿为血友病患者，可及时终止妊娠。

四、朗格汉斯组织细胞增生症

【护理评估】

（1）评估患儿是否出现斑丘疹、继而可有渗出、出血、结痂、脱屑、色素沉着及脱失，且上述表现可同时存在，有局部疼痛、肿胀。

（2）评估患儿实验室检查如血常规、骨髓像、病理检查，以及辅助检查如X线检查的结果。

（3）评估患儿及家长的心理及社会支持系统。

【护理措施】

（1）对有皮疹患儿　保持皮肤清洁，勤剪指甲，勤换衣服，避免其用手抓挠皮肤。瘙痒者用炉甘石洗剂外涂，有破溃时外用抗生素软膏，为患儿穿着棉质柔软清洁衣裤。

（2）对耳流脓患儿　做好局部清洁护理，嘱患儿患侧卧位，及时用3%过氧化氢棉签清洗外耳道。

（3）对有多饮多尿患儿　正确记录24小时尿量，观察患儿出入量及皮肤弹性，如有脱水症状，及时补充入量，夜间要备足温开水。

（4）对有多处骨缺损患儿　注意安全，避免剧烈活动，防止外伤。

（5）对有呼吸道感染，伴肺部浸润患儿　减少哭闹，预防肺气肿、气胸的发生。

（6）观察化疗药物不良反应　长期应用糖皮质激素可致骨质疏松等，予每日监测血压变化，遵医嘱补钾、补钙。甲氨蝶呤可导致黏膜溃疡，尤其是口腔和肛周黏膜，用药期间每日观察患儿口腔、肛门周围黏膜有无水肿、发白、破损、糜烂等，给予口腔及肛周护理，四氢叶酸钙溶液漱口。

【健康指导】

（1）向家长和年长患儿讲解疾病的相关知识和化疗的作用、副作用。帮助家长和患儿增强治愈的信心，目前该病的预后已经大为改观，经过一定时期的治疗患儿可以缓解甚至治愈。

（2）鼓励患儿适当参加体格锻炼，注意个人和饮食卫生，严格遵医嘱口服泼尼松，不可擅自减量或者停药。

（3）告知患儿及家长本病可能会发生复发或者多器官受损，因而必须长期随诊，如发现肿块立即就医。

第十节　神经系统疾病护理常规

一、一般护理

（1）按儿内科一般护理常规执行。

（2）颅内高压或意识障碍的患儿取头肩抬高卧位，头偏向一侧；瘫痪患儿四肢保持功能位。

（3）病室内保持安静，减少一切不必要的刺激，治疗、护理尽量集中进行。

（4）根据病情定时监测患儿生命体征、意识、瞳孔、前囟、头围等，观察有无呕吐、头痛、神经运动和精神状态改变，有变化及时报告医生。

（5）注意皮肤黏膜的完整性。长期卧床患儿定时翻身，按摩骨突部位，进行口腔护理，眼部护理。

（6）呼吸肌麻痹者，做好气管护理，清除呼吸道分泌物，保持气管通畅，备好气管插管或气管切开等物品，以备急用。

（7）尿潴留或尿失禁患儿，保持会阴清洁，预防泌尿道感染。

（8）吞咽困难者及时给予鼻饲；便秘患儿，可按摩腹部或使用开塞露，以保持大便通畅。

（9）观察药物疗效及副作用，并指导家长掌握药物的用法、副作用，观察用药反应的方法和注意事项。

（10）协助做好各种神经系统检查。

（11）对康复期患儿，根据康复治疗方案，制定护理计划。

（12）做好心理护理，解除恐惧与焦虑。

（13）做好健康教育

①向患儿及其家长介绍有关疾病防治及急救知识。

②向患儿及其家长介绍各项治疗、护理措施的目的、方法、注意事项，鼓励家长参与护理活动，保护患儿安全。

③康复期患儿应进行主动及被动功能运动，有语言障碍者进行语言训练，增强患儿的社会活动能力。

二、化脓性脑膜炎

【护理评估】

（1）评估患儿的年龄、发病季节，起病缓急，既往病史，如近期有无局部化脓性感染，上呼吸道感染及胃肠道症状。

（2）评估患儿有无全身感染的症状，如发热、精神萎靡、易激惹、烦躁不安、厌食、疲乏无力、关节酸痛、皮肤出血点及瘀斑或充血性皮疹等。3个月以下的患儿注意评估其是否出现少动、哭声弱或呈高调、拒食、呕吐、黄疸、紫绀、呼吸不规则及惊厥等。

（3）评估患儿有无神经系统的症状，如有无头痛、颈强直、喷射性呕吐、意识障碍、惊厥、肢体瘫痪、前囟门饱满、颅缝增宽及双侧瞳孔是否等大等圆，对光反射是否灵敏。

（5）评估患儿是否出现硬脑膜下积液、脑室管膜炎和脑积水等并发症。

（6）了解实验室检查如脑脊液、血常规、血培养，以及辅助检查如头颅CT等检查结果。

（7）评估患儿及家长的心理状况和社会支持系统。

【护理措施】

（1）维持正常体温，高热患儿卧床休息，密切监测体温变化。体温超过38.5℃时，及时给予物理或药物降温，以减少大脑氧的消耗，防止发生惊厥。

（2）保证营养供应，满足患儿机体对能量的需求，维持水及电解质平衡；神志清者给予易消化、富营养的流食或半流质饮食；意识障碍者给予静脉高营养或鼻饲。

（3）密切观察患儿的意识状态、瞳孔大小及对光反射、面色及前囟门状态，早期发现有无脑疝的征象；在治疗过程中，注意观察患儿有无硬脑膜下积液、脑积水等并发症出现。

（4）防止外伤　惊厥发作时将患儿头偏向一侧，给予口腔保护以免舌头咬伤，拉好床档，避免躁动及惊厥时受伤或坠床。及时清理患儿呕吐物，保持呼吸道通畅，防止造成误吸。

【健康指导】

（1）向患儿家长介绍病情、用药原则及护理方式，使其主动配合。为恢复期患儿制定相应的功能训练计划，指导家长具体的护理措施，减少后遗症发生。

（2）向家长讲解抗生素选用原则及使用方法，指导家长观察药物不良反应。

（3）对恢复期或有神经系统后遗症的患儿进行功能训练指导，促进患儿康复。

（4）做好患儿及家长的卫生保健知识指导，嘱其按时预防接种。

三、脑性瘫痪

【护理评估】

（1）评估患儿的疾病史，母亲怀孕期间是否接触放射性物质、是否患有妊娠高血压综合征、营养状况是否良好；患儿是否为早产儿、过期产儿、低出生体重儿、是否曾发生窒息、产伤；是否曾发生颅内出血、外伤及胆红素脑病等。

（2）评估患儿是否出现患儿行走、站立困难，走路足尖着地呈“剪刀步态”；是否出现“舞蹈样”动作、手足徐动或不自主运动；是否有喂养及吞咽困难；评估患儿是否出现全身肌肉张力显著增高，身体异常僵硬，运动减少；是否发生共济失调；四肢震颤。

（3）评估患儿是否存在智力低下、癫痫、视力障碍、听力障碍、语言障碍及精神行为异常等。

（4）了解辅助检查如头颅CT、脑电图等检查结果。

（5）评估患儿及家长的心理状况及社会支持系统。

【护理措施】

1. 培养自理能力

根据患儿年龄训练适当的日常生活动作，如循序渐进地进行穿脱衣服的训练，加强患儿对衣、裤、鞋、袜的认知训练等。鼓励患儿参加集体活动。

2. 坚持功能训练

教给患儿身体活动的方法，使其掌握正常运动功能，注意从简单到复杂、从易到难。保持患儿肢体的功能位置，帮助患儿进行被动或主动地肢体锻炼，以促进肌肉、关节活动和改善肌张力，配合针刺、理疗、按摩、推拿等，纠正异常姿势。

3. 饮食指导

根据患儿的年龄和进食困难的程度选择食物种类；餐具要有把手，选择合适的勺子，勺面尽量浅平，勺柄要长；进餐时让患儿脊柱伸直，头肩稍前倾，收下颌使其贴近胸部，尽量抑制异常姿势，桌椅高度合适，使双足能够着地，增加稳定性。

【健康指导】

(1) 向患儿家长介绍病情、用药原则及护理方式，使其主动配合。

(2) 针对患儿所处的年龄阶段进行有重点的训练　婴儿期主要促进正常发育，幼儿期防治各种畸形，随年龄增长可结合功能训练并配备必要的支具。

(3) 把握训练时机，尽量取得患儿合作，如在患儿情绪好、兴趣高时教一些新的动作并不断强化，但每次训练时间不可过长，内容不要单一。

(4) 促进患儿心理健康　家庭应给患儿更多的关爱与照顾，耐心指导，积极鼓励，注意挖掘其自身潜力，使患儿有成就感并不断进步，切不可歧视或过于偏爱，以免造成性格缺陷。

第十一节　内分泌系统疾病护理常规

一、一般护理

(1) 按儿内科一般护理常规执行。

(2) 预防交叉感染，免疫低下者可进行保护性隔离。

(3) 轻症患儿可适当活动，有并发症或做特殊检查时卧床休息。

(4) 根据病情给予适宜饮食，严格记录出入量。

(5) 定期观察体重、身长、智力、体力、脉搏、呼吸等变化。

(6) 准确留取各种化验标本。

(7) 加强基础护理，安全防护。

(8) 健康指导

①向患儿及家长介绍内分泌疾病防治知识。

②配合医生坚持长期治疗，定期门诊复查。

③新生儿早期进行筛查，早期发现，宣传积极治疗的重要性。

二、生长激素缺乏症

【护理评估】

（1）评估患儿既往病史，是否有其他颅内肿瘤、头部创伤史、家族遗传史。

（2）评估患儿出生时及现在的身高、体重、生长发育速度、身体各部位比例、智力发育情况、面容、出牙及囟门闭合的时间，青春期发育情况、食欲、活动情况。

（3）了解实验室如生长激素刺激试验、胰岛素样生长因子检查，以及辅助检查如骨龄 X 线等检查结果。

（4）评估患儿及家长的心理状况及社会支持系统。

【护理措施】

1. 心理护理

由于患儿生长发育落后，给患儿心理造成巨大影响，所以护士应主动与患儿及其家长建立良好信任关系，鼓励患儿表达自己的情感和想法，帮助其正确地看待自我想象，树立正向的自我概念。

2. 饮食指导

指导患儿饮食多样化，多吃新鲜水果、蔬菜，保证各种营养素的摄取，同时避免过多能量摄取造成肥胖。

3. 有氧运动

运动可刺激生长激素的分泌，作为非药物性的、生理性的干预方式能促进儿童的线性生长，有效辅助改善患儿成年时的身高。尤其应加强下肢的锻炼，下肢的锻炼能促进长骨骨骺软骨板的细胞分裂增殖，对身高的增长十分有利。

4. 充足的睡眠

保证每晚 9 小时左右、高质量的睡眠，以保证垂体分泌足量的生长激素。生长激素在夜里分泌最旺盛，因此要养成晚上 9 点前睡觉的习惯，保证每晚 10 点前达到深睡眠状态。

5. 用药指导

患儿骨骺闭合前应用生长激素替代治疗可有效改善身高，应为患儿及家长提供有关生长激素替代治疗的信息和相关教育资料，用药期间严密监测骨龄发育情况。

6. 生长激素激发试验的护理

试验前告知家长和患儿试验的目的以及试验中注意事项，取得配合。由于需要多次采集血标本，试验前应为患儿留置好套管针，避免反复穿刺造成的痛苦。试验中注意严密监测患儿病情变化。

【健康指导】

（1）向患儿及家长介绍疾病相关知识及护理方法，以取得患儿就家长的配合，减轻其心理负担和顾虑。

（2）指导用药，促进生长发育，为患儿及家长提供有关激素替代治疗的信息，用药期间应密切随访骨龄发育情况，观察治疗效果和不良反应。

（3）卫生保健指导，教会家长生长发育曲线记录方法，在治疗过程中，每 3 个月测量身高、体重 1 次，并记录在生长发育曲线上，以观察疗效。

三、先天性肾上腺皮质增生症

【护理评估】

(1) 了解患儿是否有生后不久出现拒食、呕吐、腹泻、体重不增或下降、脱水、低血钠、高血钾及代谢性酸中毒等表现。

(2) 评估患儿体格发育、性发育情况；皮肤黏膜的色泽，是否有色素沉着；是否出现高血压或钠潴留。

(3) 了解实验室如生化、尿液 17 - 羟类固醇、17 - 酮类固醇和孕激素三醇测定、血电解质测定检查结果。

(4) 评估患儿及家长的心理状况及社会支持系统。

【护理措施】

(1) 严密监测病情变化，失盐型患儿就诊时多有明显脱水，甚至休克，存在严重的水及电解质的紊乱，所以应迅速建立静脉通路，快速补液，并准确记录 24 小时出入量，随时评估脱水状态缓解情况；配合医生准确及时采集血标本；存在高钾血症的患儿应密切监测生命体征，并给予对症处理。

(2) 做好用药的观察与指导，本病为先天性疾病，必须终身服用氢化可的松或氟氢可的松替代治疗。应向家长及患儿讲解用药的重要性以及用药过程中的注意事项，指导患儿及家长及时准确的应用药物。在感染、创伤、手术等应激情况下，人体对肾上腺皮质激素需要量增加，因此，要适当增加口服制剂，一般需要达到维持量的 2 ~ 3 倍，以防肾上腺危象的发生。

(3) 预防感染，应用肾上腺皮质激素后，患儿免疫功能下降，感染机会明显增加，应加强基础护理，严格无菌操作，并鼓励患儿进行适当的身体锻炼，避免与传染病患儿接触，减少感染机会。

(4) 心理护理　因患儿需要终身服用激素替代治疗，家长会担心患儿病情危重以及激素应用的不良反应，应主动给予家长关心和安慰，讲解疾病相关知识，使其正确面对，取得配合。

【健康指导】

(1) 向患儿及家长介绍疾病相关知识及护理方法，以取得患儿就家长的配合，减轻其心理负担和顾虑。

(2) 用药指导　告知患儿所用药物为激素类药物，必须连续服用，改变剂量必须经过医生同意。指导患儿根据医嘱按时服药，定期复查，以便医生更改药量。

(3) 产前诊断　告知家长本病可通过产前相关检测进行诊断，可避免为患儿家庭带来精神及物质上的巨大压力。

第十二节　免疫及结缔组织病护理常规

一、一般护理

(1) 按儿内科一般护理。

（2）执行保护性隔离，防治交叉感染保持病室安静、清洁、舒适、安全，温度、湿度适宜，每日定时开窗通风换气，定期进行空气消毒，做空气细菌培养监测。

（3）根据病情调整休息时间，疾病活动期绝对卧床休息。

（4）给予营养丰富、易消化、高蛋白、高维生素饮食。

（5）按医嘱正确留取各种检验标本，协助完成各项检查。

（6）遵医嘱正确给药，并观察药物的疗效和副作用。

（7）做好心理护理，安慰和鼓励患儿。

（8）向患儿及家长介绍疾病相关知识，做好健康教育。

二、过敏性紫癜

【护理评估】

（1）评估患儿的年龄、性别、起病缓急，是否曾发生上呼吸道感染，是否服用过抗生素、磺胺类药物及解热镇痛剂；食用鱼虾、蛋类、牛奶；近期是否接触花粉、被虫咬、接种疫苗。

（2）评估患儿体温、血压，皮肤紫癜出现的部位、时间、颜色及进展情况；评估患儿是否出现腹痛、恶心、呕吐，关节疼痛肿胀的部位、程度；是否出现血尿、蛋白尿及管型、浮肿。

（3）了解实验室如血常规、尿常规、生化等检查结果。

（4）评估患儿及家长的心理状况及社会支持系统。

【护理措施】

1. 加强皮肤护理

（1）观察皮疹的形态、颜色、数量、分布及有无反复出现。

（2）保持皮肤清洁，防擦伤和小儿抓伤，如有破溃及时处理，防止出血和感染。

（3）患儿衣着应宽松、柔软、保持清洁、干燥。

（4）避免接触可能的各种致病原，同时按医嘱使用止血药、脱敏药。

2. 减轻或消除关节肿痛与腹痛

（1）观察患儿关节肿胀及疼痛的情况，保持关节功能位，根据病情选择合适的理疗方法。

（2）腹痛时嘱患儿卧床休息。

（3）按医嘱使用肾上腺皮质激素，以缓解关节疼痛和解除挛缩性腹痛。

【健康教育】

（1）向患儿及家长讲解疾病相关知识，以取得家长的配合及支持。

（2）介绍药物相关知识，指导家长观察药物的疗效及不良反应；指导家长掌握疾病护理的要点及注意事项。

（3）知道家长合理调配饮食，避免接触任何可能的过敏原，定期返院复查。

三、皮肤黏膜淋巴结综合征（川崎病）

【护理评估】

（1）评估患儿的年龄、性别，近期是否曾患感染性疾病。

（2）评估患儿体温，是否出现高热及热型；皮疹出现的时间、部位、形态；手足是否出现硬性水肿、掌指红斑；肛周皮肤是否发红、脱皮；双侧球结膜有无充血，口唇有无红肿、皲裂或出血，是否出现草莓舌；评估浅表淋巴结有无肿大。

（3）了解实验室如血常规、红细胞沉降率等检查结果，以及心电图、心脏超声等检查结果。

（4）评估患儿及家长的心理状况及社会支持系统。

【护理措施】

（1）降低体温　急性期绝对卧床休息，监测体温变化、观察热型及伴随症状；发热时遵医嘱及时给予物理或药物降温，避免发生高热惊厥；鼓励患儿多饮水，必要时静脉补液。

（2）保持皮肤清洁，衣被质地柔软清洁，间断指甲，以免抓伤和擦伤，半脱的痂皮用消毒剪刀剪除，切忌强行撕脱，以防出血和继发感染。

（3）密切观察患儿有无心血管损坏的表现，如面色、精神状态、心率、心律、心音及心电图等，并根据心血管损害的程度采取相应的护理措施。

【健康教育】

（1）向患儿及家长介绍本病的病因、临床表现、主要治疗原则及护理措施。

（2）指导家长遵医嘱足疗程给药，注意观察药物的疗效和副作用。

（3）指导家长定期带患儿复查，对于无冠状动脉病变的患儿，出院后 1 个月、3 个月、6 个月、1 ~ 2 年全面检查 1 次；对有冠状动脉病变的患儿应密切随访，每 3 ~ 6 个月做 1 次超声心动图检查。有多发或较大冠状动脉瘤尚未闭塞者，不宜参加体育活动。

四、原发性免疫缺陷病

【护理评估】

（1）评估患儿是否反复发生、严重、持久的感染，如肺炎、鼻窦炎、中耳炎、脑膜炎、败血症等。

（2）评估患儿有无特殊面容（人中短，眼距宽，下颌骨发育不良等），有无手足抽搐。

（3）了解体液及细胞免疫功能测定、X 线检查的结果。

（4）评估患儿的心理状况及社会支持系统。

【护理措施】

（1）对患儿进行保护性隔离，不与感染性疾病患儿接触；医护人员严格执行消毒隔离制度，确保无菌操作；保持病室空气新鲜，避免上呼吸道感染；勿食生冷饮食，餐具定期消毒，预防消化道感染，做好患儿口腔及皮肤护理。

（2）选择营养丰富且易于消化的食物，注意热量、蛋白质、维生素和微量元素的供给，提倡母乳喂养。

（3）合并感染时遵医嘱给予抗生素，应用免疫抑制剂时，注意变态反应的发生。

【健康教育】

（1）向患儿及家长介绍疾病的病因，临床特点及护理要点，以取得家长和患儿的配合。

（2）告知患儿及家长细胞免疫缺陷的患儿应禁止接种活疫苗或菌苗，以防发生严重感染；有严重细胞免疫缺陷的患儿不宜输新鲜血液制品，以防发生移植物抗宿主反应；糖皮质激素类药物应慎用。

（3）指导患儿及家长预防感染，宣传母乳喂养，鼓励治疗后的患儿尽量参加正常生活。

（4）患儿一般不做扁桃体或淋巴结切除术，禁忌行脾切除术。

第十三节　儿外科疾病护理常规

儿外科是对成长中儿童的一门专门学科，其工作范围包括从人出生到 18 岁所有的外科问题。有些疾病仅发生于小儿，有些疾病即可发生于成人，也可发生于小儿，但在小儿表现为与成人完全不同的形式。且各年龄阶段的小儿之间也存在差异，因此小儿的解剖生理特点与病理学基础是做好医疗护理工作的基础。由于患儿年龄小、语言表达能力差，有时不能主动或准确诉说病情及不适，需要我们用“心”才能做好一个儿外科护士。

一、一般护理

1. 疼痛

帮助患儿缓解疼痛，提高其舒适度，利于疾病康复（常见于手术创伤、外伤、炎症等情况）。

（1）评估患儿疼痛的原因及程度，包括疼痛的部位、性质、持续时间等。

（2）与患儿及家长建立良好的护患关系，以倾听、陪伴、触摸等方式提供情感上的支持。

（3）向患儿讲解疼痛的原因及疾病相关知识，并告知患儿疼痛会逐渐缓解，使其减轻心理压力。

（4）告知患儿可通过自我调节或情境暗示来分散注意力、减少焦虑、紧张情绪，可采用音乐疗法、深呼吸、松弛疗法等。

（5）创造良好的休养环境，保持室内安静、整洁；夜间护理操作集中进行，减少对患儿的干扰。

（6）遵医嘱给予患儿使用止痛药缓解疼痛。

2. 体温过高

（1）评估患儿体温变化范围及体温升高的原因。

（2）告知患儿术后 3 日内体温偏高（37℃ ~38. 5℃），与手术后吸收热有关。

（3）关注患儿体温变化　每日监测体温 4 次，若高于 38℃则每隔 4 小时测量体温 1 次，并做好记录；监测患儿检查的报告值，如白细胞计数、电解质等。

（4）若患儿体温≥38. 5℃，给予患儿化学冰袋冷敷，30 分钟后复测体温或遵医嘱给予解热药物降温治疗。

（5）关注患儿饮食与液体的摄入　向患儿讲解摄入充足液体的重要性，鼓励患儿适当多饮水。

（6）为患儿及时更换被汗液浸湿的衣服和床单位，避免受凉。

3. 部分生活自理能力缺陷

满足患儿的基本生活需求（常见于患儿术后卧床、静脉输液时等情况）。

（1）评估患儿的自理程度与缺陷的原因、程度等。

（2）建立良好的护患关系，与患儿沟通，了解患儿的基本生活需求，并提供合理的帮助。

（3）关注患儿安全　使用床档等，避免患儿坠床。

（4）加强巡视病房，密切观察患儿的生命体征，以及输液是否通畅，随时询问患儿的需要。

（5）入厕缺陷的患儿，及时向患儿提供便器，必要时协助患儿穿脱衣服。

（6）提供患儿有关疾病、治疗及预后的正确信息，以增进其自我照顾的能力和信心。

4. 特定的知识缺乏

帮助患儿及家长了解疾病治疗及自我护理的相关知识（常见于不了解疾病相关知识者）。

（1）评估患儿及家长知识缺乏的程度及理解接受能力。

（2）建立良好的护患关系，尊重和允许其提问。

（3）使用各种方法向患儿及家长提供信息，如解释、讨论、书面材料等。

（4）用通俗易懂的语言告知患儿疾病相关知识及术前准备的内容和注意事项；根据情况告知患儿手术方式、麻醉方式及手术大约所需时间；告知患儿术后的注意事项；告知患儿出院后自我护理的方法。

（5）对于需要康复治疗的患儿，尽量固定学习的人（父或母），便于保持信息的准确性及连续性。

5. 便秘

帮助患儿建立正常的排泄习惯（常见于术后卧床、活动量减少等情况）。

（1）评估患儿排便情况及便秘的原因。

（2）观察患儿排便的状况及伴随的症状，如下腹饱胀感等。

（3）指导患儿促进排便的方法

①腹部按摩　指导患儿及家长于腹部进行顺时针方向轻轻按摩。

②鼓励患儿适当下床活动。

③鼓励患儿多进食高纤维素食物，如芹菜、韭菜、香蕉等。

（4）必要时遵医嘱给予患儿使用开塞露，并观察使用效果。

（5）记录患儿排便的次数、颜色和性状。

二、心理护理

【常见护理问题】

住院患儿常见的心理问题有恐惧和焦虑（与年龄、环境改变及疼痛有关）、自卑（多数与先天性畸形有关）等。

（1）评估患儿的焦虑、恐惧及自卑的程度及原因。

（2）对患儿及家长热情周到，耐心倾听其表述，建立良好的护患关系。

（3）及时向家长了解患儿的生活饮食习惯，帮助患儿尽快适应医院的生活。

（4）利用肢体和面部表情等非语言与患儿交流，减轻其恐惧、焦虑的程度。

（5）用通俗易懂的语言，简明扼要地向患儿及家长讲解疾病的疾病知识、治疗效果、术后注意事项，说话语速要慢，语调要平静，耐心解答他们提出的问题。

（6）鼓励患儿与患有相同疾病的术后患儿多沟通，增加战胜疾病的信心。

【一般护理】

（1）热情接待患儿及家长，安排床位，介绍有关制度，准备病历，通知医师，配合治疗与抢救。

（2）收集病史，进行入院评估，制定护理计划。

（3）根据病情及医嘱给予治疗与饮食。

（4）提供舒适环境，保证患儿的休息与睡眠。根据病情及医嘱决定适当的卧位及活动量。无陪住及意识障碍患儿加用床档。

（5）做好晨晚间护理，保持床单位的清洁干燥，病室每日开窗通风 2 次。

（6）新入院患儿每日测体温 3 次，连续 3 日，普通患儿每日测 2 次。按医嘱观察生命体征及病情变化。

（7）按医嘱记录出入量，并记录在体温单的相应栏内。

（8）每周称量体重 1 次，记录在体温单的相应栏内。手术前 1 日洗澡、更衣并根据手术部位及医嘱备皮。

（9）根据疾病及手术要求进行必要的术前指导及功能训练。

（10）根据麻醉方式准备麻醉床并准备相应的监护、抢救药品及物品。

（11）做好健康宣教及心理护理，减轻患儿及家长的焦虑、恐惧心理，尽量满足其生理、心理需求。

（12）出院前给予患儿健康护理指导及复诊要求。

（13）出院后做好床单位的终末消毒。

【术前护理】

（1）介绍手术目的、配合方法等，取得患儿及家长的理解和配合。

（2）做好心理护理及健康指导，解除患儿术前紧张、焦虑情绪。

（3）术前 1 日洗澡、洗头、剪指甲、更衣等。如手术范围内皮肤有皮疹、划破或感染，应立即通知医师。行动不便或有创伤等患儿，可在床上擦浴。注意保护隐私，并避免受凉。

（4）婴幼儿术前 4 ~6 小时（儿童 6 ~8 小时）禁食、禁水。术前 1 日晚饭应进食易消化饮食，避免油腻食物。

（5）术前需洗胃、清洁肠道者需按医嘱执行。

（6）手术当日遵医嘱进行术前治疗。

（7）手术当日早晨检查备皮区皮肤是否清洁，测量肛温，择期手术患儿如体温超过 37.5℃，应及时通知医师。

（8）手术当日准备好患儿去手术室应携带的物品，如病历、X 线片等。

（9）遵医嘱术前 0.5 ~2 小时给予抗生素。

（10）送走手术患儿后，准备麻醉床及手术后用物，如氧气、吸引器、监护仪、约束带等。

【术后护理】

（1）妥善安置患儿，将患儿平稳搬运至床上，搬运时保护好各管路。手术室人员与病房护士共同完成术后患儿交接工作并清点患儿物品。

（2）病房护士应了解患儿手术和麻醉情况，手术进度及术中出血、输血和补液情况，判断手术创伤大小及对机体的影响。根据患儿手术部位和麻醉方式，结合各专科特点采取合适的卧位，麻醉清醒前注意保护患儿，必要时给予保护性约束。

（3）监测生命体征，必要时给予心电监护。

（4）遵医嘱给予患儿吸氧，接通并固定各种引流管，观察记录各种引流的颜色、量及性质。

（5）随时观察伤口敷料有无渗血及潮湿，出现异常时及时通知医师。

（6）记录患儿第一次排尿时间。有排尿困难时给予相应处理。少尿或无尿者需通知医师。

（7）术后饮食应遵医嘱执行，需记录患儿精神、食欲状况。禁食期间行口腔护理，每日2次。

（8）并发症的预防及观察。根据病情及手术的不同，采取相应的护理措施，预防或发现并发症，使其得到及时的处理。

（9）根据不同手术，掌握患儿可活动时间。下列情况不宜过早活动。

①心脏手术。

②腹腔疑有脓肿。

③疑有血栓形成。

④骨折或植皮。

第十四节　新生儿外科护理常规

一、一般护理

（1）按儿外科一般护理常规。

（2）新生儿病室温度、湿度适宜，定时通风，保持室内空气新鲜。

（3）根据病情给予合理喂养，每周称体重1次，了解营养状况。

（4）注意患儿皮肤清洁卫生，尤其是颈下、腋下、腹股沟等皮肤皱褶处。注意及时更换尿裤，预防臀红。每次大便后用温水冲洗臀部。

（5）脐带残端未脱落者，每日用75%酒精棉棍擦拭，注意保持局部干燥。

（6）医务人员操作时应严格执行无菌技术操作。室内地面、床头桌等每日擦拭。出院后床单位需进行终末消毒，每月病室空气培养1次。

（7）密切观察病情变化，遵医嘱观察生命体征、面色、精神食欲状况及大小便等，同时观察记录有无呕吐、腹胀、黄疸、大小便等情况，必要时通知医师处理。

（8）做好出入院指导及健康宣教

①解释、宣传有关疾病的知识及术前准备、术后护理中的一些注意事项。

②介绍喂养知识、饮食卫生要求等。

③介绍有关疾病康复及功能训练方法等。

④遵医嘱定期复诊要求。

二、先天性肛门直肠畸形

【评估内容】

（1）疾病病因及诱因的评估　了解患儿母亲怀孕期间是否服用过药物及有无药物接触史，该疾病有无家族遗传史等。

（2）疾病症状的评估

①评估患儿的精神、食欲及营养状况。

②了解患儿的排便形态及排便习惯。

③评估患儿是否出生后24小时无胎粪排出或仅有少量胎粪从尿道、会阴口挤出。

④患儿有无恶心、呕吐、腹部膨隆，有无排便困难及或低位性肠梗阻症状等。

⑤评估患儿会阴部有无肛门或仅有一痕迹，会阴部有无其他排便出口等。

（3）了解患儿及家长的心理状况、社会支持系统及对疾病的认知程度，根据患儿的具体情况进行相应的指导和告知，宣教过程注意保护其隐私。

【护理措施】

（1）术前护理

①参见新生儿外科一般护理。

②观察患儿的生命体征及一般状况。

③确诊为无肛门，出现肠梗阻现象者，遵医嘱禁食、胃肠减压，静脉补液，做好手术准备。

④观察并记录面色、呼吸、腹胀情况。

（2）术后护理

①保持胃肠减压通畅，观察并记录液体颜色、量及性质。

②避免大小便污染伤口　必要时留置导尿管。给予适当体位和卧位，暴露伤口并保持干燥。每次便后用生理盐水棉球清洁肛门。观察肛门伤口愈合情况，及早发现感染症状。

（3）观察大便次数、性质及排尿情况。

（4）遵医嘱给予扩肛术，并协助医师指导家长学会正确的扩肛方法。

（5）行结肠造瘘手术患儿护理参见肠瘘护理常规。

【健康教育】

（1）合理喂养。

（2）教会家长正确扩肛方法。

（3）按医嘱要求进行术后功能锻炼。

（4）定期复查，按医嘱要求进行随诊。

三、先天性胆管扩张症

【评估内容】

（1）疾病病因及诱因的评估　本病的病因尚不清楚，了解母亲怀孕期间是否服用过药物及是否有药物接触史、病毒感染史，了解家族中是否有其他人员患有此病。评估患儿有无其他先天性畸形的症状和表现。

（2）疾病症状的评估　评估患儿的精神、食欲状况，面色、皮肤、巩膜是否有黄染、大便的颜色及形状等；评估既往有无腹痛及腹痛的性质，是否伴有发热、恶心、呕吐、厌食等消化道症状；评估黄疸出现时的症状、体征，有无进行性加重的病史或间歇性黄疸的病史，了解患儿黄疸加重时，大便的颜色是否变浅，乃至陶土色，尿色深黄等。了解初次出现腹痛、黄疸症状的时间等。了解相关检查的结果，如生化、B超、X线、CT检查等。

（3）了解患儿及家属的心理状况、社会支持系统及对疾病的认知程度。根据患儿的具体情况进行相应的宣教和告知。

【护理措施】

1. 术前护理

（1）参见新生儿外科一般护理。

（2）观察皮肤、巩膜黄染情况，二便性质，有无腹痛及加重现象，发现异常及时通知医师处理。

（3）协助医师做好术前各项检查。

（4）遵医嘱术前用药观察其反应。

2. 术后护理

（1）密切观察胆管引流是否通畅，黄疸消退情况及粪便颜色变化，监测黄疸指数的动态变化。

（2）保持胃肠减压通畅，准确记录出入量。

（3）保持腹腔引流通畅，每日观察记录引流液的颜色、性质、量。注意观察有无吻合口漏、胆汁外流及腹胀情况。

（4）遵医嘱静脉补充营养，注意输液速度及反应。

【健康教育】

（1）指导合理喂养及饮食要求。

（2）教会家长学会观察大便颜色及皮肤黏膜变化。

（3）定期复查，按医嘱要求进行随诊。

第十五节　普外科疾病护理常规

一、一般护理

（1）按儿外科一般护理常规执行。

（2）在疾病允许情况下，给予易消化、高热量、高蛋白、高维生素食物。保持水及电解质平衡、营养支持。

（3）胃肠道手术患儿，术前3日进行肠道准备。

（4）术前1日，根据手术部位给予常规备皮。

（5）术日晨遵医嘱给予禁食、静脉补液，术前用药和治疗等。

（6）术后根据麻醉方式给予相应的麻醉后护理，清醒后根据病情及手术部位采取不同的卧位，鼓励患儿早期活动。

（7）保持各种引流管的通畅，妥善固定、并记录引流液颜色、量、性质。

（8）观察手术及体温变化，发现异常及时通知主管医师处理。

（9）做好心理护理，避免患儿哭闹。

（10）做好健康指导

①向家长宣传有关疾病防治知识、术前准备及术后护理知识。

②合理营养，病情允许可适当下床活动。

③遵医嘱定期复诊。

二、腹股沟疝

【评估内容】

（1）疾病病因及诱因的评估　了解患儿母亲怀孕期间是否服用过药物及接触史等。评估患儿有无咳嗽等症状，有无持续哭闹或频繁呕吐等。评估患儿生长发育是否正常。

（2）疾病症状的评估　评估患儿腹股沟处和/或阴囊处有无光滑、整齐、稍带弹性的可复性肿物；当小儿持续哭闹、久站、咳嗽或用力时，腹股沟处肿物是否出现或增大，平卧后即逐渐缩小或完全消失，复位时可否听到气过水声。评估患侧腹股沟部是否较对侧饱满，阴囊较对侧大。了解实验室检查、B超等检查结果。

（3）了解患儿及家属的心理状况、社会支持系统及对疾病的认知程度。根据患儿的具体情况进行相应的宣教和告知。

【护理措施】

1. 术前护理

（1）及时治疗咳嗽症状。

（2）给予易消化多纤维素饮食，保持大便通畅。

（3）尽量避免患儿烦躁、哭闹等，必要时遵医嘱使用镇静剂。

（4）出现钳闭性腹股沟疝症状和体征时，立即通知医师处理。

2. 术后护理

（1）术后卧床休息，3日后可适当活动，避免过早下地活动。

（2）注意保暖，防止着凉后引起咳嗽，防止剧烈哭闹。

（3）保持大便通畅，便秘时可遵医嘱使用通便药物。

（4）保持伤口敷料清洁干燥，防止大小便污染。

（5）观察伤口有无渗血，观察阴囊有无水肿，出现异常及时报告医师。

【健康指导】

（1）术后避免过早剧烈活动，防止复发。

（2）指导家长了解导致复发的诱因。

三、无神经节细胞症

【评估内容】

（1）疾病病因及诱因的评估　先天性巨结肠的病因及发病机制，目前仍不清楚。评估患儿有无家族史。了解患儿母亲怀孕期间是否服用过药物及接触史等。评估母亲怀孕早期有无病毒感染或环境因素的改变。

（2）疾病症状的评估　评估患儿排胎便时间，有无出生后 24～48 小时无胎粪排出或只有少量胎粪。评估有无呕吐、腹胀、顽固性便秘，并逐渐加重。有无经直肠指检或灌肠后排出大量粪便和气体后，症状缓解；有无须经常扩肛灌肠方能排便现象。评估患儿有无呕吐、食欲下降等。评估患儿的营养状况，有无贫血、营养不良、食欲不振等。评估患儿腹部有无肠型或蠕动波，是否扪及粪块等。评估患儿有无严重腹胀、腹泻、高热等小肠结肠炎的症状。了解 X 线检查、直肠测压等辅助检查结果。

（3）了解患儿及家属的心理状况、社会支持系统及对疾病的认知程度。根据患儿的具体情况进行相应的宣教和告知。

【护理措施】

1. 术前护理

（1）遵医嘱每日用生理盐水清洁灌肠，肠道准备 7～10 日。术前 3 日遵医嘱抑菌药物保留灌肠，术前晚及术日晨各清洁洗肠 1 次。

（2）给予无渣、高蛋白、高热量、高维生素饮食。

（3）术前 1 日禁食，可饮水，静脉补液治疗。

（4）密切观察病情变化，如高热、烦躁、呕吐等，应及时通知医师处理。

2. 术后护理

（1）术后取屈膝仰卧位，两腿分开，并适当约束。

（2）保持肛门处干燥清洁，排便后及时用生理盐水棉球随时清洁。

（3）保持胃肠减压通畅，观察记录引流液颜色、量及性质。

（4）禁食，根据医嘱及肠道功能恢复情况给予适当饮食。

（5）做好病情的观察记录，预防并发症的发生。

【健康指导】

（1）指导家长合理饮食及喂养。

（2）指导并教会家长扩肛的方法，并做到定期门诊随访。

（3）指导家长对患儿进行排便功能训练，协助患儿形成良好的排便习惯，以适应社会生活。

（4）患儿发生便秘、腹泻及排便形态改变等，应及时来院就诊。

四、肠套叠

【评估内容】

（1）疾病病因及诱因的评估　评估患儿的年龄及发病季节；患儿近期有无上呼吸道感染、腹泻等的病史；了解患儿发病前是否添加辅食等。

（2）疾病症状的评估　评估患儿有无阵发性哭闹不安，有无呕吐，评估呕吐物的颜色、性质和量。评估有无腹部包块。评估患儿的排便状况，有无果酱样大便。评估患儿的全身状况、精神状态，有无面色苍白、嗜睡等。

（3）了解患儿及家属的心理状况、社会支持系统及对疾病的认知程度。

【护理措施】

1. 非手术治疗护理（空气灌肠复位治疗）

（1）观察患儿精神状态及面色。

（2）遵医嘱口服碳片，观察记录排碳片时间。

（3）观察患儿的精神状态及全身情况，及早发现并发症。

（4）对怀疑穿孔患儿，应迅速做好术前准备。

2. 手术治疗护理

（1）术前护理

①禁食，胃肠减压。

②遵医嘱静脉补液治疗。

（2）术后护理

①监测生命体征，并做好记录。

②禁食，胃肠减压保持通畅。观察记录胃肠减压液的量、颜色、性质。

③遵医嘱静脉补液治疗。

④观察伤口有无渗血、渗液等，发现异常及时通知医师。

⑤避免患儿哭闹，必要时遵医嘱给予镇静剂。

⑥根据医嘱及患儿胃肠道功能恢复情况给予适当饮食。

⑦行肠切除患儿，术后早期应注意观察有无吻合口瘘等。

【健康指导】

（1）避免诱发饮食，减少肠功能紊乱。

（2）合理喂养，适当活动，避免继发肠梗阻。

（3）定期复查。

第十六节　泌尿外科疾病护理常规

一、一般护理

（1）一般护理及手术前后准备同外科护理常规。

（2）向年龄较大的患儿介绍治疗的目的，解除焦虑和恐惧。对有生理缺陷的患儿及家长要耐心体贴，尊重他们的自尊心，消除自卑，有利于合作、顺利完成检查及治疗。

（3）做好各种检查的准备工作，及时、正确、足够量的收集标本。

（4）在各种检查和治疗后，观察有无发热、寒战、尿急、血尿等异常情况，做好解释和及时处理。

（5）保持各种引流通畅，防止扭结、脱落。长期留置导尿者每日用1∶5000呋喃西林液冲洗，每日更换1次引流袋，引流袋应低于臀部水平。

（6）注意观察膀胱造瘘口有无尿液，并及时更换敷料。瘘口周围皮肤保持干燥、清洁。

（7）肾功能异常者，每日监测尿量和血压，观察尿液的颜色和性质。

（8）训练床上排尿。

（9）健康指导

①宣传有关疾病的知识及术前准备、术后护理要点。

②做好心理护理，帮助患儿树立自信心。

③定期随诊。

二、尿道下裂

【评估内容】

（1）疾病病因及诱因的评估　了解患儿家庭成员中有无其他人患有此病，如父亲、兄弟等。了解母亲怀孕期间是否服用过药物及特殊食物，有无特殊环境接触史等。评估患儿母亲怀孕期间有无激素水平的异常等。

（2）疾病症状的评估　评估患儿尿道开口的位置、包皮的形态、阴茎发育状况、弯曲的程度等。评估有无合并双侧隐睾，有无合并其他畸形等。严重的尿道下裂患儿，要了解其一些辅助检查结果，如染色体检查等，以判断是否有两性畸形等。

（3）了解患儿及家属的心理状况、社会支持系统及对疾病的认知程度。

【护理措施】

1. 术前护理

（1）保持会阴部清洁，便后清洗会阴部。入院后坐浴 1～2 次/日。

（2）遵医嘱嘱患儿多饮水，保持尿液清亮。

（3）保持大便通畅。

（4）术前 1 日备皮，术前晚及术日晨开塞露灌肠。

2. 术后护理

（1）使用支被架，避免盖被压迫尿管，引起手术区疼痛及切口感染。

（2）保持尿道外口清洁。

（3）保持尿管引流通畅，引流袋不能高于尿道外口。

（4）密切观察阴茎头部血循环情况，出现异常时及时报告医师。

（5）保持床单位清洁、干燥，潮湿时及时更换。

（6）鼓励患儿多饮水，以增加尿量，保持尿道通畅。

（7）鼓励患儿多食粗纤维食物，保持大便通畅。必要时遵医嘱给予开塞露灌肠。

（8）遵医嘱给药。

【健康指导】

（1）注意观察患儿的尿线粗细、排尿的射程远近，出现问题及时来院复诊。

（2）适当活动，避免阴囊与硬物撞击造成伤口裂开。

（3）告知家长手术矫形后不影响患儿的生长发育及今后的生活，排除患儿及家长的焦虑和疑虑，以减少对患儿心理的影响。

三、睾丸下降不全（隐睾）

【评估内容】

（1）疾病病因及诱因的评估　了解患儿家庭成员中有无其他人患有此病。母亲怀孕期间是否服用过的药物及特殊食物等。评估患儿母亲怀孕期间有无特殊环境接触史等。评估患儿母亲怀孕期间有无激素水平的异常等。

（2）疾病症状的评估　评估有无阴囊左右不对称，阴囊空虚，不能扪及睾丸。评估隐睾是单侧或是双侧；是否伴有腹股沟疝及鞘膜积液。评估是否伴有其他畸形。对触及不到睾丸的，要了解其他辅助检查，如 B 超等，以协助诊断。

（3）了解患儿及家属的心理状况、社会支持系统及对疾病的认知程度。根据患儿的具体情况进行相应的宣教和告知。

【护理措施】

1. 术前护理

（1）鼓励患儿向父母及医务人员表达感受，给予正确引导，消除心理障碍，取得年龄较大的患儿的支持和配合。

（2）做好会阴和阴囊处皮肤的清洁。

2. 术后护理

（1）注意伤口渗血情况，敷料是否干燥清洁。出现异常情况，及时报告医师处理。

（2）保持伤口敷料干燥清洁，勿被二便污染。

【健康指导】

（1）术后注意观察睾丸的发育情况。

（2）对睾丸发育不良者，督促患儿家长必须定期复诊，配合医生进行激素治疗。

第十七节　骨科疾病护理常规

一、一般护理

（1）按儿外科一般护理。

（2）保持病室环境清洁，温度适宜。

（3）协助进行一般项目检查，了解并满足患儿生理和心理上的需求。

（4）按患儿的年龄及病情不同给予适当饮食，增加营养摄入。

（5）皮肤护理，每日查看皮肤有无异常，局部皮肤进行按摩。高危人群要进行压疮的评估，并采取相应的保护措施。

（6）功能锻炼护理，根据病情及手术方法及时指导患儿进行功能锻炼。如护理功能训练，床上排便、排尿训练等。

（7）健康指导

①向家长及患儿宣传有关疾病知识及手术方案、术后护理知识要点。

②家长掌握功能锻炼方法。

③定期复诊。

二、发育性髋关节发育不良

【评估内容】

（1）疾病病因及诱因的评估　了解家庭成员中有无患此类疾病者。母亲怀孕期间是否服用过药物及特殊食物，有无特殊环境接触史。评估母亲怀孕期间查体时有无激素水平的变化。评估患儿家庭的生活习惯及环境条件。

（2）疾病症状的评估　评估患儿出生后有无双下肢皮纹不对称；出生后有无下肢活动不对称；有无学步时间晚及跛行或鸭步步态。评估患儿是否有一侧骨盆向对侧倾斜、脊柱向一侧倾斜。了解 X 线、CT、MRI 等辅助检查结果。

（3）了解患儿及家属的心理状况、社会支持系统及对疾病的认知程度。根据患儿的具体情况进行相应的宣教和告知。

【护理措施】

1. 保守治疗护理

适用于 18 个月以下的患儿。

（1）协助医师教会家长支具的正确穿戴方法及治疗注意事项，并按期复诊。

（2）蛙式石膏矫形患儿，告知家长，必须按规定时间到医院更换石膏。保持石膏的清洁、勿污染，石膏固定后的观察和注意要点。

2. 手术护理

（1）术前护理

①行皮牵引、骨牵引者，按牵引护理常规。

②指导患儿术前注意保暖，勿着凉。

③教会患儿及家长固定肢体做静态舒缩运动。

（2）术后护理

①放置卧位垫，将患儿安置于舒适方便的体位。

②注意患肢远端的血运情况，被褥勿压足趾尖。

③注意伤口渗血情况，密切观察生命体征的变化，发现异常及时通知医师。

④石膏干燥后，协助患儿翻身，按摩受压处皮肤。翻身时严格注意以健侧为轴，避免扭曲。

⑤加强皮肤护理，受压处皮肤需给予适当保护。保持床单位清洁、干燥，及时清理石膏渣屑。

⑥指导患儿的固定肢体做静态舒缩运动，鼓励患儿做深呼吸及有效咳嗽。鼓励患儿吃易消化、营养均衡的饮食，多饮水，多吃水果和蔬菜。

⑦协助患儿做好 X 线的复查。

⑧做好出院指导。

【健康指导】

参见小儿骨科疾病一般护理常规。本病治疗越早，效果越好。对保守治疗效果不佳、年龄较大的患儿，应积极手术治疗，并要定期随诊。

第五章　危重症监护

危重患者系指病情危重，处于生死关头，甚至有猝死危险的患者，危重大多由急性病变或慢性病急性变化造成。需加强监护治疗，度过危重阶段。

第一节　ICU的布局要求

（1）整体布局应该使医疗区域、医疗辅助用房区域、污物处理区域和医务人员生活辅助用房区域等有相对的独立性，以减少彼此之间的干扰和控制医院感染。

（2）ICU的病室设计可为单间、专门区域和通间设置3种。鼓励在人力资源充足的条件下，多设计单间或分隔式病房。每床使用面积不少于15m^2，床间距大于1m；每个病房最少配备1个单间病房，使用面积不少于18m^2，用于收治隔离患者。

（3）护士站应设在ICU的中心部位，设计的原则是尽量保障在护士站能看到所有病床。设置有中心监护系统、计算机、打印机等，尽可能完善的医院信息管理系统，以便于医疗信息的收集、存储、简化医疗护理流程和提供科研教学的基础数据。

（4）ICU应具备良好的通风、采光条件。最好装配气流方向从上到下的空气净化系统，医疗区域内的温度应维持在24℃ ±1.5℃左右。

（5）ICU白天的噪音最好不要超过45dB（A），傍晚40dB（A），夜晚20dB（A）。地面覆盖物、墙壁和天花板应该尽量采用高吸音的建筑材料。

（6）配备足够的非接触性洗手设施和手部消毒装置，单间每床1套，开放式病床至少每2床1套。

（7）对感染患者应当依据其传染途径实施相应的隔离措施，对经空气感染的患者应当安置负压病房进行隔离治疗。

（8）动线设计合理，包括人流和物流在内的医疗动线要分离不交叉，有条件的医院可以设置不同的进出通道。严格限制非医务人员的探访；确需探访的，应穿隔离衣，并遵循有关医院感染预防控制的规定。

（9）ICU病房建筑装饰必须遵循不产尘、不积尘、耐腐蚀、防潮防霉、防静电、容易清洁和符合防火要求的原则。

第二节　ICU收治原则

（1）急性、可逆、已经危及生命的器官功能不全，经过ICU的严密监测和加强治疗短期内可能得到恢复的患者。

（2）存在各种高危因素，具有潜在生命危险，经过ICU严密的监测和适时、适度地有效治疗可能减少死亡风险的患者。

（3）在慢性器官功能不全的基础上，出现急性加重且危及生命，经过ICU的严密监测和治疗可能恢复到原来状态的患者。

（4）慢性消耗性疾病的终末状态、不可逆性疾病和不能从ICU的监测与治疗中获得益处的患者，原则上将不再是ICU的收治范围。

（5）当ICU的病床使用率较高、一时不能满足所有符合收治标准患者需要时，符合标准“1”的患者要比符合“2”、“3”的患者优先获得ICU诊疗；医生通过APACHE Ⅱ评分（急性生理和慢性健康评分Ⅱ）或MODS多脏器功能障碍评分评价患者疾病严重程度和预后，对收治的患者进行分类管理。

第三节　ICU一般护理要求

一、入院护理

（1）根据患者情况备好床单位和急救物品，及时通知医生接诊。

（2）即刻安置患者，迅速连接监护设备，完成患者生命体征首次测量。

（3）30～60分钟内完成呼吸系统、循环系统和侵入性操作状况等的评估，根据医嘱，开放有效静脉通路，正确实施治疗、给药措施。

（4）及时完成患者卫生整顿。

（5）根据对患者的评估，6小时内完成首次护理记录。

（6）填写入院相关资料，适时完成健康教育。

二、住院护理

（1）严密观察患者病情变化，监测生命体征及专科评估。

（2）根据医嘱，正确实施治疗、给药措施。

（3）根据医嘱，准确测量、记录出入量。

（4）根据患者病情，正确实施基础护理和专科护理，如口腔护理、压疮护理、气管护理及管路护理等；实施安全措施。

（5）保持患者的舒适和功能体位，如需要约束患者必须签署书面知情同意书并由医师医嘱方可约束患者。

（6）实施床旁交接班。

（7）履行相关告知制度并针对疾病适时进行健康教育。

（8）按照医院《护理文件书写规范指南》，及时准确记录患者病情变化。

三、出院护理/转归

（1）遵医嘱更改为相应护理级别。

（2）死亡患者完成相应终末护理。

第四节　监护护理

一、一般监护

1. 稳定情绪

向患者解释监测的目的及重要性，以消除其紧张情绪。对使用气管插管或气管切开的患者，鼓励其用手势、眼神等表达自己的要求。

2. 了解病情

通过询问病史和体格检查，迅速且全面地了解病情，确定患者的主要护理问题。

3. 监测护理

根据病情不同进行针对性的监测。

4. 基础护理

做好危重患者的基础护理，正确实施肺部物理治疗和功能锻炼。

5. 营养支持

根据病情给予肠内或肠外营养支持。

6. 记录出入量

准确记录出入液体量。

7. 供氧及输液

正确的给氧方式并按医嘱调整静脉输液的速度。保留静脉通路，以便急救。

二、加强监护

加强循环系统、呼吸系统、神经系统、消化系统、血液系统和危重新生儿等的监护（参照各系统监护）。

三、监护指标

不同性质的监护需要采用不同的监测指标，可分为三类：生理性监测指标、生化监测指标和感染性监测指标。

1. 生理性监测指标

体温、心率、呼吸节律、心电活动、中心静脉压、动脉压、肺毛细血管楔压、心排出量及尿量等。

2. 生化监测指标

血气分析、肌酐、酶等，有时也可包括血红蛋白、红细胞比容以及凝血和抗凝指标的监测。

3. 感染性监测指标

对气管插管、各类导管引流物和伤口分泌物的细菌培养以及对环境、器械的细菌培养监测。

4. 引流管护理

（1）了解引流的目的、作用，正确识别、标记各种引流管。

（2）正确连接引流袋/瓶，妥善固定引流管，防止导管脱出。

（3）严格无菌操作，防止继发感染。遵医嘱定期更换引流袋/瓶，敷料污染需及时更换，引流口周围的皮肤应加保护，引流袋的水平不要高于导管出口的水平，以免引流液倒流。

（4）随时检查导管引流液是否通畅。避免引流管扭曲、折叠阻碍引流，如发现引流不畅，应通知医生，及时处理。

（5）注意观察引流液的量、性状、色泽，并及时记录，如有异常，随时与医师联系，及时处理。

第五节　系统监护

一、循环系统功能监护

【监测指标】

（1）脉率、心率、心律、呼吸、血压、体温、面色、口唇、耳垂、四肢末端、静脉充盈、尿量及水肿情况。

（2）心功能级别。

（3）动态心电监护　观察各类心律失常，传导障碍、心肌损害、心肌梗死等。

（4）出入液量监测　每4～8小时总结1次出入量。

（5）血流动力学监测

①中心静脉压（CVP）监测　8～12cmH_2O。

②动脉压监测　（90～140）/（60～90）mmHg；MAP：85～90mmHg。

③气囊漂浮导管监测　右心房压（RAP）1～10mmHg；肺动脉压（PAP）（15～30）/（5～15）mmHg，平均压20mmHg；肺动脉嵌顿压（PAWP）5～15mmHg。

④脉波指示剂连续心排血量（PiCCO）监测　心指数（CI）3.0～5.0L/（min·m^2）；全心舒张末期容积指数（GEDI）680～800ml/m^2；胸腔内血容积指数（ITBI）850～1000ml/m^2；血管外肺水指数（ELWI）3.0～7.0ml/kg。

（6）血氧饱和度（SaO_2）95%～98%。

（7）介入治疗内容。

（8）实验室检查　动脉血气分析、血常规、血细胞比容、尿生化及常规等。

（9）使用洋地黄类药物、利尿剂和血管扩张药物、β受体阻滞剂的监测。

【监测护理】

（1）准备好各种监测的设备。

（2）避免引起心衰的诱发因素。

（3）协助患者取半坐卧位或半卧位，做好氧疗。

（4）简要解释使用监测设备的必要性。

（5）按监测要求为患者摆好舒适的体位。

（6）创造一种安全信任的环境。

（7）保证静脉通路，做好各种监测管路的护理。

（8）做好心脏电复律的护理。

（9）及时发现心律失常、心衰、阿－斯综合征、心脏破裂、肺栓塞、感染及静脉炎等并发症的症状表现，做好相应的急救措施。

二、呼吸系统功能监护

【监测指标】

（1）呼吸频率和节律、血氧饱和度、意识、血压、心率、尿量等。

（2）肺泡通气量　正常值：81.67ml/s。

（3）肺泡通气量和血流比　0.8。

（4）肺泡动脉血氧分压差　10～30mmHg。

（5）肺顺应性　0.2L/cmH_2O。

（6）血气及酸碱值测定

①动脉血酸碱度　正常值：7.37～7.45。

②动脉血二氧化碳分压　正常值：35～45mmHg。

③标准碳酸氢和实际碳酸氢　22～27mmol/L。

④缓冲碱　血浆正常值：42mmol/L；全血正常值：48mmol/L。

⑤碱剩余　0±3mmol/L。

⑥动脉血氧分压　正常值：80～100mmHg。

⑦血氧饱和度　正常值：95%～98%。

【监测护理】

（1）呼吸形态的改变　呼吸困难及呼吸的频率、节律和深浅度。

（2）神志变化　有无烦躁不安、意识模糊等表现。

（3）观察周围循环状态　皮肤色泽、有无发绀等。

（4）急性呼吸衰竭的病情判断　呼吸困难、发绀、精神神经症状、循环系统症状、消化和泌尿系统症状。

（5）做好氧疗的护理。

（6）按医嘱准确给药并做好药物治疗和护理。

（7）做好机械通气支持的护理。

（8）实验室检查　监测动脉血气分析值变化、水及电解质与酸碱平衡、血常规尿常规及生化的检查。

（9）做好各种监测管路的护理。

三、肾功能监护

【监测指标】

（1）尿量　24小时总尿量1000～2000ml，多于2500ml称多尿，少于400ml称为少尿，24小时尿量少于100ml为无尿，当每小时尿量突然少于30ml时，多为急性肾功能不全。

（2）肾小球功能

①血尿素氮　正常值2.9～6.4mmol/L。

②血肌酐　正常值83～177μmol/L。

③内生肌酐清除率　正常值 80 ~ 120ml/（min · 1.73m²）。

④血 $β_2$ 微球蛋白　正常值 1.5mg/L。

⑤肾小球滤过率　以确定肾小球的功能。

（3）肾小管功能

①尿渗透压　禁水 8 小时后测正常值 600 ~ 1000mmol/L。

②晨尿比重　平均为 1.021。每次尿比重均固定在 1.010 ~ 1.012，说明肾小管浓缩功能极差。

③尿糖（-）。

④尿 $β_2$ 微球蛋白　正常值小于 0.2μg/ml。

⑤尿浓缩稀释功能　24 小时尿总量 1000 ~ 2000ml，昼夜尿量比为（3 ~ 4）:1，夜尿量不超过 750ml，单次尿最高比重与最低比重之差应大于 0.008。

（4）指甲肌酐　正常值 9.8mg/dl。

【监测护理】

（1）动态监测患者 24 小时出入量，特别是尿量。

（2）动态观察患者的呼吸、血压及水肿消胀情况。

（3）严密观察危重症象　高血钾、水中毒。

（4）监测患者的水及电解质与酸碱平衡。

（5）动态监测患者的钙、磷及血红蛋白的变化。

（6）饮食护理　保证营养与热量的摄入，控制水分及盐的摄入。

（7）正确留取化验标本。

（8）做好透析及血液滤过的护理。

①严格执行无菌操作，防止血路感染。

②严密监测每小时出入量。

③严密监测水及电解质与酸碱平衡。

④过程监护生命体征及凝血状况。

⑤做好血液净化过程的安全管理。

四、中枢神经系统功能监护

【监测指标】

（1）生命体征、意识状态（多采用格拉斯哥昏迷评分）、瞳孔的变化及气管阻塞情况、体温、心电图、24 小时出入量、氧饱和度等。

（2）肢体活动、感觉、反射、病理征及头痛呕吐的观察。

（3）颅压监测

①腰椎穿刺测压　正常成人侧卧位颅内压为 70 ~ 80mmH_2O。

②颅内压监护　脑室内压及硬膜下压和硬膜外压监测。颅内压应保持在 15mmHg 以下。

③脑内微透析监测。

（4）监测患者的电生理指标

①脑电图。

②脑地形图。

③脑诱发电位。

（5）CT。

（6）MRI。

（7）正电子发射体层影像（PET）。

（8）脑血流监测。

【监测护理】

（1）动态观察患者的意识、生命体征、瞳孔的大小和对光反射等。注意有无脑疝的前驱症状。

（2）提供安静、舒适安全的环境，避免刺激。

（3）做好颅内压的监测、血液动力学监测、脱水治疗、激素治疗及高压氧的护理。

（4）体位　抬高床头15°～30°，减轻脑水肿。

（5）保持呼吸道通畅，做好氧疗，及时清除口鼻腔分泌物。

（6）做好颅内引流管的护理。

（7）加强饮食护理，防止误吸。

（8）定时翻身，做好皮肤护理，防止压疮。

（9）保证监护仪的正常运转，备好急救物品。

（10）根据患者的不同情况，选用不同的沟通方法。

（11）严格观察病情变化，早期发现和及时处理并发症。做好脑疝的预防及抢救工作。

五、消化系统功能监护

【监测指标】

（1）生命体征、腹部体征（腹疼、腹胀、肠鸣音）、黄疸征象及意识状态等。

（2）胃液pH值监测　正常为强酸性、pH值1.0～1.5，比重1.003～1.006，降低胃酸、提高胃液pH值、保持胃液pH值在3.5～4.0以上，是预防胃肠道出血的有效监测指标。

（3）出血量的监测　大便隐血试验阳性提示每日出血量>5ml；当出血量达50～70ml时出现黑便；短时间内出血量达250～300ml，导致呕血；一次出血量不超过400ml时，一般无全身症状；当出血量超过500ml，出现头晕、乏力、心悸、心动过速和血压偏低。

（4）血、尿淀粉酶测定　血清淀粉酶在发病后2小时开始增高，24小时达高峰，可持续4～5日。尿淀粉酶在发病后24小时开始增高，48小时达高峰，可持续7～14天，下降缓慢。

（5）腹压的监测　腹内压分为4级。Ⅰ级：10～14mmHg；Ⅱ级：15～24mmHg；Ⅲ级：25～35mmHg；当腹内压>35mmHg时，即达到Ⅳ级标准。

（6）肝功能监测　蛋白质代谢监测；糖代谢监测；脂类代谢监测；凝血功能监测。

（7）内环境监测　血钠、血钾、钙镁、酸碱平衡与水及电解质情况等。

【护理监测】

（1）判断出血量，识别病情好转或继续出血。

（2）休息并卧床，减少活动。

（3）胃肠道症状的监测，如恶心、呕吐、腹痛、腹泻等，呕吐患者防止窒息或误吸。

（4）做好呕血、黑便、腹痛、腹泻的护理，及时观察并记录，正确留取化验标本。

（5）每小时监测尿量和比重，每小时或每30分钟监测生命体征，及时发现并纠正休克，配合液体治疗。

（6）做好各种导管的监测和护理　如漂浮导管、中心静脉导管、三腔二囊管、胃管、各种引流管等。

（7）做好腹腔冲洗的监测和护理　观察冲洗液、记录出入量、保护引流管周围皮肤。

（8）饮食护理　指导患者合理饮食。

（9）做好术前准备、术中配合和术后护理。

（10）消除引起肝性脑病的诱发因素。

（11）做好腹腔室隔综合征的监测及护理。

（12）认真进行药物治疗，防止并发症。

（13）各种操作，均要严格执行消毒隔离制度。

六、高危新生儿的监护

【监测指标】

（1）意识、瞳孔、体温、心率、呼吸、肤色、末梢循环及肢端温度。

（2）分泌物的质和量、腹胀、呕吐、大便及微量血糖测定。

（3）各种原始反射、反应、肌张力及测头围。

【监测护理】

（1）预热暖箱或辐射式保暖床、红外线辐射床，保证各种抢救设备运转正常。

（2）记录患儿病情变化。注意安全，测体温及保暖。

（3）测体重每日1次，连接各种监护仪器，确认仪器正常运转。

（4）记录出入量。

（5）做好血、尿、便标本留取工作。

（6）随时注意观察患儿对各种操作及用药的反应和耐受程度，注意保暖及供氧。

（7）检查暖箱及各种监护仪，确保运转正常和报警处于工作状态。

（8）各种操作均要严格执行消毒隔离制度。

第六节　监护室常用仪器应用

一、多功能监护仪的应用

1. 应用目的

监测危重患者各项生命体征，如体温、呼吸、血压、脉搏、心电图、血氧饱和度、中心静脉压、心搏输出量、颅内压及呼吸末二氧化碳分压等。

2. 操作流程

（1）插好电源，仪器处于备用状态，患者平卧或半卧位，做好解释工作。

（2）打开心电监护仪总开关，待其自检。

（3）开显示器开关，插入模块，调整所需监护项目。

（4）连接患者电极片、血氧饱和度、袖带及相应探头。

（5）观察仪器工作情况（出现呼吸、心电图、血氧饱和度、血压等波形）。

（6）开启报警通道，调节各种波形的报警限。

（7）监测患者生命体征变化，并给予相应处理。

二、呼吸机的应用

1. 应用目的

（1）维持适当的通气量，使肺泡通气量满足机体需要。

（2）改善气体交换功能，维持有效气体交换。

（3）减少呼吸肌做功。

（4）肺内雾化吸入治疗。

2. 操作流程

（1）连接管路及模拟肺，连接电源、氧气、压缩空气气源并开机。

（2）调节呼吸机参数　呼吸模式、呼吸频率、吸入氧浓度、潮气量、吸气流速、吸呼比及触发灵敏度等。

（3）设置湿化器及呼吸机报警限的设置。

（4）调整呼吸机工作状态，连接患者。

（5）听诊双肺呼吸音，检查通气效果人工通气30分钟后做血气分析，根据结果调整通气参数呼吸机报警限的设置。

（6）监测心率、心律、血压、血氧饱和度、潮气量、每分通气量、呼吸频率及气道压力等变化。

3. 静脉输液泵的应用

（1）应用目的　确保输液安全，控制输液速度，按需要提供患者所需要的输液量。

（2）操作流程

①确认静脉输液泵性能良好，可以使用。

②使用标配泵管，并检查泵管的完整性、有效性。

③接通电源，开机。

④正确安装输液泵管路，设定输液泵运行模式。

⑤设定输液量、输液速度及其他参数。

⑥输液泵正常运转，连接患者，观察输液泵运行状况。

⑦识别报警并及时排除报警。

⑧做好记录。

4. 微量注射器泵的应用

（1）应用目的　精准输注药液。

（2）操作流程

①确认泵性能良好，备用状态。

②配制药液，注射器上注明药液名称及药物浓度。

③连接注射器与泵前管路，排尽空气。

④将注射器正确安装在微量泵上。

⑤连接电源，打开泵开关。

⑥根据医嘱要求，设定输注量及输注速度。

⑦观察输液泵运行正常，连接患者，观察输液泵运行状况。

⑧识别报警并及时排除报警。

⑨做好记录。

第七节 危重患者护理评估

一、格拉斯哥昏迷量表应用

1. 量表（表5－1）

表5－1 格拉斯哥昏迷量表

睁眼反应		语言反应		运动反应	
自发性睁眼	4分	定向力正常且能交谈	5分	对指令性动作准确服从	6分
能用语言唤醒	3分	定向力不正常且能交谈	4分	对疼痛刺激能准确定位	5分
痛刺激能睁眼	2分	用词不当	3分	对疼痛刺激能躲避	4分
不睁眼	1分	语言不清	2分	有屈曲动作（去皮层状态）	3分
		无反应	1分	有伸展动作（去大脑状态）	2分
				无反应	1分

2. 运用

（1）睁眼反应 可以考察脑干的觉醒机制是否活跃，发生意识障碍时患者眼睑完全闭合。

①患者的睁眼反应可以由于任何语言刺激产生，而不必一定命令患者睁眼。

②对痛觉的睁眼反应应采取周围性疼痛刺激，以刺痛肢体为准，避免因给予中心性疼痛刺激如疼痛刺激面部，反而造成患者闭眼。

③疼痛刺激要由轻到重，避免不必要的痛苦；可以重复刺激，但不可一次刺激持续时间太长。

④如无反应，可将患者的眼睑撑开，此举可与睡眠状态的眼睑闭合区别，后者可迅速闭合，意识障碍时则闭眼减慢，其减慢程度与昏迷程度相关；同时可让患者向上或向下看，昏迷患者对此无反应，但闭锁综合征的患者会有适当反应，表明患者不是真正的昏迷。

⑤睁眼无意识是持续植物状态的特点。

（2）语言反应

①称呼患者的姓名或呼“醒醒”，真正昏迷的患者对此无任何反应。

②如果患者意识损害程度较轻，可出现呻吟、睁眼，甚至言语，患者能认识自身与环境，知道他（她）在哪里，并能说出年、月、季节，说明定向力很好。

③如言语困难、气管切开、语言不通等患者可能不能讲话。

（3）运动反应

①观察有无自主运动及对语言有无反应，为区别患者不自主地握拳动作，可指令患者松拳。

②无自主运动时观察对疼痛刺激的反应，随着昏迷程度的加深，对疼痛的定位、回避、肢体的屈曲和过伸都可出现不同的异常反应。应采取中心性疼痛刺激如压眶；避免因给予周围性疼痛刺激引出脊髓反射。如果患者已经能拉面罩或鼻饲管，就不必施加疼痛刺激了。

③如仍无反应，可把患者的手掌放在腹部并使肘关节微屈，观察有无去皮层状态（上肢内收内旋、屈曲、下肢过伸内收内旋）和去大脑强直（四肢过伸、上肢内收内旋、腕指屈曲、下肢内收内旋、踝跖屈）。前者说明损害在皮层或内囊，后者是中脑损害的特征。深昏迷患者对疼痛可无反应，四肢张力低下，下肢呈外旋位。

④上肢的反应比下肢可靠，如果一侧肢体偏瘫，以健侧肢体记录意识水平。

3. 结果判断

GCS 分值越低，患者病情越重，病死率越高；反之则病情越轻，预后较佳。临床判定患者病情及预后时可分为轻、中、重 3 型，轻型 GCS 为 13 ~ 15 分，中型 GCS 为 9 ~ 12分，重型 GCS 为 3 ~ 8 分（重型又将 3 ~ 5 分定为特重型）。

4. 注意事项

GCS 对眼肌麻痹、眼睑或眶部浮肿的患者不能评价其睁眼反应；对气管插管或气管切开的患者不能评价其语言活动；对四肢瘫痪或接受肌松剂治疗的患者不能评价其运动反应；睁眼反应、言语反应和运动反应单项评分不同的患者，总分可能相等，但不一定意味着意识障碍程度的相同。

二、Braden 压疮预测量表应用

1. 量表（表 5 - 2）

表 5 - 2　Braden 压疮预测量表

评分内容	评分标准			
	1 分	2 分	3 分	4 分
感觉	完全受限	非常受限	轻度受限	未受损害
潮湿	持久潮湿	非常潮湿	有时潮湿	很少潮湿
活动	卧床不起	局限坐椅	偶尔步行	经常步行
移动	完全不能	严重受限	轻度受限	不受限
营养	非常差	可能不足	适当	良好
摩擦和剪切力	有问题	有潜在问题	无明显问题	

2. 运用

（1）危险高危人群的评估　包括危重患者，特别是循环、呼吸不稳定的患者；瘫痪患者；昏迷的患者；大小便失禁的患者；使用支架或石膏的患者；麻痹患者；营养不良、消瘦的患者；身体衰弱者；疼痛的患者；老年患者；发热患者；肥胖者；使用

镇静剂的患者；使用激素的患者等等。

（2）危险因素评估　应用压疮危险因素评估量表，如 Braden 评估量表，评分总分范围 6 ~ 23 分，分值越少，发生压疮的危险性越大。6 项内容累计总分≥18 分认为无压疮发生危险；15 ~ 17 分为轻度危险；12 ~ 14 分为中度危险；9 ~ 12 分提示高度危险；9 分以下提示极度危险。

（3）局部的评估　压疮局部评估的描述方法包括简图描述法和文字描述法。描述的内容包括压疮的部位、形状、大小、深度、有无窦道或腔洞，创面颜色、气味，渗出液性质、量，有无肉芽组织及生长情况，创面有无感染、周围皮肤情况等。应特别强调，评估时不能只看外表，要注意闭合性压疮的存在（在表皮密合下的隧道和连通）。

第八节　常见护理问题及对策护理

一、非计划性拔管

1. 原因

患者烦躁不安、意识不清、未使用约束带或者约束不到位；管道固定不妥，连接不紧密；翻身移动患者时动作幅度太大，管道受牵拉致管道脱出等。

2. 对策

（1）向清醒患者讲明各导管的必要性和重要性，取得患者的配合。

（2）使用胸带，肢体约束带合理使用镇静剂。

（3）检查气管插管的位置、深度、导管粗细，固定方法是否合适，并做好交接班记录。

（4）移动患者时，尽量多人操作，避免造成插管移位或脱机。

（5）各种引流管固定妥帖，各种引流盒放置妥当。

（6）动静脉置管选择注射部位时，避开关节活动处。

（7）铺床翻身等操作时应小心，以防将穿刺针拉出。

（8）气管插管拔出须立即通知医师，同时做好用物准备。若脱出距离 6cm 以上，应立即放开气囊，并拔除气管插管，根据患者病情，选择鼻导管或者面罩吸氧。若脱出距离 6cm 以内，吸净患者口鼻及气囊上滞留物，放出气囊内气体。将导管插回原深度，听诊其双肺呼吸音是否对称，必要时拍胸片，以确定其位置。

（9）气管切开患者若出现意外拔管的可疑情况时，应立即通知医师。若切口还未形成窦道时，给予面罩吸氧和简易呼吸器做辅助呼吸，同时做好急救准备。

二、窒息

1. 原因

气管插管、气管切开患者湿化不够，吸痰不及时，吸痰压力过大导致淤血形成，痰淤阻塞气管；咳嗽无力；食物反流；呕吐物误吸等。

2. 对策

(1) 凡气管切开或插管的患者均应加强气管湿化，气管切开处应给予湿纱布覆盖。

(2) 每2小时给予患者翻身、叩背1次，促进痰液排出。

(3) 适时、及时吸痰，吸痰时动作轻柔，压力不可过大，以免损伤气管黏膜。

(4) 对于咳嗽无力者，应鼓励患者尽量自行咳痰。

(5) 留置胃管时，按正确的操作流程，避免刺激患者引起呕吐和误吸。

(6) 鼻饲时尽量抬高床头，鼻饲后避免吸痰、翻身、拍背以免食物反流引起误吸。

三、误吸

1. 原因

留置胃管、鼻饲、意识改变等。

2. 对策

(1) 确保胃管位置正确　放置胃管后，每次间断喂养前或持续滴注前均需检查胃管位置。注意确认胃管的位置。

(2) 减少胃内残余量　通过回抽胃内容物来确定胃残余量，胃内残余量大于100ml或150ml时停止鼻饲，行胃肠减压。

(3) 给予合适的体位　采用在喂养时最好抬高床头30°~45°，利用地心引力的作用减少胃内容物从扩张的胃向食管反流，还可使口咽部的分泌物向咽部聚集，以刺激吞咽，减少咽部感染的机会。

(4) 及时清除口腔内分泌物　误吸入气管的物质有3种：口咽细菌、微粒物质及酸性胃内容物。将口腔、咽部分泌物中的细菌误吸入气管是感染吸入性肺炎的重要危险因素，尤其是口腔卫生较差的老年人更易发生肺炎。因此，于每次鼻饲前充分吸干净气管内及口腔内的分泌物，有气管导管或气管切开的患者，气囊给予充气，防止误吸。

(5) 及时发现误吸　大量胃内容物误吸可导致窒息，少量误吸可引起吸入性肺炎。表现为呕吐、剧烈咳嗽后呼吸加快，而昏迷患者往往无咳嗽等症状，不易发现误吸，一旦患者发生呕吐，应立即使患者头偏向一侧，及时吸干净口腔内的呕吐物。

四、院内感染管理

1. 原因

危重患者身体抵抗力下降，医务人员无菌操作不严谨、无菌观念不强，消毒隔离制度未落实或执行方法错误，患者侵入性操作多。

2. 对策

(1) 严格执行ICU各项规章制度。

(2) 规范各项操作及各项规章制度。

(3) 避免交叉感染，严格执行手卫生消毒。

(4) 床旁可使用快速手消毒液严格执行家属探视制度。

(5) ICU设立污物间清洁区、无菌物品放置区。

(6) 每日定时对空气进行消毒，并按时进行空气培养细菌监测。保持室内温度在

22℃～24℃，湿度在55%～65%。

五、监护仪器故障排除

1. 原因

仪器设置改变或不合理、电源发生损坏、机器元件损坏、仪器保险丝发生断裂等。

2. 对策

（1）ICU护士进行上岗前培训和定期职业培训，使其熟练使用ICU基础设施和仪器，对常见故障能够进行及时排查和解决。

（2）仪器的定期维护，专人进行ICU仪器的保管和保养工作。

（3）定期进行仪器各方面的检查，如电源开关、机器保险丝等，及时发现问题进行解决

（4）对有报警限设置建立设定规范。

（5）对ICU科室的内部和外部线路进行定期检修和维护，一旦发现漏电或短路等情况要及时解决。

第六章　基础护理技术操作

一、手卫生

【目的】

1. 一般洗手

洗去污垢、皮屑及暂存细菌，降低院内感染率。

2. 外科手消毒

（1）清除指甲、手、前臂的污物和暂居菌。

（2）将常居菌减少到最低程度。

（3）抑制微生物的快速再生。

【用物】

洗手液、流动水、一次性纸巾。外科手消毒时备刷手液，无菌手刷，无菌巾。

【评估】

（1）了解手部污染程度。

（2）了解操作范围、目的。

（3）了解手部皮肤及指甲情况。

【操作要点】

1. 一般洗手

（1）取下手表，必要时将衣袖卷过肘。

（2）打开水龙头，淋湿双手，取适量洗手液掌心，用力搓摩交搓双手掌心；右手掌心覆盖左手背十指交叉，反之亦然；双手掌心相对十指交叉；指背迭于另一手掌心十指相扣；右手握左手大拇指旋转搓摩，反之亦然；右手五指并拢贴于左手掌心正反向旋转搓摩，反之亦然。必要时搓摩腕部，然后在水流下彻底冲洗干净双手。用防治手部再污染的方法关闭水龙头，用一次性纸巾擦手。

（3）注意指尖、指缝、指关节等处，时间不少于 15 秒；冲洗时肘部应高于手掌位置，让水从指尖处流下。

2. 外科洗手

（1）修剪指甲，清除指甲下的污垢。

（2）按一般洗手法要求洗手，包括前臂、上臂下 1/3，使用流动水冲洗干净，用无菌巾擦干。

（3）如采用揉搓法可取适量手消液，按六步洗手法揉搓双手、前臂、上臂下 1/3，至消毒剂干燥。

（4）如需刷手，刷洗顺序为指尖、手指、指缝、手掌、手背、手腕、前臂、上臂下 1/3，刷洗 3 遍，时间不少于 5 分钟。

（5）冲洗时，让水由指尖流向手臂，用无菌巾擦干双手及上臂。

（6）手消毒后，将双手悬空举在胸前。

【注意事项】

（1）洗手前应摘掉戒指等首饰，指甲长者应做修剪，并去除指甲下的污垢。

（2）洗手时注意清洗指尖、指缝和关节等部位。

（3）保持手指朝上，将双手悬空举在胸前，使水由指尖流向肘部，避免倒流。

（4）使用后的海绵、刷子等，应一用一消毒。

二、保护性约束方法

【目的】

主要是限制患者躯体及四肢活动，预防患者自伤、拔管或伤及他人，以保证患者在医院期间的治疗和护理安全。在约束前必须征得患者或亲属的知情同意，签署相关文件方可约束患者。

【用物】

棉垫，约束带、床档。

【评估】

（1）病情、年龄、意识状态、沟通能力、对治疗护理的反应。

（2）肢体活动度。

（3）患者及家属对使用保护用具的理解和合作程度。

（4）约束部位皮肤色泽、温度及完整性等。

（5）需要使用保护具的种类和时间。

【操作要点】

（1）携物品至病床旁，核对并解释。

（2）取得家属及患者的配合，调整患者适宜体位。

（3）肢体约束　暴露患者的腕部或踝部，用棉垫包裹手腕或踝部，宽绷带打成双套结，将双套结套于手腕或踝部棉垫外稍拉紧（使之不脱出，以不影响血液循环为宜），将带子系于床缘上，如用制作好的约束带固定时，应松紧适宜，固定牢固。

（4）肩部约束　暴露患者的双肩，将患者双侧腋下垫棉垫，将保护带（大单）置于患者双肩下，双侧分别穿过患者的腋下，在背部交叉后分别固定在床头，为患者盖好被子。

（5）全身约束　将大单折成自患儿肩部至踝部的长度，将患儿放于中间，用靠近护士一侧的大单紧紧包裹同侧患儿的手足至对侧，自患儿腋窝下掖于身下，再将大单的另一侧包裹手臂及身体后，紧掖于靠护士一侧身下，如患者过分活动可用绷带系紧。

（6）患者体位舒适，肢体处于功能位并保护患者安全，整理床单位。

【注意事项】

（1）使用约束带时，约束带下应垫衬垫，固定须松紧适宜，其松紧度以能伸入1～2手指为宜，保持功能位。

（2）注意每15～30分钟观察1次受约束部位的血液循环，包括皮肤的颜色、温度、活动及感觉等。

（3）每2小时定时松解1次，并改变患者的姿势及给予受约束的肢体运动，必要时进行局部按摩，促进血液循环。

三、铺床法

【目的】

更换污染的床单、被褥，以保持床铺清洁、干燥，患者舒适。

【用物】

清洁大单（床套）、中单、被套、枕套、床刷套上湿布套或扫床湿毛巾。

【评估】

（1）评估患者病情、意识状态、合作程度、自理程度、皮肤情况及管路情况。

（2）评估床单位安全、方便、整洁程度。

【操作要点】

1. 备用床和暂空床

（1）移开床旁桌椅于适宜位置，将铺床用物放于床旁椅上。

（2）从床头至床尾铺平床褥后，铺上床单或床罩。

（3）将棉胎或毛毯套入被套内。

（4）两侧内折后与床内沿平齐，尾端内折后与床垫尾端平齐。

（5）暂空床的盖被上端内折 1/4，再扇形三折于床尾并使之平齐。

（6）套枕套，将枕头平放于床头正中。

（7）移回床旁桌、椅。

2. 麻醉床

（1）同“备用床和暂空床”步骤的（1）、(2)。

（2）根据患者手术麻醉情况和手术部位铺单。

（3）盖被放置应方便患者搬运。

（4）套枕套后，将枕头平放于床头正中。

（5）移回床旁桌、椅。

（6）处理用物。

3. 卧床患者更换被单

（1）与患者沟通，取得配合。

（2）移开床旁桌、椅。

（3）将枕头及患者移向对侧，使患者侧卧。

（4）松开近侧各层床单，将其上卷于中线处塞于患者身下，清扫整理近侧床褥；依次铺近侧各层床单。

（5）将患者及枕头移至近侧，患者侧卧。

（6）松开对侧各层床单，将其内卷取出，同法清扫和铺单。

（7）患者平卧，更换清洁被套及枕套。

（8）移回床旁桌、椅。

（9）根据病情协助患者取舒适体位。

（10）处理用物。

【注意事项】

（1）密切观察约束部位皮肤颜色、温度，必要时进行按摩，促进血液循环，以保证患者的安全和舒适。

（2）保护性约束用具只能短期使用，并定时松解约束带及防止约束性伤害，协助患者翻身。

（3）记录使用保护性约束用具的原因、时间、约束部位皮肤状况、解除约束的时间并做好交接班。

（4）使用时肢体处于功能位置；约束带下垫衬垫，松紧适宜。

四、移动患者

【目的】

运送由于病情或治疗要求身体不能自行移动的患者。

【用物】

平车及被服。

【评估】

（1）病情、意识状态。

（2）体重、躯体活动能力、皮肤情况。

（3）了解评估有无约束、各种管路情况，身体有无移动障碍。

（4）患者移动的目的，活动耐力及合作程度。

【操作要点】

（1）携物至病床旁，核对并解释，取得患者的配合，妥善固定好患者身上的导管、输液管等。

（2）搬运患者　移开床旁桌、椅，松开盖被，协助患者穿好衣服、移至床边。

（3）挪动法　将平车紧靠床边，大轮端靠床头，轮闸制动。协助患者按上半身、臀部、下肢的顺序依次向平车挪动，让患者头部卧于大轮端。将平车推至床尾，使平车头端与床尾呈钝角，轮闸制动。

（4）一人法　协助患者屈膝，一臂自患者腋下伸至对侧肩部外侧，一臂伸入患者大腿下，嘱患者双臂交叉于搬运者颈后，移步转身轻放平车。

（5）两人法　两人站在床的同侧，一名护士一手托患者颈肩部，另一手托腰部；另一名护士一手托臀部，另一手托膝部，使患者身体向搬运者倾斜，同时移步，合力抬起，患者轻放平车上。

（6）三人法　一名护士一手托头、颈、肩，另一手托胸背部；另一名护士一手托腰部，另一手托臀部；第三名护士一手托腘窝，另一手托小腿部，使患者身体向搬运者倾斜，合力抬起患者轻放平车上。

（7）四人法　将平车紧靠床边（大轮端靠床头），患者腰、臀下铺中单，一名护士托患者头、颈肩部；另一名护士托双腿；另两名护士分别站于床及平车两侧，紧握中单四角，合力抬起患者轻放平车上。

（8）“过床易”使用法　适用于不能自行活动的患者，将平车与床平行并紧靠床边，平车与床的平面处于同一水平，固定平车和床。护士分别站于平车与床的两侧并抵住，站于床侧护士协助患者向床侧翻身，将“过床易”平放在患者身下 1/3 或 1/4 处，向斜上方 45°轻推患者；站于车侧护士，向斜上方 45°轻拉协助患者移向平车，待患者上平车后，协助患者向床侧翻身，将“过床易”从患者身下取出。

（9）妥善安置各种管路，为患者盖好盖被。

（10）观察输液畅通情况。

【注意事项】

（1）搬运患者时动作轻稳，协调一致，确保患者安全舒适。

（2）尽量使患者靠近搬运者，以达到节力。

（3）将患者头部置于平车的大轮端，以减轻颠簸与不适。

（4）推车时车速适宜。护士站于患者头侧以观察病情，下坡时应使患者头部在高处一端。

（5）对骨折患者应在平车上垫木板，并固定好骨折部位再搬运。

（6）在搬运患者过程中保证输液和引流的通畅。

五、无菌技术

【目的】

保持无菌物品和无菌区域不被污染，防止病原微生物侵入或传播给他人。

【用物】

无菌钳及镊子罐，无菌治疗巾，无菌手套，无菌容器，无菌溶液，治疗盘，污物碗。

【评估】

操作环境：操作台宽阔、清洁、干燥，治疗室光线明亮，在 30 分钟内无打扫。

【操作要点】

1. 无菌持物钳

（1）核对无菌钳包有无破损及消毒日期。

（2）打开无菌钳包。

（3）取出镊子罐立于治疗台面上。

（4）标明打开日期及时间。

2. 取无菌治疗巾及铺无菌盘

（1）检查无菌包及包皮有无破损，核对灭菌日期。

（2）检查治疗盘是否清洁、干燥。

（3）无菌治疗巾包应放在清洁、干燥、平坦宽敞处。

（4）打无菌治疗巾包，取出治疗巾并铺于无菌盘中应在清洁、干燥、平坦宽敞处操作。

3. 取无菌溶液

（1）核对及检查所用溶液瓶签、名称、浓度、有效期，瓶子有无裂缝，检查溶液有无沉淀、浑浊及变色。

（2）按要求打开溶液瓶，取无菌溶液无污染。

（3）倒无菌溶液置入无菌容器内，将治疗巾盖好，注明开瓶时间。

4. 戴无菌手套

（1）取下手表，洗手。

（2）核对手套包上的号码和灭菌日期。

（3）按要求戴手套，将手套的翻转处套在工作服衣袖外边。

（4）脱手套方法正确。

【注意事项】

（1）治疗盘必须清洁干燥，无菌巾避免潮湿。

（2）铺巾时不可触及无菌面，覆盖无菌巾时对准边缘，一次盖好，避免污染。

（3）无菌盘有效期时间为 4 小时。

（4）无菌持物钳取时不可触及容器口边缘及溶液以上的容器内壁。使用时应保持钳端向下，不可倒转向上，用后立即放入容器中。如到远处夹取物品时，无菌持物钳应连同容器一并搬移，就地取出使用。无菌持物钳只能用于夹取无菌物品，不能用于换药和消毒皮肤。

（5）不可将无菌物品或非无菌物品伸入到无菌溶液瓶内蘸取或直接接触瓶口倒液。

（6）倒出的无菌溶液不可倒回瓶内。

（7）未戴手套的手不可触及手套外面，戴手套的手则不可触及未戴手套的手及手套的里面。

（8）手套破裂或污染，立即更换。

六、住院患者清洁护理方法

（一）全身沐浴

【目的】

（1）清除皮肤污垢，保持皮肤清洁，使患者舒适。

（2）增强皮肤血液循环及排泄功能，预防皮肤感染及褥疮发生。

（3）观察和了解患者的一般情况，满足身心需要。

【用物】

脸盆、肥皂、面巾、浴巾、大毛巾、清洁衣裤及拖鞋等。

【操作要点】

（1）观察患者一般情况，决定能否入浴。

（2）调节浴室温度至 22℃ ~24℃，水温以 40℃左右为宜。

（3）携物送患者入浴室。交待注意事项，如调节水温方法、呼叫铃的应用、注意安全、贵重物品保管等。

（4）对体弱患者给予必要协助，避免患者过劳。

（5）浴室不可闩门，可在门外挂牌示意，以便护士随时观察，避免意外。

（6）注意患者入浴时间，若时间过久应予询问。

（7）沐浴后，观察患者一般情况，必要时做记录。

【注意事项】

（1）空腹或饱餐后避免沐浴。7 个月以上孕妇禁盆浴，衰弱、创伤及心脏病需卧床休息的患者不宜自行沐浴。

（2）防止患者受冻、烫伤、跌滑、眩晕等意外情况发生，一旦发生异常及时处理。

（3）视患者情况指导患者选择盆浴或沐浴。

（二）**床上擦浴**

【目的】

同全身沐浴。

【用物】

护理车上备：热水壶、污水桶、毛巾、清洁衣裤、50%酒精、便器及爽身粉，必要时备小剪刀、屏风，以及患者自己的面巾、肥皂（沐浴液）、梳子、脸盆。

【操作要点】

（1）向患者解释，关闭门窗，用屏风遮挡患者。室温在24℃左右。

（2）按需给便器。

（3）根据病情放平床头及床尾，松床头，盖被。

（4）备水，水温一般50℃左右。试温，以患者耐受度及季节调温。

（5）将擦洗毛巾折叠成手套形，浴巾铺于擦洗部位下面，擦洗顺序为眼、鼻、耳、脸、上肢、双手、胸腹、背部、下肢、会阴部，手脚可直接浸泡在盆内清洗。

（6）擦洗方法

①先用擦伤肥皂的湿毛巾擦洗。

②清洁湿毛巾擦净肥皂。

③拧干毛巾后再次擦洗。

④用大毛巾边按摩边擦干。

（7）骨隆凸处擦洗后用50%酒精按摩。

（8）必要时梳发、剪指甲、换清洁衣裤。

【注意事项】

（1）注意保暖，每次至暴露正在擦洗的部位，并防止不必要的暴露及湿污床单。

（2）擦洗动作平稳有力，以刺激循环并减少瘙痒感。

（3）体贴患者，保护患者自尊；减少翻动次数，不要使患者过度疲劳。

（4）仔细擦净颈部、耳后、腋窝、腹股沟皮肤褶皱处。

（5）擦洗过程中，及时更换热水及清水。保持水温适宜。

（6）注意观察患者情况，出现不适，立即停火自擦洗，及时给予处理。

（7）皮肤有异常应予记录，并采取相应措施。

（8）护士注意节力。擦浴时使患者移近护士，减少不必要的劳动；并避免不必要的走动。

（三）**足浴**

【目的】

（1）促进末梢循环，保持局部皮肤清洁，预防褥疮。

（2）使患者舒适，易于入睡。

（3）促进炎症吸收，治疗局部疾患。

【用物】

足盆内盛热水（42℃左右），小毛巾、大毛巾各1条、橡皮单、50%酒精，必要时备肥皂。

【操作要点】

（1）向患者解释以取得合作，患者仰卧屈膝。

（2）脚下垫橡皮单、大毛巾，放上足盆。水温适合，防烫伤。

（3）双足浸泡片刻后擦洗，酌情用肥皂。勿溅湿床单。

（4）用大毛巾擦干双足，必要时内外踝用50%酒精按摩。

（四）床上洗头

【目的】

清除污秽，增进头发血液循环。预防头部寄生虫及皮肤感染。

【用物】

马蹄型垫或洗头器、橡皮单、毛巾、浴巾、别针、污水桶、纱布或眼罩、棉球、洗发液、梳子、热水、脸盆。有条件者可备电吹风、洗头车，更便于操作。

【操作要点】

（1）调节室温，以24℃左右为宜。

（2）向患者解释，移开床旁桌椅。

（3）帮助患者头靠近床边，屈膝仰卧。肩下置橡皮单，解开衣领，颈部围毛巾，并用别针固定。

（4）马蹄形垫用塑料布包裹后置于颈后，开口朝下，塑料布另一头形成槽下部接污水桶。

（5）棉球塞两耳，纱布或眼罩遮住双眼。

（6）试水温后湿润头发，使用洗发液从发际向头部揉搓，用梳子梳理除去脱发，放于污物袋。

（7）用热水冲洗头发，直到洗净为止。

（8）擦干头发及面部，撤去用物。

【注意事项】

（1）注意保暖，时间不宜过长，洗发后及时擦干头发以防着凉。

（2）注意保护被褥、衣服清洁干燥，勿使水流入患者眼、耳内。

（3）注意水温，防止烫伤。

（4）注意观察病情变化。

（5）不宜给衰弱患者洗发。

七、口腔护理

【目的】

（1）保持口腔清洁、湿润，预防口腔感染等并发症。

（2）祛除口臭、口垢，使得患者感受舒适，促进食欲，保持口腔的正常功能。

（3）观察口腔黏膜、舌苔和特殊口腔气味，提供病情变化的动态信息。

【用物】

治疗车、口腔护理包、棉签、石蜡油、手电筒、口杯、吸水管、消毒洗手液，根据患者情况准备口护液、开口器、舌钳、治疗巾。

【评估】

（1）口唇、口腔及黏膜情况，有无假牙。

（2）病情、意识状态及合作程度。

【操作要点】

（1）核对患者。

（2）协助患者取仰卧或侧卧位，头偏向一侧。

（3）颌下铺治疗巾（或毛巾），将空弯盘置于患者口角旁，协助患者漱口（昏迷患者禁止漱口）。

（4）将棉球拧至合适湿度（不滴液）。

（5）依次擦拭患者口唇、牙齿各面、颊部、上颚和舌，擦拭过程中观察患者情况。

（6）擦拭完毕清点棉球数，协助患者漱口，擦干口唇，再次观察患者口腔情况，根据口唇情况，涂石蜡油。

（7）协助患者取安全舒适卧位，核对并询问患者感受。

【注意事项】

（1）操作时动作轻柔，避免损伤口腔黏膜及牙龈。

（2）擦洗腭部时，勿触及软腭，以免引起恶心。

（3）昏迷患者禁忌漱口。需用张口器时，应从臼齿处放入，不可用暴力助其张口。为昏迷患者清洁口腔时棉球应夹紧，每次 1 个，防止棉球遗留在口腔内；棉球不可过湿，以防患者误吸。

（4）操作过程中，应观察口腔黏膜有无异常情况。

八、生命体征监测

【目的】

测量记录患者体温、脉搏、呼吸、血压，判断有无异常情况。

【用物】

治疗车、血压计、听诊器、体温计、纸巾、手表、记录单，快速手消毒液。

【评估】

（1）病情、年龄、性别、意识、合作程度、自理能力、生命体征基础值及治疗情况。

（2）30 分钟内患者有无吸烟、热敷、进食冷、热饮、沐浴、情绪波动。

（3）测量部位肢体及皮肤情况。

【操作要点】

（1）携物至床旁，核对并解释。

（2）测量腋下体温　解纽扣并擦干腋下汗液，将体温计水银端放入患者腋窝深处并贴紧皮肤，曲臂过胸夹紧 10 分钟，注意防止脱落。

（3）测量脉搏　用食、中、无名指指端按于桡动脉上，压力大小以能清楚触及脉搏为宜，计数 30 秒；脉搏异常，危重患者需测量 1 分钟。

（4）测量呼吸　以诊脉状，观察胸腹起伏，计数 30 秒。危重患者呼吸不宜观察时，用少许棉絮置于患者鼻孔前，观察棉花吹动情况，计数 1 分钟。

（5）消毒手并及时记录测量数据。

（6）协助患者整理衣服，协助舒适卧位。

（7）告知患者测量数值及注意事项。

（8）测量血压　见“血压测量技术操作”。

【注意事项】

（1）意识不清或不合作患者测温时，护士须守候在旁；婴幼儿测量体温时可测量肛温，护士须守候在旁或用手托扶体温计以免意外。

（2）婴幼儿、精神异常、昏迷、不合作、口鼻手术或呼吸困难者，不可自口腔测温。进食、吸烟、面颊部做热、冷敷者，应推迟30分钟后，方可测口腔温度。

（3）对极度消瘦的患者，不适用腋下测温。沐浴后需待20分钟后再测腋下温度。

（4）腹泻、直肠或肛门手术、心肌梗死及某些心脏病患者不可做直肠或肛门测温。坐浴或灌肠后需待30分钟后，方可测直肠温度。

（5）测量脉搏和呼吸，前应使患者安静，如有剧烈活动，应先休息20分钟后再测。

（6）不可用拇指诊脉，因拇指小动脉易与患者的脉搏相混淆。为心脏病患者应测脉1分钟，对脉搏短绌的患者，应由2人同时分测脉搏与心率1分钟，以分数式记录，为心率/脉率。为偏瘫患者测脉，应选择健侧肢体。

（7）测量时不能与患者讲话，呼吸不规则的患者及婴幼儿应测1分钟。

（8）偏瘫患者选择健侧肢体测量脉搏和血压。

（9）戴好听诊器，将听诊器头放在肱动脉最强处，向袖带内打气，至脉搏声消失，再加压使压力升高15～30mmHg，放气，使汞柱缓慢下降。

（10）取下袖带，排尽空气，关闭水银槽开关。

（11）及时、准确记录所测量数据。

九、鼻饲法

【目的】

对不能从口进食的患者，从胃管内灌注流质食物、保证患者摄入足够的营养、水分和药物。

【用物】

治疗车、医嘱单、鼻饲管、无菌治疗巾、弯盘、注射器、棉签、石蜡油、压舌板、胶布、别针、手套、听诊器、温开水、鼻饲饮食、快速手消毒液。

【评估】

（1）病情、年龄、意识状态。

（2）患者自理及合作程度。

（3）检查鼻腔黏膜有无肿胀、鼻中隔有无弯曲等情况。

【操作要点】

（1）插管　携用物至患者床旁，核对并解释。

（2）协助患者取坐位或半坐位，颌下铺垫治疗巾。

（3）清洁鼻腔，戴手套，测量胃管插入长度，成人为45～55cm，润滑胃管前端，由一侧鼻孔插入到14～16cm处，嘱患者做吞咽动作直至预定的长度，检查胃管是否在胃内。妥善固定胃管。在胃管尾端标识留置时间、深度。

（4）告知患者注意事项，避免胃管脱出。

（5）鼻饲　核对医嘱，检查胃管是否在胃内，用20ml温开水冲洗胃管，然后注入营养液，每次不超过200ml、温度适宜，温度为38℃～40℃。

（6）操作中注意观察患者反应。

（7）喂毕营养液注入后再注入20～50ml温开水冲洗管腔，正确处理并固定胃管末端。鼻饲后维持原卧位20～30分钟。

（8）拔管　核对患者，解释。

（9）戴手套，弯盘置于患者颌下，胃管末端放弯盘内，撕下胶布，嘱患者深呼吸，一手拿纱布，另一手将胃管在患者呼气时拔出，到咽喉处快速拔出为患者清洁鼻腔和面部。

【注意事项】

（1）插管过程中患者出现呛咳、呼吸困难、发绀等，表示误入气管，应立即拔出，休息片刻重插。

（2）昏迷患者插管时，应将患者头向后仰，当胃管插入会厌部时约15cm，左手托起头部，使下颌靠近胸骨柄，加大咽部通道的弧度，使管端沿后壁滑行，插至所需长度。

（3）每日检查胃管插入的深度，鼻饲前检查胃管是否在胃内，并检查患者有无胃潴留，胃内容物超过150ml时，应当通知医生减量或者暂停鼻饲。

（4）鼻饲给药时应先研碎，溶解后注入，鼻饲前后均应用20ml温水冲洗胃管，防止管道阻塞。

（5）鼻饲混合流食应当间接加温以免蛋白凝固。

（6）对长期鼻饲的患者应当定期更换胃管。

十、洗胃术

【目的】

（1）通过实施洗胃抢救中毒患者，清除胃内容物，减少毒物吸收，利用不同的灌洗液中和解毒。

（2）减轻胃黏膜水肿，预防感染。

【评估】

（1）病情、年龄、意识状态、合作程度、沟通能力、耐受能力及心理反应。

（2）服用毒物的名称、剂量及时间。

（3）口鼻腔皮肤及黏膜情况，有无活动义齿。

【操作要点】

（1）携用物至床旁，核对并解释。

（2）安装洗胃机，检查洗胃机性能。

（3）根据服毒药物的性能准备拮抗性的药液，温度25℃～38℃，及时处理口鼻腔分泌物。

（4）协助患者左侧卧位，将床头摇高 10°~15°，昏迷患者取仰卧位，头偏向一侧，胸前铺治疗巾，备好胃管放置在无菌弯盘内，置于患者口角旁。

（5）根据患者口鼻腔黏膜情况及意识状态选择适宜的插管方法。

（6）戴手套，测量胃管需插入长度。润滑胃管后插胃管，胃管插入 10~15cm 时，清醒患者嘱其做吞咽动作，缓慢将胃管插入所需长度，同时观察患者的病情变化，如神志、面色、有无呛咳等。

（7）确定胃管在胃内后用胶布妥善固定胃管，遵医嘱留取胃内容物标本送检。

（8）连接洗胃机管道，打开电源，调节参数，每次灌注量为 300~500ml，洗胃过程中密切观察患者病情变化及洗胃液的颜色、气味、性状及出入量是否平衡。

（9）洗胃完毕，遵医嘱注入导泻剂，反折胃管末端拔出胃管，摘手套。协助患者漱口，擦净面部，必要时更衣。

（10）协助患者取舒适卧位，安抚患者、注意保暖。

【注意事项】

（1）中毒物质不明时，先抽吸胃内容物送检，以确定毒物性质，然后选用温开水或生理盐水洗胃，待毒物性质明确后，再用对抗剂洗胃。强酸、强碱中毒切忌洗胃，可给予牛奶、蛋清等保护胃黏膜。

（2）洗胃液温度控制在 25℃~38℃之间，温度增高，毒物吸收也会增快。

（3）每次灌入量以 300~500ml 为宜，如灌入量过多可引起急性胃扩张，加速毒物吸收；过少则延长洗胃时间，不利于抢救的进行。

（4）洗出液应到澄清无味为止。

（5）洗胃过程中，应随时观察患者病情变化，注意有无洗胃并发症，发现上述现象，应立即停止洗胃，并采取相应急救措施。

十一、导尿术

【目的】

（1）为尿潴留患者引出尿液，减轻痛苦。

（2）协助临床诊断。留尿做细菌培养；测定残余尿量、膀胱容量及膀胱测压；进行尿道或膀胱造影等。

（3）为膀胱肿瘤患者进行膀胱化疗。

（4）抢救危重患者时正确记录尿量，以便观察患者病情变化。

（5）避免盆腔手术误伤脏器。

（6）泌尿系统疾病手术后便于引流和冲洗，促进伤口愈合。

（7）为尿失禁和会阴部有伤口的患者引流，保持会阴部清洁干燥，并训练膀胱功能。

【用物】

治疗车、导尿包、看护垫、大别针 1 个、治疗碗 1 个、屏风、快速手消毒液。

【评估】

（1）病情、年龄、意识、排尿及治疗情况。

（2）心理反应、自理能力及合作程度。

(3) 患者膀胱充盈度及会阴部皮肤情况。

(4) 男性患者须评估尿道口周围情况，有无破溃。

【操作要点】

(1) 携用物至床旁，核对并解释。

(2) 关闭门窗，屏风遮挡。

(3) 协助患者摆好体位，脱去对侧裤腿盖在近侧腿部，取仰卧屈膝位，两腿略外展，露出外阴部。将患者上身及对侧下肢用被子盖好。

(4) 将看护垫铺于患者臀下，打开导尿包，初步消毒物品置于两腿之间。治疗碗放置近外阴处。

(5) 女性患者

①一手戴手套，将碘伏棉球放入消毒弯盘内，另一手持镊子依次消毒阴阜、对侧大腿1/3至腹股沟、近侧大腿1/3至腹股沟、对侧大阴唇、近侧大阴唇（每侧各用棉球一个），以戴手套的手持纱布分开大阴唇，消毒对侧小阴唇、近侧小阴唇。最后阴蒂、尿道口、肛门。

②将弯盘置于床尾作污物盘，摘掉手套，将初步消毒物品按医用垃圾分类处理。

③用消毒洗手液清洗双手。

④将导尿包置于患者双腿之间，打开形成无菌区。

⑤戴无菌手套，铺洞巾。检验水囊，将导尿管与尿袋连接备用。将碘伏棉球放于无菌盘内，用石蜡油纱布润滑导尿管前端4~6cm。

⑥一侧用纱布，一侧用洞巾分开小阴唇，暴露尿道口，用碘伏棉球消毒。顺序为：尿道口—对侧小阴唇—近侧小阴唇—再消毒尿道口。

⑦更换镊子，夹住导尿管缓缓插入4~6cm，见尿后再插入7~10cm。给水囊注水10ml，向外轻拉导尿管，确保固定有效。

(6) 男性患者

①一手戴手套，将碘伏棉球放入消毒弯盘内，另一手持镊子依次消毒阴阜、阴茎、阴囊。用纱布裹住患者阴茎，将包皮向后推，露出尿道口，用消毒棉球自尿道口向外向后旋转擦拭尿道口、龟头及冠状沟。

②将弯盘置于床尾作污物盘。

③摘掉手套，将初步消毒物品按医用垃圾分类处理。用消毒洗手液清洗双手。

④将导尿包置于患者双腿之间，打开形成无菌区。

⑤戴无菌手套，铺洞巾。检验水囊，将导尿管与尿袋连接备用。将碘伏棉球放于无菌盘内，用石蜡油纱布润滑导尿管前端20~22cm。

⑥一手持纱布将阴茎自孔巾内提出，露出龟头。以螺旋方式消毒尿道口、龟头及冠状沟。尿道口加强1次。

⑦导尿时将患者阴茎提起与腹部呈60°，更换镊子持导尿管插入约20~22cm，见尿后再插入1~2cm。给水囊注水10ml，向外轻拉导尿管，确保固定有效。

⑧擦净外阴部，妥善固定集尿袋。

⑨协助患者取舒适卧位。

⑩告知患者注意事项。

【注意事项】

（1）严格无菌操作，预防尿路感染。

（2）插入尿管动作要轻柔，以免损伤尿道黏膜，若插入时有阻挡感可更换方向再插，见有尿液流出时再插入2cm，勿过深或过浅，尤忌反复抽动尿管。

（3）为女患者插尿管时，如导尿管误入阴道，应另换无菌导尿管重新插管。

（4）对膀胱过度充盈者，排尿宜缓慢，一次不得超过1000ml，以免膀胱骤然减压引起血尿和血压下降导致虚脱。

十二、膀胱冲洗

【目的】

（1）使尿液引流通畅。

（2）治疗某些膀胱疾病，如膀胱炎的治疗。

（3）清除膀胱内的血凝块、黏液、细菌等异物，预防膀胱感染。

（4）前列腺及膀胱手术后预防出血形成血块。

【用物】

治疗车、医嘱单、冲洗器、冲洗管路、冲洗药液、备用尿袋、血管钳、别针、弯盘、垫巾。

【评估】

（1）患者病情、意识状态、患者自理及合作程度。

（2）尿液性质，有无尿频、尿急、尿痛、膀胱憋尿感等。

【操作要点】

（1）遵医嘱配置冲洗药液并核对。

（2）携用物至床旁，核对并解释。

（3）在无菌三腔导尿管留置下，排空膀胱，倒尿液。

（4）患者取平卧位，松开裤带，暴露导尿管，铺垫巾，将膀胱冲洗液悬挂在输液架上，连接前对各个连接部进行消毒，将冲洗管与冲洗液连接，三腔尿管一头连接冲洗管、另一头连接尿袋。

（5）打开冲洗管，夹闭尿袋，根据医嘱调节冲洗速度，待患者有尿意或滴入溶液200～300ml后，夹闭冲洗管，打开尿袋，排出冲洗液，遵医嘱如此反复进行。

（6）观察患者反应、冲洗液的量及颜色。评估冲洗液的入量和出量，膀胱有无憋胀感。

（7）冲洗完毕，取下冲洗管，消毒导尿管远端管口接尿袋，妥善固定，位置低于膀胱，以利引流尿液。

（8）协助患者取舒适卧位，整理床单位。

【注意事项】

（1）严格执行无菌操作，防止医源性感染。

（2）冲洗时若患者感觉不适，应减缓冲洗液速度和量，必要时停止冲洗，密切观察，若患者感到剧痛或引流液中有鲜血时，应停止冲洗，通知医生处理。

（3）冲洗时，冲洗液瓶内液面距床面约60cm，以便产生一定的压力，利于液体流入，冲洗速度根据流出液的颜色进行调节。一般为80～100滴/分，如果滴入药液，需在膀胱内保留15～30分钟后再引流出体外，或根据需要延长保留时间。

（4）冲洗过程中注意观察病情变化及引流管是否通畅。

十三、灌肠法

【目的】

（1）清除积存粪便，排除肠内积气。

（2）为手术、检查和分娩前准备。

（3）清除肠道内有害物质。

（4）降温。

【用物】

治疗车、治疗单、灌肠盘、灌肠桶、肛管、灌肠溶液、量杯、弯盘、血管钳、水温计、润滑剂、纱布或棉签、卫生纸、尿垫、便盆、输液架。

【评估】

（1）病情、年龄、意识状态、心理反应、耐受程度、自理及合作程度。

（2）是否了解灌肠的目的。

（3）患者排便习惯。

（4）患者肛周皮肤黏膜及排便情况。

【操作要点】

1. 大量不保留灌肠

（1）遵医嘱配置灌肠溶液并核对（0.1%～0.2%肥皂水，成人500～1000ml、儿童约200～500ml，温度39℃～42℃），携用物至病床旁，核对并解释。

（2）协助患者取左侧卧位，裤子脱至膝部，双膝屈曲，移近床沿，暴露臀部，铺尿垫于臀下，将弯盘放于臀侧，灌肠桶挂于输液架上，止血钳夹住肛管，将量杯内备好的灌肠液倒入桶内，使液面距肛门40～60cm。

（3）肛管前端涂少许润滑剂，润滑肛管前端7～10cm，排出少量液体入弯盘内，用止血钳夹紧灌肠管。

（4）一手分开患者臀部，暴露肛门，嘱患者放松深呼吸。一手将肛管轻轻插入直肠内7～10cm。

（5）左手固定肛管，右手松止血钳，使溶液缓缓注入。

（6）观察液面下降速度和患者的反应，注意倾听患者主诉。

（7）待液体流尽时，夹住肛管，一手拿卫生纸，另一手拔管，将卫生纸包裹肛管，放入弯盘内。擦净肛门。

（8）嘱患者忍耐5～10分钟后排便，对于不能下床的患者应助其放好便盆，便毕，协助患者穿好衣服。

（9）整理床单位，开窗通风。

（10）观察大便性状，必要时留取标本送检。

2. 保留灌肠

（1）核对医嘱和患者，嘱患者先排便，准备环境及灌肠药液，灌肠药液不宜超过 200ml。

（2）根据病变部位和病情取合适卧位，臀部垫高约 10cm，必要时准备便盆。

（3）润滑并插入肛管 15～20cm，液面至肛门的高度应小于 30cm，缓慢注入药液。

（4）药液注入完毕后，反折肛管并拔出，擦净肛门，嘱患者尽可能忍耐，药液保留 20～30 分钟。

（5）安置患者，整理用物。

（6）观察用药后的效果并记录。

【注意事项】

（1）选用灌肠溶液，掌握溶液的温度、浓度和量。肝昏迷患者禁用肥皂液灌肠，充血性心力衰竭和水钠潴留患者禁用生理盐水。

（2）保持一定灌注压力和速度，灌肠桶过高，压力过大，液体流入速度过快，不易保留，而且易造成肠道损伤。

（3）伤寒患者灌肠时灌肠桶内液面不得高于肛门 30cm，液体量不得超过 500ml。

（4）降温灌肠液体时，液体要保留 30 分钟，排便后 30 分钟测量体温并记录。

十四、氧气吸入

【目的】

提高血氧含量及动脉血氧饱和度，纠正缺氧。

【用物】

治疗车、吸氧管、氧气流量表、蒸馏水、棉签、胶布、临时医嘱单（或治疗本）、吸氧记录单、消毒洗手液。

【评估】

（1）病情、年龄、呼吸状态、缺氧程度。

（2）患者鼻腔状况。

（3）意识状态及合作程度。

【操作要点】

（1）核对患者。

（2）协助患者取安全、舒适卧位，清洁患者鼻腔。

（3）安装流量表，向外轻轻下拉接头，证实已接紧，在湿化瓶内倒蒸馏水至 1/2 或 2/3 处，安装好湿化瓶。

（4）连接好一次性吸氧管，打开流量表开关，检查是否通畅。

（5）遵医嘱调节氧流量，将鼻塞或鼻导管置于患者鼻前庭。

（6）再次核对。

（7）观察患者缺氧改善情况。

（8）停止吸氧时，先取下鼻导管，再关闭流量表。

（9）协助患者取安全、舒适卧位，向患者告知注意事项，将呼叫器置于患者身手可及处。

【注意事项】

（1）严格遵守操作规程，注意用氧安全。

（2）使用氧气时，应先调氧流量后再使用，停用氧气时，应先除去连接患者的导管，再关闭氧气。

（3）用氧过程中应观察氧气装置有无漏气，管道是否通畅，氧气流量、湿化瓶内蒸馏水是否符合要求，面罩用氧时防止面罩移位。

（4）面罩或头罩大小型号要适宜患儿。

（5）新生儿吸氧应严格控制用氧浓度和用氧时间。

十五、雾化吸入

【目的】

（1）改善通气功能，解除支气管痉挛。

（2）预防、控制呼吸道感染。

（3）稀释痰液，促进咳嗽。

【用物】

空气压缩雾化器、口含嘴或面罩、蒸馏水、按医嘱准备药液、无菌生理盐水、治疗巾、注射器、清洁盘。

【评估】

（1）病情、意识状态、合作程度。

（2）咳痰能力及痰液黏稠度情况。

（3）呼吸频率、节律、深度。

（4）患者面部及口腔黏膜状况。

【操作要点】

（1）在治疗室，检查并连接压缩雾化器的电源，关上开关。遵医嘱抽吸药液注入喷雾器的药杯内，不超过规定刻度，将喷雾器与压缩机相连。

（2）携用物至床旁，核对并解释。

（3）协助患者取舒适卧位，铺治疗巾于患者颌下，教会患者缓慢的深吸气，屏息片刻，再慢慢的轻呼气。

（4）接通电源，打开压缩机，调节雾量大小，嘱患者包紧口含嘴，指导其进行雾化吸入。

（5）雾化完毕，取下口含嘴，关闭电源开关。

（6）协助清洁面部，协助患者取舒适、安全卧位。

（7）密切观察病情变化及雾化吸入的效果。

（8）雾化后帮助患者叩背，指导并鼓励患者咳痰。

【注意事项】

（1）使用前检查电源电压是否与压缩机吻合。

（2）压缩机放置在平整稳定的物体上。

（3）治疗中密切观察患者的病情变化，出现不适时可做适当休息或平静呼吸；如有痰液嘱患者咳出，不可咽下。

（4）定期检查压缩机的空气过滤器的内芯；喷雾器要定期清洗，如发现喷嘴堵塞，应反复清洗或更换。

十六、口服给药

【目的】

按医嘱将口服药发给患者，并指导协助患者服下。

【用物】

服药本、小药卡、药杯、水壶（备温开水）、药匙，必要时备量杯、滴管、研钵。

【评估】

(1) 病情、意识状态、吞咽能力、合作程度。

(2) 口腔黏膜情况及药物过敏史。

(3) 药物配伍禁忌。

【操作要点】

(1) 洗手，戴口罩。

(2) 按规定时间送药至床前，核对药物，确定床号、姓名无误，并询问患者姓名由患者回答正确后再发药。协助患者将药及时服下。

(3) 对老、弱、小儿及危重患者应协助喂药，鼻饲患者应将药研碎溶解后从胃管内注入，并用少量温开水冲净。

(4) 若患者不在或因故暂不能服药者应将药品取回保管并交班。

(5) 发药完毕，清理用物，及时签名。

【注意事项】

(1) 严格执行查对制度。

(2) 掌握患者所服药物的作用、不良反应及某些药物服用的特殊要求。如对服用强心苷类药物的患者，服药前应先测脉搏、心率，注意其节律变化，如心率低于 60 次/分时，不可以服用。对服用铁剂用吸管；止咳糖浆类药用后不宜立即饮水，磺胺类药物服后宜多饮水等。

(3) 密切观察药物的疗效和不良反应。

十七、皮内注射

【目的】

用于过敏试验、预防接种及局部麻醉的前驱步骤。

【用物】

治疗车、治疗卡、治疗盘、治疗巾、75% 酒精（新洁尔灭消毒液）、无菌镊子罐、手表、标签一次性注射器、药液、快速洗手液、锐器盒、备用急救药。

【评估】

(1) 病情、年龄、意识状态、患者自理、合作程度、语言表达能力及心理反应。

(2) 注射部位皮肤情况。

(3) 询问患者用药、过敏史及酒精过敏史。

【操作要点】

(1) 在治疗室核对医嘱及药物，核对用物的有效期。

(2) 安瓿、药瓶消毒正确。

（3）检查注射器，按无菌操作原则抽吸药液，剂量准确。

（4）将抽好药液的注射器贴好床号标签，经2人核对后，放入无菌盘内备用。

（5）携用物至床旁，核对并解释。

（6）协助患者取舒适安全卧位。

（7）正确选择注射部位，过敏试验应在前臂掌侧下1/3处。

（8）消毒患者皮肤用75%酒精（0.1%新洁尔灭消毒液）消毒皮肤2次。

（9）核对医嘱。

（10）正确排气。绷紧皮肤，针头斜面向上与皮肤呈5°刺入放平注射器。一手固定针栓，一手推注药液使局部隆起呈半球状皮丘。

（11）再次核对医嘱并签执行者姓名。

（12）协助患者卧位，将呼叫器放置在患者伸手可及处。

（13）告知患者注意事项。拔针后不能按揉皮丘，等待结果期间不能离开病房或注射室。

（14）注射后计时15～20分钟后观察反应，倾听患者主诉。

（15）按规定时间，由2人共同判定结果并及时告知医生。

【注意事项】

（1）皮试前必须询问病史，有过敏史者不可做试验。

（2）药液要现用现配，在有效期，剂量要准确。

（3）勿用碘酒消毒皮肤，嘱患者勿揉擦，勿覆盖注射部位，以免影响反应的观察。

（4）注意进针角度和深度，以针头斜面全部进入皮肤内即可。

（5）必要时药敏试验需作对照，即在另一前臂相同部位，注入0.1ml 0.9%生理盐水，20分钟后，对照观察反应。

十八、皮下注射

【目的】

需要迅速达到药效和不能或不宜经口服给药时采用；预防接种；局部给药等。

【用物】

治疗车、治疗卡、治疗盘、治疗巾、注射器、无菌镊子、棉签、药液、消毒洗手液、利器盒及污物碗。

【评估】

（1）患者病情、年龄、意识状态、自理能力、表达能力、合作程度及心理反应。

（2）治疗目的、药液性质及量。

（3）询问患者用药、预防接种及药物过敏史。

（4）注射部位皮肤情况。

【操作要点】

（1）核对医嘱，检查用物的有效期。

（2）按无菌原则铺无菌治疗盘。

（3）正确消毒安瓿、药瓶按无菌原则抽吸药液，剂量准确，将抽好药液的注射器贴好床号标签，经2人核对后，放入无菌盘内备用。

（4）携用物至病床旁，核对并解释，协助患者取舒适、安全卧位。

（5）正确选择注射部位（上臂三角肌下缘、臂外侧、股外侧位、腹部等）。

（6）常规消毒、驱尽注射器内气体，固定皮肤，进针角度呈30°～40°，深度是针头的1/3或2/3，无回血可推药。（慢推）注射毕，以干棉球轻压针刺处，快速拔针勿按揉。

（7）再次核对医嘱。

（8）协助患者恢复卧位，告知患者注意事项，将呼叫器放置于患者伸手可及处，安置患者舒适体位。

（9）观察注射部位的状况及用药后的反应，注意倾听患者主诉，密切观察患者病情变化。

【注意事项】

（1）长期注射者应每次更换注射部位。

（2）注射少于1ml药液时也必须使用1ml的注射器。

（3）注射时，左手绷紧皮肤，右手示指固定针拴，过瘦者可捏起注射皮肤，减少注射角度。

（4）针头刺入角度不宜超过45°，以免刺入肌层。

（5）尽量避免应用对皮肤有刺激作用的药物做皮下注射。

十九、肌内注射

【目的】

（1）不宜采用口服或静脉注射的药物，且要求比皮下注射更迅速发生疗效时采用。

（2）用于注射刺激性较强或药量较大的药物。

【用物】

治疗车、治疗单、治疗盘、一次性注射器、药液、安尔碘皮肤消毒剂、棉签、标签、砂轮、污物碗、快速消毒洗手液及利器盒等。

【评估】

（1）病情、年龄、意识状态、患者自理及合作程度。

（2）注射部位皮肤情况。

（3）药物剂量、性质。

（4）用药情况。

【操作要点】

（1）在治疗室核对医嘱，检查物品、药品有效期、质量。

（2）安瓿、药瓶消毒正确。

（3）检查注射器。

（4）按无菌操作原则抽吸药液，剂量准确，将抽好药液的注射器贴好床号标签，经2人核对后，放入无菌盘内备用。

（5）携用物至床旁，与患者核对后确认并解释。

（6）协助患者取舒适安全卧位。

（7）选择正确注射部位，注意保暖、必要时遮挡。

（8）消毒皮肤面积大于 5cm×5cm。

（9）再次核对患者姓名。

（10）注射方法　正确排气、绷紧皮肤、快速垂直刺入、深度为针头的 2/3。固定针头、回抽无回血后缓慢注入药液。

（11）用无菌棉签轻压进针处，快速拔针，按压针眼。

（12）再次核对。

（13）协助患者恢复卧位。整理衣物及床单位，将呼叫器放置于患者伸手可及之处，注意倾听患者主诉。

（14）密切观察并询问患者用药后反应。

【注意事项】

（1）选择 2 种药物同时注射时，应注意配伍禁忌。

（2）选择合适的注射部位，避免刺伤神经和血管，无回血时方可注射。

（3）注射部位应当避开炎症、硬结、瘢痕等注射部位。

（4）注射时切勿将针梗全部刺入，以防针梗根部折断。

二十、密闭式静脉输液

【目的】

（1）维持水及电解质和酸碱平衡，补充能量和水分。

（2）增加血容量，维持血压。

（3）输入药物，治疗疾病。

【用物】

输液架、治疗本、治疗车、治疗盘、一次性注射器、侧孔针、药液、输液卡、瓶套、手表、锯刀、消毒洗手液、输液器、输液贴、一次性垫巾、止血带（必要时备小夹板及绷带）及输液卡。

【评估】

（1）局部皮肤及血管情况、病情和年龄。

（2）意识状态及合作程度。

（3）患者的自理能力。

【操作要点】

（1）输液前“三查七对”。

（2）配药、溶药。

（3）协助患者取舒适、安全卧位，挂好液体并排气。

（4）扎止血带选择血管后松开止血带，消毒注射部位皮肤。

（5）在穿刺部位上 6cm 处扎止血带，进行第二次消毒，第二次排气。

（6）按无菌操作要求穿刺，固定。

（7）根据病情调节速度。

（8）协助患者取舒适卧位，告知患者输液中的注意事项，将呼叫器放置于患者伸手可及处。

（9）再次核对。

（10）观察输液状况，有无渗出、阻塞等，注意倾听患者主诉。

【注意事项】

（1）严格执行无菌操作及查对制度。加入其他药液时注意配伍禁忌并在瓶签上注明药名、剂量。

（2）对于昏迷等不合作患者应避开关节，选择易固定部位静脉，并以夹板固定。输入强刺激性特殊药物，应确知针头已刺入静脉内时再加药，给药后加快流速片刻后调回原流速。

（3）严防空气进入静脉，加药和更换液体及结束输液时，均须保持输液导管内充满液体。

（4）连续输液 24 小时更换输液器 1 次。

（5）加强巡视，随时观察输液滴速、是否通畅等，以及患者对治疗反应，一旦发现异常立即处理，必要时中止输液，通知医师。

二十一、密闭式输血

【目的】

（1）补充血容量，维持胶体渗透压，保持有效循环血量，升高血压。

（2）增加血红蛋白，纠正贫血，以促进携氧功能。

（3）补充抗体及白细胞，增加机体抵抗力。

（4）输入新鲜血，补充各种凝血因子，改善凝血功能。

（5）纠正低蛋白血症，改善营养。

（6）按需要输入不同成分的血液制品。

【用物】

治疗单、治疗车、治疗盘、医嘱单及抗过敏药、血液配型单、一次性输血器 1 个、一次性注射器、生理盐水 100ml、手表及消毒洗手液，由双人核对血袋包装（血型、采血日期、条码编号与配血报告单一致）、血液性质及质量、配血报告单上各项信息，核实血型和血型检验报告单，双人签字。

【评估】

（1）病情、意识状态、自理及合作程度。

（2）有无输血史及不良反应，患者血型，交叉配血结果、输血种类及输血量（输血治疗知情同意书）。

（3）穿刺部位皮肤、血管情况。

【操作要点】

（1）携物至床旁，核对患者、血型。

（2）协助患者取舒适安全卧位。

（3）选择正确的穿刺部位，按照静脉输液法开放静脉通路，输注生理盐水少量。

（4）再次核对确实无误方可实施输血。嘱医嘱给予抗过敏药物，观察输液通畅后，轻摇血液使其均匀，消毒储血袋接口，将输血器针头插入血袋，挂血袋于输液架上，将生理盐水更换为血袋。

（5）调节输血速度，15～20 滴/分，缓慢滴入观察 10 分钟，10 分钟后，患者无反应后根据病情调节输注速度，成人40～60滴/分；再次核对。

（6）告知患者有关输血注意事项，将呼叫器置于患者易取处。

（7）待血液输完时，再输注少量生理盐水，使管路中的血液全部输入体内，遵医嘱继续治疗。

（8）如不需要继续治疗，关水止，拔针头，局部按压至不出血为止。

（9）输血过程中加强巡视，密切观察穿刺部位及有无输血反应。

【注意事项】

（1）输血前需双人严格核对，无误后方可输入。

（2）取回后勿震荡、加温，避免血液成分破坏引起不良反应。

（3）输血开始时需缓慢滴入，观察患者无反应后根据情况加快输注速度。

（4）输血过程中，倾听患者主诉，观察穿刺部位有无疼痛。注意观察有无输血反应。出现输血反应，应立即通知医生，停止输血，保留全血以备查明原因。

（5）输入2个或2个以上供血者的血液时，2份血液之间必须用生理盐水冲洗管路。

（6）输血完毕后，储血袋需低温保留24小时方可处理。

二十二、应用输液泵

【目的】

准确控制输液速度，使药物速度均匀、用量准确并安全地进入患者体内发生作用。

【用物】

治疗车、输液泵、输液泵管、必要时备电源插座、治疗单、输液卡、治疗盘、药品、输液器、注射器、止血带、一次性垫巾、输液贴或胶布、皮肤消毒液及棉签、消毒洗手液、输液卡及按无菌操作原则配液。

【评估】

（1）局部皮肤和血管情况、病情和年龄。

（2）意识状态及合作程度。

（3）患者自理能力。

【操作要点】

（1）操作前“三查七对”。

（2）协助患者取舒适安全卧位。

（3）将输液泵固定在输液架上并接通电源。将所输液体挂在输液架上，排气。

（4）打开输液泵电源开关，将输液器茂菲式小壶下段输液管部分正确安装在输液泵内。

（5）按静脉输液操作程序穿刺、固定。

（6）启动输液泵，根据医嘱调节输液速度和预定输液量。

（7）协助患者取舒适卧位，告知输液中的注意事项，将呼叫器放置在患者伸手可及处。

（8）再次核对。

（9）观察输液状况，有无渗出、阻塞、注意倾听患者主诉。

【注意事项】

（1）特殊药须有特殊标记，避光药物需使用避光输液泵管。

（2）使用中如需改变输液速度，则先按停止键，重新设置后再按启动键，如需打开输液泵门，应先夹闭输液泵管。

（3）根据产品说明使用相应的输液管路，持续使用时，每 24 小时更换输液管道。

（4）依据产品使用说明书制定输液泵维护周期。

二十三、静脉留置针

【目的】

保护静脉，减少反复穿刺，减轻患者痛苦，减少护理工作量，纠正水及电解质紊乱且维持酸碱平衡，补充营养、供给热量，治疗疾病，增加循环血量。

【用物】

输液架、输液卡、治疗车、治疗盘、一次性注射器、侧孔针、药液、手表、消毒洗手液、输液器、皮肤消毒液、棉签、止血带、胶布、静脉留置针、输液贴及污物碗。

【评估】

（1）患者病情、年龄、意识状态、合作程度、自理能力、心理反应及对输液治疗的认知情况。

（2）患者出入液体量、心肺功能、穿刺部位皮肤、血管情况。

（3）输液目的，患者有无药物过敏史、注入药物的性质、剂量。

（4）根据血管情况选择合适型号留置针。

【操作要点】

（1）按无菌操作原则配药液。

（2）携用物置床旁，核对并解释。

（3）协助患者取舒适、安全卧位，挂好液体，连接输液器与留置针并排气。

（4）扎止血带，嘱患者握拳，选择血管，松止血带，消毒手，消毒穿刺部位（直径 8cm×8cm）。

（5）在穿刺部位上 6cm 处扎止血带，进行第二次消毒，第二次排气，再次核对。

（6）绷紧皮肤，以 15°～30°进针，直刺血管，见回血后，压低角度，再将穿刺针送入少许，右手按住针翼，左手将针芯略拔出 2mm 后，右手将套管全部送入静脉，后“三松”（松拳、松止血带、松水止），确认液体流入通畅后，拔出全部针芯，贴无菌透明敷料。

（7）固定留置针及输液器。

（8）调节滴速，再次核对。

（9）签输液卡，注明穿刺日期、时间。

【注意事项】

（1）严格无菌操作。

（2）按照要求保留留置针，注意保持穿刺部位清洁干燥。

（3）每日肝素封管，并正确使用正压封管。

（4）做好患者的健康教育。

（5）注意观察穿刺部位变化。

二十四、经外周插管的中心静脉导管（PICC）护理

【目的】

（1）为患者提供中、长期静脉治疗。

（2）减少重复穿刺静脉。

（3）减少药物对外周静脉的刺激。

【用物】

治疗车、PICC 穿刺包、PICC 导管、输液接头、局麻药、抗凝剂（肝素）、生理盐水、注射器、无菌手套、卷尺、治疗盘（棉签及消毒剂）、无菌治疗巾、无菌剪刀、纱布、酒精、碘伏、快速手消毒液、无菌透明敷料、胶布及记号笔。

【评估】

（1）病情与出凝血情况、意识状态、患者自理及合作程度。

（2）患者局部皮肤组织及血管情况。

（3）查看患者知情同意书是否签署。

【操作要点】

（1）携用物至床旁，核对并解释。

（2）协助患者取舒适安全卧位。

（3）选择穿刺点　患者取平卧位，暴露穿刺侧手臂并外展与躯干呈 90°；扎止血带。

（4）选择静脉　贵要静脉为最佳穿刺血管，首选右肘部静脉。

（5）测量定位　测量置管长度及上臂中段周径（臂围基础值）并记录。

（6）建立无菌区　打开无菌包、戴无菌手套；将无菌治疗巾垫在患者手臂下。

（7）消毒穿刺点　75%酒精消毒 3 遍脱脂，待干后，碘伏消毒 3 遍。按无菌原则消毒穿刺点（穿刺点上下 10cm、两侧至臂缘）。

（8）穿无菌衣，更换无菌手套，检查并预冲导管；铺孔巾。

（9）穿刺　扎止血带，实施静脉穿刺（进针角度 15°～30°），见回血，减小穿刺角度，推进少许。

（10）撤针芯　松开止血带、一手示指或拇指固定导入鞘避免移位、中指轻压在套管尖端所处的血管上，减少出血、嘱患者松拳，助手协助松止血带；另一手从导入鞘中撤出针芯。

（11）置入导管　将导管缓慢、匀速送入静脉，至腋静脉时，嘱患者向穿刺侧转头，下颌贴近肩峰，以防导管误入颈静脉。

（12）退出导入鞘　导管置入预计长度时，撤出导入鞘。

（13）撤出导丝，确定回血后，一手固定导管，一手缓慢移去导丝，并安装接头。

（14）封管　用生理盐水注射器抽吸回血，并注入生理盐水，确定是否通畅；连接输液接头；用生理盐水（肝素盐水）正压封管。

（15）固定导管　穿刺点置小纱布或止血材料吸收渗血；无张力粘贴透明贴膜；固定导管尾端，注明穿刺日期、置管深度、臂围。

（16）指导患者置管后的注意事项。

注：末端修剪式导管：退出导入鞘后修剪导管长度（保留体外5cm导管，以无菌剪刀剪断导管），将减压套套到导管上，再将导管连接到金属柄上，锁定两部分，安装肝素帽。

【注意事项】

（1）护士要取得PICC操作的资质后，方可进行独立穿刺。

（2）置管部位皮肤有感染或损伤、有放疗史、血栓形成史、外伤史、血管外科手术史或接受乳癌根治术和腋下淋巴结清扫术后者，禁止在此置管。

（3）穿刺首选贵要静脉，次选肘正中静脉，最后选头静脉。肘部静脉穿刺条件差者可采用B超引导下PICC置管术。

（4）新生儿置管术后体外导管固定牢固，必要时给予穿刺侧上肢适当约束。

（5）禁止使用小于10ml的注射器给药及冲、封管，使用脉冲式方法冲管。

（6）输入化疗药物、氨基酸、脂肪乳等高渗、强刺激性药物或输血前后，应及时冲管。

（7）常规PICC导管不能用于高压注射泵推注造影剂。

（8）PICC置管后24小时内更换敷料，并根据使用敷料种类及贴膜使用情况决定更换频次，渗血、出汗等导致的敷料潮湿、卷曲、松脱或破损时立即更换。

（9）新生儿选用1.9FrPICC，禁止在PICC导管处抽血、输血及血制品，严禁使用10ml以下注射器封管、给药。

（10）禁止将导管体外部分人为移入体内。

二十五、静脉采血

【目的】

为患者采集、留取静脉血标本。

【用物】

治疗车、临时医嘱本、采血管、化验单、治疗盘、一次性采血针（注射器）、采血器、止血带、一次性垫巾、消毒洗手液及利器盒，必要时带试管架。

【评估】

（1）局部皮肤及血管情况。

（2）意识状态及合作程度。

（3）询问患者是否按要求进行采血前的准备，如禁食。

【操作要点】

（1）与患者核对相关信息。

（2）携用物至患者床旁，核对并解释。

（3）协助患者安全舒适卧位。

（4）按无菌操作原则进行穿刺、采血。

（5）及时松止血带，嘱患者松拳。

（6）协助患者取安全舒适卧位，向患者告知采血后注意事项。

【注意事项】

(1) 在安静状态下采集血标本。

(2) 若患者正在进行输液治疗，应从非输液侧肢体采集。

(3) 同时采集多种血标本时，根据采血管说明书要求依次采集血标本。

(4) 采血时尽可能缩短止血带的结扎时间。

(5) 标本采集后应尽快送检，送检过程应避免震荡。

二十六、动脉血标本采集

【目的】

采集动脉血，进行血气分析，判断患者氧合情况，为治疗提供依据。

【用物】

治疗车、一次性垫巾、快速手消毒液、冰袋或冰盒、化验单、条码、一次性动脉血气针（肝素化的注射器）、治疗盘、安尔碘皮肤消毒剂、棉签、标签、砂轮及污物碗。

【评估】

(1) 病情、年龄、意识、患者自理能力、心理反应及合作程度。

(2) 局部皮肤和动脉搏动情况。

(3) 患者吸氧状况或呼吸机参数的设置。

【操作要点】

(1) 携用物至床旁，核对并解释。

(2) 协助患者取舒适安全卧位。

(3) 选择正确的穿刺部位，触摸动脉的搏动，一般可选股动脉、桡动脉或肱动脉为穿刺点进针，嘱患者放松。

(4) 常规消毒穿刺部位的皮肤（操作者的左手示指和中指）。

(5) 在预穿刺动脉搏动的最明显处固定动脉于两指间，持注射器将针头在两指间垂直或与动脉走向呈40°角刺入动脉，见有鲜红色血液涌进注射器，即固定穿刺针的方向和深度，采血量1～2ml。

(6) 拔出针头的同时用无菌棉压迫针眼处5～10分钟，必要时给予加压包扎，将针头刺入胶塞内，以隔绝空气（如果注射器内混入气泡应及时排除）。

(7) 将血气针轻轻转动针，使血液与肝素溶液充分混匀，以防凝血。

(8) 再次核对化验单（条码），注明采血时间、吸氧浓度，专人立即送检。

(9) 告知患者注意事项，正确按压穿刺点并保持穿刺点清洁干燥。

【注意事项】

(1) 消毒面积应较静脉穿刺大，严格执行无菌操作技术，预防感染。

(2) 患者穿刺部位应当压迫止血至不出血为止。

(3) 若患者饮热水、洗澡、运动，需休息30分钟后再取血，避免影响检查结果。

(4) 做血气分析时注射器内勿有空气。

(5) 标本应当立即送检，以免影响结果。

(6) 有出血倾向的患者慎用。

二十七、尿标本采集

【目的】

测定尿液中的各种有机盐、电解质、维生素、激素、酶和代谢物等，主要项目有尿量、尿比重、尿 pH 值、尿蛋白、尿糖、尿酮体、尿胆红素、尿沉渣等，用于全身性疾病诊断和疗效评估。

（一）**晨尿和餐后尿的采集**

【用物】

采尿杯、集尿杯或集尿试管、化验单、标签，必要时备便器或尿壶。

【评估】

（1）了解患者的排尿情况及配合程度。

（2）将检验标签贴在集尿杯或集尿试管上。

【操作要点】

（1）核对化验单上患者的姓名及标本信息。

（2）舍弃初始的尿液，采集中段尿于量杯的 1/3 处。

（3）戴橡胶手套将尿杯中的尿液移至尿试管中。

（4）使用过的物品丢弃在盛医疗废弃物的容器中。

（5）速将尿标本送到化验室。

【注意事项】

（1）晨尿于睡前彻底排尿，早晨起床后马上排泄的尿液。

（2）餐后尿从进餐开始计时，2 小时留尿，采集尿杯至少 1/3 量的尿液。

（二）**24 小时尿标本采集**

【用物】

采尿杯、尿试管、化验单、标签、10ml 注射器，放入防腐剂的蓄尿瓶（袋）乳胶手套。

【评估】

（1）了解患者的排尿情况及配合程度。

（2）将检验标签贴在尿试管上。

【操作要点】

（1）核对化验单上患者的姓名及标本信息。

（2）第一次排尿并开始计时，不收集。

（3）从第二次排尿开始收集排出的尿液，其中包括伴随排便时的尿液也要保留。

（4）到 24 小时时，即使无尿意也要排尿，这部分尿也包括在 24 小时尿之内。

（5）戴橡胶手套，搅拌或混匀蓄尿瓶（袋）内尿液，用注射器从中取出部分尿，注入无菌试管中。

（6）用量杯测量 24 小时尿量，将数据记录在化验单。

（7）将用过的用物丢弃在盛医疗废弃物的容器中。

（8）速将尿标本送到化验室。

【注意事项】

(1) 预测患者1日的尿量，准备相应容量的蓄尿瓶，放入防腐剂，每升尿中放入1~2ml防腐剂。

(2) 舍弃第一次排尿并开始计时，从第二次排尿开始保留24小时所有尿液。每次排尿都装入蓄尿瓶。

(三) **尿培养标本采集**

【用物】

无菌盘（杯）、无菌带盖试管（瓶）、化验单、标签、消毒棉、无菌乳胶手套。

【评估】

(1) 了解患者的排尿情况及配合程度。

(2) 将检验标签贴在无菌试管（瓶）上。

【操作要点】

(1) 核对患者的姓名及标本信息。

(2) 用肥皂彻底洗手。

(3) 协助患者取屈膝仰卧位，两腿略外展，暴露外阴部。

(4) 臀下放一次性隔离垫，放好便器。

(5) 用清水充分清洗会阴，若男性患者包皮过长，应将包皮翻开冲洗。

(6) 女性：用消毒棉擦拭外阴部，由外尿道口周围向外后方擦拭。男性：露出龟头，从靠近尿道口的皮肤向周围擦拭。

(7) 女性：戴无菌手套用手指撑开阴唇部进行排尿，先排出一些尿不要，接着用无菌尿（盘）杯接尿，中途不要停止，当排尿达杯1/3时移开无菌（盘）杯。排尿继续进行，直至最终排完。

(8) 将采集的尿液移至无菌试管（瓶）中。

(9) 将用过的用物丢弃在盛医疗废弃物的容器中。

【注意事项】

(1) 女性患者月经期不宜留取尿标本。

(2) 做尿细菌培养时，嘱患者留尿前6小时勿排尿，应先清洁外阴后留取中段尿送检。

(3) 选择在抗生素应用前留取尿培养标本。

(4) 留取尿标本前不宜过多饮水。

(5) 留取12小时或24小时尿标本，集尿瓶应放在阴凉处，根据检验要求在瓶内加防腐剂。

(6) 尿标本留取后2小时内送检。

二十八、便标本采集

【目的】

诊断疾病，观察病情变化及评估患者的消化系统功能。

【用物】

化验单、检便盒（内附棉签或检便匙）、清洁便器、手套、透明薄膜纸、无菌培养瓶。

【评估】

（1）留取前根据检验项目的不同说明标本留取的方法及注意事项，取得患者的配合。

（2）说明正确留取便标本对检验结果的重要性。

（3）教会患者留取标本的正确方法，确保检验结果的准确性。

【操作要点】

（1）查对患者化验单信息，核对姓名、向受检者解释留取目的及方法，已取得患者合作。

（2）根据标本类型选择合适的留取容器，在检便盒（培养瓶）上贴好相对应的标签。

【标本采集】

1. 大便常规标本

自然排便后，留取便标本，应选取中央部分或含有黏液、脓血部分约5g，置于检便盒内送检。

2. 大便培养标本

（1）嘱患者排便于消毒便器内。

（2）用无菌棉签取中央部分或含有黏液、脓血部分约5g置于培养瓶内。

（3）盖紧瓶塞立即送检。

3. 大便隐血标本

按常规标本留取。

4. 寄生虫及虫卵标本

（1）检查寄生虫卵　嘱患者排便于便器内，用检便匙取不同部位带血尿培养标本或黏液粪便5～10g送检。

（2）检查蛲虫　取透明薄膜纸于夜晚12点左右或清晨排便前在肛门口周围拭取，将已粘有虫卵的透明薄膜纸贴在载玻片上或将薄膜纸对合后立即送检。

（3）检查阿米巴原虫　将便器用温水加热接近人体的体温，便后连同便器立即送检。

（4）服用驱虫剂或做血吸虫孵化检查时，应留取全部粪便及时送检。

5. 无法排便者

（1）将肛拭子前端用0.9%生理盐水湿润。

（2）插入肛门4～5cm处（幼儿2～3cm）。

（3）顺一个方向轻轻在直肠内旋转，在肛门隐窝取样后退出。

（4）检测病原的拭子应能见到粪便。

（5）置于便检盒或直接将肛拭子送检。

【注意事项】

（1）采集隐血标本时，嘱患者检查前3日禁食肉类、动物肝脏、血和含铁丰富的药物、食物、绿叶蔬菜，3日后收集标本，以免造成假阳性。

（2）灌肠后的粪便、粪便过稀及混有油滴等不宜作为检查标本。

(3) 便标本应新鲜，不可混入尿液及其他杂物。

(4) 检查阿米巴原虫，在采集标本前3日，不应给患者服用钡剂、油质或含金属的泄剂，以免金属制剂影响阿米巴原虫虫卵或胞囊的显露。

(5) 患者腹泻时的水样便应收于容器内送检。

(6) 记载留取标本时间。

(7) 标本采集后尽快送检。

(8) 用物按常规消毒处理。

二十九、痰标本采集

【目的】

留取痰液，协助检查气管、支气管和肺部疾病。

(一) 自行咳痰采集法

【用物】

一次性无菌痰液收集器、无菌手套、负压吸引装置。

【评估】

(1) 评估患者病情、意识、生命体征。

(2) 患者的合作程度。

【操作要点】

(1) 协作患者取正确体位，上身微向前倾。

(2) 用冷开水漱口(晨痰为佳)。

(3) 缓慢深吸气数次后，屏气数秒，然后进行2~3声短促有力的咳嗽，缩唇将余气尽量呼出，用力咳出呼吸道痰液。

(4) 标本量不少于1ml，痰量少或无痰患者可采用10%氯化钠溶液加温至45℃左右雾化吸入后，将痰液咳出。

(二) 难于自然咳嗽、不合作或人工辅助呼吸患者的痰液采集法

【用物】

一次性无菌痰液收集器、无菌手套、负压吸引装置。

【评估】

(1) 评估患者病情、意识、生命体征、合作程度。

(2) 设置呼吸机参数、负压吸引装置。

(3) 根据患者病变部位采取相应体位。

【操作要点】

1. 叩击法

(1) 术者五指并拢呈空杯状，利用腕力从肺底由下向上、由外向内，快速有节奏地叩击患者背部。避开乳房、心脏和骨突(脊柱胸骨、肩胛骨)部位。

(2) 然后将集痰器与吸引器连接。

(3) 抽吸2~5ml于集痰器内。

2. 人工辅助呼吸法

(1) 吸痰前，给予纯氧吸入1分钟，观察血氧饱和度变化。

(2) 调节负压吸引压力 150～300mmHg。

(3) 打开一次性痰液收集器，戴无菌手套，将吸引器与集痰器的吸痰管连接。

(4) 正确开放气道，迅速将吸痰管插至适宜深度，边旋转边向上提拉，抽吸 2～5ml 于集痰器内，每次吸引时间不超过 15 秒。

(5) 立即将一次性痰液收集器上盖除去，下盖盖于其上。

(6) 吸痰后，给予纯氧吸入 1 分钟，观察血氧饱和度变化。

(7) 记录在护理记录上。

(三) 气管镜采集法

【用物】

纤维支气管镜、负压吸引装置、带软阀弯接头、一次性无菌痰液收集器、无菌手套，以及盐酸肾上腺素、阿托品、利多卡因等急救药物。

【评估】

(1) 吸痰的目的及操作方法，取得患者的同意。

(2) 口腔内有义齿者应取下。

(3) 测量生命体征，询问有无麻药过敏史。

(4) 检查前 4 小时禁食、12 小时禁水。

(5) 指导患者全身肌肉放松法，如深呼吸、数数等。

(6) 术前遵医嘱肌内注射阿托品 0.5mg，口服地西泮 5～10mg，需要静脉应用镇静剂者建立静脉通道。

【操作要点】

(1) 协助患者取仰卧位，头偏向一侧。

(2) 吸氧　给予纯氧吸入 1 分钟，观察血氧饱和度在 95% 以上，然后给予鼻导管吸氧 5ml/min。

(3) 固定气管导管，配合者一手固定气管插管或气管切开套管，使之不随纤维支气管镜的进出而移动，手术者持纤维支气管镜予以石蜡油润滑后插入。

(4) 使用带软阀弯接头，对于不能短时间脱离呼吸机的患者，换上带软阀弯接头，纤维支气管镜从软阀弯接头进入，通过纤维支气管镜负压吸引采集标本。

(四) 24 小时痰标本采集法

【用物】

集痰瓶（带盖）。

【评估】

(1) 评估患者病情、意识、生命体征。

(2) 患者的合作程度。

【操作要点】

(1) 在广口集痰瓶内加少量清水。

(2) 患者起床后进食前漱口后第一口痰开始留取，至次日晨进食前漱口后最后一口痰结束，全部痰液留入集痰瓶内。

(3) 记录痰液标本总量、外观和性状。

【注意事项】

（1）除24小时痰标本外，痰液收集时间宜选择在清晨。

（2）查痰培养及肿瘤细胞的标本应立即送检。

（3）避免在进食后2小时内留取咽拭子标本，以防呕吐，棉签不要触及其他部位以免影响检验结果。

（4）告知患者避免将唾液、漱口水、鼻涕等混入痰中。

三十、咽拭子采集法

【目的】

取患者咽部及扁桃体分泌物做细菌培养。

【用物】

化验单、条码（注明患者科室、床号、姓名、住院号）、无菌咽拭子培养管、压舌板、酒精灯、火柴及手电筒。

【评估】

（1）病情、年龄、意识状态、自理能力、心理反应及合作程度。

（2）口腔黏膜有无红肿、溃疡。

（3）咽喉部有无红肿、化脓等情况。

（4）进食时间。

【操作要点】

（1）携用物至病床旁，与患者核对并解释。

（2）让患者用清水漱口，点燃酒精灯。

（3）嘱患者张口发“啊”音，必要时用压舌板压舌，用咽拭子培养管内的无菌长棉签轻柔迅速地擦拭两侧腭弓及咽、扁桃体上的分泌物。做真菌培养时，须在口腔溃疡面上采集分泌物。

（4）将试管口在酒精灯火焰上旋转消毒后，将棉签插入试管中，塞紧用酒精灯盖叩灭火焰。

（5）协助患者取安全、舒适体位，再次核对医嘱。

（6）注明标本留取时间，及时送检。

（7）协助患者取安全舒适卧位。

【注意事项】

（1）标本容器应保持无菌状态。

（2）了解患者的进食时间，避免在进食后2小时内取标本，以防呕吐。

（3）按要求正规规范采集标本，做霉菌培养时需在口腔溃疡面上采取取样分泌物。

（4）及时送检。

三十一、引流液标本采集

（一）腹水

【目的】

抽取腹水进行常规、生化、细菌、病理等检查以明确诊断。

【用物】

无菌腹腔穿刺包、无菌手套、治疗包、治疗盘、2%普鲁卡因注射液4ml、甲紫溶液、无菌小瓶、中单、量杯、腹带及皮尺等。

【评估】

（1）向患者解释操作目的，简单过程及注意事项。

（2）清洁腹部皮肤，术前排尿。

【操作要点】

（1）核对患者姓名及床号。

（2）协助患者取半卧位或平卧位，腹水量少可取侧卧位，暴露腹部。

（3）放腹水前测量腹围，做好记录。

（4）放好腹带，铺上中单，协助术者定位。

（5）常规消毒手术野，铺巾，局麻。

（6）放腹水速度不宜过快，量不宜过多，需根据病情而定。一般初次放腹水量不超过300ml，如果腹水为血性，则留取标本后即拔针。

（7）穿刺后自上而下逐层包好腹带，嘱患者卧床休息。

（8）穿刺过程中密切监测生命体征，观察患者的表现，发现异常及时通知医生处理。

（9）协助留取标本并记录放腹水的量。

【注意事项】

（1）腹腔穿刺术由医生操作。标本采集至少留标本3管（1管做常规检查、1管送化学检验、1管做细胞学检查），必要时再留1管做细菌培养。

（2）将检验标本提交到检验科（标本采集后尽快送检，转运过程中应放置于可容纳生物危害性容器）。

（二）胸水

【目的】

抽取胸腔内液体进行常规、生化、细菌、病理等检查，协助诊断。

【用物】

无菌胸腔穿刺包或腹腔穿刺包、无菌手套、治疗包、治疗盘、2%普鲁卡因注射液4ml、甲紫溶液、1∶1000肾上腺素1支、无菌小瓶、中单、量杯及胶布等。

【评估】

（1）向患者解释操作目的、简单过程及注意事项。

（2）清洁胸部皮肤，术前排尿。

【操作要点】

（1）核对患者姓名及床号。

（2）根据病情，协助患者取坐位（反坐于靠背椅上，健侧臂平放在椅背上缘，头枕臂上，穿刺侧臂放过头顶）或斜坡侧卧位（穿刺侧臂弯曲上举）。

（3）协助医生消毒穿刺部位皮肤。

（4）检查无菌手套和穿刺包消毒有效期，逐一打开，待医生铺上洞巾时以胶布固定。

（5）协助医生抽取2%普鲁卡因注射液，穿刺点局部麻醉。

（6）穿刺前应先用止血钳夹闭与穿刺针相连接的乳胶管，穿刺后接上注射器，放开止血钳即可抽液，护士用止血钳协助固定穿刺针。当术者弃去注射器内抽出的积液时，应立即夹闭乳胶管以防空气进入胸腔。

（7）抽液速度不能过快。

（8）穿刺过程中密切监测生命体征，如发生剧咳、有胸部压迫感及疼痛或出现休克，应立即停止抽液，患者平卧，必要时按医嘱给予吸氧或皮下注射肾上腺素。

（9）协助留取标本，消毒穿刺点，无菌纱布覆盖，胶布固定。

（10）记录抽出液体量和性质。

【注意事项】

（1）嘱患者静卧至少2小时。

（2）观察患者有无胸痛、憋气等症状，防止发生气胸。按时测量脉搏、血压并记录。

（3）将检验标本提交到检验科（标本采集后及时送检，转运过程中应放置于可容纳生物危害性容器）。

（三）**脑脊液标本采集**

【目的】

测量脑脊液压力，留取脑脊液检查，协助诊断。

【用物】

协助医师做好物品准备：腰穿针、无菌手套、治疗包、治疗盘、2%普鲁卡因注射液4ml及采集无菌标本小瓶等。

【评估】

（1）向患者解释操作目的及注意事项。

（2）术前排尿。

【操作要点】

（1）核对患者姓名及ID号。

（2）协助患者侧卧于硬板床上，背部与床板垂直，低头双手抱膝，脊柱尽量后突。

（3）取腰椎3～4椎间隙为穿刺点。

（4）常规消毒皮肤，戴手套，铺洞巾。

（5）局麻至皮肤深达韧带，垂直进针，掌握落空点。

（6）放液前接测压器，测初压后，收集2～5ml脑脊液送检查。

（7）鞘内注药前应先放出同等量的脑脊液，然后再注入药物。

（8）术毕将针芯插入再拔针，无菌敷料覆盖。

（9）术后协助患者去枕平卧4～6小时。颅内压高者平卧24小时，颅内压低者取头低位。

【注意事项】

（1）监测患者生命体征，严密观察患者反应，穿刺点有无出血，发现异常，及时处理。

（2）将检验标本提交到检验科（标本采集后及时送检，转运过程中应放置于可容纳生物危害性容器）。

三十二、组织标本采集

（一）肾脏穿刺术

【目的】

以明确肾脏病变的原因、病变进展、病理分型、指导治疗、判断预后及发病机制。

【用物】

肾穿包、肾穿针、无菌手套、腹带、沙袋、治疗车、治疗盘、2%普鲁卡因注射液4ml、生理盐水、弯盘、70%酒精、标本瓶，患者床旁备血压计、吸管、凉白开水及便盆等。

【评估】

（1）向患者解释操作目的及注意事项。

（2）协助患者练习吸气后屏气30秒及床上排尿，以配合手术。

（3）术前了解患者有无出血倾向。

（4）术前排空膀胱。

【操作要点】

（1）核对患者姓名及ID号。

（2）患者俯卧位，腹部垫枕。

（3）常规消毒腰部皮肤。

（4）肾脏下缘进针。嘱患者深吸气后屏气，在B超引导下定位，再将肾穿刺针按定位部位刺入肾囊部位取肾组织。拔针，局部压沙袋，腹带加压包扎。

（5）将肾组织分送电镜、光镜、免疫荧光检查。

（6）术后局部按压数分钟，沙袋腹袋加压包扎，平车返回病室，俯卧6小时，再平卧至24小时。密切监测血压、脉搏，直至术后24小时。

【注意事项】

（1）术后嘱患者多饮水保证尿量。留取术后前3次及次日晨的尿常规，观察尿液颜色并送化验。如出现肉眼血尿，则遵医嘱给予静脉补液和药物止血，抗炎治疗，并延长卧床时间。

（2）如患者生命体征平稳，无持续腰痛、腹痛、脐周疼痛及肉眼血尿，可于术后6小时解除沙袋，改平卧位，24小时后解除腹带，根据患者情况开始下地活动。术后3日内不可剧烈或长时间活动。

（3）标本采集后及时送检。

（二）肝脏穿刺术

【目的】

（1）诊断性肝脏穿刺，适用于肝大原因不明及某些血液系统疾病。

（2）治疗性肝穿刺，治疗肝脓肿。

【用物】

协助医师准备好肝穿包、肾穿针、无菌手套、腹带、沙袋、治疗车、治疗盘、2%普鲁卡因注射液4ml、生理盐水、弯盘、标本瓶等。

【评估】

（1）向患者解释操作目的、配合方法及术后注意事项。

（2）协助患者练习呼气后屏气动作及床上使用便器，以配合手术。

（3）术前了解患者有无出血倾向。

（4）术前排空膀胱。

【操作要点】

（1）核对患者姓名及ID号。

（2）患者取仰卧位，身体右侧靠近床沿，右手屈肘置于枕后。

（3）协助术者定位（腋前线7～8肋间，腋中线8～9肋内，如有脓肿需超声定位），常规消毒皮肤。

（4）协助术者操作，局部麻醉。

（5）操作中，穿刺针进入肝脏时，嘱患者屏气，术者迅速取出活检组织并退出针头至皮下，约1～2秒。如有脓肿嘱患者浅慢呼吸。

（6）操作中严密观察患者反应，如有不适，立即停止操作。

（7）拔针后以无菌敷料覆盖，并用沙袋，腹带加压包扎4～6小时。

（8）术后应绝对卧床24小时。

【注意事项】

（1）术后监测血压、脉搏。如果患者面色苍白、脉搏细弱、血压下降、出冷汗、烦躁不安、腹痛、胸痛、呼吸困难等内出血征象时，应及时通知医生及时监护抢救。

（2）穿刺局部疼痛可给予止痛剂。

（3）标本采集后及时送检。

（三）骨髓穿刺术

【目的】

（1）取骨髓液进行骨髓象检查，协助诊断血液系统疾病、传染病及寄生虫。

（2）了解骨髓造血情况。

【用物】

协助医师准备好无菌骨髓穿刺包、无菌手套、治疗盘、2%普鲁卡因注射液、载玻片6～8张、推玻片1张，按需准备细菌培养管、酒精灯、火柴等。

【评估】

（1）向患者解释操作目的及方法。

（2）术前了解患者有无出血倾向。

（3）清理探视人员，关闭门窗，调节室温适宜。

【操作要点】

（1）核对患者姓名及床号。

（2）穿刺部位

①髂前上棘　取仰卧位，穿刺点为髂前上棘后1～2cm处。

②髂后上棘　取侧卧位，穿刺点在骶骨两侧髂骨上缘下6～8cm与脊柱旁开2～4cm之交点处。

③胸骨柄　取仰卧位，肩背部垫软枕，头后仰并转向左侧，使胸部略高。穿刺点

宜取胸骨中线相当于第二肋间处。

④脊椎棘　患者反坐靠背椅，双肩交叉椅背，头枕于臂上，背部尽量后突，穿刺点宜选 11 ~ 12 胸椎或 1 ~ 3 腰椎棘突出处。

⑤胫骨（仅适用于 2 岁以内患儿）患者仰卧台上，由助手固定下肢，穿刺点为胫骨结节平面下约 1cm（或胫骨上、中 1/3 交界处）之间内侧面胫骨处。

（3）根据不同穿刺部位，选择体位，暴露局部，铺好橡皮巾和治疗巾，待术者选择好穿刺点后，协助常规消毒皮肤。

（4）术者戴无菌手套、铺洞巾，以普鲁卡因自皮肤至骨膜行局部麻醉。

（5）术者调节骨髓穿刺针的固定器，固定于距针尖 1 ~ 5cm 处（胸骨穿刺者固定于距针尖 1cm 处）并拧紧，然后持穿刺针与骨面垂直，以旋转方式用力向前缓慢刺入，当感觉阻力消失，穿刺针已能固定在骨内时，表明已进入骨髓腔（如穿刺针不能固定则应再进入少许）。

（6）进入骨髓腔后即可拔出针芯，以 20ml 无菌干燥注射器接穿刺针座吸取骨髓液 0. 1 ~ 0. 2ml。取下注射器，将取得的骨髓液滴于玻片上，随即制成均匀薄片（骨髓液取量不应过多，以免骨髓液稀释影响结果的判断）。如需细菌培养，可取骨髓液 1. 5ml，并将注射器座及培养基开启处通过酒精灯火焰灭菌。

（7）标本取得后，插入针芯，拔出穿刺针，覆盖无菌纱布，局部按压 1 ~ 2 分钟后，如无出血现象再用胶布加压固定。

【注意事项】

（1）注意无菌操作，以免发生骨髓炎。

（2）术后患者卧床休息。注意观察局部有无出血，一般静卧 2 ~ 4 小时，无任何变化可照常活动。

（3）将制成的骨髓片骨髓培养标本及时送检。

三十三、标本交接的管理

（一）标本的采集、运输及储存

1. 尿常规

（1）尿液标本的正确收集、留取、保存和尿量的准确记录，对保证检验结果的可靠性十分重要。成年女性留尿时，应避开月经期，防止阴道分泌物混入。留取标本的容器要清洁，避免污染。标本应在半小时之内送检。

（2）尿液检测一般以首次晨尿为好，可获得较多信息，如蛋白、细胞和管型等。随机尿用于门诊和急诊患者的临时检测。餐后 2 小时尿液对病理性糖尿、蛋白尿检测较敏感。

（3）24 小时尿用于测定 24 小时期间溶质的排泄总量，如尿蛋白、尿糖、电解质等定量检测，需留取 24 小时的尿液，并记录尿液总量。

2. 尿沉渣

（1）应留取新鲜尿，以清晨第一次尿为宜，至少 4ml。

（2）使用清洁有盖容器，样本容器直径为 12 ~ 15mm，长度 100 ~ 120mm。

（3）标本应避免溶血、白带、精液、粪便等混入。此外，还应注意避免烟灰、糖纸等异物混入。

（4）标本中不能加入任何防腐剂。

（5）标本留取后，应在2小时内完成检测，若2小时内无法完成分析，可置2℃～8℃冷藏，6小时内完成检测，但此时会出现多数的结晶。

3. 血常规

（1）采血前，首先应该确认患者姓名，安慰患者减轻其恐惧心理。早餐前保证患者处于休息状态下采血。

（2）服用某些药物或某些生理状态下（如怀孕、情绪激动或剧烈运动）会对一些血常规实验结果造成影响。所以一般在进行此类检测时，应该停用有关药物，因故不能停药者，应注明。

（3）采血要一针见血，不能在淤血部位采血，不能从输血三通管取血，不要拍打前臂，避免产生凝血、溶血、气泡和组织液污染。

（4）如果标本不能及时检测，标本应放在室温保存（如放冰箱内保存会对血小板结果产生极大影响），最好在24小时之内完成检测。

4. 脑脊液常规

（1）及时送检，收到标本后应立即检测。放置过久可致细胞破坏，影响细胞计数及分类检查；使葡萄糖被分解而含量降低；病原菌破坏或溶解。

（2）管应避免标本凝固，遇高蛋白标本时，可用EDTA抗凝。

5. 浆膜腔积液常规检查

（1）应及时送检、及时检查，避免标本细胞变性出现凝块或细菌破坏溶解等。

（2）为防止凝固，最好加入100g/LEDTA钠盐抗凝，每0.1ml可抗凝6ml浆膜腔积液，及时完成细胞涂片检查。

6. 便常规

（1）粪便标本要求新鲜且不可混入尿液，容器应清洁干燥。

（2）一般检查留少量粪便即可（指头大小）。

（3）制备粪便涂片时，应选取其黏液或脓血部分。如无异常所见，则可自粪便表面不同部位、粪便深处及粪端取样。

7. 阴道分泌物常规检查

（1）由临床医生采集阴道分泌物于洁净载玻片上，加1滴生理盐水，涂匀。

（2）标本处理　放在带盖的容器内以防污染和蒸发，及时送检。

8. 尿HCG检查

（1）样本种类　任何随意尿收集于一次性尿杯或干净容器内。

（2）标本保存　血标本应尽快送实验室。如不能及时送检，置4℃冰箱保存，测试前注意复温。

（3）标本处理　放在带盖的容器内以防污染和蒸发。

（二）标本来源

表6－1　不同标本的采集注意事项

标本	容器	标本量	采集时间	采集次数	送检时间	患者准备	采集程序	备注
血液	血培养瓶	5～10ml	发热初期或发热高峰	24小时内2～3次	立即送检标本不超过4小时	在抗菌药之前	在无菌条件下静脉采血立即注入血培养瓶	
骨髓	血培养瓶	1～2ml	发热初期或发热高峰	24小时内1次	立即送检标本不超过4小时	在抗菌药之前	在无菌条件下采集立即注入血培养瓶	
脓液	无菌器械、小瓶或试管	1～3ml	无要求	24小时内1次	立即送检标本不超过4小时		患处抽取脓液	在采集标本时要注意厌氧菌培养
脑脊液	无菌试管、小瓶	1～3ml	无要求	24小时内1次	立即送检	无	在无菌条件下由临床医师收采集	注意保温，不可将其置于冰箱或低温保存
痰	痰盒	1ml	晨痰为好	24小时内1次	立即送检	清晨用清水反复漱口	自然咳痰法	
咽拭子	咽拭子管内		晨起后采集	24小时内1次	立即送检	用清水漱口	将拭子越过舌根到咽后壁或悬雍垂的后侧，反复涂抹数次	
皮肤伤口	无菌器械、小瓶或试管	1～3ml	无	24小时内1次	立即送检，标本不超过4小时	无	消毒后患处抽取脓液	无菌拭子采集多部位标本
便	便盒	2～3g	无	24小时内1次	立即送检，标本不超过4小时	无	挑取脓血，黏液部分	液体粪便取絮物
中段尿	无菌试管或小瓶	10ml	清晨	24小时内1次	立即送检，标本不超过4小时	用肥皂水洗净，用灭菌水冲洗，用灭菌纱布擦拭	用手指将阴唇分开，收取中段尿	
阴道分泌物	咽拭子管内	拭子充分	无	无	立即送检，不超过4小时	无	用拭子在患处反复涂抹数次	无
腹水	无菌小瓶或血培养瓶	5～10ml	用药之前或停药1～2日后	24小时内1次	立即送检，不超过4小时	无	临床医师穿刺术抽取	
引流物	无菌小瓶	5～10ml	用药之前或停药1～2日后	24小时内1次	立即送检，不超过4小时	无	临床医师穿刺术抽取	

续表

标本	容器	标本量	采集时间	采集次数	送检时间	患者准备	采集程序	备注
静脉插管	无菌瓶	无	无	无	立即送检，不超过4小时	无		

（三）标本运输过程中应注意的问题

（1）血液标本采血完成后，要记录采集时间，应尽量减少运输和贮存时间，尽快处理，尽快检验，检验结果更具可靠性。一些过程影响标本质量，如血细胞的代谢活动、蒸发作用和升华作用、化学反应、微生物降解、渗透作用、光学作用及气体扩散等。

（2）运送过程中应小心血样外溅，在采血后1小时离心血样，制成血浆或血清，血涂片必须在采血后4小时内完成，运送血浆或血清时，应严密包装。

（3）脑脊液标本在运输过程中应注意保温，做细菌培养时应防止污染。

（4）尿液标本在运输过程中应防止外溅，并要防止日光照射。

（四）标本贮存过程中应注意的问题

1. 血液标本贮存原则

（1）为了防止蒸发，血样应贮存在封闭的容器中。如不封闭，即使贮存在冰箱里，蒸发的危险依然存在。

（2）血样贮存的温度越低，保存的时间越长。但要注意对于有些检验指标，血样不能深冷冻，如做血液形态学检验的EDTA抗凝全血。

（3）血样保存时，应竖直放置以加快凝血。

（4）避免晃动血样，产生溶血。

（5）贮存中注意避光，尽量隔绝空气。

（6）血样深冷冻再溶解后，应重新混匀几次，防止检测物质分布不均。

（7）推荐储存期限　尽量使用新鲜血清，在采集血液后的2小时内分离血清。8小时内不能及时测定的血清可存放于2℃～8℃冰箱保存；3日后测定的血清置－15℃～－20℃冰冻保存。冰冻血清只能做1次复溶。血液学检验，室温2日，血液凝固检验，冰箱贮存1日。

2. 尿液标本贮存原则

（1）冷藏法　4℃冰箱不得超过6小时。

（2）化学防腐法

①甲苯　100ml尿加0.5ml，是尿液化学检查（尿糖，尿蛋白）最好的常用防腐剂。

②麝香草酚　100ml尿加小于0.1g结晶，用于检查尿中化学成分及细菌的防腐。过量可使尿蛋白定性试验呈假阳性，以及干扰胆红素的测定。

③甲醛溶液　300ml尿加1滴，有利于尿中管型、细胞的检查，但不适用化学检查，福尔马林过量影响显微镜检查。

④浓盐酸　1000ml尿加1ml即可，使尿液pH值维持在2，主要用于17－酮类固醇、儿茶酚胺、尿钙等的测定。

三十四、药物过敏试验

（一）青霉素过敏试验

【目的】

鉴别青霉素过敏者。

【方法】

抽青霉素试验液0.1ml（含20U）做皮内注射，使局部成皮丘。注射后20分钟观察反应结果。

【结果判断】

（1）阴性　皮丘局部无红肿，无自觉症状，可以用药。

（2）阳性　皮丘局部隆起，并出现红晕、硬块，直径大于1cm或红晕周围有伪足，痒感，严重时全身出现皮疹或过敏性休克反应。阳性者表示对该药过敏，不可使用。

（3）假阳性　由于稀释液的刺激，也可出现假阳性反应，皮丘不大，红晕直径小于1cm，应在另一侧前臂做生理盐水对照试验。

（4）迟缓反应　有些患者过敏试验虽阴性，但在注射药物数小时或数日后，甚至出现发热、皮疹，出现过敏性休克，应立即停药及处理。

【注意事项】

（1）做皮肤过敏试验前，应详细询问用药过敏史及家族史，有过敏者严禁做过敏试验。

（2）凡首次使用青霉素或停药3日以上或用药中途更改批号者，需重新做皮试。阴性者可用药。

（3）长效青霉素在每次注射前均应做皮试。

（4）注入皮内试验药液应正确，针头不宜过深，以免刺入皮下引起出血，拔针后勿按压局部，以免影响效果。

（5）试验药液在冰箱冷藏室可保存1周，室温内放置24小时。

（6）认真判断反应结果，严格掌握时间。

（7）为了判断是否假阳性，应同时在另一侧前臂以生理盐水做对照试验。

（8）观察结果应记录在医嘱单上。阴性注（-），阳性注（+）。禁用青霉素者同时在病历卡、护理记录单、注射卡、门诊病历及注射单上做醒目标记，并告诉患者及家属。

（9）应备好抢救药品及物品，肾上腺素、地塞米松等，以备发生过敏性休克抢救时用。注射后应观察半小时。

（二）链霉素过敏试验

【目的】

鉴别对链霉素过敏者。

【方法】

取链霉素试验液0.1ml（含250U）做皮内注射，20分钟后观察结果。

【结果判断】

同青霉素过敏试验。

【注意事项】

(1) 使用链霉素前详细询问过敏史，有过敏史者严禁做过敏试验。

(2) 注入皮内药液应正确，针头不宜过深，以免影响观察效果。

(3) 认真判断结果，做记录，有标记。

(4) 如出现过敏反应，急救时可静脉推注10%葡萄糖酸钙溶液。其他同青霉素过敏处理相同。

(三) 普鲁卡因过敏试验

【目的】

鉴别普鲁卡因过敏者。

【方法】

抽取0.25%普鲁卡因溶液0.1ml做皮内注射，20分钟后观察结果。

【结果判断】

同青霉素试验法。

(四) 碘过敏试验

【目的】

鉴别碘过敏者，多用于各项影像检查前。

【方法】

(1) 口服法　口服5%~10%碘化钾5ml，每日3次，共3日，观察结果。

(2) 皮内注射法　取碘造影剂0.1ml做皮内注射，20分钟观察结果。

(3) 静脉注射法　去碘造影剂1ml，滴一侧眼内做结膜过敏试验，观察无异样，将剩余造影剂做静脉注射，5~10分钟观察结果。

【结果判断】

(1) 口服法　患者有口麻、头晕、心悸、恶心、呕吐、荨麻疹等症状为阳性。

(2) 皮内注射法　患者局部有红、肿、硬块、直径超过1cm为阳性。

(3) 眼结膜试验法　结膜发红、发痒为阳性。

(4) 静脉注射法　患者过敏反应同青霉素。

【注意事项】

少数患者过敏试验阴性，但在注射碘造影剂时可发生过敏反应，故造影时仍需备好急救药品，处理同青霉素。

(五) 破伤风抗毒素过敏试验法及脱敏注射法

【目的】

鉴别对免疫血清过敏者。

【方法】

取每支1ml含1500U的破伤风抗毒素药液，抽取0.1ml加生理盐水稀释至1ml，则每毫升含150U，注入皮内0.1ml (含15U) 做皮内试验。20分钟观察反应结果。

【结果判断】

(1) 阴性　局部无红肿。

(2) 阳性　局部反应为皮丘红肿，硬结大于1.5cm，红晕超过4cm，有时出现伪足、痒感，全身有过敏反应，血清病型反应同青霉素过敏反应。

（3）若实验结果不能肯定，应在另一手臂内侧，再用生理盐水做对照试验，如出现同样结果，说明前者为假阳性，当确定阴性后，才可将余液0.9ml做肌内注射。经试验证实为阳性者，需用脱敏疗法注射。

（4）阳性患者脱敏注射法　采用破伤风抗毒素脱敏注射法（表6－2）。

表6－2　阳性患者脱敏注射法

次数	抗毒血清	无盐等渗盐水	注射方法
1	0.1ml	0.9ml	肌内注射
2	0.2ml	0.8ml	肌内注射
3	0.3ml	0.7ml	肌内注射
4	余量	稀释至1ml	肌内注射

每隔20分钟注射1次，每次注射后均需密切观察，在脱敏过程中，如发现和患者有全身反应，如气促、发绀、荨麻疹或过敏性休克时，应立即停止注射，迅速汇报医师给予对症处理。如反应轻微，待消退后，酌情将注射次数增加，剂量减少，以达到顺利注入所需全量的目的。

【注意事项】

（1）做皮试前，应询问过敏史，有过敏史者，严禁做实验。

（2）凡停用破伤风抗毒素已1周，需再次用药时，应重新做皮试。

（六）PPD试验和结核菌素试验

【目的】

测定机体有无结核菌感染。

【方法】

皮内注入PPD稀释液0.1ml（相当于1U）或1∶10000的结核菌素稀释液0.1ml（相当于1U），对有明确结核接触史或可疑结核者，应从低浓度开始，宜用1∶10000溶液，以免反应过强；若为阴性，可逐渐增加浓度，直至用1∶100稀释溶液仍无阳性反应出现者，则可确定为阴性。

【结果判断】

注射后24小时、48小时、72小时观察反应（以72小时观察为准），结果判定如下。

（1）阴性　皮丘处发红，且硬结直径在0.5～0.9cm者。

（2）阳性可疑　皮丘处发红并出现直径小于0.5cm的硬结者，为可疑阳性。如在试验结果同前，则可判为阴性。

（3）弱阳性（＋）　皮丘处发红及硬结直径在0.5～0.9cm者。

（4）阳性（＋＋）　皮丘处发红及硬结者直径在1～1.9cm者。

（5）强阳性（＋＋＋）　皮丘处发红、肿且硬结直径在2cm以上者。

（6）超强阳性（＋＋＋＋）　皮丘处除红肿且有硬结外，局部繁盛坏死或起泡或伴有发热等全身症状者。

（7）假阳性　注射后24～36小时内，注射区发红而较软而72小时反应消退者。

【注意事项】

（1）凡患有活动性结核病灶者，宜用低浓度开始或不做本试验，以免诱发严重的过敏反应或致病情加重。高热患者也不宜做此试验。

（2）抽吸结核菌素试液前，应轻轻摇均，如有浑浊、沉淀、变质、不应使用。

（3）注入皮内剂量应正确，一般为0.1ml。注射枕头刺入不宜过深，以免影响观察结果。

（4）稀释的旧结核菌素在冰箱内可保存6周，室内放置可使用24小时。废弃时不得随便丢弃，要按医疗垃圾专门处理。

（5）结核菌素使用的注射部位、方法、稀释度、剂量、时间、所用结核菌素的种类、生产单位、批号与反应情况应详细记录在病历中。

（6）在皮内注射盘内应备盐酸肾上腺素或地塞米松、消毒注射器及针头、砂轮，以备发生过敏性休克时抢救之用。

三十五、皮肤用药

【目的】

药物透过皮肤由毛细血管吸收进入全身血液循环到达有效血药浓度，并在各组织或病变部位起到治疗和预防疾病的作用。

【用物】

外用皮肤药物或皮肤贴片、治疗盘及消毒棉签、纱布、胶布、快速手消毒液及污物袋。

【评估】

（1）评估患者病情、意识、合作程度及皮损情况，观察有无新发皮疹。

（2）了解患者对用药计划的了解、认知程度，以及过敏史、用药史等。

（3）评估环境温度及隐蔽程度。

【操作要点】

（1）取合适体位，充分暴露用药部位。

（2）清洁局部皮损，清除原有药液、血迹、体液及分泌物等。

（3）根据皮肤受损面积确定药量。

（4）涂抹药物时，将药物涂于皮肤表面，沿毛发方向揉搽；湿敷药物时，将湿敷垫与皮肤紧密接触；需涂抹药量稍多时，可采用封包法用保鲜膜将用药部位包裹2圈，用胶布粘好。

【注意事项】

（1）给药前应评估局部皮肤状况。

（2）使用喷雾性药剂时，将患者头部转离喷雾器。如果病变在脸部，应遮盖患者的眼、口、鼻，嘱患者在喷药时做呼气运动，以免刺激或损伤呼吸道黏膜。

（3）换药时应注意保暖和隐私保护。

（4）传染性皮肤病的患者应严格按照消毒隔离制度操作执行。

三十六、物理降温

【目的】

为高热患者降温。

【用物】

治疗车、治疗盘，盘内备有治疗碗（盛有 25% ~35% 酒精 200 ~300ml，温度 32℃ ~34℃）、小毛巾（纱布垫）2 块、大浴巾、冰袋、热水袋（温度 60℃ ~70℃），酌情备清洁病服、大单、便器及屏风等。

【评估】

（1）病情、年龄、意识状态、自理能力、心理反应及合作程度。

（2）体温情况、皮肤情况，对酒精是否过敏。

（3）患者对冷刺激的耐受程度。

（4）有无寒战。

【操作要点】

（1）携用物至患者床旁，核对并解释。

（2）用屏风遮挡，松开被子，根据情况给予便器。

（3）将冰袋置于患者头部，热水袋放在足底部。

（4）协助患者脱去上衣，松开腰带，下垫大浴巾，将浸湿的小毛巾拧至半干缠在手上，以离心方向进行擦拭，2 块小毛巾交替使用。

（5）擦拭顺序

①上肢　颈外侧—肩—上臂外侧—前臂外侧—手背；侧胸—腋窝—上臂内侧—肘窝—前臂内侧—手掌，同样方法擦拭对侧。

②背部　侧卧—颈下肩部—背部—至臀部，穿好上衣，脱下裤子。

③下肢　髋部—大腿外侧—足背；腹股沟—大腿内侧—小腿—内踝；臀下—大腿后侧—腘窝—足跟，同样方法擦拭对侧。

每个部位擦拭 3 分钟。

（6）遇血管丰富处，多停留稍用力。

（7）擦拭后用大浴巾擦干皮肤，穿好裤子，取下热水袋，妥善安置患者，协助患者取舒适体位。

（8）告知患者擦浴后注意事项。

【注意事项】

（1）用冷的时间正确，最长不得超过 30 分钟。休息 60 分钟后再使用，给予局部组织复原时间。

（2）注意观察局部皮肤变化，每 10 分钟查看 1 次局部皮肤颜色，确保患者局部皮肤无发紫、麻木及冻伤发生。严格交接班。

（3）使用过程中检查冰块融化情况，及时更换与添加。

（4）如物理降温应在用冷 30 分钟后测量体温并记录。

三十七、简易呼吸器操作方法

【目的】

简易呼吸器辅助呼吸，改善患者的呼吸功能，有效地纠正低氧血症。

【用物】

简易呼吸器，护理记录单。

【评估】

（1）判断患者意识　呼叫患者、轻拍患者肩部，确认患者意识丧失，立即呼救。

（2）判断患者呼吸　通过眼看、面感、耳听三步骤来完成。眼看：胸部有无起伏；面感：有无气流流出；耳听：有无呼吸音。判断时间 <10 秒，无反应表示呼吸停止。

（3）判断患者颈动脉搏动　术者示指和中指指尖触及患者气管正中部（相当于喉结的部位），向同侧下方滑动 2～3cm，至胸锁乳突肌前缘凹陷处。判断时间 <10 秒。不能确认有颈动脉搏动，立即进行心肺复苏。

【操作要点】

（1）开放气道。

（2）将床放平，（软床）胸下垫胸外按压板，去枕仰卧位，解开衣领、腰带，暴露胸部。

（3）清理呼吸道，取下义齿。

（4）开放气道（仰头抬颏法、双手托颏法）。

（二）**应用简易呼吸器**

（1）将简易呼吸器连接氧气，8～10L/min（有氧源情况下）。

（2）一手固定面罩于患者口鼻部。

（3）另一手挤压简易呼吸器，每次持续 1 秒，每分钟 10～12 次。

（4）如与胸外按压配合，比例为 2∶30。

（5）再次判断呼吸，恢复后停止人工呼吸。

（6）安置患者，注意观察患者意识状态、生命体征及尿量变化。

【注意事项】

（1）面罩要紧扣鼻部，无漏气。

（2）成人使用 1～2L 的简易呼吸器。1L 简易呼吸器挤压 1/2～2/3，2L 简易呼吸器挤压 1/3。

（3）如患者没有人工气管，吹气时稍停按压，如患者插有人工气管，吹气时可不暂停按压。

（4）人工通气时，避免过度通气。

三十八、经口鼻吸痰

【目的】

及时清除呼吸道分泌物或呕吐物，保持气管通畅，获得化验标本。

【用物】

负压吸引器或中心负压吸引装置、一次性吸痰管、手套、生理盐水、含氯消毒溶液、弯盘、纱布，必要时备压舌板、开口器、舌钳、口咽通气道、电插板等。

【评估】

（1）病情、年龄、意识状态、心理反应及合作程度。

（2）呼吸道分泌物的量、黏稠度、部位，吸氧流量。

【操作要点】

（1）携用物至病床旁，核对并解释。

（2）吸痰前　协助患者取舒适卧位，检查患者口鼻腔，取下活动义齿协助患者头部转向一侧，面向操作者，吸痰前、后应当给予高流量吸氧约1～2分钟。

（3）连接吸引装置　接吸引器电源或中心负压吸引装置，检查吸引器、管道有无漏气。

（4）调节负压　调节合适负压吸引压力（成人一般150～200mmHg）。

（5）试吸　戴手套，将吸引器与吸痰管连接，试吸生理盐水是否通畅。

（6）吸痰　置管深度适宜，动作轻柔敏捷，吸痰时轻轻左右旋转吸痰管上提吸痰。

（7）1次吸痰时间不超过15秒，依次吸净鼻腔、口腔痰液需再次吸引应间隔3～5分钟（昏迷患者可以使用压舌板或者口咽气道帮助其张口）。

（8）吸痰完闭立即断开吸痰管，断开后的吸痰管用手套翻转包裹吸痰管后弃之，用含氯消毒液冲洗吸痰管路。

（9）观察患者痰液情况（量、颜色、性质）、血氧饱和度、生命体征变化，清洁患者的口鼻。

（10）协助患者取安全、舒适卧位。

（11）告知患者多饮水、自主咳嗽、变换体位等。

【注意事项】

（1）按照无菌操作原则，插管动作轻柔敏捷。

（2）吸痰前后应当给予高流量吸氧，吸痰时不得超过15秒，痰液多时需再次吸引，应间隔3～5分钟，患者耐受后再进行。1根吸痰管只能使用1次。

（3）患者痰液黏稠时可以配合翻身叩背、雾化吸入，患者发生缺氧的症状时如紫绀、心率下降应立即停止吸痰，休息后再吸。

（4）观察患者痰液颜色、量、性状。

三十九、经气管插管吸痰

【目的】

保持患者呼吸道通畅，保证有效的通气。

【用物】

负压吸引器或中心负压吸引装置、一次性吸痰管、手套、注射器及按医嘱备稀释痰液的药液。

【评估】

（1）呼吸、血压、心率、血氧饱和度的变化状况。

（2）呼吸机参数设定值（每分通气量、潮气量、气道压力）的变化状况。

（3）意识状态及合作程度。

【操作要点】

（1）操作前“三查七对”。

（2）吸痰前　将呼吸机的氧浓度调至100%。

（3）连接吸引器装置　接吸引器电源或中心负压吸引装置，检查吸引器、管道有无漏气。

（4）调节负压　调节合适负压吸引压力。

（5）试吸　戴手套，将吸引器与吸痰管连接，试吸是否通畅。

（6）吸痰　必要时稀释痰液（将呼吸机与管套管连接处打开，用无针头注射器直接向气管内导管注入无菌生理盐水，或根据医嘱给予药物），将吸痰管迅速并准确地送入气管，左右旋转，向上提出吸净痰液，每次吸引时间不超过15秒。

（7）吸痰结束　冲洗吸痰管。如须再次吸痰，应重新更换吸痰管。

（8）调节氧浓度　将呼吸机与气管套管处连接好，待血氧饱和度升至正常水平后，再将氧浓度调至原来水平，呼吸机工作正常。

（9）观察　患者痰液情况（量、颜色、性质）、血氧饱和度、生命体征变化，呼吸机参数设定值（每分通气量、潮气量、气道压力）的变化状况。

（10）协助患者取安全、舒适卧位，清洁患者插管周围皮肤，安慰患者。

【注意事项】

（1）吸痰前，将呼吸机氧浓度调至100%并持续2分钟。

（2）调节吸引负压为75～120mmHg。

（3）吸引前给予气管冲洗，注意打液的方法。

（4）吸引时注意封闭管道而进入气管，吸引时边旋转边吸引，并慢慢抽出，每次时间不超过15秒。

（5）吸引后注意给予100%氧持续2分钟。当氧饱和度超过94%再将呼吸机使用原浓度调回。

四十、血氧饱和监测

【目的】

对动脉的血氧饱和度进行无创伤性测定。

【用物】

血氧饱和度监测仪、护理记录单。

【操作要点】

（1）携用物至病床旁，核对并解释。

（2）检查监测仪性能及导线连接是否正常。

（3）清洁患者局部皮肤及指（趾）甲。

（4）将传感器正确安放于患者手指（足趾或耳廓处），使其光源透过局部组织，保证接触良好。

（5）根据监护仪的调节需要的模式及报警界限。

（6）密切观察监测结果，做好记录，有病情变化及时通知医生。

（7）注意观察传感器安放部位的皮肤及指（趾）甲情况，定时更换传感器位置，告知患者不要自行随意摘取传感器。

【注意事项】

（1）密切观察病情变化及监测结果，发现异常及时处理并报告医师。

（2）下列情况可以影响监测结果　患者发生休克、体温过低、使用血管活性药物及贫血等。周围环境光照太强、电磁干扰及涂抹指甲油等也可以影响监测结果。

（3）注意为患者保暖，患者体温过低时，采取保暖措施。

（4）观察患者局部皮肤及指（趾）甲情况，定时更换传感器位置。

四十一、气管插管配合

【目的】

保证气管插管的成功。

【用物】

喉镜、简易呼吸器、气管导管、牙垫、10ml 注射器、听诊器、手电筒、氧气、胶布及手套等。

【评估】

（1）评估患者的病情、意识、有无活动义齿、呼吸道通畅度。

（2）评估负压吸引装置是否处于备用状态，备齐插管用物和急救药物等。

（3）观察生命体征、血氧饱和度、双侧呼吸音及胸廓运动情况。

（4）评估口鼻腔状况，选择合适型号的导管。

【操作要点】

（1）取下活动义齿，观察牙齿有无松动并妥善规定，清除口、鼻腔分泌物，经鼻插管需检查鼻腔有无堵塞、感染、出血，鼻中隔是否弯曲。

（2）检查气管导管、气囊是否漏气，润滑导管前半部。

（3）将患者置于正确体位，充分开放气道。

（4）插管成功后，迅速拔除管芯，向气囊内充气。

（5）放入牙垫或通气道，固定导管，听诊呼吸音，检查气管是否通畅，清理气管，选择呼吸机或简易球囊。

（6）观察导管外露长度，做好标记，并记录。

（7）摆好患者体位，必要时约束患者双手。

（8）做胸部 X 线检查，确定插管位置，观察有无口腔、牙齿损伤。

【注意事项】

（1）选择合适型号的气管导管、管芯内端短于导管口 1～1.5cm。儿童按标准选择合适气管插管型号。

（2）选择合适的喉镜叶片，确保喉镜光源明亮。

（3）避免反复插管。

（4）严密观察患者生命体征及血氧饱和度，两侧胸廓起伏等变化。

四十二、心肺复苏术

【目的】

开放气道、重建呼吸和循环。

【用物】

胸外按压板、血压计、听诊器及手电筒等。

【评估】

1. 判断患者意识

呼叫患者、轻拍患者肩部。确认患者意识丧失，立即呼救。

2. 判断患者呼吸

通过“眼看”、“面感”、“耳听”三步骤来完成。眼看：胸部有无起伏；面部：有无气流流出；耳听：有无呼吸音。无反应表示呼吸停止。

3. 判断患者颈动脉搏动

操作者示指和中指指尖触及患者气管正中部（相当于喉结的部位），向同侧下方滑动2～3cm，至胸锁乳突肌前缘凹陷处。判断时间为<10秒。不能确认有颈动脉搏动，立即进行心肺复苏。

【操作要点】

1. 开放气道

（1）将床放平，（软床）胸下垫胸外按压板，去枕仰卧位，解开衣领、腰带，暴露胸部。

（2）清理呼吸道，取下义齿。

（3）开放气道（仰头抬颏法）。

2. 应用简易呼吸器

（1）将简易呼吸器连接氧气，氧气流量8～10L/min（有氧源情况下）。

（2）一手固定面罩于患者口鼻部。

（3）另一手挤压简易呼吸器，吹气2次，每次持续1秒，吹气量以见到胸部起伏为宜。

3. 胸外按压

（1）确定按压部位　胸骨下部。一手掌根部放于按压部位，另一手平行重叠于该手手背上，手指并拢，只以掌根部接触按压部位，双臂位于患者胸骨的正上方，双肘关节伸直，利用上身重量垂直下压，以胸骨下陷4～5cm为宜，而后迅速放松，反复进行。按压时间与放松时间大致相同，按压频率100次/分左右。

（2）胸外按压与人工呼吸比例为30:2。操作5个循环后，再次判断颈动脉搏动及呼吸10秒钟，如已恢复，进行进一步生命支持（如颈动脉搏动及呼吸未恢复，继续上述操作5个循环后再次判断）。

（3）安置患者，注意观察患者意识状态、生命体征及尿量变化。

【注意事项】

（1）按压确保足够的速度与深度，尽量减少中断，如需安插人工气管或除颤时，中断不应该超过10秒。

（2）成人使用1～2L的简易呼吸器，如气管开放，无漏气。1L的简易呼吸器挤压1/2～2/3，2L的简易呼吸器挤压1/3。

（3）人工通气时避免过度通气。

（4）如患者无人工气管，吹起时稍停按压，如患者插有人工气管，吹起时可不暂停按压。

四十三、直流电复律

【目的】

纠正患者正常心律，为有效心搏创造条件。

【用物】

除颤仪（保持完好备用）、导电糊、纱布、75%酒精、快速手消毒液及护理记录单。

【评估】

（1）患者病情。

（2）意识　呼叫患者、轻拍患者肩部，将患者放置复苏位。

（3）判断患者心电图示波情况　检查各导联连接情况，观察心电示波，判断是否为室颤。

（4）计时。

【操作要点】

（1）迅速携用物至患者床旁。

（2）观察心电示波，将床放平，去枕仰卧位，（软床）下垫胸外按压板。

（3）解开衣服，左臂外展、充分暴露胸部，评估除颤部位皮肤状况（有无汗渍、电极片，用酒精纱布擦干除颤部位）。

（4）打开除颤器电源，观察心电示波，如为室颤时，遵医嘱除颤“非同步单（双）向波360J（200J）能量的电除颤”除颤器默认非同步位置，正确选择能量。

（5）在电极板上涂抹适量导电糊，安放于心尖、心底位置环形涂匀导电糊，使电极板与胸壁皮肤紧密接触，警示他人离开床旁，操作者身体不能与患者及床接触，压力适当（7～11kg），双手拇指同时按压放电按钮，电击除颤。

（6）除颤结束，立即行CPR，5个循环后再次判断。观察心电示波及病情计时，报告“除颤成功，恢复窦性心律”。

（7）继续观察病情及心电示波，观察并清理患者胸部皮肤，恢复患者体位。

【注意事项】

（1）除颤前确定患者除颤部位无潮湿，避开伤口敷料。如患者带有植入性起搏器，应注意避开起搏器部位至10cm。

（2）电极板导电糊涂均匀，两电极板之间相隔10～20cm，避开电极片及导线。

（3）放电时，操作者及他人离开床旁，以免触电，禁忌电极板对空放电。

（4）如室颤为细颤，除颤前应予以0.1%肾上腺素，使之转为粗颤再行电除颤。

（5）动作迅速、准确。

（6）除颤时电极板与患者皮肤密切接触，电击部位皮肤如出现红斑、疼痛，局部涂抹烫伤油保护。

（7）保持除颤器完好备用状态。

四十四、导管（面罩）吸氧

提高血氧含量及动脉血氧饱和度，纠正缺氧。

【用物】

治疗车、吸氧管、氧气流量表、蒸馏水、棉签、胶布、临时医嘱单（治疗本）、吸氧记录单及消毒洗手液。

【评估】

（1）病情、年龄、呼吸状态、缺氧程度。

（2）患者鼻腔状况。

（3）意识状态及合作程度。

【操作要点】

（1）核对患者。

（2）协助患者取安全、舒适卧位，清洁患者鼻腔。

（3）安装流量表，向外轻轻下拉接头，证实已接紧，在湿化瓶内倒蒸馏水至1/2或2/3处，安装好湿化瓶。

（4）连接好一次性吸氧管，打开流量表开关，检查是否通畅。

（5）遵医嘱调节氧流量，将鼻塞或鼻导管放置患者鼻前庭。

（6）再次核对。

（7）观察患者缺氧改善情况。

（8）停止吸氧时，先取下鼻导管，再关闭流量表。

（9）协助患者取安全、舒适卧位，向患者告知注意事项，将呼叫器置患者身手可及处。

【注意事项】

（1）保持呼吸道通畅，注意气道湿化。

（2）保持吸氧管路通畅，无打折、分泌物堵塞或扭曲。

（3）面罩吸氧时，检查面部、耳廓皮肤受压情况。

（4）吸氧时先调氧流量再与患者连接，停氧时先取下鼻导管或面罩，在关闭氧流量表。

（5）注意用氧安全，尤其是使用氧气筒时应注意防火、防油、防热、防震。

（6）新生儿吸氧应严格控制用氧浓度和用氧时间。

四十五、心电监护

【目的】

（1）对危重患者进行动态心电图观察，及时发现和诊断严重的心律失常，指导临床抗心律失常的治疗。

（2）通过仪器报警装置，将危重患者的心率及时、准确地向医师进行报告，提高危重患者的抢救成功率。

【用物】

心电监测仪、电极片、电极导线及护理记录单。

【评估】

(1) 病情、意识状态及合作。

(2) 胸部皮肤情况。

(3) 周围环境、光照情况及有无电磁波干扰。

【操作要点】

(1) 携用物至床旁，核对并解释。

(2) 检查监测仪性能及导线连接是否正常。

(3) 根据患者病情，协助患者取平卧位或半卧位。

(4) 将电极片连接于导联线上，按照监测仪标识要求贴于患者胸部正确位置，避开伤口，必要时清洁局部皮肤，保证电极与皮肤表面接触良好，选择导联，根据病情设置相应合理的报警界限。

(5) 密切观察心电图波形，做好记录，有病情变化及时通知医生。

(6) 注意观察患者粘贴电极片处的皮肤，定时更换电极片和电极片位置。

(7) 告知患者不要自行移动或摘除电极片。

(8) 停机时，向患者说明后关机，断开电源，取下电极片。

(9) 观察并清洁局部皮肤，协助患者穿衣。

【注意事项】

(1) 根据患者病情，协助患者取平卧位或者半卧位。

(2) 密切观察心电图波形，及时处理干扰和电极脱落。

(3) 密切监测患者心电监测情况，并记录。

(4) 正确设定报警界限，不能关闭报警声音。

(5) 定期观察患者粘贴电极片处的皮肤，定时更换电极片和电极片位置。

(6) 对躁动患者，做好约束，固定好电极和导线，避免电极脱位及导线打折缠绕。

四十六、血糖监测

【目的】

监测患者血糖水平。评价代谢指标，为临床治疗提供依据。

【用物】

治疗盘、75%酒精、无菌棉签、血糖仪、试纸条、采血笔、污物碗、利器盒及记录单。

【评估】

(1) 病情、年龄、意识状态、合作程度及心理反应。

(2) 既往血糖、饮食情况。

(3) 了解患者手指皮肤情况。

(4) 进餐时间（提前告知患者查床旁血糖的时间）。

【操作要点】

(1) 携物至床旁，核对并解释。

（2）协助患者取安全舒适体位。

（3）安装采血笔（调到适宜刻度），手臂下垂片刻约5～10秒。

（4）打开血糖仪，调校血糖仪代码，确认血糖仪与试纸的号码一致。

（5）用75%酒精消毒手指尖皮肤2次（手指侧面），待干穿刺，取出试纸；采血，应使试纸测试区完全变成红色。

（6）将试纸插入（测试区向上），等待结果。

（7）用无菌干棉签按压穿刺点。

（8）正确读取血糖值，并告知患者。

（9）撤出试纸条。

（10）关机（血糖仪可自动关机）。

【注意事项】

（1）测血糖前，确认血糖仪上的号码与试纸号码一致。

（2）确认患者手指酒精干透后实施采血。

（3）滴血量，应使试纸测试区完全变成红色。

（4）避免试纸发生污染。

四十七、PICC换药

【目的】

（1）定期观察导管位置、穿刺部位及周围皮肤情况。

（2）保持穿刺部位的无菌状态，降低置管期间的并发症。

【用物】

治疗车、换药包、输液接头、抗凝剂（肝素）、生理盐水、注射器、无菌手套、卷尺、治疗盘（棉签及消毒剂）、消毒液、透明敷料及固定胶带。

【评估】

（1）穿刺部位局部皮肤组织情况（出血、感染）。

（2）导管的流通性、外留长度及固定情况。

（3）上次换药的时间及局部贴膜情况。

【操作要点】

（1）携物至床旁，核对并解释。

（2）协助患者取舒适安全卧位。

（3）暴露导管，准确测量臂围　测量上臂中段周径。

（4）建立无菌区、去除敷料、打开换药包、戴无菌手套。

（5）消毒　按无菌原则消毒穿刺点及导管外留部分。

（6）妥善固定导管　覆盖透明贴膜，加压粘贴，标明日期。

（7）冲洗导管　用生理盐水注射器注入生理盐水，确定是否通畅；更换输液接头并正压封管。

【注意事项】

（1）PICC置管后24小时内更换敷料，并根据使用敷料种类及贴膜使用情况决定更换频次；渗血、出汗等导致敷料潮湿、卷曲、松脱或破损时立即更换。

（2）更换敷料时，由导管远心端向近心端除去无菌透明敷料，戴无菌手套，以穿刺点为中心消毒，先用酒精清洁，待干后，再用碘伏消毒 3 遍，消毒面积应大于敷料面积。

（3）无菌透明敷料无张力粘贴固定；注明贴无菌敷料的日期、时间。

（4）禁用使用 <10ml 注射器给药及冲、封管。

（5）禁止将导管体外部分人为地移入体内。

四十八、预防跌倒

【目的】

评估患者及客观危险因素，采取防止患者跌倒的有效措施，保证患者安全。

【用物】

适时准备用物。

【评估】

（1）病情、年龄、神志、自理能力及步态。

（2）用药、既往病史及目前疾病状况等。

（3）地面、各种标识、灯光照明及病房设施等。

（4）易跌倒的因素。

【操作要点】

（1）核对患者。

（2）定时巡视患者，严密观察患者的生命体征及病情变化，合理安排陪护。

（3）遵医嘱按时给患者服药，告知患者服药后注意事项，患者服药后，密切观察患者状况。

（4）将病床调至最低位置，并固定好脚刹车，必要时加床档，患者下床前先放下床档，切勿翻越。

（5）患者坐凳稳定，螺丝固定牢固，呼叫器、便器等常用物品放在患者易取处。

（6）搬运患者时将平车（轮椅）固定，防止滑动，就位后拉好护栏。

（7）创造良好的病室安全环境，保持地面干净无水迹，走廊畅通、无障碍物、光线明亮。

（8）加强与患者及家属的交流沟通，关注患者的心理需求，给予必要的生活帮助和护理。

【注意事项】

（1）做好防止跌倒的宣教工作。

（2）对高危患者、年老体弱、活动不便者，下床活动时应有保护措施。

（3）创造良好的病室安全环境，保持地面干净无水迹，光线明亮，走廊通畅无障碍物。

四十九、压疮预防

【目的】

促进血液循环，预防压疮等并发症的发生；减轻肌肉紧张，促进休息和睡眠。

【用物】

软垫、脸盆、毛巾、肥皂、清洁床单、被套、浴巾、干净衣物、看护垫、屏风及润肤油（凡士林）。

【评估】

（1）病情、年龄、意识状态、自理能力及合作程度。

（2）检查、判断局部皮肤受压程度。

（3）患者皮肤及全身营养状况。

（4）压疮的危险因素。

【操作要点】

（1）携用物至床旁，核对并解释。

（2）关闭门窗，屏风遮挡。

（3）患者卧床时应每1~2小时翻身1次，翻身时动作要轻柔，避免拖拉患者造成皮肤损伤。翻身时注意各种治疗措施安置妥当（管路、石膏、牵引等）。

（4）翻身顺序　先将患者移至床缘，将患者两腿屈膝，同时翻向对侧。注意保护身体骨隆凸处，如耳廓、肩部、髋部、膝部、踝部等，并合理使用软枕。平卧位时应注意保护枕部、肩胛部、肘部、骶尾部、足跟部等。

（5）有颈椎骨折或颈椎术后的患者翻身方法参照轴线翻身法。

（6）每日清洁皮肤受压部位及骨骼隆凸处，并保持局部清洁，涂抹润肤油。

（7）长期卧床患者可以使用充气气垫或者采取局部减压措施。

（8）骨突处皮肤可使用透明贴或者减压贴保护。

（9）保持患者衣物及床单位整洁舒适。

【注意事项】

（1）感觉障碍的患者避免使用热水袋或冰袋，防止烫伤和冻伤。

（2）受压部位在解除压力30分钟后，压红不消退者，缩短变换体位时间，禁止按摩压红部位皮肤，不宜使用橡胶类圈状物。

（3）病情危重患者，根据病情变换体位，保证护理安全。

五十、尸体料理

【目的】

使尸体整齐，干净，无溢液流出，保护尸体姿势良好，保持死者尊严并易鉴别。

【用物】

尸单、尸体识别单3张、尸体袍或衣裤、弯盘内放不脱脂棉适量、弯钳、绷带，按需要准备清洁敷料、胶布、汽油、剪刀及擦洗用具。必要时备隔离衣及手套。

【操作要点】

（1）填好尸体识别单备用。

（2）备齐用物，携至床旁，如在大病房即用屏风遮挡，并劝慰家属。

（3）拔出输液、鼻饲、给氧、导尿等各种管道。

（4）放平床架，使尸体仰卧，垫枕于头下，以免面部淤血，按摩眼睑使之闭合，如有义齿代为装上，轻柔地使下颌闭紧。

（5）撤去棉被放在椅上，留被套遮盖尸体，脱去衣裤，擦净尸体，注意拭去胶布与药物痕迹，有伤口者需更换敷料，有引流管应拔后，缝合伤口，将头发梳理整齐。

（6）用弯钳将棉花填塞口、鼻、耳、肛门、阴道，棉花不可外露，需要时穿上尸体袍或衣裤、斜铺包尸单包裹于尸体下，将上下两角先包住头脚，然后用另两角包严尸体，并用绷带在颈、腰、踝部扎禁。系一尸体识别单于尸体手腕上，第二张系在尸单上。

（7）将尸体移至平车上，盖上大单，将另一识别单放在鉴别牌处。

（8）吸收后，处理医嘱病历，填写各种表格，在体温单 40℃ ~42℃之间相应时间格内用红笔注明死亡时间。停止医嘱，会同家属办理结账手续。

（9）病房及床单位用物终末消毒后整理、清洁。

【注意事项】

（1）必要时用绷带或四头带托住下颌，使嘴紧闭。

（2）如无家属在场，应有 2 名护士共同清点死者遗物，列出清单交还家属或所在单位。

内容提要

本书是由北京医师协会责成北京护理学会组织全市护理科专家、学科带头人及中青年业务骨干共同编写而成的。体例清晰、明确，内容具有基础性、专业性、指导性及可操作等特点。既是护理专业执业人员应知应会的基本知识和技能的指导用书，也还是北京市执业护师（士）业务水平考核的指定用书。

本书适合广大执业护师（士）、相关专业在校师生参考学习。

图书在版编目（CIP）数据

临床护理常规/李淑迦，应岚主编．—北京：中国医药科技出版社，2013.8

（临床医疗护理常规）

ISBN 978－7－5067－6164－2

Ⅰ.①临…　Ⅱ.①李…　②应…　Ⅲ.①护理学　Ⅳ.①R47

中国版本图书馆 CIP 数据核字（2013）第 093095 号

美术编辑　陈君杞

版式设计　郭小平

出版　中国医药科技出版社

地址　北京市海淀区文慧园北路甲 22 号

邮编　100082

电话　发行：010－62227427　邮购：010－62236938

网址　www.cmstp.com

规格　787×1092mm 1/16

印张　32¼

字数　686 千字

版次　2013 年 8 月第 1 版

印次　2013 年 8 月第 1 次印刷

印刷　三河市腾飞印务有限公司

经销　全国各地新华书店

书号　ISBN 978－7－5067－6164－2

定价　170.00 元